U0233398

经导管二尖瓣治疗学

Transcatheter Mitral Valve Therapies

国外经典医学名著译丛

经导管二尖瓣治疗学

Transcatheter Mitral Valve Therapies

原　著　Ron Waksman　Toby Rogers

主　译　王建安

副主译　刘先宝　蒲朝霞

北京大学医学出版社

JINGDAOGUAN ERJIANBAN ZHILIAOXUE

图书在版编目（CIP）数据

经导管二尖瓣治疗学 /（美）罗恩 · 瓦克斯曼（Ron Waksman），（美）托比 · 罗杰斯（Toby Rogers）原著；王建安主译 . —北京：北京大学医学出版社，2023.1

书名原文：Transcatheter Mitral Valve Therapies

ISBN 978-7-5659-2775-1

Ⅰ. ①经… Ⅱ. ①罗… ②托… ③王… Ⅲ. ①二尖瓣 – 人工心瓣膜手术 Ⅳ. ① R654.2

中国版本图书馆 CIP 数据核字（2022）第 197307 号

北京市版权局著作权合同登记号：图字：01-2022-4344

Transcatheter Mitral Valve Therapies

Ron Waksman，Toby Rogers

ISBN：9781119490685

经导管二尖瓣治疗学

主　　译：王建安
出版发行：北京大学医学出版社
地　　址：（100191）北京市海淀区学院路 38 号　北京大学医学部院内
电　　话：发行部 010-82802230；图书邮购 010-82802495
网　　址：http://www.pumpress.com.cn
E-mail：booksale@bjmu.edu.cn
印　　刷：北京金康利印刷有限公司
经　　销：新华书店
责任编辑：张李娜　　**责任校对**：靳新强　　**责任印制**：李　啸
开　　本：889 mm×1194 mm　1/16　　**印张**：16　　**字数**：540 千字
版　　次：2023 年 1 月第 1 版　2023 年 1 月第 1 次印刷
书　　号：ISBN 978-7-5659-2775-1
定　　价：180.00 元

译校者名单

主　　译　王建安

副 主 译　刘先宝　蒲朝霞

秘　　书　朱齐丰　周瑶瑶

译校者名单（按姓名汉语拼音排序）

蔡宗烨　浚江大学医学院附属第二医院

陈毓文　浙江大学医学院附属第二医院

戴晗怡　浙江大学医学院附属第二医院

党梦秋　浙江大学医学院附属第二医院

范嘉祺　浙江大学医学院附属第二医院

郭宇超　浙江大学医学院附属第二医院

何宇欣　浙江大学医学院附属第二医院

胡　泼　浙江大学医学院附属第二医院

胡王兴　浙江大学医学院附属第二医院

蒋巨波　浙江大学医学院附属第二医院

孔敏坚　浙江大学医学院附属第二医院

李华俊　浙江大学医学院附属第二医院

梁　杰　浙江大学医学院附属第二医院

林心平　浙江大学医学院附属第二医院

刘先宝　浙江大学医学院附属第二医院

吕　菲　浙江大学医学院附属第二医院

蒲朝霞　浙江大学医学院附属第二医院

任凯达　浙江大学医学院附属第二医院

王力涵　浙江大学医学院附属第二医院

周　道　浙江大学医学院附属第二医院

周琦晶　浙江大学医学院附属第二医院

周瑶瑶　浙江大学医学院附属第二医院
　　　　金华市中心医院

朱钢杰　浙江大学医学院附属第二医院

朱齐丰　浙江大学医学院附属第二医院

策　　划　赵　楠

统　　筹　黄大海

主译简介

王建安，医学博士、教授、博士生导师，浙江省特级专家，浙江大学医学院附属第二医院党委书记、心脏中心主任，浙江大学医学院副院长（兼）。

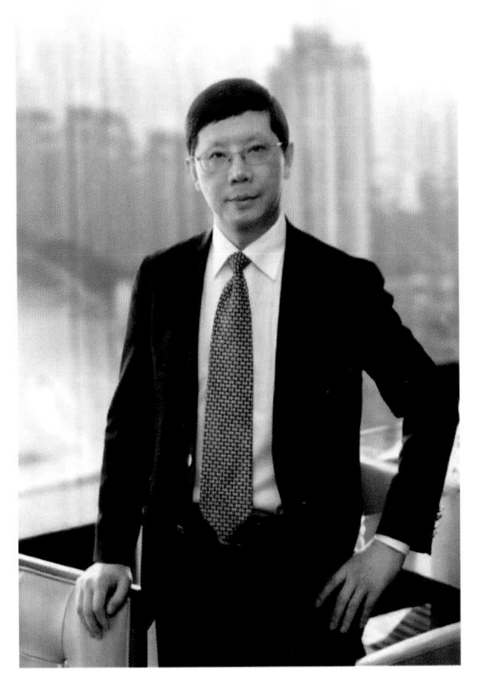

担任《美国心脏病学会杂志：亚洲刊》（*JACC*：*Asia*）首任主编，欧洲 CSI（心脏先天结构与瓣膜介入大会）共同主席，国家重大科学研究计划（973 计划）项目首席科学家，国家心血管病区域医疗中心（建设）主任，中华医学会心血管病学分会副主任委员，浙江大学心血管病研究所所长，浙江省心血管疾病介入诊疗质量控制中心主任。以第一完成人获国家科技进步奖二等奖 1 项、省科学技术一等奖 3 项。全国高等学校长学制教材《内科学》（第 3 版）共同主编，作为通讯作者在国际权威杂志发表 SCI 论文 150 余篇。从事医院管理十余年，重视文化建设、品质管理和合作交流，卓有建树。以“卓越”和“全球化”两大战略为抓手，不断拓展医院管理和学科发展的全球化之路，努力打造国内医院精细化管理的典范。先后获全国白求恩奖章、何梁何利奖、吴阶平医药创新奖、谈家桢生命科学奖、浙江省科学技术重大贡献奖，以及全国“最具领导力医院院长”等奖项。

译者前言

二尖瓣疾病，尤其是二尖瓣反流，是最常见的瓣膜疾病之一。二尖瓣疾病发病率随着年龄增长而增高，75 岁以上人群发病率高达 10% 以上。经导管二尖瓣介入治疗凭借其创伤小的优势为患者提供了新的治疗选择。在过去的 20 年间，用于治疗二尖瓣疾病的新型经导管介入术蓬勃发展，包括各种缘对缘技术、瓣环成形术和人工腱索植入等技术，大量新型治疗器械正在临床试验阶段。然而，随着该领域技术和器械的发展，目前越来越认识到二尖瓣疾病尚无“一刀切”的解决方案。由于二尖瓣疾病复杂多变的病因和病理生理，需要结合不同的治疗策略以达到二尖瓣功能及结构重建的效果。

Transcatheter Mitral Valve Therapies 英文原版出版于 2021 年，由介入心脏病学科的著名专家 Ron Waksman 教授和 Toby Rogers 教授主编。全书致力于介绍经导管二尖瓣修复和置换领域最新的技术和临床研究，为广大临床医生、学生和研究者提供了前沿、详实的参考和临床指导。

在翻译过程中，我们不仅学习到最新的二尖瓣治疗技术，而且被原书主编和编写人员的严谨、科学和务实的精神所感动。怀着对原著者的敬重之心，我们在翻译及校对过程中力求译文忠于原著，文字翻译精炼、准确。希望此书中文译本能成为心血管内科领域（尤其是心脏瓣膜介入方向）从业医生的经典参考书。同时希望广大学生、研究人员、临床医生能从书中获益，努力提高自身的技术水平，通过掌握新技术，更好地为患者服务。

我要感谢所有译者，他们为此书付出了大量宝贵的时间，做出了重要的贡献，没有他们的支持与合作，完成这项工作实在难以想象。在此，也向出版社编辑们致谢，是他们的努力保证了本书的顺利出版。

尽管全体翻译人员竭尽全力，但书中难免存在一些不妥甚至错误之处，我们诚挚地期盼各位读者不吝赐教，提出批评和指正。

王建安

原著者名单

Niv Ad, MD
Division of Cardiac Surgery
University of Maryland
Baltimore, MD
USA

Federico M. Asch, MD
MedStar Cardiovascular Research Network at
MedStar Washington Hospital Center
Washington, DC
USA

Vasilis C. Babaliaros, MD
Division of Cardiology
Emory University School of Medicine
Atlanta, GA
USA

Kinjal Banerjee, MD
Cleveland Clinic
Cleveland, OH
USA

Stefan Bertog, MD
CardioVascular Center
Frankfurt
Germany

Peter C. Block, MD
Division of Cardiology
Emory University School of Medicine
Atlanta, GA
USA

Steven F. Bolling, MD
Department of Cardiac Surgery
University of Michigan Health System
Ann Arbor, MI
USA

Christopher Bruce, MBChB
Cardiovascular Branch
Division of Intramural Research
National Heart, Lung, and Blood Institute
National Institutes of Health
Bethesda, MD
USA

Yuefeng Chen, MD, PhD
Section of Interventional Cardiology
MedStar Washington Hospital Center
Washington, DC
USA

Anson Cheung, MD
Division of Cardiothoracic Surgery
St. Paul's Hospital
University of British Columbia
Vancouver, British Columbia
Canada

Alison Duncan, MD
Royal Brompton Hospital
Royal Brompton and Harefield NHS
Foundation Trust
London
UK

James Edelman, MBBS, PhD
Department of Cardiothoracic Surgery
Fiona Stanley Hospital
Perth
Australia

Mackram Eleid, MD
Department of Cardiovascular Medicine
Mayo Clinic Hospital
Rochester, MN
USA

Marvin H. Eng, MD
Henry Ford Hospital
Detroit, MI
USA

Andrejs Erglis, MD, PhD
Pauls Stradiņš Clinical University Hospital
University of Latvia
Riga
Latvia

Ted Feldman, MD, FESC, FACC, MSCAI
Edwards Lifesciences
Irvine, CA, USA

Brian J. Forrestal, MBBS
Section of Interventional Cardiology
MedStar Washington Hospital Center
Washington, DC
USA

Tiberio Frisoli, MD
Division of Cardiology and Center for Structural
Heart Disease
Henry Ford Hospital
Detroit, MI
USA

Sameer Gafoor, MD
Swedish Medical Center
Seattle, WA
USA

Isaac George, MD
Division of Cardiothoracic Surgery
New York-Presbyterian/Columbia University
Medical Center
New York City, NY
USA

Patrick T. Gleason, MD
Emory University School of Medicine
Atlanta, GA
USA

Steven L. Goldberg, MD
Medical Director for Structural Heart Disease
Tyler Heart Institute
Community Hospital of the Monterey Peninsula
Montage Cardiology
Monterey, CA
USA

Adam B. Greenbaum, MD
Divisions of Cardiology
Emory University School of Medicine
Atlanta, GA
USA

Samantha E. Greene, BA
MVRx
San Mateo, CA
USA

Eberhard Grube, MD
Heart Center Bonn
Bonn
Germany

Iris Grunwald, MD
CardioVascular Center
Frankfurt
Germany
Anglia Ruskin University
Cambridge
UK

Mayra Guerrero, MD
Department of Cardiovascular Medicine
Mayo Clinic Hospital
Rochester, MN
USA

Philip Haines, MD, MPH, MS
Director of Structural and Interventional Echocardiography
Rhode Island Hospital
Lifespan, and Brown University
Providence, RI
USA

Howard C. Herrmann, MD
John W. Bryfogle Professor of Medicine and Surgery
Health System Director for Interventional Cardiology
Director, Cardiac Catheterization Laboratories
Hospital of the University of Pennsylvania
Philadelphia, PA
USA

Ilona Hofmann, MD
CardioVascular Center
Frankfurt
Germany

Sumbal A. Janjua, MD
MedStar Heart and Vascular Institute
MedStar Washington Hospital Center
Washington, DC
USA
Brown University
Rhode Island Hospital
Providence, RI
USA

Vladimir Jelnin, MD
Structural and Congenital Heart Center
Hackensack University Medical Center
Seton Hall-Hackensack University School of Medicine
Hackensack, NJ
USA

Bojan Jovanovic, MD
CardioVascular Center
Frankfurt
Germany

Norihiko Kamioka, MD
Division of Cardiology
Emory University School of Medicine
Atlanta, GA
USA

Samir Kapadia, MD
Cleveland Clinic
Cleveland, OH
USA

Jaffar M. Khan, BM BCh, PhD
Section of Interventional Cardiology
MedStar Washington Hospital Center
Washington, DC
USA
Cardiovascular Branch
Division of Intramural Research
National Heart, Lung, and Blood Institute
National Institutes of Health
Bethesda, MD
USA

June-Hong Kim, MD, PhD
Division of Cardiology
Pusan National University Yangsan Hospital
Busan
Republic of Korea

Daniel Knight, MBBS, MRCP(UK), MD(Res)
Department of Cardiology
Royal Free Hospital
Royal Free London NHS Foundation Trust
London, UK
Institute of Cardiovascular Science
University College London (UCL)
London, UK

Katherine Kumar, PhD, RAC
4C Medical Technologies, Inc.,
Minneapolis, MN
USA

Saravana Kumar, PhD
4C Medical Technologies, Inc.,
Minneapolis, MN
USA

Azeem Latib, MD
Division of Cardiology
Department of Medicine
University of Cape Town
Cape Town
South Africa
Division of Cardiology
Montefiore Medical Center
New York, NY
USA

Robert J. Lederman, MD
Cardiovascular Branch, Division of Intramural Research
National Heart, Lung, and Blood Institute
National Institutes of Health
Bethesda, MD
USA

James C. Lee, MD
Henry Ford Hospital
Detroit, MI
USA

Michèle Jaqueline Lembens
CardioVascular Center
Frankfurt
Germany

Stamatios Lerakis, MD
Mount Sinai Heart
Icahn School of Medicine at Mount Sinai
New York, NY
USA

John C. Lisko, MD
Emory University School of Medicine
Atlanta, GA
USA

Antonio Mangieri, MD
Cardiovascular Department
GVM Care and Research
Maria Cecilia Hospital
Ravenna
Italy

Predrag Matic, MD
CardioVascular Center
Frankfurt
Germany

James M. McCabe, MD
Division of Cardiology
University of Washington
Seattle, WA
USA

Diego Medvedofsky, MD
MedStar Cardiovascular Research Network at
MedStar Washington Hospital Center
Washington, DC
USA

Vivek Muthurangu, MD
Institute of Cardiovascular Science
University College London (UCL)
London
UK

Inga Narbute, MD
Pauls Stradiņš Clinical University Hospital
University of Latvia
Riga
Latvia

William O' Neill, MD
Division of Cardiology and Center for Structural Heart Disease
Henry Ford Hospital
Detroit, MI
USA

Tilak K. R. Pasala, MD
Structural and Congenital Heart Center
Hackensack University Medical Center
Seton Hall-Hackensack University School of Medicine
Hackensack, NJ
USA

Enrico Poletti, MD
Cardiovascular Department
GVM Care and Research
Maria Cecilia Hospital
Ravenna
Italy

Fabien Praz, MD
Department of Cardiology
Inselspital
University of Bern, Bern
Switzerland

Rishi Puri, MD
Cleveland Clinic
Cleveland, OH
USA

Markus Reinartz, MD
CardioVascular Center
Frankfurt
Germany

Charanjit Rihal, MD
Department of Cardiovascular Medicine
Mayo Clinic Hospital
Rochester, MN
USA

Jason H. Rogers, MD
Division of Cardiovascular Medicine
University of California
Davis Medical Center
Sacramento, CA
USA

Toby Rogers, PhD, BM BCh
Cardiovascular Branch, Division of Intramural Research
National Heart, Lung, and Blood Institute
National Institutes of Health
Bethesda, MD
USA
Section of Interventional Cardiology
MedStar Washington Hospital Center
Washington, DC
USA

Maria E. Romero, MD
CVPath Institute, Inc.
Gaithersburg, MD
USA

Carlos E. Ruiz, MD
Structural and Congenital Heart Center
Hackensack University Medical Center
Seton Hall-Hackensack University School of
Medicine
Hackensack, NJ
USA

Alexander Sagie, MD
Echocardiography and Valvular Clinic, The
Department of Cardiology, Rabin Medical Center
Beilinson Hospital
Petah Tikva
Israel
Sackler Faculty of Medicine
Tel Aviv University
Tel Aviv
Israel

Nalan Schnelle, MD
CardioVascular Center
Frankfurt
Germany

Shmuel Schwartzenberg, MD
Echocardiography and Valvular Clinic
The Department of Cardiology
Rabin Medical Center
Beilinson Hospital
Petah Tikva
Israel
Sackler Faculty of Medicine
Tel Aviv University
Tel Aviv
Israel

Horst Sievert, MD
CardioVascular Center
Frankfurt
Germany

Kolja Sievert, MD
CardioVascular Center
Frankfurt
Germany

Frank E. Silvestry, MD
Hospital of the University of Pennsylvania
Philadelphia, PA
USA

Jan-Malte Sinning, MD, PhD
Heart Center Bonn, Bonn
Germany

Cezar S. Staniloae, MD
Associate Professor of Medicine
Division of Interventional Cardiology
New York University Langone Health
New York, NY
USA

Agnese Strenge, MD
Pauls Stradiņš Clinical University Hospital
University of Latvia
Riga
Latvia

Lars G. Svensson, MD, PhD
Cleveland Clinic
Cleveland, OH
USA

Wilson Y. Szeto, MD
Hospital of the University of Pennsylvania
Philadelphia, PA
USA

Christina Tan, MD
Division of Cardiology
Kaiser Permanente
Honolulu, HI
USA

Vinod H. Thourani, MD
Department of Cardiovascular Surgery
Marcus Valve Center
Piedmont Heart Institute
Atlanta, GA
USA

Sho Torii, MD
CVPath Institute, Inc.
Gaithersburg, MD
USA

Laura Vaskelyte, MD
CardioVascular Center
Frankfurt
Germany

Pedro A. Villablanca Spinetto, MD
Henry Ford Hospital
Detroit, MI
USA

Renu Virmani, MD
CVPath Institute, Inc.
Gaithersburg, MD
USA

Ron Waksman, MD
Section of Interventional Cardiology
MedStar Washington Hospital Center
Washington, DC
USA

Dee Dee Wang, MD
Division of Cardiology and Center for Structural Heart Disease
Henry Ford Hospital
Detroit, MI
USA

Mathew R. Williams, MD
Associate Professor of Surgery
Division of Cardiothoracic Surgery
Director Cardiovascular Institute Structural Heart Disease Program
New York University Langone Health
New York, NY
USA

Stephan Windecker, MD
Department of Cardiology
Inselspital, University of Bern
Bern
Switzerland

Mirjam Winkel, MD
Department of Cardiology
Inselspital
University of Bern
Bern
Switzerland

Janet Wyman, MD
Henry Ford Hospital
Detroit, MI
USA

Bobby Yanagawa, MD, PhD
Division of Cardiac Surgery
St. Michael's Hospital
University of Toronto
Toronto
Ontario
Canada

Chaim Yosefy, MD
Cardiology Department
Barzilai University Medical Center
Ben-Gurion University of the Negev
Ashkelon
Israel

Steven F. Bolling
Department of Cardiac Surgery
Michigan Medicine
Ann Arbor, MI
USA

简　介

天哪！二尖瓣是如何做到防止空气而非血液反流的？

—William Harvey（1578 年 4 月—1657 年 6 月）

二尖瓣，也称为二叶瓣或房室瓣，在控制血液从左心房流入左心室中起主要作用。主要有两种类型的二尖瓣疾病可导致二尖瓣反流：退行性，瓣叶或瓣下结构退变；功能性，心室或心房的心肌病理性扩大导致结构正常的瓣叶对合不良。事实上，二尖瓣反流通常是由退行性和功能性过程共同造成的。因此，必须正确识别和了解瓣膜的病理学和生理学，以制订最佳的治疗方法。

虽然在 20 世纪初已有零星的二尖瓣置换手术的尝试，但 1948 年后出现的开胸手术及机械瓣与生物瓣手术器械的发展才使得这一技术实现突破性发展。此后，人们开始寻求创伤更小的瓣膜修复术，如瓣环成形术及腱索和瓣叶修复术。对于将开胸手术发展到微创介入治疗的愿望并没有因为外科手术发展而停下脚步。经导管冠状动脉介入技术及主动脉瓣置换术的成功鼓励着发明家、内科医生及企业，研发基于导管介入的心脏不停搏的二尖瓣修复术。

因此，在 20 世纪 90 年代末，工程师和内科医生通力合作，研发了首款治疗二尖瓣反流的器械，就是今天的 MitraClip。“缘对缘”修复技术的理念由意大利外科医生 Ottavio Alfieri 提出，Mehmet Öz 将这一理念付诸实践。Mehmet Öz 受 Ottavio Alfieri 教授的启发，发明了经导管的缘对缘二尖瓣修复术。在过去的 20 年间，用于治疗二尖瓣疾病的新型经导管介入术蓬勃发展，包括各种缘对缘技术、瓣环成形术和人工腱索植入等技术，目前都在临床试验中进行测试。最近，COAPT 研究的结果证实了经导管二尖瓣修复可进一步扩大适应证，有助于延长患者寿命并提高生活质量。随着该领域的发展，研究者越来越认识到二尖瓣疾病没有“一刀切”的解决方案，二尖瓣病变有多种复杂病因，因此需要结合不同的治疗策略以达到二尖瓣修复和置换的效果。

这本书致力于介绍经导管二尖瓣修复和置换领域最新的技术和临床试验。大家对这个蓬勃发展的领域兴趣越来越大，创新技术不断涌现，因此本版之后将进行定期更新。尽管如此，我们在过去的 12 个月内完成了编写，为您带来了该领域最新的书籍。在本书中，您将了解到关于经导管二尖瓣修复和置换相关器械的详细信息。如果没有影像专家、心力衰竭专家、发明家及企业的共同参与，该领域将无法进步发展。我们要感谢所有愿意分享他们在该领域内最新进展的贡献者（包括企业相关人员）。我们还要感谢出版商 Wiley 和执行编辑 Jason Wermers，他们加快了这本书的发行。我们希望这本书能对您有所帮助，并希望它能让您有更多的热情和我们一起踏上征途，寻找简单有效的二尖瓣治疗策略。

Ron Waksman

Toby Rogers

目 录

第 1 章

二尖瓣疾病的病理学

Maria E. Romero，Sho Torii，Renu Virmani

胡王兴　郭宇超　译　王建安　审校

1.1　引言

二尖瓣关闭不全是引起心力衰竭和心源性死亡的主要原因之一，常合并心律失常、感染性心内膜炎和心脏性猝死等并发症[1-2]。退行性瓣膜病中最常见的是腱索延长和（或）断裂，导致瓣叶脱垂，以及由于心室收缩时瓣叶对合异常而导致的不同程度的二尖瓣反流[3]。在所有需要二尖瓣修复 / 置换的患者中，有接近 1/3 的患者手术风险较高[4]。目前外科手术干预仍然是治疗重度二尖瓣关闭不全的金标准，然而，对于心室结构未发生改变的无症状严重退行性二尖瓣病变患者，早期手术是否能改善患者的预后尚存争议[2, 5-7]。对于手术风险较高的患者，经导管二尖瓣介入治疗目前已成为一种治疗选择[8]。本章重点介绍二尖瓣解剖及正常二尖瓣、二尖瓣狭窄（mitral stenosis，MS）和二尖瓣反流（mitral regurgitation，MR）的病理生理学。

1.2　二尖瓣的解剖结构

二尖瓣是一种双叶瓣膜，其瓣环呈鞍形，瓣环平面朝向左前下方[9-12]。无论从功能上还是形态上看，二尖瓣都由一群独立的结构功能单元组成，包括瓣环、前后瓣叶、腱索、乳头肌，也包括部分心房肌和心室肌，这些功能单元对维持瓣膜的正常生理功能至关重要。二尖瓣倾斜着位于左心，与主动脉瓣关系密切[13]。

1.2.1　二尖瓣瓣环

与主动脉瓣瓣环呈环形不同，二尖瓣瓣环呈大写的字母“D”形（图 1.1a）。从几何结构看，二尖瓣瓣环呈马鞍形，最高点位于二尖瓣前叶中点。在心室收缩期，二尖瓣瓣环在连合间轴线折叠。这种折叠有助于瓣叶的对合，防止瓣叶沿瓣环附着线变形，并能降低施加在瓣叶上的压力[15]。正常二尖瓣瓣环周长＜ 10 cm，瓣口面积为 4 ～ 6 cm^2。前二尖瓣瓣环横跨左、右纤维三角，在解剖学上与主动脉瓣瓣环相连（图 1.2）。右纤维三角较左纤维三角有更多的纤维组织，所以更厚，但在不同人群中存在一定变异[16]。这两个三角区都是主动脉瓣-二尖瓣幕帘的延伸。中心纤维体由间隔膜部和右纤维三角共同构成。房室传导束穿过右纤维三角。冠状窦与后二尖瓣瓣环关系密切，左回旋动脉毗邻左纤维三角，在冠状窦下方穿行（图 1.3）。与瓣膜纤维连接体相对的瓣环区域往往较疏松，缺乏结缔组织支撑。该部位常常出现环状扩张，也是环状钙化最常累及的区域[13]。

1.2.2　二尖瓣瓣叶

二尖瓣一般由前叶和后叶两个瓣叶组成，前叶通过连合部与后叶相连。由于二尖瓣开放轴相对于人体解剖轴成斜位，两个瓣叶并不呈标准前 / 后位。“主动脉瓣叶”和“壁瓣叶”能更好地对应它们的解剖位置[13]。后叶通常由 3 个扇区（92%）组成，分别命名为前、中和后部，记为 P1、P2 和 P3，扇区之间大小不相等，少数人（8%）有 2 个甚至 5 个扇区[17]。Ranganathan 等[17]发现大部分人群心脏的中部扇区较大；当后叶变形时，P2 更容易出现脱垂[13]。前叶［1.5 ～ 2.5 cm（平均 2.0 cm）］为半圆形，占整个瓣环周径的 1/3，而后叶（0.8 ～ 1.4 cm［平均 1.1 cm］）长且窄，占瓣环周径的 2/3。前叶平均宽度为 3.3±0.5 cm，后叶平均宽度为 4.9±0.9 cm。当二尖瓣关闭时，心房底部的 2/3 由前叶组成，其余 1/3 则由后叶组成（图 1.1a）[14]。二尖瓣前叶与主动脉瓣的无冠瓣和左冠瓣直接相连（不同于三尖瓣有心肌组织嵌入）（图 1.4）。二尖瓣闭合线刚好在瓣叶游离缘上方，且比瓣叶游离缘更厚（图 1.1b）[14]。

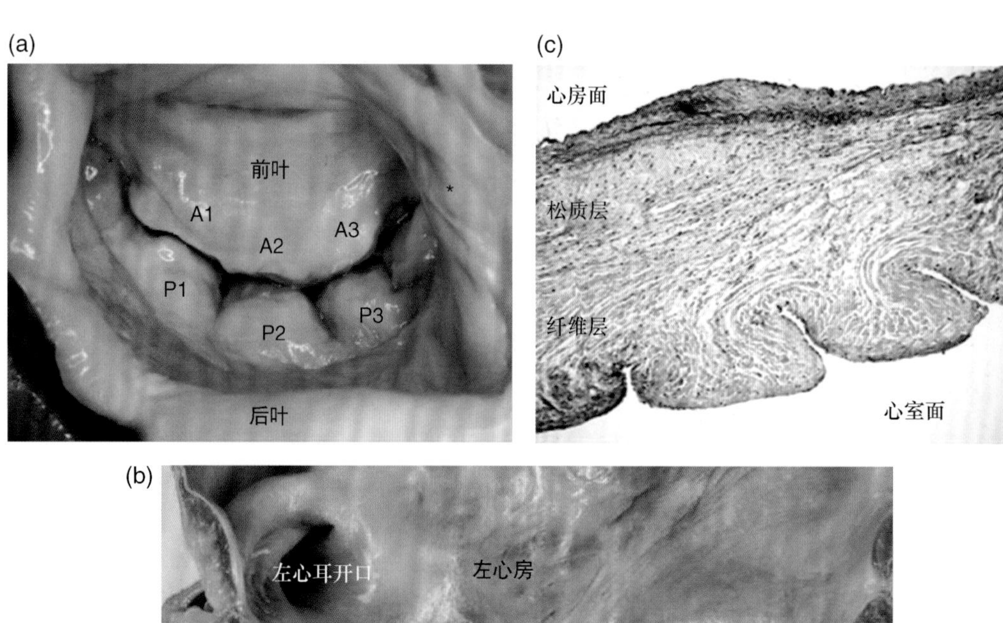

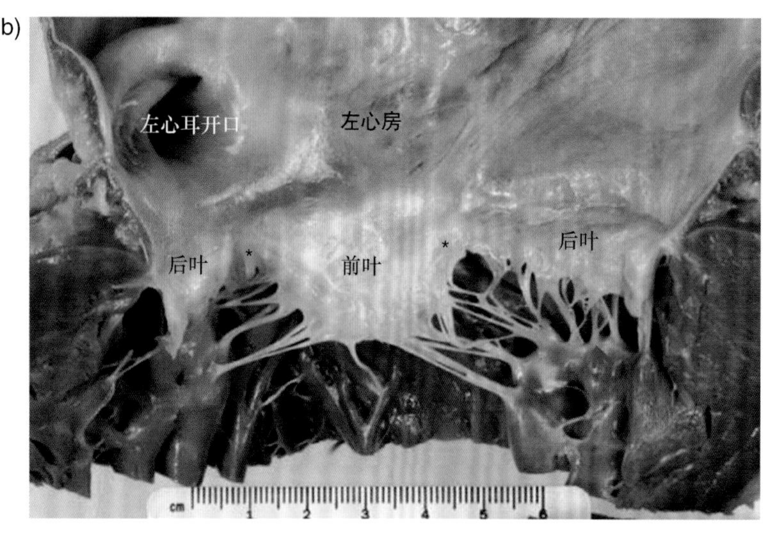

• **图 1.1** 正常二尖瓣结构。(**a**)二尖瓣大体观(心房视图),显示前叶和后叶。(**b**)前叶较大,腱索以 45° 角从心室表面伸出。前叶与后叶由连合部(*)分隔。后叶有 3 个扇区,通常界限不清,每个扇区都有腱索附着。(**c**)二尖瓣瓣叶的组织学切片染色(Movat 五色染色)显示心房面富含弹性纤维和胶原,中间部分为富含糖胺聚糖的松质层(绿色),在瓣叶心室面可观察到致密的胶原组织(黄色)(来源:Reproduced with permission from Torii et al.[14])

二尖瓣瓣叶纤薄、柔韧,呈半透明结构,分为心房面和心室面。大体上,前叶可分为两个区,而后叶根据腱索附着情况可分为三个区。腱索可分为三种:①叶瓣间腱索附着于瓣膜的游离缘;②粗糙区腱索越过游离缘,直接与瓣膜心室面的瓣叶的粗糙部连接;③基部腱索附着于后叶心室面的基底部。上文提到的粗糙区既是腱索附着的部位,也是瓣膜的对合缘。前叶基底部无腱索附着。组织学上,瓣膜有三层(图 1.1c)[14]:心房层(瓣叶心房面的纤维弹性层)、松质层(瓣膜中部富含糖胺聚糖的疏松纤维组织)、纤维层(心室面的致密胶原层,为心脏收缩时产生的巨大压力提供结构支持)。在腱索附着部位,纤维组织转变为圆柱状胶原纤维结构,使腱索与瓣叶之间的作用力逐渐改变。

1.2.3 腱索和乳头肌

二尖瓣的腱索在数量、长度和厚度上各不相同,它们将瓣叶的心室面或游离缘连接到前外侧和后内侧的乳头肌上,或直接连接到后下方的心室壁上,形成类似降落伞的结构。根据腱索附着到瓣叶的部位,可将其分为三种类型:支柱腱索(strut chordae),从前叶心室面发出,与游离缘成 45° 角,连接到两侧乳头肌中;两个连合腱索(commissural chordae),分别以单腱索的形式出现,并形成一个扇形附着于瓣叶游离缘上。裂缝腱索(cleft chordae)通常是单个的、有分支的,并附着于瓣叶游离缘、粗糙区和后叶基底部附近。在极少数情况下,腱索可以直接连接到心室。正常的腱索是纤细的,长度为左心室长度的 1/7 ~ 1/6(图 1.1b)[14]。

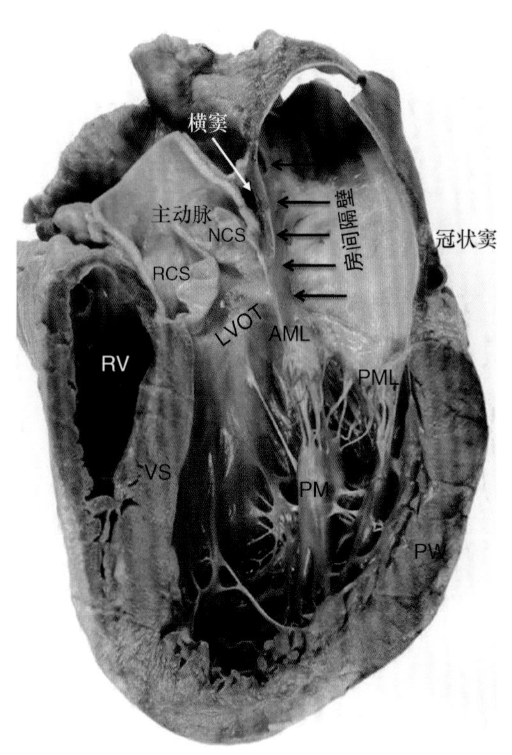

• **图 1.2**　心脏长轴视图，显示二尖瓣前叶与无冠窦的纤维连接体。纵切面为房室交界处，房间隔壁（箭头所示）由横窦与主动脉分开。注意前叶与无冠窦的纤维连接体。缩略词：AML，二尖瓣前叶；NCS，无冠窦；PML，二尖瓣后叶；PM，乳头肌；RCS，右冠窦；RV，右心室；VS，室间隔；PW，后壁；LVOT，左心室流出道（来源：Reproduced with permission from Torii et al.[14]）

1.2.4　乳头肌和左心室

前外侧乳头肌，后内侧乳头肌，包括部分相邻左心室共同组成一个功能结构单元。乳头肌正常情况下位于室壁中、下 1/3 交界处。腱索从乳头肌头部的顶端发出，将二尖瓣瓣叶与乳头肌相连。两组乳头肌中，前外侧乳头肌较粗大，接受来自左前降支和左回旋支的双重血液供应，而后内侧乳头肌仅由右冠状动脉供血。左心室任何形状和大小的改变都会扭曲乳头肌的位置，从而导致瓣膜功能障碍。乳头肌断裂通常是相邻心室壁梗死的结果。如果完全断裂或成组断裂，则会导致明显的二尖瓣反流。三角形的间隔膜部位于主动脉瓣无冠瓣和右冠瓣之间的下方近端的位置，了解间隔膜部和左心室流出道（LVOT）的解剖位置非常重要，医生在进行经导管二尖瓣置换术时必须特别小心，因为这可能会阻碍血流进入流出道和主动脉（图 1.4）。

1.3　二尖瓣病理学

二尖瓣疾病的分类总结见表 1.1。

1.3.1　二尖瓣狭窄

二尖瓣狭窄可以是先天性的，也可以是获得性

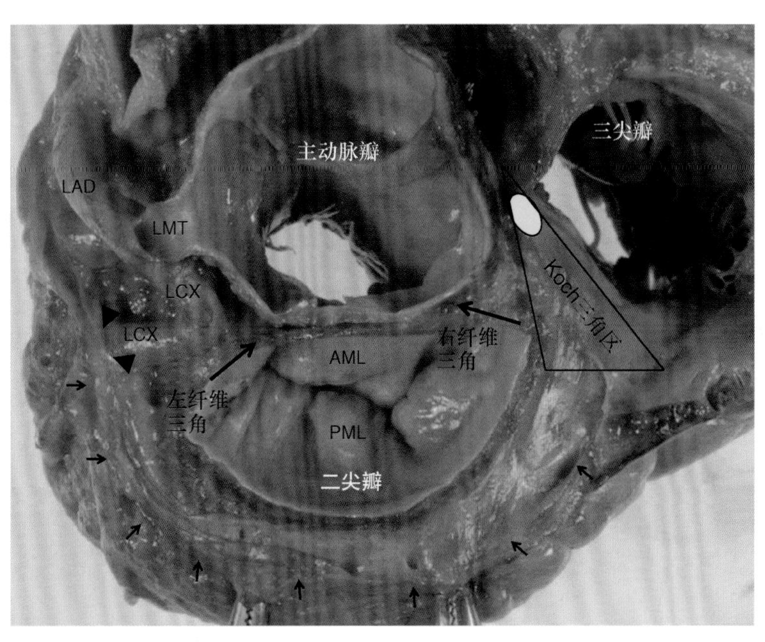

• **图 1.3**　二尖瓣周围的毗邻结构。心脏基底部的俯视图显示了三个心脏瓣膜（主动脉瓣、二尖瓣和三尖瓣）的空间关系。左心瓣膜紧密相连，右心瓣膜由房间隔和室间隔底部隔开。房室结位于 Koch 三角区内，靠近其顶点，毗邻房间隔和三尖瓣前叶的结合部。冠状窦环绕于二尖瓣瓣环后侧，介于左心房后壁之间。左回旋支位于左三角附近，并在冠状窦延续部下方通过（箭头）。主动脉瓣与二尖瓣前叶之间由纤维组织隔开，左右两侧均有纤维三角（无冠瓣和左冠瓣已切除）。缩略词：AML，二尖瓣前叶；PML，二尖瓣后叶；LMT，左主干；LAD，左前降支；LCX，左回旋支（来源：Reproduced with permission from Torii et al.[14]）

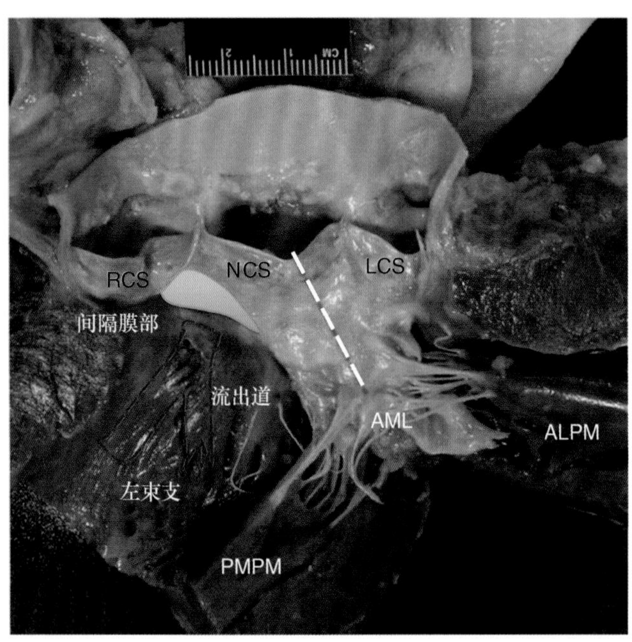

• **图 1.4** 二尖瓣前叶与主动脉瓣的纤维连接体。注意二尖瓣前叶与主动脉无冠窦和左冠窦（白色虚线）之间的纤维连接体。间隔膜部位于无冠窦和右冠窦之间的下方近端的位置。左束支的位置用红色虚线标出。此外，腱索从两个乳头肌头开始，以 45° 角附着于二尖瓣前叶。缩略词：AML，二尖瓣前叶；ALPM，前外侧乳头肌；PMPM，后内侧乳头肌；RCS，右冠窦；LCS，左冠窦；NCS，无冠窦（来源：Reproduced with permission from Torii et al.[14]）

表 1.1 二尖瓣疾病分类

功能异常	诊断
二尖瓣狭窄 ± 二尖瓣反流	炎症后疾病（风湿性心脏病） 重度二尖瓣瓣环钙化 先天性瓣膜疾病
二尖瓣反流	二尖瓣脱垂 / 纤维弹性缺陷 二尖瓣瓣环钙化 缺血性心脏病 二尖瓣瓣环扩张（扩张型心肌病） 感染性心内膜炎 先天性瓣膜疾病（二尖瓣瓣叶裂隙） 特发性腱索断裂

来源：Torii et al.[14]. © 2017 Taylor & Francis.

的。先天性二尖瓣狭窄主要是由于瓣膜附属结构异常，包括降落伞样二尖瓣畸形、先天性二尖瓣瓣环狭窄、瓣环上二尖瓣瓣环（supravalvular mitral ring）和三房心（cor-triatriatum）。二尖瓣狭窄的获得性病因包括风湿性心脏病、左心房黏液瘤、二尖瓣瓣环钙化和血栓形成[18]。二尖瓣狭窄是发展中国家最常见的瓣膜疾病，因为它与风湿热的高发病率有关。尽管二尖瓣狭窄的发病率在工业化国家较低，但通过超声心动图仍可检测到有 0.02% ～ 0.2% 的病例[1]。风湿性二尖瓣狭窄的特征性瓣叶改变为瓣叶纤维样增厚，伴或不伴钙化。弥漫性瘢痕增生会导致二尖瓣其他结构发生融合［例如连合处和（或）腱索处］，从而导致瓣膜狭窄，在舒张期出现一个对称的、中央的、椭圆形的孔和一个典型的瓣叶“隆起”。在组织学上，当从左心室的角度观察瓣膜时，该圆顶状结构与严重二尖瓣狭窄的“鱼嘴”典型外观相对应。风湿性二尖瓣狭窄的主要机制是粘连融合，其次是腱索缩短和融合、瓣叶增厚和钙化，从而导致瓣叶活动受限。退行性二尖瓣狭窄常见于老年群体中，其主要病变为环状钙化。在退行性二尖瓣狭窄中，很少观察到连合处粘连融合，且瓣膜增厚或钙化主要发生在瓣叶基底部，而在风湿性二尖瓣狭窄中主要病变位置位于瓣尖。

1.3.2 瓣膜老化和二尖瓣瓣环钙化

在出生时二尖瓣瓣叶呈半透明凝胶状，可透光，但到 20 岁时瓣叶开始变得不透明。50 岁时，瓣叶因纤维化和脂质浸润而完全不透明。到 70 岁，前叶和后叶的闭合线增厚，并出现瓣环钙化。二尖瓣瓣环钙化（mitral annulus calcification，MAC）是一种二尖瓣纤维基底部的慢性退行性病变。最初人们认为这是一种与年龄相关的退行性变化过程，然而，有大量证据表明其他机制，如动脉粥样硬化和钙磷代谢异常，也促进了 MAC 的病程[19-20]。根据尸检报告，在 50 岁以上的人群中有 10% 的人患有 MAC。然而，随着人口年龄的增长，发病率也在增加，80 ～ 89 岁和 90 ～ 99 岁的人群中 MAC 的发生率分别高达 37% 和 45%[19, 21]。在心血管健康研究中[22]，3929 名 65 岁以上的参与者中有 42% 患者有这种疾病。同时，MAC 和主动脉瓣狭窄之间有明确的关系，在 65 岁以上人群中同时患有这两种疾病的比例是 27%。危险因素包括年龄、女性、慢性肾病、糖尿病、高血压、血脂异常和吸烟。此外，所有与二尖瓣应力增加相关的疾病，如高血压、主动脉狭窄、肥厚型心肌病和二尖瓣脱垂，都可能合并 MAC。重度 MAC 患者二尖瓣压差以每年 0.8±2.4 mmHg 的速度递增。此外，在 100 例非选择性的 62 ～ 100 岁老年 MAC 患者中，6% 的患者经多普勒超声心动图证实存在二尖瓣狭窄，58 例患者有一定程度的二尖瓣狭窄或二尖瓣反流[23]。在另一项研究中，退行性二尖瓣狭窄占所有二尖瓣狭窄病例的比例达 12% ～ 26%（平均年龄：64±14 岁）[4]。

从病理上看，MAC 的严重程度从轻度到重度不等，轻度为局灶性钙质沉积，重度为巨大钙化结节，累及整个瓣环，突出到左心室腔内，甚至突出进入左心室后外侧基底壁。88% 的患者有超过 1/3 的瓣环钙化（73% 不超过 1/4 瓣环，15% 超过 1/4 瓣环），仅后环钙化占 10.5%，环周钙化占 1.5%。6% 的患者钙化仅累及瓣叶，12% 的患者 MAC 延伸至心肌，4.5% 的患者延伸至乳头肌[24]（图 1.5）。

1.3.3　急性二尖瓣反流

急性二尖瓣反流往往继发于二尖瓣复合体断裂，最常见的病因是感染性心内膜炎（infective endocarditis，IE）导致瓣叶穿孔或腱索断裂。后者也可能继发于二尖瓣脱垂（参见下文）。在急性下壁心肌梗死患者中，乳头肌断裂可能涉及整个乳头肌断裂（会迅速致命），或仅有一个肌肉头端断裂，导致急性二尖瓣反流，并可在超声心动图上表现为瓣叶脱垂、连枷（伴或不伴乳头肌头端附着）。在直接经皮冠状动脉介入治疗（percutaneous coronary intervention，PCI）时期，急性心肌梗死后急性乳头肌断裂发生率为 0.26%[25]，通常发生在术后 2 ～ 5 天。对于有症状的急性重度原发性二尖瓣反流患者，建议立即施行二尖瓣手术。只有腱索断裂的情况下，可行二尖瓣修复术，并且优于二尖瓣置换，然而，当乳头肌完全破裂时，手术修复是不可行的。

1.3.4　慢性二尖瓣反流

慢性二尖瓣反流有两种明显不同的病理生理：退行性（原发性）二尖瓣反流和功能性（继发性）二尖瓣反流，二者严重程度、预后和治疗的评估标准都明显不同[8，26-27]。二尖瓣反流的功能分类反映了导致二尖瓣功能不全的潜在病理，最早由 Carpentier 报道[28]。Carpentier 分型中，Ⅰ型特征为瓣叶运动正常，但在感染性心内膜炎愈合后出现瓣环扩张或瓣叶穿孔；Ⅱ型病变与瓣叶脱垂相关，瓣膜活动度增加，导致收缩期一个或多个瓣叶超过二尖瓣瓣环平面。这种功能障碍类型可进一步表现为腱索断裂或延长，以及乳头肌因缺血而破裂或延长。此外，Ⅲa 型病变通常与风湿性二尖瓣疾病相关，表现为瓣叶增厚缩短伴连合部融合和腱索融合；Ⅲb 型多继发于缺血性心肌病或特发性扩张型心肌病，出现左心室功能受损和左心室扩张，收缩期室壁运动异常，但瓣叶和腱索的形态尚正常[29-30]。

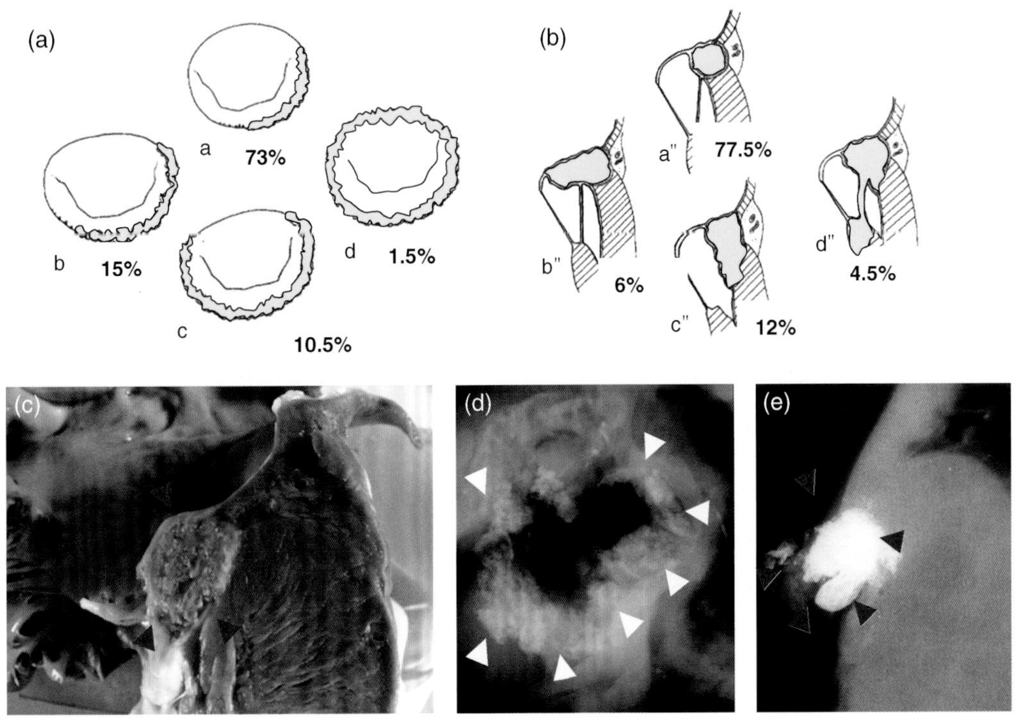

• **图 1.5**　重度二尖瓣瓣环钙化。Carpentier 等将钙化的延伸分为（**a**）周向和（**b**）垂直两种构型[24]。（**c**）心脏来自 42 岁白人男性，有终末期肾病透析史，继发于二尖瓣瓣环钙化的重度二尖瓣狭窄。（**d**）心脏的尸检 X 线片显示明显的二尖瓣瓣环钙化（箭头所示），累及整个二尖瓣后环和二尖瓣前叶。（**e**）在垂直方向上，钙化累及瓣环本身，并延伸至瓣叶（来源：Reproduced with permission from Torii et al.[14]）

1.3.5 退行性二尖瓣反流，二尖瓣黏液样变性

二尖瓣黏液样变性包括二尖瓣脱垂、二尖瓣喀喇音-杂音综合征、Barlow 综合征、波涛样二尖瓣综合征、松软瓣膜综合征和瓣叶冗余。在退行性瓣膜疾病患者中，最常见原因的是腱索结构伸长或断裂导致的瓣叶脱垂。当腱索被拉长时，瓣叶会脱垂进入左心房，两个瓣叶都会超过瓣环平面。当腱索断裂或腱索伸长过度而未断裂时，称为“连枷叶”，这种情况会导致严重的二尖瓣反流。在工业化国家，退行性二尖瓣反流最常见的病因是二尖瓣脱垂。年轻患者多具有严重的黏液样变性，弥漫增生的黏液样组织最常累及后叶的中部扇区，多累及不止一个扇区，并且前叶也可能发生病变。延长的腱索可变薄或部分增厚，伴钙化或不钙化的瓣环扩张。相对地，老年患者人群多存在纤维弹性组织缺陷病变，结缔组织的缺陷多会导致后叶腱索的断裂（通常为 P2）[31]（表 1.2）。

大多数二尖瓣黏液样变性患者无症状，对长期预后也无影响。目前不能明确引起二尖瓣脱垂的危险因素。已观察到二尖瓣脱垂的家族性聚集与丝氨酸 A（FLNA）基因相关[32]。常染色体显性遗传的结缔组织疾病包括马方综合征、埃勒斯-当洛综合征、成骨不全和弹性假黄色瘤，这些患者大部分会继发二尖瓣黏液样变性。

虽然患有“连枷叶”的患者有更高的猝死风险[33]（每年约 1.8%），但这种并发症在患者没有症状的情况下是罕见的，而且目前猝死的机制也尚不明确。猝死病例的尸检结果显示与偶发性二尖瓣脱垂患者相比，猝死病例的二尖瓣瓣环周长更大，前叶和后叶长度和厚度都有明显增加[34]。此外，与偶发病例相比，在猝死病例中更容易观察到由后叶的拉长腱索与后基底壁相邻的心室内膜接触引起的摩擦损伤。同时，大多数症状性二尖瓣脱垂的猝死患者，二尖瓣后叶的腱索附着都显得杂乱无章[34]。

受累的后叶扇区的数目最少为 2 ～ 3 个（伴或不伴前叶受累），黏液样变性、瓣膜增厚（＞ 5 mm）和腱索延长的程度都比偶发的二尖瓣脱垂患者严重得多（图 1.6）。腱索延长常导致严重的瓣叶脱垂进入左心房。在手术切除的二尖瓣中，腱索断裂的发生率为 20% ～ 74%。黏液样变性瓣膜的组织学切片显示富含糖胺聚糖的松质层扩张，并延伸至相邻层，纤维组织呈多灶性断裂。

1.3.6 功能性二尖瓣反流

在慢性功能性二尖瓣反流中（主要由左心室引起），二尖瓣本身通常是正常的。相反，严重的左心室功能不全通常由心肌梗死（慢性、缺血性二尖瓣反流）、特发性心肌病或扩张型心肌病（慢性、非缺血性二尖瓣反流）引起。左心室的大小、形状、室壁应力和收缩功能已被证实对二尖瓣反流的程度没有影响或影响很小[35]。二尖瓣有效瓣口面积的主要决定因素是栓系力和收缩期二尖瓣幕收缩的程度，并由左心室重构，尤其是乳头肌的顶端和后部移位决定。缩短的腱索会拴住瓣叶，导致相关的瓣环扩张，阻止了瓣膜的正常闭合，从而导致瓣膜功能不全[8, 27]（图 1.7）。据报道，在拟行冠状动脉旁路移植术（冠状动脉搭桥术）的冠状动脉粥样硬化人群中有 30% 的患者存在二尖瓣反流[36]。

表 1.2　Barlow 综合征与弹力纤维缺乏之间的主要差异

	弹力纤维缺乏	Barlow 综合征
病理改变	结缔组织生成不足	黏液样浸润
年龄	年老（≥ 60 岁）	年轻（＜ 60 岁）
二尖瓣反流病史	数月	数年到几十年
家族史	无	部分存在
马方综合征样表现	无	部分存在
心脏听诊	全收缩期杂音	收缩中期喀喇音和收缩晚期杂音
累及部位	通常为单个扇区（P2 多见）	累及多个扇区
瓣叶改变	薄而透明伴少许增生	弥漫性增厚
腱索	纤细和断裂	不规则和延长
钙化	通常不存在	—

来源：Modified from Anyanwu and Adams[31]

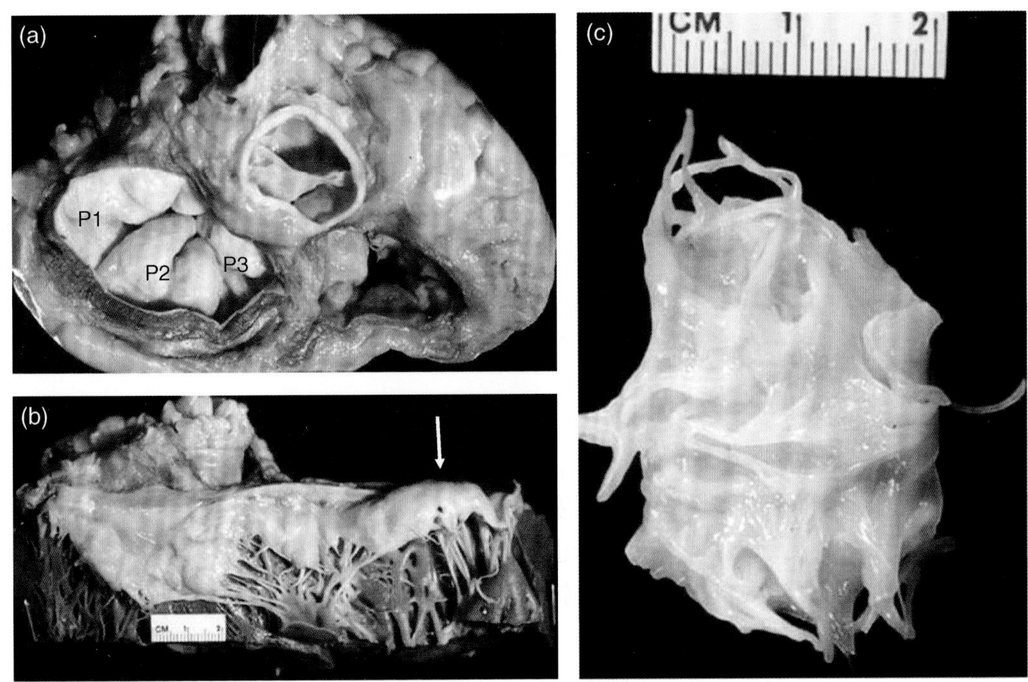

• **图 1.6** 退行性二尖瓣脱垂。一名年轻女性，无既往相关病史，症状为突然出现晕倒，诊断为退行性二尖瓣脱垂。(**a**)二尖瓣的心房视图显示瓣膜明显向左心房脱垂。P2 和 P3 最明显。(**b**)左心室开放视图显示拉长的腱索和朝向左心房的后叶脱垂(白色箭头)。(**c**)手术切除的后叶表面可见杂乱无章的腱索分布(来源：Reproduced with permission from Torii et al.[14])

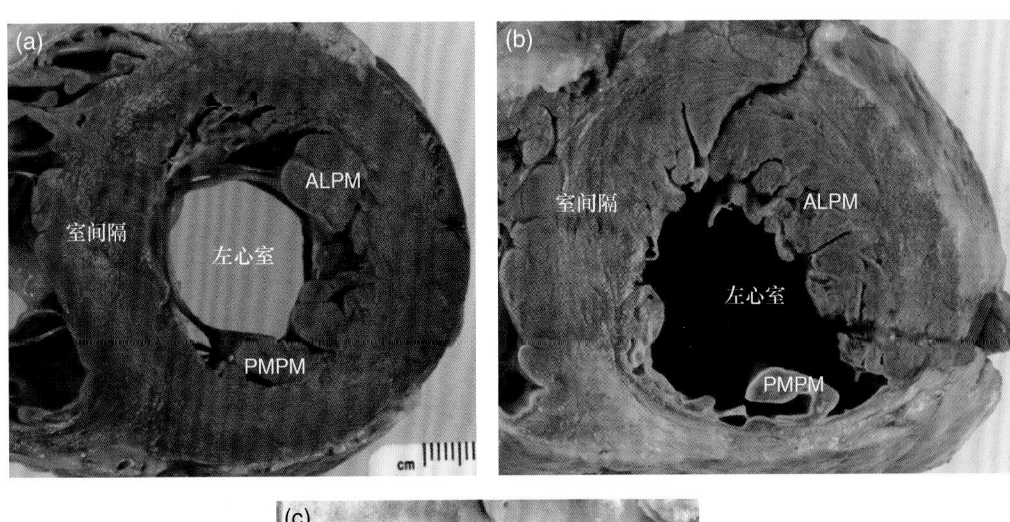

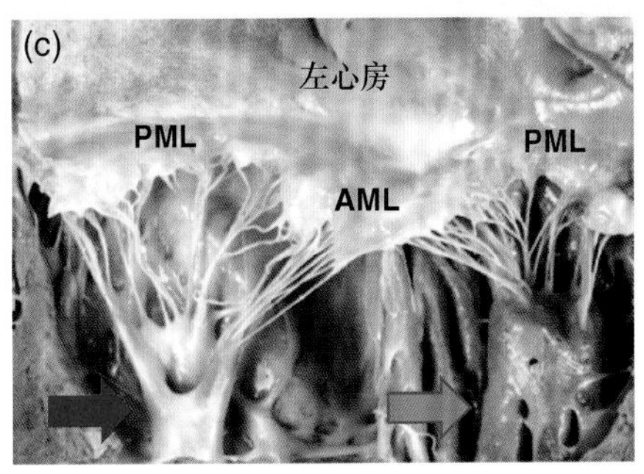

• **图 1.7** 正常心脏(左)和缺血性功能性二尖瓣反流患者(右)的室间隔和乳头肌的短轴视图。(**a**)正常心脏(75 岁男性，机动车事故)和(**b**)缺血性心肌病所致功能性二尖瓣反流患者的心脏(77 岁男性，有高血压病史，既往后壁心肌梗死伴右冠状动脉闭塞)。注意左心室后壁有透壁瘢痕和心室壁变薄，并累及后内侧乳头肌。(**c**)左心室开放视图显示有瘢痕的后内侧乳头肌(红色箭头)和延长的腱索，而前外侧乳头肌(蓝色箭头)保持正常，腱索长度正常。缩略词：ALPM，前外侧乳头肌；PMPM，后内侧乳头肌；AML，二尖瓣前叶；PML，二尖瓣后叶(来源：Reproduced with permission from Torii et al.[14])

参考文献

1 Nkomo, V.T., Gardin, J.M., Skelton, T.N. et al. (2006). Burden of valvular heart diseases: a population-based study. *Lancet* 368: 1005–1011.
2 Enriquez-Sarano, M., Avierinos, J.F., Messika-Zeitoun, D. et al. (2005). Quantitative determinants of the outcome of asymptomatic mitral regurgitation. *N. Engl. J. Med.* 352: 875–883.
3 Adams, D.H., Rosenhek, R., and Falk, V. (2010). Degenerative mitral valve regurgitation: best practice revolution. *Eur. Heart J.* 31: 1958–1966.
4 Iung, B., Baron, G., Butchart, E.G. et al. (2003). A prospective survey of patients with valvular heart disease in Europe: the euro heart survey on valvular heart disease. *Eur. Heart J.* 24: 1231–1243.
5 Rosenhek, R., Rader, F., Klaar, U. et al. (2006). Outcome of watchful waiting in asymptomatic severe mitral regurgitation. *Circulation* 113: 2238–2244.
6 Kang, D.H., Kim, J.H., Rim, J.H. et al. (2009). Comparison of early surgery versus conventional treatment in asymptomatic severe mitral regurgitation. *Circulation* 119: 797–804.
7 Montant, P., Chenot, F., Robert, A. et al. (2009). Long-term survival in asymptomatic patients with severe degenerative mitral regurgitation: a propensity score-based comparison between an early surgical strategy and a conservative treatment approach. *J. Thorac. Cardiovasc. Surg.* 138: 1339–1348.
8 Vahanian, A., Alfieri, O., Andreotti, F. et al. (2012). Guidelines on the management of valvular heart disease (version 2012). *Eur. Heart J.* 33: 2451–2496.
9 Rusted, I.E., Scheifley, C.H., and Edwards, J.E. (1952). Studies of the mitral valve. I. Anatomic features of the normal mitral valve and associated structures. *Circulation* 6: 825–831.
10 Brock, R.C. (1952). The surgical and pathological anatomy of the mitral valve. *Br. Heart J.* 14: 489–513.
11 Rosenquist, G.C. and Sweeney, L.J. (1975). Normal variations in tricuspid valve attachments to the membranous ventricular septum: a clue to the etiology of left ventricle-to-right atrial communication. *Am. Heart J.* 89: 186–188.
12 Valocik, G., Kamp, O., and Visser, C.A. (2005). Three-dimensional echocardiography in mitral valve disease. *Eur. J. Echocardiogr.* 6: 443–454.
13 Ho, S.Y. (2002). Anatomy of the mitral valve. *Heart* 88 (Suppl 4): iv5–iv10.
14 Torii, S., Romero, M.E., Mori, H. et al. (2017). The spectrum of mitral valve pathologies: relevance for surgical and structural interventions. *Expert Rev. Cardiovasc. Ther.* 15: 525–535.
15 Silbiger, J.J. (2012). Anatomy, mechanics, and pathophysiology of the mitral annulus. *Am. Heart J.* 164: 163–176.
16 Angelini, A., Ho, S.Y., Anderson, R.H. et al. (1988). A histological study of the atrioventricular junction in hearts with normal and prolapsed leaflets of the mitral valve. *Br. Heart J.* 59: 712–716.
17 Ranganathan, N., Lam, J.H., Wigle, E.D., and Silver, M.D. (1970). Morphology of the human mitral valve. II. The value leaflets. *Circulation* 41: 459–467.
18 Roberts, W.C. and Perloff, J.K. (1972). Mitral valvular disease. A clinicopathologic survey of the conditions causing the mitral valve to function abnormally. *Ann. Intern. Med.* 77: 939–975.
19 Abramowitz, Y., Jilaihawi, H., Chakravarty, T. et al. (2015). Mitral annulus calcification. *J. Am. Coll. Cardiol.* 66: 1934–1941.
20 Adler, Y., Fink, N., Spector, D. et al. (2001). Mitral annulus calcification--a window to diffuse atherosclerosis of the vascular system. *Atherosclerosis* 155: 1–8.
21 Roberts, W.C. and Shirani, J. (1998). Comparison of cardiac findings at necropsy in octogenarians, nonagenarians, and centenarians. *Am. J. Cardiol.* 82: 627–631.
22 Barasch, E., Gottdiener, J.S., Larsen, E.K. et al. (2006). Clinical significance of calcification of the fibrous skeleton of the heart and aortosclerosis in community dwelling elderly. The cardiovascular health study (CHS). *Am. Heart J.* 151: 39–47.
23 Aronow, W.S. and Kronzon, I. (1987). Correlation of prevalence and severity of mitral regurgitation and mitral stenosis determined by Doppler echocardiography with physical signs of mitral regurgitation and mitral stenosis in 100 patients aged 62 to 100 years with mitral anular calcium. *Am. J. Cardiol.* 60: 1189–1190.
24 Carpentier, A.F., Pellerin, M., Fuzellier, J.F., and Relland, J.Y. (1996). Extensive calcification of the mitral valve anulus: pathology and surgical management. *J. Thorac. Cardiovasc. Surg.* 111: 718–729. discussion 729-30.
25 French, J.K., Hellkamp, A.S., Armstrong, P.W. et al. (2010). Mechanical complications after percutaneous coronary intervention in ST-elevation myocardial infarction (from APEX-AMI). *Am. J. Cardiol.* 105: 59–63.
26 Iung, B. and Vahanian, A. (2011). Epidemiology of valvular heart disease in the adult. *Nat. Rev. Cardiol.* 8: 162–172.
27 Nishimura, R.A., Otto, C.M., Bonow, R.O. et al. (2014). 2014 AHA/ACC guideline for the management of patients with valvular heart disease: a report of the American College of Cardiology/American Heart Association task force on practice guidelines. *Circulation* 129: e521–e643.
28 Carpentier, A. (1983). Cardiac valve surgery—the "French correction". *J. Thorac. Cardiovasc. Surg.* 86: 323–337.
29 de Marchena, E., Badiye, A., Robalino, G. et al. (2011). Respective prevalence of the different carpentier classes of mitral regurgitation: a stepping stone for future therapeutic research and development. *J. Card. Surg.* 26: 385–392.
30 Tuladhar, S.M. and Punjabi, P.P. (2006). Surgical reconstruction of the mitral valve. *Heart* 92: 1373–1377.
31 Anyanwu, A.C. and Adams, D.H. (2007). Etiologic classification of degenerative mitral valve disease: Barlow's disease and fibroelastic deficiency. *Semin. Thorac. Cardiovasc. Surg.* 19: 90–96.
32 Kyndt, F., Gueffet, J.P., Probst, V. et al. (2007). Mutations in the gene encoding filamin A as a cause for familial cardiac valvular dystrophy. *Circulation* 115: 40–49.
33 Grigioni, F., Enriquez-Sarano, M., Ling, L.H. et al. (1999). Sudden death in mitral regurgitation due to flail leaflet. *J. Am. Coll. Cardiol.* 34: 2078–2085.
34 Farb, A., Tang, A.L., Atkinson, J.B. et al. (1992). Comparison of cardiac findings in patients with mitral valve prolapse who die suddenly to those who have congestive heart failure from mitral regurgitation and to those with fatal noncardiac conditions. *Am. J. Cardiol.* 70: 234–239.
35 Kordybach, M., Kowalski, M., Kowalik, E., and Hoffman, P. (2012). Papillary muscle dyssynchrony in patients with systolic left ventricular dysfunction. *Scand. Cardiovasc. J.* 46: 16–22.
36 Czer, L.S., Maurer, G., Trento, A. et al. (1992). Comparative efficacy of ring and suture annuloplasty for ischemic mitral regurgitation. *Circulation* 86: II46–II52.

第2章

微创技术在二尖瓣修复术中的重要价值

Bobby Yanagawa，Niv Ad

孔敏坚　朱齐丰　译　刘先宝　审校

2.1　引言：微创二尖瓣手术

大约在30年前开创的微创二尖瓣手术（minimally invasive cardiac surgery mitral valve surgery，MICS MVS）已被实践证实与胸骨正中切口手术具有同等疗效，但微创在患者术后恢复方面具有明显的优势。MICS MVS是指有利于患者术后恢复的所有手术措施，包括使用非全胸骨切开的部分胸骨或更小的切口、外周插管、胸腔镜或机器人辅助和新型经导管器械。微创二尖瓣修复是指通过胸部小切口或相对少见的下半段胸骨切开实施的二尖瓣手术修复。这类手术可通过直视、胸腔镜辅助或机器人辅助来实现。根据我们的经验，我们已经从使用机器人和直视下主动脉钳夹和心脏停搏转变为心脏诱颤下直视手术（现在是我们的首选技术）（图2.1）。采用这三种手术方式，能够实施几乎全部的瓣膜修复技术，包括瓣叶切除、腱索重建、前叶和后叶修复以及阿尔菲里（缘对缘）技术，所有技术均联合采用二尖瓣环置入[1-3]。多项系统综述和荟萃分析表明，与传统胸骨切开手术相比，微创二尖瓣修复的手术成功率无明显差异，有时甚至更好，手术死亡率也无明显差异[4-9]。此外，胸部小切口还可用于复合手术，包括不切除左心耳的外科消融术治疗心房颤动[10]、卵圆孔未闭缝合和三尖瓣手术[1,3]。联合冠状动脉旁路移植术（冠状动脉搭桥术）至右侧靶血管已有相关报道，但目前尚不能通过单次右侧小切口入路实施冠状动脉旁路移植至任何左侧的靶病变血管。

经验丰富的专科化心脏中心目前常规开展微创二尖瓣修复术，且手术结局十分出色[1,3-5,11]。总体来说，MICS MVS确实需要更长的体外循环时间和主动脉阻断时间[4-5]。根据手术方式及操作差异，卒中、主动脉夹层和外周插管并发症的风险也可能相应升高[2]。然而，以上风险及不利因素可被MICS MVS减少术后疼痛、减少出血和输血、缩短住院时间、提高患者满意度和加快手术恢复等诸多优势所抵消[2]。与开放二尖瓣心脏手术相比，2010年国际微创心胸外科学会共识声明推荐实施MICS MVS（推荐等级Ⅱb类）[2]。显然，由于实施心脏外科随机对照试验的相关挑战较大，目前该项推荐的证据水平进一步提升难度较大。国际微创心胸外科学会近期发布了关于MICS MVS手术患者选择、手术细节和手术结局的系列声明与指导[12-14]。

尽管优势明显，但不同地区实施MICS MVS的比例差异很大。这与学习曲线导致的训练能力有限和对不良后果的零容忍度有关。外科医生需要掌握加长器械的使用、有限的显露和视频辅助技术，并改变传

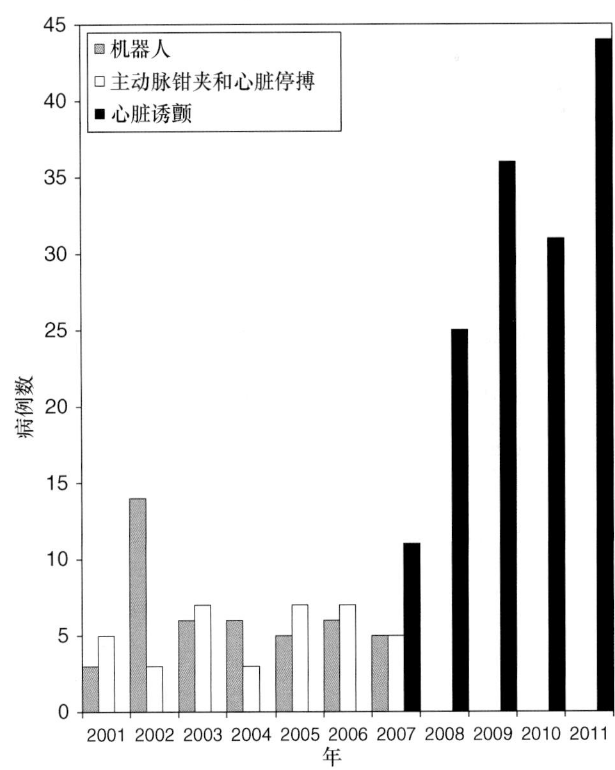

• **图2.1**　微创二尖瓣修复策略经验（2001—2012年）（来源：Massimiano et al.[1]. © 2013 Elsevier.）

统的插管和心肌保护方法。在美国，MICS MVS 约占所有二尖瓣手术（MVS）的 20%[10]。同样，在日本，2012 年仅有约 16% 的 MVS 采用了微创方法[15]。日本仅有 13 家中心施行了超过 10 例 MICS MVS。相比之下，2017 年，德国大约一半的单纯 MVS 采用了微创方法，2018 年这一比例甚至更高[16]。对于能实施微创手术的心脏中心，该方法是首选方法。在我们的中心（马里兰大学），大约 95% 的单纯性二尖瓣手术是使用微创方法进行的。

2.2 MICS MVS 的重要性

经导管二尖瓣介入治疗领域出现了快速的创新发展[17]。目前，对于传统开放手术高风险或禁忌的重度二尖瓣反流患者，MitraClip（Abbott，AbbottPark，IL）是非常好的选择，它可降低二尖瓣反流的程度，但无法完全消除反流。NeoChord DS1000（NeoChord，St. Louis Park，MN）是一种经心尖、非体外循环的腱索植入装置。目前这两种系统降低二尖瓣反流程度的效果已在特定的二尖瓣反流患者人群中得到证实[18-20]，尽管它们不如外科修复术，并且没有瓣环加固，这可能使它们的中远期治疗效果下降。经导管二尖瓣置换器械仍被认为是试验性的，同样也仅适用于不适合外科手术的重度二尖瓣反流患者[21]。

对于低至中度手术风险的二尖瓣反流患者，外科修复术仍然是金标准。在经验丰富的中心，对于原发二尖瓣反流，常规二尖瓣修复的成功率＞ 95%，手术死亡率＜ 1%[22]。长期结局研究显示，极少出现二尖瓣反流复发和二尖瓣再干预，患者预期寿命恢复至正常水平。对该患者群体而言，MICS MVS 可获得更好的术后切口区域外观、更少的疼痛和更快的恢复。然而，要获得这样的治疗效果，要求微创修复必须与常规二尖瓣修复的高标准一致。此外，微创手术组推荐采用右胸切口入路。另一个经常被忽略的重要问题是心房颤动。有 30% ～ 50% 的严重二尖瓣反流患者合并有心房颤动。对于任何年龄的患者，未处理的心房颤动和未切除的左心耳对患者的不良影响往往容易被忽视，在二尖瓣手术时同期对心房颤动进行治疗，毫无疑问会让患者获益。

2.3 患者选择

患者选择对 MICS MVS 至关重要。特别是对于刚刚开始实施 MICS MVS 的经验欠缺的外科医生，可选择实施微创手术的潜在患者应具有相对简单的二尖瓣病理改变、合适的胸壁解剖结构和较少的合并疾病。在表 2.1 中，我们给出了经右胸 MICS MVS 入路的相对禁忌证。所有患者均应接受 CT 血管造影，重建心脏、主动脉和髂-股动脉，以确保外周插管和逆行灌注的安全性。

需要再次手术实施 MVS 的患者风险较高，可考虑采用右胸小切口手术[23]。这种方法在理论上有以下优点：①避免二次切开胸骨，尤其是在靠近胸骨下方有功能性旁路移植物的情况下；②较少分离心包粘连；③直接暴露二尖瓣。比较微创心脏外科手术（MICS）与传统 MVS 的 6 项回顾性观察性研究的荟萃分析显示，MICS 组手术死亡率低（OR 0.41，95% CI 0.18 ～ 0.96；P = 0.04），住院时间短，因出血需要再次手术的比例低[24]。

老年患者是另一个可能受益于微创二尖瓣修复术的群体。老年人 MICS MVS 的主要结局与总体人群一致，但住院时间较短，功能恢复更快[25-26]。

2.4 手术步骤——心室颤动下的二尖瓣手术

在我们的手术方案中，患者采用传统的气管插管，仰卧位，在胸部右侧下方用垫枕轻微抬高（10° ～ 15°）。右肩外展，手臂弯曲并固定在臂杆上。体表安置除颤电极片。患者的消毒和铺巾需包括右胸小切口和传统胸骨切口以及双侧腹股沟血管暴露所要求的范围。在腹股沟折痕处做 3 cm 斜切口，暴露左侧股动脉和股静脉并插管。用经食管超声心动图（transesophageal echocardiography，TEE）确保静脉插管在上腔静脉中的正确位置。在右侧胸廓前外侧做

表 2.1 微创二尖瓣手术的相对禁忌证

患者因素	病态肥胖 既往右胸部创伤或手术 外周动脉疾病
心脏相关	左心室 / 右心室功能障碍 需要行 CABG 或 MICS 不适用的其他手术 严重主动脉瓣关闭不全
二尖瓣相关	重度二尖瓣瓣环钙化
团队相关	缺乏经验的麻醉或外科团队

MICS，微创心脏外科手术；CABG，冠状动脉旁路移植术

小切口（5 cm），男性为乳房下，女性为乳房下皱褶，右侧胸部通过第 4 肋间隙进入胸腔。我们更推荐使用微型牵开器，但也可以使用软组织牵开器，而不需要额外的肋骨扩张（图 2.2a）。右侧膈肌可使用有延展性尾部的牵开器挡开。或者，可以在肌腱圆顶缝入牵引线，并用勾线针通过第 6 或第 7 肋间隙将缝线钩出。患者降温至 30 ～ 32℃，泵流速为 2.0 ～ 2.5 L/（min · m^2），平均动脉压为 50 ～ 60 mmHg，胸腔注入 CO_2。在膈神经前方 2 cm 处打开心包。

电诱发心室颤动，切开左心房，在心房内放置两根吸引管。使用机械臂牵开器暴露二尖瓣，并进行二尖瓣修复。在直视下，机械臂牵开器通过胸廓小切口的顶点置入，避开主动脉根部以尽量减少造成主动脉瓣关闭不全。有时，牵开器引起的主动脉瓣关闭不全需要在心室中增加一根吸引管，并暂时降低泵流量。二尖瓣修复术完成后，使用 2 根 Prolene 缝线完全闭合左心房切口。我们采用鼓肺和跨二尖瓣口放置排气管进行广泛的空气排空操作，并经 TEE 确认。然后对患者进行复温，使用体表除颤电极片进行电除颤，心脏复搏后停止心肺转流术（cardiopulmonary bypass，CPB）。TEE 用于确认瓣膜和心室功能正常，并确保完全排除空气。拔除动脉和静脉插管，缝合腹股沟切口。将 19 F 或 24 F 引流管放置在右胸腔，并关闭胸廓切口（图 2.2b）。

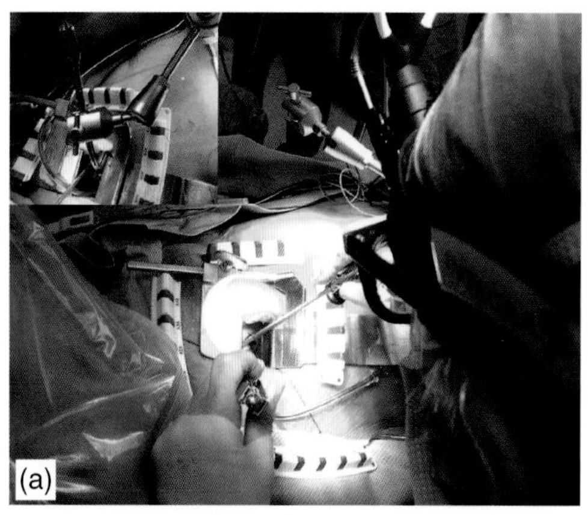

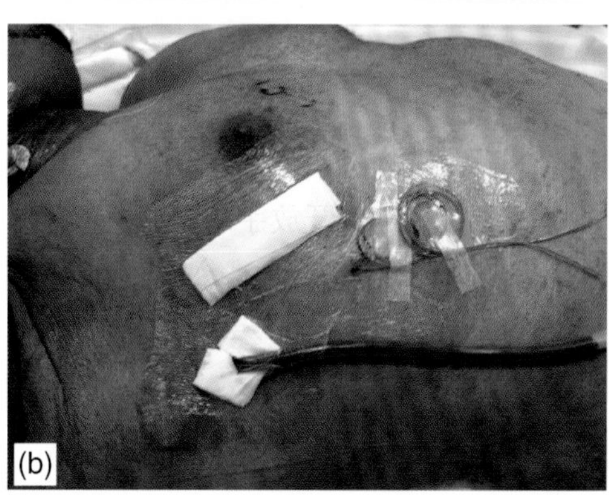

• **图 2.2**　使用直视进行微创二尖瓣修复。（**a**）外科医生手术视角；（**b**）术后切口和引流（来源：Bobby Yanagawa，Niv Ad.）

2.5　插管方式的选择

通常，MICS MVS 的插管是通过股动脉和股静脉实现的，且经腹股沟插管快速而简单。插管区域远离胸部手术区，可由另一名外科医生或助手进行，而主刀医生则同时进行胸部小切口和二尖瓣手术区域准备。此外，其他插管选择，如中央动脉（通过单独的右胸上部小切口）和静脉插管或颈静脉插管也是可行的[27]（表 2.2）。右胸上部小切口较股动脉插管具有

表 2.2　微创二尖瓣修复术的可变操作

步骤	操作	优势
总体方法	直视	费用低，快速
	内镜辅助	通过摄像头改善照明和可见性 内镜有助于培训 / 指导
	机器人	切口更小，肋骨创伤 / 疼痛更少；费用高
插管	股动脉和股静脉	快速，插管从手术部位移出
	中心动脉和静脉	卒中和血管通路并发症风险较低
心肌保护	经胸主动脉阻断和心脏停搏	钳夹相关损伤风险，二次手术挑战性大
	胸腔镜辅助和心脏停搏	卒中和主动脉夹层风险
	心脏诱颤	避免主动脉操作 轻度以上主动脉瓣反流具有挑战性 卒中风险

来源：Based on Chan et al.[27]

以下优点：①主动脉顺行灌注；②避免包括肢体缺血、感染、血清肿或淋巴漏在内的外周入路并发症。这或许是外周主动脉插管禁忌证（如股动脉内径过小或主动脉髂动脉疾病）患者的理想选择。右胸上部小切口还允许主动脉钳夹、主动脉根部排气和心脏停搏液顺行灌注。但缺点包括需要额外胸部切口、疼痛加重以及需要处理升主动脉插管部位的出血。中央动、静脉插管在心力衰竭和二次手术病例中具有挑战性。

2.6 心肌保护的选择

心肌保护的两种选择是阻断后心脏停搏和使用心脏诱颤。主动脉阻断可通过中央直接外部夹闭或使用血管内球囊完成。经胸夹闭可以通过右胸第 2、第 3 或第 4 肋间隙做 5 mm 小切口置入阻断钳，在升主动脉附近进行夹闭。2 L 顺行心脏停搏液可通过一根长灌注针直接灌注到主动脉根部。

血管内球囊（IntraClude，Edwards Lifesciences，Irvine，CA）是一种远端带有多腔导管的可膨胀球囊，一般通过股动脉放置，并使用 TEE 进行定位。球囊提供主动脉内阻断，相应导管可提供顺行心脏停搏液并进行主动脉根部排气。实际操作中由于主动脉阻断位置移位、增加主动脉夹层和卒中风险，以及更高的成本，血管内球囊已很少使用[28]。心脏停搏液可通过主动脉根部插管或血管内球囊顺行灌注，亦可通过右心房直接插管或使用经颈内静脉的经皮导管（ProPlege，Edwards Lifesciences，Irvine，CA，USA）插入冠状静脉窦进行逆行灌注。

心脏诱颤技术本质上是非接触主动脉手术，因为它避免了使用血管内球囊或外部阻断钳的升主动脉阻断。这对于发生主动脉夹层风险较高和外部阻断钳使用难度高的二次手术病例特别有利。该项技术的禁忌证是轻度以上的主动脉瓣关闭不全 / 反流。此外，还需合理放置牵开器，以避免主动脉瓣反流，以及在手术区域附近放置吸引管。

为降低卒中风险，我们常规执行以下操作：①术前胸部、腹部和骨腔 CT 扫描，以显示主动脉、髂动脉和股动脉解剖结构和动脉粥样硬化情况；②不将盐水注射器直接插入左心室以测试二尖瓣修复的效果，这是空气滞留的潜在来源，相反，我们会让左心室被动充盈；③所有病例都使用 CO_2 充盈；④患者处于左侧抬高位，在关闭左心房切口前，积极、反复执行排气动作；⑤在除颤前使用 TEE 确认完全排气。

2.7 二尖瓣修复术

如前所述，微创方法可用于几乎所有二尖瓣修复技术。然而，有几种辅助方法可以通过腔镜小切口简化修复：Mohr 教授的 Loop 技术（人工腱索植入）以及 Barlow 二尖瓣的 Alfieri（缘对缘）技术[29]。Cor-Knot（LSI Solutions，Victor，NY）是一种设计用于快速固定瓣膜缝线的钛夹，对于 MICS MVS 操作，这取代了对瓣膜缝线的打结。在 MICS 领域中，这种快速、长轴系统以及易操控的器械已被广泛采用。Del Nido 停搏液已用于 MICS 手术，因为它避免了心脏停搏液的多次灌注[30]。

内镜视频辅助也可使用胸腔镜通过 10 mm 切口置入右侧胸腔内。胸腔镜可提供额外的手术视野及照明，也可以注入 CO_2。内镜方法有两种不同的概念：2D 系统和提供瓣膜 3D 可视化的 3D 系统，目前后者已逐渐流行。DaVinci S™ 和 Si™ 型号（IntualSurgical，Sunnyvale，CA）机器人辅助修复需要使用插入肋间隙的臂套管针，并在切口周围形成三角关系。

2.8 结果

如前所述，微创二尖瓣修复术的手术死亡率与标准正中胸骨切口相当，但疼痛、出血和输血减少，住院时间缩短，手术恢复更快。Hawkins 等[4]通过美国胸外科医师学会（STS）区域数据库检索了 2011—2016 年 2300 例接受单纯性 MVS 的患者的治疗结果。经过队列匹配，机器人和直视 MICS 组的修复成功率为 91%，显著高于传统手术组（76%，$P < 0.0001$）。虽然主要心血管结局无差异，但与直视 MICS 组相比，机器人手术组具有更高的输血发生率（15% *vs.* 5%，$P < 0.0001$）、更高的心房颤动发生率（26% *vs.* 18%，$P = 0.01$）和更长的平均住院时间（$P = 0.02$）。

文献中仍存在争议，因为 STS 数据库报告 MICS MVS 的卒中风险更高，尤其是当使用心脏诱颤技术时。Gammie 等[11]在 STS 数据库中报告 MICS MVS 术后的神经系统并发症风险高于传统 MVS（OR 1.96，95% CI 1.46 ～ 2.64，$P = 0.001$）。但是，对于当时收集的数据类型，STS 数据库通常缺乏与术中操作顺序和事件相关的详细描述，需要的多个假设也难以证实。一些随机和观察性研究也发现，MICS 组的卒中风险高于传统 MVS 组（2.1% *vs.* 1.2%，$P < 0.0001$）[6]。然而，比较 MICS 和传统 MVS 的荟萃分析并未发现卒中风险的差异[31]。最近来自 Sündermann 等的荟萃分析[8]显示了相互矛盾的结果，尽管使用血管内球囊与较高的卒中风险相关，但与传统 MVS 相比，MICS MVS 的卒中发生率无差异。

经过倾向性匹配分析，与传统 MVS 相比，我们采用的心脏诱颤技术卒中发生率并未增加[32]。同样，Iribarne 等[33]报道了 MICS 和传统 MVS 经过倾向性匹配分析后的结果，卒中发生率均＜1%。这些作者使用中央主动脉插管与直接主动脉阻断（而不是主动脉内球囊阻断）并进行“细致排气”。我们中心的数据与其他单位的一致，说明采用 MICS 方法可实现较低的卒中发生率。

MICS MVS 有几项特有并发症。继发于单肺通气后的复张性肺水肿是一种罕见但可能危及生命的并发症。尽管导致该并发症的确切机制仍不清楚，但研究表明，氧自由基和白细胞可能参与肺毛细血管的再灌注损伤。Irisawa 等[34]报道了复张性肺水肿的危险因素是术前使用类固醇和主动脉阻断时间较长。与任何 MICS 手术一样，显露不佳、无法钳夹、停搏液灌注困难或难以到达二尖瓣部位，以及无法控制的出血，都可能导致紧急转为完全胸骨切开手术。

2.9　如何启动微创二尖瓣修复

尽管众多数据表明 MICS 的非劣效性，但没有常规开展该项技术的外科医生和心脏中心对开展该项目存在一定程度的抵触[12]。对于没有接受过 MICS 培训的术者而言，学习曲线可能是一大挑战。技术操作上，有几种重要的新技术需要熟练掌握才能获得较好的 MICS MVS 效果，包括：①外周动、静脉插管；②主动脉阻断或心脏诱颤下手术；③二尖瓣的显露；④使用长轴器械，包括打结器；⑤排气。术者应逐个掌握以上技术，并且最好先在传统的开放手术中掌握，然后再通过胸腔镜熟练应用。在起始阶段，术者应选择单纯后叶病变、解剖结构理想、很少或无合并症的患者作为治疗对象。专业化培训可在经验丰富的心脏中心由专家指导完成。有经验的二尖瓣外科医生可以在手术、麻醉和围手术期团队的支持下开展 MICS MVS。在 MICS 专家的监督下制订教育方案。结合专家课程、手术中的辅导和“dry-lab”模拟器可能会有所帮助。

任何 MICS 步骤的实施都需要心脏团队的支持，包括麻醉医生、超声心动图医师、灌注师、重症医师和护理从业者。医院管理者应该对项目启动成本和更长的手术时间给予充分支持。有回顾性研究报告显示，微创与传统的二尖瓣手术的平均总住院费用无差异（49 703 美元 *vs.* 54 970 美元，$P = 0.2$），MICS MVS 较高的手术成本被较低的附加费用和输血成本抵消[35]。

2.10　结论

微创二尖瓣修复术具有极低的并发症发生率、良好的远期效果，以及极少的再次干预。在 21 世纪，患者对这项技术需求大，因此我们应常规采取该技术。未来的心脏外科医师应该接受微创手术的培训，因为这将进一步改善患者的预后和满意度。新型经导管器械应经过全面细致的测试，提供给那些不能接受传统手术的患者。

参考文献

1 Massimiano, P.S., Yanagawa, B., Henry, L. et al. (2013). Minimally invasive fibrillating heart surgery: a safe and effective approach for mitral valve and surgical ablation for atrial fibrillation. *Ann. Thorac. Surg.* 96: 520–527.

2 Falk, V., Cheng, D.C., Martin, J. et al. (2011). Minimally invasive versus open mitral valve surgery: a consensus statement of the international society of minimally invasive coronary surgery (ISMICS) 2010. *Innovations (Phila)* 6: 66–76.

3 Seeburger, J., Borger, M.A., Falk, V. et al. (2008). Minimal invasive mitral valve repair for mitral regurgitation: results of 1339 consecutive patients. *Eur. J. Cardiothorac. Surg.* 34: 760–765.

4 Hawkins, R.B., Mehaffey, J.H., Mullen, M.G. et al. (2018). A propensity matched analysis of robotic, minimally invasive, and conventional mitral valve surgery. *Heart* 104: 1970–1975.

5 Cao, C., Gupta, S., Chandrakumar, D. et al. (2013). A meta-analysis of minimally invasive versus conventional mitral valve repair for patients with degenerative mitral disease. *Ann. Cardiothorac. Surg.* 2: 693–703.

6 Cheng, D.C., Martin, J., Lal, A. et al. (2011). Minimally invasive versus conventional open mitral valve surgery: a meta-analysis and systematic review. *Innovations (Phila)* 6: 84–103.

7 Moscarelli, M., Fattouch, K., Casula, R. et al. (2016). What is the role of minimally invasive mitral valve surgery in high-risk patients? A meta-analysis of observational studies. *Ann. Thorac. Surg.* 101: 981–989.

8 Sündermann, S.H., Sromicki, J., Rodriguez Cetina Biefer, H. et al. (2014). Mitral valve surgery: right lateral minithoracotomy or sternotomy? A systematic review and meta-analysis. *J. Thorac. Cardiovasc. Surg.* 148: 1989–1995.e4.

9 Mazine, A., Vistarini, N., Ghoneim, A. et al.

(2015). Very high repair rate using minimally invasive surgery for the treatment of degenerative mitral insufficiency. *Can. J. Cardiol.* 31: 744–751.

10 Ad, N. and Cox, J.L. (2004). The maze procedure for the treatment of atrial fibrillation: a minimally invasive approach. *J. Card. Surg.* 19: 196–200.

11 Gammie, J.S., Zhao, Y., Peterson, E.D. et al. (2010). J. Maxwell chamberlain memorial paper for adult cardiac surgery. Less-invasive mitral valve operations: trends and outcomes from the Society of Thoracic Surgeons adult cardiac surgery database. *Ann. Thorac. Surg.* 90: 1401–1408.

12 Lehr, E.J., Guy, T.S., Smith, R.L. et al. (2016). Minimally invasive mitral valve surgery III: training and robotic-assisted approaches. *Innovations (Phila)* 11: 260–267.

13 Wolfe, J.A., Malaisrie, S.C., Farivar, R.S. et al. (2016). Minimally invasive mitral valve surgery II: surgical technique and postoperative management. *Innovations (Phila)* 11: 251–259.

14 Ailawadi, G., Agnihotri, A.K., Mehall, J.R. et al. (2016). Minimally invasive mitral valve surgery I: patient selection, evaluation, and planning. *Innovations (Phila)* 11: 243–250.

15 Nishi, H., Miyata, H., Motomura, N. et al. (2015). Propensity-matched analysis of minimally invasive mitral valve repair using a nationwide surgical database. *Surg. Today* 45: 1144–1152.

16 Beckmann, A., Meyer, R., Lewandowski, J. et al. (2018). German heart surgery report 2017: the annual updated registry of the German society for thoracic and cardiovascular surgery. *Thorac. Cardiovasc. Surg.* 66: 608–621.

17 Takagi, H., Ando, T., Umemoto, T., and ALICE (All-Literature Investigation of Cardiovascular Evidence) Group (2017). A review of comparative studies of MitraClip versus surgical repair for mitral regurgitation. *Int. J. Cardiol.* 228: 289–294.

18 Kiefer, P., Meier, S., Noack, T. et al. (2018). Good 5-year durability of transapical beating heart off-pump mitral valve repair with Neochordae. *Ann. Thorac. Surg.* 106: 440–445.

19 Stone, G.W., Lindenfeld, J., Abraham, W.T. et al. (2018). Transcatheter mitral-valve repair in patients with heart failure. *N. Engl. J. Med.* 379: 2307–2318.

20 Obadia, J.F., Messika-Zeitoun, D., Leurent, G. et al. (2018). Percutaneous repair or medical treatment for secondary mitral regurgitation. *N. Engl. J. Med.* 379: 2297–2306.

21 Wyler von Ballmoos, M.C., Kalra, A., and Reardon, M.J. (2018). Complexities of transcatheter mitral valve replacement (TMVR) and why it is not transcatheteraortic valve replacement (TAVR). *Ann. Cardiothorac. Surg.* 7: 724–730.

22 Castillo, J.G., Anyanwu, A.C., Fuster, V., and Adams, D.H. (2012). A near 100% repair rate for mitral valve prolapse is achievable in a reference center: implications for future guidelines. *J. Thorac. Cardiovasc. Surg.* 144: 308–312.

23 Mehaffey, H.J., Hawkins, R.B., Schubert, S. et al. (2018). Contemporary outcomes in reoperative mitral valve surgery. *Heart* 104: 652–656.

24 Daemen, J.H.T., Heuts, S., Olsthoorn, J.R. et al. (2018). Right minithoracotomy versus median sternotomy for reoperative mitral valve surgery: a systematic review and meta-analysis of observational studies. *Eur. J. Cardiothorac. Surg.* 54: 817–825.

25 Iribarne, A., Easterwood, R., Russo, M.J. et al. (2012). Comparative effectiveness of minimally invasive versus traditional sternotomy mitral valve surgery in elderly patients. *J. Thorac. Cardiovasc. Surg.* 143: S86–S90.

26 Wang, A., Brennan, J.M., Zhang, S. et al. (2018). Robotic mitral valve repair in older individuals: an analysis of the Society of Thoracic Surgeons database. *Ann. Thorac. Surg.* 106: 1388–1393.

27 Chan, E.Y., Lumbao, D.M., Iribarne, A. et al. (2012). Evolution of cannulation techniques for minimally invasive cardiac surgery: a 10-year journey. *Innovations (Phila)* 7: 9–14.

28 Khan, H., Hadjittofi, C., Uzzaman, M. et al. (2018). External aortic clamping versus endoaortic balloon occlusion in minimally invasivecardiac surgery: a systematic review and meta-analysis. *Interact. Cardiovasc. Thorac. Surg.* 27: 208–214.

29 da Rocha, E., Silva, J.G., Spampinato, R. et al. (2015). Barlow's mitral valve disease: a comparison of Neochordal (loop) and edge-to-edge (Alfieri) minimally invasive repair techniques. *Ann. Thorac. Surg.* 100: 2127–2133.

30 Vistarini, N., Lalibert, E., Beauchamp, P. et al. (2017). Del Nido cardioplegia in the setting of minimally invasive aortic valve surgery. *Perfusion* 32: 112–117.

31 Modi, P., Hassan, A., and Chitwood, W.R. Jr. (2008). Minimally invasive mitral valve surgery: a systematic review and meta-analysis. *Eur. J. Cardiothorac. Surg.* 34: 943–952.

32 Ad, N., Holmes, S.D., Shuman, D.J. et al. (2015). Minimally invasive mitral valve surgery without aortic cross-clamping and with femoral cannulation is not associated with increased risk of stroke compared with traditional mitral valve surgery: a propensity score-matched analysis. *Eur. J. Cardiothorac. Surg.* 48: 868–872.

33 Iribarne, A., Russo, M.J., Easterwood, R. et al. (2010). Minimally invasive versus sternotomy approach for mitral valve surgery: a propensity analysis. *Ann. Thorac. Surg.* 90: 1471–1477.

34 Irisawa, Y., Hiraoka, A., Totsugawa, T. et al. (2016). Re-expansion pulmonary oedema after minimally invasive cardiac surgery with right mini-thoracotomy. *Eur. J. Cardiothorac. Surg.* 49: 500–505.

35 Hawkins, R.B., Mehaffey, J.H., Kessel, S.M. et al. (2018). Minimally invasive mitral valve surgery associated with excellent resource utilization, cost, and outcomes. *J. Thorac. Cardiovasc. Surg.* 156: 611–616.

第 3 章

何时干预——外科指南是否该推荐经导管技术治疗二尖瓣反流?

Samir Kapadia，Rishi Puri，Kinjal Banerjee，Lars G. Svensson
胡波　郭宇超　译　王建安　审校

3.1　引言

在临床实践中，指南试图总结当前针对某种特定疾病诊疗方案的现有证据。这些资料提供的推荐有助于临床决策，使医生能够根据特定患者的具体需求和健康状况做出最佳的治疗决策。因此，指南应“指导”而不是“命令”医生如何治疗特定患者。如何更好地将一系列临床指南应用于某患者的具体情况，往往需要基于患者个体化的整体需求。而作为证据来源的临床试验往往不能很好地体现这种个体化，对于临床医生而言，二者间的权衡是一门巧妙的艺术。

在过去 10 年中，心脏瓣膜病（valvular heart disease，VHD）领域发生了很大变化，其中采用“心脏团队”多学科方法管理复杂瓣膜病变这一概念尤为突出[1]。最新的 2017 年欧洲心脏病学会（ESC）/ 欧洲心胸外科学会（EACTS）VHD 管理指南[2]进一步总结了评估患者行瓣膜介入的关键问题。美国心脏病学会（ACC）/ 美国心脏协会（AHA）VHD 指南始创于 1998 年，当时基于专家共识和观察性研究，后续分别于 2014 年及 2017 年更新，反映了治疗复杂 VHD 的进展[3-4]。虽然过去 10 ～ 15 年中的许多问题都是关于治疗主动脉瓣狭窄的经导管主动脉瓣置换术（transcatheter aortic valve replacement，TAVR），但 2017 年 ACC/AHA VHD 指南修改了其对重度继发性二尖瓣反流的管理推荐。同时，随着针对手术禁忌或手术高危的患者行经导管二尖瓣介入治疗技术的蓬勃发展[5-6]，大家开始考虑如何在临床指南框架内选择这些新兴的经导管技术。此外，目前管理二尖瓣反流的临床（手术）指南是否适用于当下飞速发展的经导管介入领域俨然成为一个颇具争议的问题。

3.2　原发性二尖瓣反流

3.2.1　目前指南推荐

原发性或退行性二尖瓣反流表现为一个或多个二尖瓣受累，引起瓣叶脱垂或连枷，导致左心容量负荷增加，最终导致左心室进行性扩大和功能障碍，并可导致肺动脉高压。如果左心功能障碍的主要病因是二尖瓣反流，通过修复瓣膜损害（当损害局限于后叶）来改善病情在技术上是可行的。

目前 2017 年美国和欧洲治疗重度原发性二尖瓣反流的指南推荐总结见表 3.1[2，4]。考虑到长期耐久性时，欧洲和美国指南都一致推荐二尖瓣修复（Ⅰ类推荐）。由于二尖瓣反流可直接导致左心室功能障碍，进而导致更大程度的二尖瓣反流（二尖瓣反流导致二尖瓣反流），因此二尖瓣修复推荐于左心室射血分数（left ventricular ejection fraction，LVEF）< 60% 的患者。大多数重度原发性二尖瓣反流患者表现为 LVEF < 60%[7]，接受二尖瓣修复且 LVEF < 60% 的患者的预后比 LVEF ≥ 60% 的患者更差[7-8]。因此，美国和欧洲指南均推荐对左心室功能保留（LVEF > 60% 或左心室收缩末期大小 < 45 mm）的无症状二尖瓣反流患者行二尖瓣修复术（Ⅱa 类推荐），尤其是在心房颤动和（或）肺动脉高压或显著左心房扩大的情况下。在低 LVEF（< 30%）的情况下，当合并症少且修复成功的可能性较高时，在美国和欧洲指南中都是Ⅱ类推荐。如果修复不可行，首选方案是二尖瓣置换术（保留瓣下组织）。

3.2.2　经导管治疗——新指南应用范畴?

目前各种经导管二尖瓣修复技术蓬勃发展，大

表 3.1　2017 年 AHA/ACC 和 ESC 原发性二尖瓣介入治疗指南

病情	COR	AHA/ACC	ESC	LOE	介入推荐级别	评论
慢性重度二尖瓣反流，有症状	Ⅰ	外科手术	外科手术	B	Ⅱa	仅限于手术高危或手术禁忌患者行缘对缘修复术
慢性重度二尖瓣反流，无症状，伴左心室功能障碍（LVEF ＜ 60%）	Ⅰ	修复优于置换	外科手术	B	Ⅱa	
慢性重度二尖瓣反流，因其他适应证接受心脏手术	Ⅰ	修复或置换	—	B	Ⅱa	
慢性重度二尖瓣反流，无症状，左心室功能保留，成功修复的可能性高	Ⅱa	修复	修复（Ⅰ类）	B	Ⅱb	没有相关比较研究。然而我们认为其适合于手术高危或手术禁忌患者
慢性重度二尖瓣反流，左心室功能保留，新发心房颤动或肺动脉高压，成功修复可能性大	Ⅱa	修复	可考虑手术	B	Ⅱb	
慢性中度二尖瓣反流，因其他适应证接受心脏手术	Ⅱa	修复	—	C	n/a	n/a
慢性重度二尖瓣反流，左心室功能保留，进行性 LVEF 恶化或左心室扩大	Ⅱa	手术是合理的（2017 年版指南新增）	—	C	Ⅱb	没有相关比较研究。然而我们认为其适合于手术高危或手术禁忌患者
慢性重度二尖瓣反流，LVEF ≤ 30%	Ⅱb	可考虑手术	可考虑手术（Ⅱb 类）	C	Ⅱb	仅限于手术高危或手术禁忌患者行缘对缘修复术

COR，推荐等级；AHA/ACC，美国心脏协会 / 美国心脏病学会；ESC，欧洲心脏病学会；LOE，证据等级；LVEF，左心室射血分数（来源：Based on Baumgartner et al.[2]；Nishimura et al.[4]）

多处于人体试验的不同阶段，如表 3.2[5-6] 所示。其中，缘对缘（MitraClip，Abbott Vascular Inc.，Menlo Park，CA，USA）修复术已受到广泛认可，于 2008 年获得 Conformite Europeenne（CE）认证，并于 2014 年获得 FDA 批准。最近，PASCAL 系统（Edwards Lifesciences，Irvine，CA，USA）的前期临床试验发布了令人满意的结果，它同样是基于缘对缘瓣叶修复技术，但克服了第一代 MitraClip 的一些局限性[9]。Alfieri 在 20 世纪 90 年代首次提出缘对缘修复技术[10-11]，迄今为止，全球范围内已实施了大约 50 000 例 MitraClip 手术。在欧洲，MitraClip 术常常超临床试验范畴应用，广泛用于原发性和功能性二尖瓣反流（functional mitral regurgitation，FMR）的治疗。但在美国，MitraClip 术仍仅批准用于原发性二尖瓣反流的治疗。血管内瓣膜缘对缘修复研究（EVEREST Ⅱ）将 MitraClip 手术与传统手术修复或置换进行了比较[12]。总体而言，EVEREST 证实在避免未来 12 个月内因二尖瓣功能不全（相当于在 12 个月时残留 3 ～ 4 ＋二尖瓣反流）再次手术方面，手术修复组优于 MitraClip 术（MitraClip 组为 20%，手术组为 2%），但是 MitraClip 组的出血率显著较低。两组在改善 12 个月时的功能参数方面相当，而 5 年后的残留反流方面，MitraClip 组高于手术修复。当然，这些结果受到最初的学习曲线效应及没有 3D 超声心动图指导等影响。丰富的全球性经验与夹子输送系统的更新迭代，使经验丰富的术者能够成功挑战具有复杂解剖结构的高难度病例，甚至包括急诊手术。真实世界的 MitraClip 数据表明，80% 的患者的即刻二尖瓣反流明显减少（小于中等程度残余二尖瓣反流），高达 70% 的患者报告生活质量和功能状态得到显著改善[13-14]，无论左心室收缩功能如何[15-16]。

那么，目前指南关于应用缘对缘修复术治疗原发性二尖瓣反流的推荐是怎样的？ 2017 年美国和欧洲指南均未更新针对原发性二尖瓣反流的治疗推荐，对于 MitraClip 仍旧是 Ⅱb 的推荐级别。指南的证据主要来源于 EVEREST 研究，这是迄今为止唯一一项针对原发性二尖瓣反流的随机试验。后续多项真实世界注册研究提示，经验丰富的术者能减轻患者的二尖瓣反流程度、改善左心室重构及心脏功能，因此，我们有理由相信经导管缘对缘二尖瓣修复术治疗重度原发性二尖瓣反流值得 Ⅱa 的推荐级别（表 3.2）。该推荐级别（COR）也针对症状性或无症状性左心室功能不

表 3.2　当前和新兴的经导管治疗二尖瓣反流的相关器械

器械	入选 / 排除标准	临床试验
MitraClip FDA 批准 CE 已批准	入选标准： 二尖瓣反流≥ 3＋ 无症状或有症状 有手术指征 排除标准： LVEF ＜ 25% ～ 30% LVESD ＞ 55 mm 二尖瓣瓣口面积＜ 4.0 cm^2 瓣叶解剖结构不合适	EVEREST EVEREST Ⅱ RCT REALISM 非高危注册研究
	入选标准： 二尖瓣反流≥ 3＋ 手术高风险 排除标准： 与上文中提到的类似	EVEREST Ⅱ 高危注册研究 REALISM 高危注册研究 COAPT（进行中）
Carillon FDA 批准：否 CE 批准：是	入选标准： 功能性二尖瓣反流≥ 2＋ 扩张型心肌病 NYHA Ⅱ～Ⅳ期 LVEF ＜ 50% 排除标准： eGFR ＜ 30 ml/min 或肌酐＞ 2.2 mg/dl 年龄＞ 85 岁	REDUCE FMR Carillon TITAN Ⅰ TITAN Ⅱ AMADEUS
NeoChord FDA 批准：否 CE 批准：是	入选标准： 重度退行性二尖瓣反流 有手术指征 排除标准： 严重左心室功能障碍 前叶或双叶脱垂	TACT ReChord NeoChord 独立国际注册研究
Mitralign FDA 批准：否 CE 批准：是	入选标准： 慢性功能性二尖瓣反流Ⅱ级 瓣膜结构正常 LVEF 30% ～ 60% 有手术指征	Mitralign FIM
Cardioband FDA 批准：否 CE 批准：是	入选标准： 功能性二尖瓣反流：中度至重度 NYHA Ⅱ～Ⅳ期 手术高风险 LVEF ≥ 25%	Cardioband Feasibility REPAIR（进行中） ACTIVE（进行中）
临床试验器械 • MONARC • AccuCinch • Amend • ARTO • Iris • PASCAL • TSD-5/Harpoon • VenTouch		多项研究进行中

LVEF，左心室射血分数；LVESD，左心室收缩末期内径；RCT，随机对照试验；NYHA，纽约心脏协会；eGFR，肾小球滤过率；FIM，可行性研究（来源：Based on Regueiro et al.[5]；Saccocci et al.[6]）

全（LVEF ＜ 60%）的重度二尖瓣反流患者，也是无法手术或手术高风险人群。对于左心室功能保留的无症状重度原发性二尖瓣反流的患者，或新发心房颤动或肺动脉高压，或左心室射血分数下降至 60% 或更低，或左心室逐渐扩大至收缩末期大小＞ 40 mm，我们认为相较于当前手术指南中的Ⅱa 类推荐，Ⅱb 类推荐更合适。值得一提的是，我们提出的推荐仅适用于手术禁忌或高危的患者。

一个值得深思的挑战性问题是，我们能进一步将经导管二尖瓣缘对缘治疗的适应证拓展到低风险或中等风险患者吗？来自技术成熟的心脏中心的真实世界数据一致证明，在相当长的随访时间内，二尖瓣修复术的临床结果良好[17-18]。然而遗憾的是，很少有中心能够保证有同样技术的外科专家以保证患者获得同样质量的治疗。在美国，50% 的原发性二尖瓣反流患者仍然接受二尖瓣置换治疗[19]。实际上，EVEREST 试验中约 2/3 的患者接受了持久的二尖瓣修复治疗[12]。因此，在无法保证良好二尖瓣修复效果（临床结局和耐久性）的地区，如果解剖结构合适且可行，则可首先考虑经皮缘对缘修复术或将此类患者转至技术成熟的二尖瓣外科修复中心。

3.3 继发性二尖瓣反流

3.3.1 目前指南推荐

在继发性二尖瓣反流（功能性二尖瓣反流）中，瓣叶和腱索的典型结构常常正常，导致二尖瓣反流的原因是自然瓣膜的关闭与瓣膜上的栓力不匹配，以及结构性左心室异常（特发性或缺血性或混合性心肌病）引起的瓣环扩张[20]。慢性心房颤动和左心房增大也可导致继发性二尖瓣反流。虽然原发性和继发性二尖瓣反流可能同时存在，但一般来说，恢复瓣叶对合是不可能治愈二尖瓣反流的。这是因为继发性二尖瓣反流只是疾病的表现，而非根本原因。因此，继发性二尖瓣反流的最佳治疗方法目前仍无共识。此外，直到最近，2017 年美国指南才统一了继发性二尖瓣反流的定义和诊断标准以区别于原发性二尖瓣反流，并强调使用多种超声心动图参数对严重程度进行分类[4]。此外，继发性二尖瓣反流常常代表动态的变化过程[21]，其严重程度可随患者自身的负荷条件（如麻醉、运动）而变化。存活心肌检测可有助于缺血性心肌病的决策，患者可能会从血运重建中获益。

从手术角度来看，这种做法仍有争议。欧洲指南给出了Ⅰ类推荐，即如果患者需要同时行冠状动脉旁路移植术或主动脉瓣手术，则应采用手术方法纠正继发性二尖瓣反流，尽管该适应证仍有一定争议，尤其在二尖瓣修复术高危或需要进行二尖瓣置换术的情况下。美国和欧洲指南均对有症状性二尖瓣反流患者给出了Ⅱa 类推荐，然而欧洲指南更进一步，提出 LVEF ＜ 30% 的人群如果存在心肌存活，则可选择血运重建（Ⅱa 推荐级别）[2, 4]。一项随机对照试验显示，缺血性二尖瓣反流人群中二尖瓣修复术（瓣环成形术）相较于二尖瓣置换术（保留腱索），前者在左心室重塑和 2 年死亡率方面没有获益（尽管在死亡率方面无明显的统计学差异）[22]。与置换组相比，修复组的中度至重度二尖瓣反流复发率显著更高，再住院率和心力衰竭率也是如此。事后分析表明，在瓣膜修复（瓣环成形术）后，后基底段无运动或运动障碍的患者最有可能提前复发二尖瓣反流，这是由于后叶的严重心尖栓系（未通过瓣环成形环纠正）[23]。接受持久修复的患者明显优于瓣膜成形术失败的患者。另一项随机对照试验评价了冠状动脉旁路移植术加瓣环成形术与冠状动脉旁路移植术对慢性中度缺血性二尖瓣反流患者的影响[24]。尽管单纯旁路手术组中中度至重度二尖瓣反流的发生率显著较高，但在左心室重构的主要结局和次要临床结局方面均未观察到显著的组间差异。总之，这些数据强调了患者选择的复杂性，尤其对于缺血性心脏病伴发继发性二尖瓣反流的患者。

没有冠状动脉再血管化适应证的情况下行手术干预的推荐等级仍为Ⅱb 级，这是由于手术死亡率高、二尖瓣反流复发率高以及目前没有生存获益。近 50% 的重度症状性二尖瓣反流患者因虚弱和合并症而拒绝二尖瓣手术[25]。这为大量新兴的经导管治疗的试验打开了大门。多种经导管介入器械目前处于不同的研发阶段（表 3.2）[6]。由于欧洲和美国之间监管限制的不同，欧洲的大多数 MitraClip 手术都是在继发性二尖瓣反流患者中进行的，患者常合并充血性心力衰竭。欧洲术者间正在形成的共识是对于继发性二尖瓣反流，MitraClip 正发展成为手术的替代治疗选择，而非竞争性治疗选择。2017 年欧洲指南认为 MitraClip 适用于手术高风险的原发性和继发性二尖瓣反流[2]。最近发表了两项重要的试验，以解决这一特定问题：COAPT（NCT01616079）和 MITRA-FR 试验（NCT01920698）。尽管这些试验的结果初看似乎不一致，但患者选择和手术结局的差异可以解释最终临床获益与否。一般来说，二尖瓣反流成功降至＜2＋，重度二尖瓣反流和心室不严重扩张的患者存活时间更长，心力衰竭再入院率更低。现在这些数据支持 MitraClip 在重度二尖瓣反流和射血分数降低的心力衰竭患者中的应用。

另一种新兴的策略是经导管二尖瓣的联合治疗，最初包括的是经皮瓣环修复术（例如 Cardioband，Edwards Lifesciences，Irvine，CA，USA；Carillon，Cardiac Dimensions Inc.，Kirkland，WA，USA）[26]。这种技术在恢复瓣环尺寸的同时对瓣叶的影响微乎其微，原理上非常具有吸引力。该理论最初由 Alfieri 等[27]提出，与单独的瓣环成形术相比，手术缘对缘修复术和瓣环成形术器械组合提供了更高的耐久性，在减少中度二尖瓣反流复发方面发挥协同作用[28]。首选瓣环成形术的方案也为未来可能的经导管二尖瓣植入术留出了更多的选择余地。关于间接瓣膜成形术器械的试验（即 Carillon，REDUCE FMR 试验；NCT02325830）结果表明，与药物治疗相比，使用 Carillon 器械治疗的主要终点明显降低[29]。

因此，如何利用这些最新的证据和广泛的 MitraClip 治疗经验来指导医生治疗慢性继发性二尖瓣反流？ COAPT 研究证明了手术高危的继发性二尖瓣反流患者能从经导管的治疗中获益，这意味着美国指南终将改变，对于合适的患者（可能为Ⅱa 或Ⅰ类推荐）可采用这些方法（表 3.3），这无疑将普及更多重度二尖瓣反流患者。如果通过 Carillon 器械进行间接瓣环成形术的疗效确切，则该方法也可被考虑（Ⅱa 类推荐）。

3.4　结论

手术仍然是治疗重度原发性二尖瓣反流的首选。然而，随着经导管二尖瓣治疗的蓬勃发展，加上缘对缘 MitraClip 治疗原发性和继发性重度二尖瓣反流累积（主要是欧洲）的成熟经验，使得经导管的方法能够在手术高危的二尖瓣反流患者中发挥效用。未来仍需进一步的试验来证明经导管治疗重度二尖瓣反流的有效性，以及在手术低危、中危的继发性二尖瓣反流患者中使用微创手术（瓣环成形术）的有效性。随着二尖瓣反流经导管器械的安全性、可行性和有效性相关证据的不断涌现，指南终将做出相应的改变。

表 3.3　2017 年 AHA/ACC 和 ESC 继发性二尖瓣反流介入治疗指南

病情	COR	AHA/ACC	ESC	LOE	介入推荐级别	评论
慢性重度二尖瓣反流，接受 CABG 或主动脉瓣置换	Ⅱa	手术是合理的	手术（Ⅰ）	C	Ⅰ/Ⅱa	手术高危或禁忌患者的数据源自 2018 年末至 2019 年初 MITRA-FR、REDUCE MR，REDUCE MR，COAPT 研究
慢性重度二尖瓣反流，严重症状	Ⅱa	可考虑修复或置换。瓣环成形术（2017 年版指南新增，Ⅱb 类推荐）	可考虑手术（LVEF ＞ 30%，Ⅱb 类推荐）	B	Ⅰ/Ⅱa	
慢性中度二尖瓣反流，正在接受其他心脏手术	Ⅱb	可考虑修复（效果不明确，2017 年版指南新增，证据级别 B）	—	C	n/a	对于行 TAVR 的患者有疑问

CABG，冠状动脉旁路移植术；COR，推荐级别；LVEF，左心室射血分数；TAVR，经导管主动脉瓣置换术

参考文献

1 Holmes, D.R. Jr., Mohr, F., Hamm, C.W., and Mack, M.J. (2013). Venn diagrams in cardiovascular disease: the heart team concept. *Eur. J. Cardiothorac. Surg.* 43: 255–257.

2 Baumgartner, H., Falk, V., Bax, J.J. et al. (2017). 2017 ESC/EACTS guidelines for the management of valvular heart disease. *Eur. Heart J.* 38: 2739–2791.

3 Nishimura, R.A., Otto, C.M., Bonow, R.O. et al. (2014). 2014 AHA/ACC guideline for the management of patients with valvular heart disease: a report of the American College of Cardiology/American Heart Association task force on practice guidelines. *J. Am. Coll. Cardiol.* 63: e57–e185.

4 Nishimura, R.A., Otto, C.M., Bonow, R.O. et al. (2017). 2017 AHA/ACC focused update of the 2014 AHA/ACC guideline for the Management of Patients with Valvular Heart Disease: a report of the American College of Cardiology/American Heart Association task32 force on clinical practice guidelines. *J. Am. Coll. Cardiol.* 70: 252–289.

5 Regueiro, A., Granada, J.F., Dagenais, F., and Rodes-Cabau, J. (2017). Transcatheter mitral valve replacement: insights from early clinical experience and future challenges. *J. Am. Coll. Cardiol.* 69: 2175–2192.

6 Saccocci, M., Taramasso, M., and Maisano, F. (2018). Mitral valve interventions in structural heart disease. *Curr. Cardiol. Rep.* 20: 49.

7 Tribouilloy, C., Rusinaru, D., Grigioni, F. et al. (2014). Long-term mortality associated with left ventricular dysfunction in mitral regurgitation due to flail leaflets: a multicenter analysis. *Circ. Cardiovasc. Imaging* 7: 363–370.

8 Suri, R.M., Vanoverschelde, J.L., Grigioni, F. et al. (2013). Association between early surgical intervention vs watchful waiting and outcomes for mitral regurgitation due to flail mitral valve leaflets. *JAMA* 310: 609–616.

9 Praz, F., Spargias, K., Chrissoheris, M. et al. (2017). Compassionate use of the PASCAL transcatheter mitral valve repair system for patients with severe mitral regurgitation: a multicentre, prospective, observational, first-in-man study. *Lancet* 390: 773–780.

10 Maisano, F., Torracca, L., Oppizzi, M. et al. (1998). The edge-to-edge technique: a simplified method to correct mitral insufficiency. *Eur. J. Cardiothorac. Surg.* 13: 240–245; discussion 245-6.

11 Alfieri, O., Maisano, F., De Bonis, M. et al. (2001). The double-orifice technique in mitral valve repair: a simple solution for complex problems. *J. Thorac. Cardiovasc. Surg.* 122: 674–681.

12 Feldman, T., Kar, S., Elmariah, S. et al. (2015). Randomized comparison of percutaneous repair and surgery for mitral regurgitation: 5-year results of EVEREST II. *J. Am. Coll. Cardiol.* 66: 2844–2854.

13 Maisano, F., Franzen, O., Baldus, S. et al. (2013). Percutaneous mitral valve interventions in the real world: early and 1-year results from the ACCESS-EU, a prospective, multicenter, nonrandomized post-approval study of the MitraClip therapy in Europe. *J. Am. Coll. Cardiol.* 62: 1052–1061.

14 Geis, N.A., Puls, M., Lubos, E. et al. (2018). Safety and efficacy of MitraClip therapy in patients with severely impaired left ventricular ejection fraction: results from the German transcatheter mitral valve interventions (TRAMI) registry. *Eur. J. Heart Fail.* 20: 598–608.

15 Puls, M., Lubos, E., Boekstegers, P. et al. (2016). One-year outcomes and predictors of mortality after MitraClip therapy in contemporary clinical practice: results from the German transcatheter mitral valve interventions registry. *Eur. Heart J.* 37: 703–712.

16 Schafer, U., Maisano, F., Butter, C. et al. (2016). Impact of Preprocedural left ventricular ejection fraction on 1-year outcomes after MitraClip implantation (from the ACCESS-EU phase I, a prospective, multicenter, nonrandomized Postapproval study of the MitraClip therapy in Europe). *Am. J. Cardiol.* 118: 873–880.

17 Javadikasgari, H., Suri, R.M., Tappuni, B. et al. (2017). Robotic mitral valve repair for degenerative posterior leaflet prolapse. *Ann. Cardiothorac. Surg.* 6: 27–32.

18 Gillinov, A.M., Mihaljevic, T., Javadikasgari, H. et al. (2018). Early results of robotically assisted mitral valve surgery: analysis of the first 1000 cases. *J. Thorac. Cardiovasc. Surg.* 155: 82–91.e2.

19 Bakaeen, F.G., Shroyer, A.L., Zenati, M.A. et al. (2018). Mitral valve surgery in the US veterans administration health system: 10-year outcomes and trends. *J. Thorac. Cardiovasc. Surg.* 155: 105–117.e5.

20 Levine, R.A. and Schwammenthal, E. (2005). Ischemic mitral regurgitation on the threshold of a solution: from paradoxes to unifying concepts. *Circulation* 112: 745–758.

21 Bertrand, P.B., Schwammenthal, E., Levine, R.A., and Vandervoort, P.M. (2017). Exercise dynamics in secondary mitral regurgitation: pathophysiology and therapeutic implications. *Circulation* 135: 297–314.

22 Acker, M.A., Parides, M.K., Perrault, L.P. et al. (2014). Mitral-valve repair versus replacement for severe ischemic mitral regurgitation. *N. Engl. J. Med.* 370: 23–32.

23 Kron, I.L., Hung, J., Overbey, J.R. et al. (2015). Predicting recurrent mitral regurgitation after mitral valve repair for severe ischemic mitral regurgitation. *J. Thorac. Cardiovasc. Surg.* 149: 752–61.e1.

24 Smith, P.K., Puskas, J.D., Ascheim, D.D. et al. (2014). Surgical treatment of moderate ischemic mitral regurgitation. *N. Engl. J. Med.* 371: 2178–2188.

25 Mirabel, M., Iung, B., Baron, G. et al. (2007). What are the characteristics of patients with severe, symptomatic, mitral regurgitation who are denied surgery? *Eur. Heart J.* 28: 1358–1365.

26 Taramasso, M., Inderbitzin, D.T., Guidotti, A. et al. (2016). Transcatheter direct mitral valve annuloplasty with the Cardioband system for the treatment of functional mitral regurgitation. *Multimed. Man. Cardiothorac. Surg.* https://doi.org/10.1093/mmcts/mmw004, https://mmcts.org/tutorial/102.

27 De Bonis, M., Lapenna, E., Maisano, F. et al. (2014). Long-term results (</=18 years) of the edge-to-edge mitral valve repair without annuloplasty in degenerative mitral regurgitation: implications for the percutaneous approach. *Circulation* 130: S19–S24.

28 De Bonis, M., Lapenna, E., La Canna, G. et al. (2005). Mitral valve repair for functional mitral regurgitation in end-stage dilated cardiomyopathy: role of the "edge-to-edge" technique. *Circulation* 112: I402–I408.

29 Witte KK, Lipiecki J, Siminiak T, et al. The REDUCE FMR Trial: A Randomized Sham-Controlled Study of Percutaneous Mitral Annuloplasty in Functional Mitral Regurgitation. *JACC Heart Fail.* 2019;7(11): 945–955. doi:10.1016/j.jchf.2019.06.011

第 4 章

经导管二尖瓣治疗中三维超声心动图的应用

Shmuel Schwartzenberg，Chaim Yosefy，Alexander Sagie
周瑶瑶　蒲朝霞　译　王建安　审校

4.1　引言

4.1.1　二尖瓣解剖结构

二尖瓣结构复杂，包括左心房、左心室、瓣环和瓣叶。二尖瓣前、后叶附着在二尖瓣瓣环上，从三维看，瓣环呈马鞍形。二尖瓣前叶与主动脉瓣相连续，前叶附着缘约占瓣环周径的 33%，余为后叶附着缘，两个瓣叶面积大致相等。后叶分三区：外侧、中部和内侧（也分别称为 P1 ～ P3）；P1 区与前外侧连合（前交界）相连，P3 区与后内侧连合（后交界）相连。用“扇叶”指代瓣膜主要是为了命名方便，并非基于解剖学定义。二尖瓣功能的正常主要依赖于二尖瓣各组成部分结构和功能的正常[1]。

4.1.2　二尖瓣结构和功能

三维超声心动图作为一种诊断技术，对我们了解二尖瓣解剖结构和功能非常重要。在动物模型中，通过体外研究和三维超声研究证实，心肌梗死（myocardial infarction，MI）后，二尖瓣和心室结构发生改变会导致二尖瓣反流（mitral regurgitation，MR）。在对缺血性二尖瓣反流患者的后续研究中也证实了这些结果，提示缺血性二尖瓣反流的潜在机制较为复杂[2-4]。由 Levine 教授领导的小组通过三维超声描述了二尖瓣瓣环马鞍形结构及其功能[2-4]（图 4.1）。之后的逆转左心室重构相关的功能和分子机制研究，也证实对缺血性二尖瓣反流的诊断和早期治疗具有重要意义[5-13]。例如，三维超声研究[14-16]证实二尖瓣环呈马鞍形结构，因此二维超声中显示瓣叶向左心房移位可能是错误的，二尖瓣脱垂（mitral valve prolapse，MVP）的诊断存在一定误差。我们需要重新审视二维超声对 MVP 的诊断，在一些研究中，MVP 的诊断率下降了 50%。二维超声如果仅凭四腔心和两腔心切面，而不是通过心尖和胸骨旁长轴切面综合评估，可能会导致 MVP 的过度诊断，因医师误诊而导致 MVP 的“假阳性”增加[14-15]。

4.1.3　二尖瓣反流程度评估

二尖瓣反流严重程度与心室负性重构（伴或不伴心脏病）[2-7]相关时，其预后更为严重[17]。因此在疾病发生发展的早期，建议行二尖瓣修复术治疗。由二尖瓣反流加重的负性重构[5-9]，可通过早期修复予以逆转[8-9]。精准地量化评估二尖瓣反流严重程度对于如何修复、何时修复以及是否经导管修复起着重要的决策指导作用。通常采用近端等速表面积（proximal isovelocity surface area，PISA）（图 4.2）和缩流颈（vena contracta，VC）（图 4.3）评估二尖瓣反流程度。而两种方法中，三维超声显示二尖瓣结构和评估反流程度比二维超声更有优势。

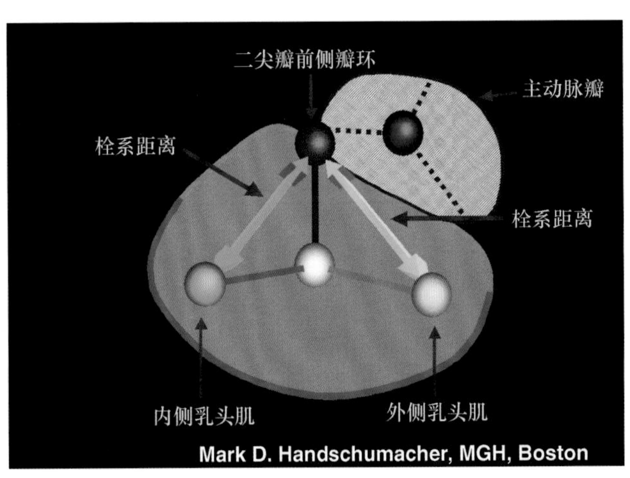

• **图 4.1**　二尖瓣复合体三维成像示二尖瓣瓣环呈马鞍形结构。二尖瓣装置之间的关系可从二尖瓣顶点向下观察，显示从乳头肌到二尖瓣前侧瓣环的栓系距离（Mark D. Handschumacher，MGH，Boston）（来源：Based on Otsuji et al.[2]；Levine and Schwammenthal[3]；Otsuji et al.[4]）

4.1.4 二尖瓣反流定量：近端等速表面积

近端血流汇聚区（proximal flow convergence region，PFCR）通常被假设为半球形，从而估算有效反流口面积（effective regurgitant orifice area，EROA），但是二维超声显示 PFCR 形态具有局限性。三维 TEE 显示 PFCR 的真实轮廓并非理想的半球形，而是半椭圆形。采用三维 TEE，我们发现 50 例患者中只有 1 例（2%）PFCR 轮廓为半球形，其余均为半椭圆形。实时三维（real-time 3D，RT3D）超声也证实大部分 PFCR 的真实轮廓为半椭圆形，而不是半球形[18]（图 4.2）。

4.1.5 二尖瓣反流半定量：缩流颈宽度

VC 是反流彩色多普勒成像中心最窄的部分，反映有效反流口面积的大小。VC 需在反流标准切面测量[19-20]。二维超声虽可测量 VC，但很难反映其真实反流口面积。研究发现，无论中心性还是偏心性反流，三维超声测量 VC 面积与 EROA 相关性更好［r^2 = 0.86，**估算的标准差**（SEE）= 0.02 cm^2，差异= 0.04±0.06 cm^2，*P* 值无显著性（NS）］。二维超声会低估 VC。虽然可通过二维超声测量 VC，但三维超声“外科视野”无须假设和估算，可直接显示 EROA，对二尖瓣反流严重程度的评估更加准确[21]（图 4.3）。

4.1.6 原发性和继发性二尖瓣反流

原发性二尖瓣反流是由瓣膜装置的一个或多个组件（瓣叶、腱索、乳头肌、瓣环）异常引起的，而继发性二尖瓣反流则是由其他心脏疾病（如冠心病或心肌病）引起的。为了更好地治疗二尖瓣反流相关疾病，需要明确二尖瓣反流的原因和类型（原发性或继发性）。

4.1.7 二尖瓣反流与心血管疾病死亡率和发病率的相关性

二尖瓣反流与心血管疾病死亡率和发病率密切相关。在一般人群中，中-重度和重度二尖瓣反流患者为 2% ~ 3%，随年龄增长，75 岁以上人群中患病率大于 9.3%[22-23]。2001 年欧洲心脏瓣膜病调查研究显示，二尖瓣反流是需要手术治疗的第二常见的瓣膜疾病[24]。但由于心功能不全、高龄以及合并其他疾病，一半以上的重度二尖瓣反流患者失去外科手术机会[25]。二尖瓣手术，尤其是修复手术，具有非常好的长期疗效及较低的手术病死率。因此，欧洲心脏病学会（ESC）和美国心脏协会（AHA）都强烈建议退行性（原发性）二尖瓣反流（degenerative mitral regurgitation，DMR）患者行手术治疗[26-29]。

功能性二尖瓣反流（functional mitral regurgitation，FMR）继发于左心室重构、乳头肌和腱索移位等瓣

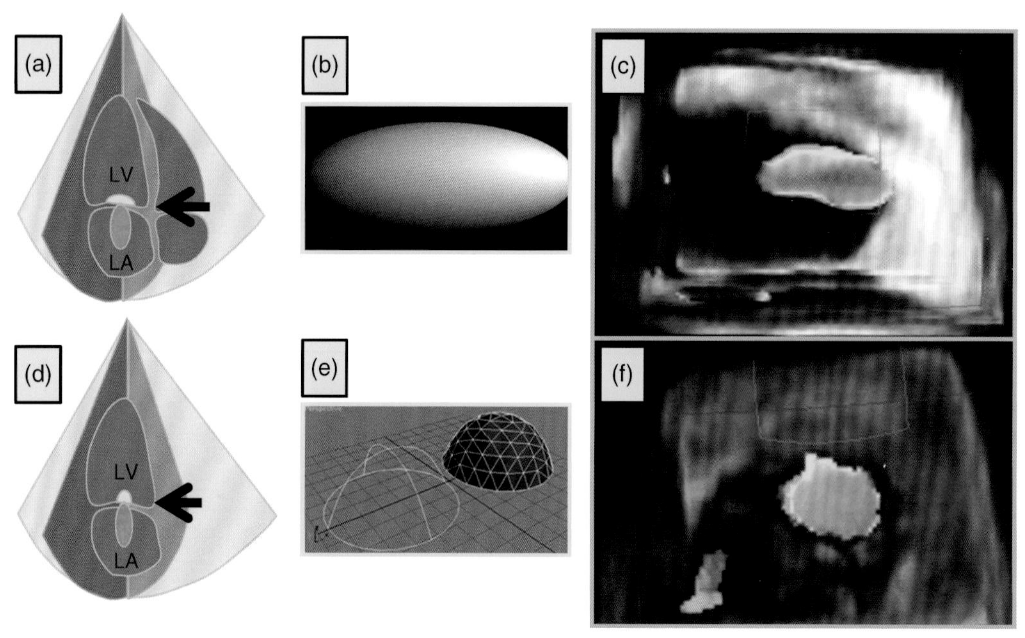

• **图 4.2** 3D TEE 显示 PFCR 真实轮廓并非理想的半球形，而是半椭圆形。图（**a**）和（**d**）示二维超声四腔和两腔心切面 PFCR 轮廓，箭头所示两个切面中 PFCR 宽度不同，因此其轮廓并非半球形。图（**b**）和（**c**）示三维超声 PFCR 真实轮廓为半椭圆形。图（**e**）和（**f**）示在 50 例患者中仅 1 例（2%）PFCR 为半球形。LV，左心室；LA，左心房（来源：Shmuel Schwartzenberg，Chaim Yosefy，and Alexander Sagie.）

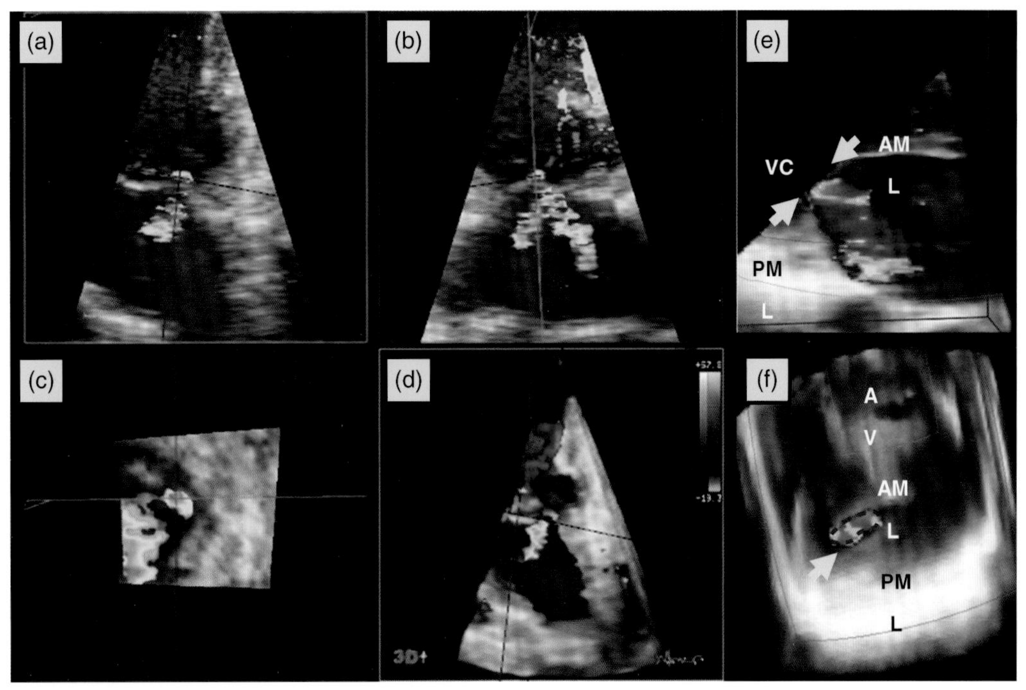

• **图 4.3**　虽然可通过二维超声测量 VC，但三维超声无须假设和估算，可直接显示 EROA［图（**c**）和（**f**）］。三维图像可自动沿轴剪切以显示中心成像平面；图（**a**）～（**c**）通过平移和倾斜，可显示最大的近端血流汇聚区、缩流颈和反流起始处。图（**b**）和（**e**）显示反流束颈部，并避免周围血流的影响。旋转瓣膜以显示缩流颈平面［图（**c**）和（**f**）］，并测量其宽度［图（**d**）和（**e**）；也可直接在图（**c**）和（**f**）描迹椭圆形的反流口面积］。AML，二尖瓣前叶；PML，二尖瓣后叶；VC，缩流颈；AV，主动脉瓣（来源：Shmuel Schwartzenberg，Chaim Yosefy，and Alexander Sagie.）

下结构改变。以上病变导致二尖瓣对合不佳而出现并发症[30-31]。缺血心肌病导致 FMR 可能是因为左心室功能障碍或左心室扩大（类似于扩张型心肌病），也可能是因为局部缺血导致乳头肌移位或收缩无力。心肌梗死后 FMR 发病率为 20% ～ 50%[23, 32]，心力衰竭或心肌病患者 FMR 发病率则超过 50%[33]。当前有限的数据显示，与 DMR 不同，FMR 患者外科手术更具有挑战性且效果较差[34-35]，因此，欧洲和美国指南[27-29, 36]对于这群患者的外科手术只作Ⅱb 类推荐。

经导管二尖瓣夹合术 MitraClip（Abbott Vascular，Menlo Park，CA，USA）是在外科二尖瓣缘对缘缝合技术、将二尖瓣双孔化的基础上发展而来，该技术由 Ottavio Alfieri 于 1991 年首创[37]。是唯一一项获得 2008 年欧洲 CE 认证及 2013 年美国 FDA 批准，适用于外科手术高风险的中重度退行性二尖瓣反流患者的经皮二尖瓣修复技术。自 2006 年，全球已有超过 30 000 名患者植入 MitraClips 器械（Abbott Vascular 个人交流）。

MitraClip 的里程碑研究 EVEREST Ⅱ研究[15]入组 279 例慢性中重度或重度二尖瓣反流患者，将患者随机分入 MitraClip 组（MC）和外科二尖瓣手术组，进行了长达 5 年的随访[38-40]。超声心动图入组和排除标准详见表 4.1。

此研究中 FMR 患者约占 27%，DMR 患者约占 73%。5 年随访结果显示，MitraClip 组主要有效终点率（无死亡、无外科手术且二尖瓣反流≤ 2 +）低于外科手术组，是因为 MitraClip 组有更多患者二尖瓣反流增加至 3 级以上（12.3% *vs.* 1.8%；$P = 0.002$），以及有更多患者需要后续的外科手术干预。但随访 1 年后，二者二尖瓣反流程度加重及术后二尖瓣功能障碍均很少发生。鉴于大部分参与研究的中心手术经验相对缺乏，即刻手术成功率（定义为轻度至中度二尖瓣反流）只有 77%，其中 21% 需要外科手术干预，这对早期 MitraClip 试验短期结果产生了不利影响。

EVEREST Ⅱ高风险登记和 US REALISM（Real World Expanded Multicenter Study of the MitraClip System）研究总体上显示出较好结果。对 351 名胸外科医师协会评分为 12% 的患者（其中 70% 患有 FMR）行 MitraClip 手术：出院时约 89.7% 的患者及术后 1 年随访时约 83.4% 患者手术成功。30 天死亡率为 4.8%，1 年死亡率为 22.8%。1 年后，NYHA 心功能Ⅲ/Ⅳ级症状的患者比例从基线时的 82.1% 降至 17.1%[41]。越来越多的欧洲研究证实 MitraClip 组在 FMR 患者中

表 4.1 适用 MitraClip 的二尖瓣形态特征

最适瓣膜形态	条件合适瓣膜形态	不适瓣膜形态
反流来自 2 区 无瓣膜钙化	反流来自 1 区或 3 区 非夹闭区轻度钙化，瓣环环状钙化，瓣环成形术后	二尖瓣穿孔、二尖瓣裂 夹闭区严重钙化
二尖瓣瓣口面积＞ 4 cm^2	二尖瓣瓣口面积＞ 3 cm^2，瓣口开放尚可	二尖瓣重度狭窄（瓣口面积＜ 3 cm^2，平均压差≥ 4 mmHg）
后叶活动长度≥ 10 mm 瓣尖接合处相对于瓣环深度＜ 11 mm 瓣叶活动正常	后叶活动长度为 7 ～ 10 mm 瓣尖接合处相对于瓣环深度≥ 11 mm 收缩期后叶活动受限（Carpentier Ⅲb）	后叶活动长度＜ 7 mm 风湿性瓣叶增厚，瓣叶收缩期和舒张期活动受限（Carpentier Ⅲa）
连枷宽度＜ 15 mm，连枷间隙＜ 10 mm	连枷宽度＞ 15 mm 且有较大的宽度可容纳多枚夹子	Barlow 综合征，多瓣叶连枷样活动

的安全性和有效性。通过手术经验的不断积累，能保证更高的手术成功率、较低的并发症发生率以及二尖瓣反流的持续降低和临床症状的改善[42-47]。近期的几篇文章中对这些内容进行了详述，读者可参考相关文献了解更多详细信息[48-52]。

基于这些研究，对符合超声入组标准、不能耐受外科手术、预期寿命超过 1 年的功能性 MR 或退行性 MR 患者，可行 MitraClip 治疗（ESC 及 AHA 均为Ⅱb 类推荐）[49-51]。

4.1.8 MitraClip 适用性评估

根据最新 ESC 和 AHA 指南[49-50]，建议采用多普勒超声心动图定量和半定量参数进行谨慎仔细的二尖瓣反流程度评估[52]。值得注意的是，与 DMR 相比，Mayo Clinic 组[52]评估 FMR 的定量参数较为宽松，其 EROA 临界值分别为 0.2 cm^2 和 0.4 cm^2，反流容积分别为 30 ml 和 60 ml。由于非圆形偏心性反流存在，推荐在二维彩色多普勒基础上，进行三维彩色多普勒数据多平面重建分析，以便在非几何假设的情况下更准确地评估 VC，获得最大的 PISA 半径以估算 EROA[19, 53]。由于三维彩色多普勒数据的时间和空间分辨率限制、伪影以及 VC 大小和形状的复杂动态变化，该方法在临床实践中并不常用。

表 4.1 总结了超声心动图 MitraClip 入组和排除标准。该标准基于 EVEREST Ⅱ[54]（“最适瓣膜形态”）和德国心脏病学会心脏病共识[55]（“条件合适瓣膜形态”），且已在我们的临床实践中采用。300 例患者中 MitraClip 手术治疗[56]效果差的原因可能是对入组标准把控不佳。

除此之外，三维成像还可用于评估二尖瓣黏液性病变导致的 DMR，分析其是否可行 MitraClip[56-57]，比起二维超声，其与操作者能力的相关性更低，重复性高。实时三维经食管超声心动图（three-dimensional transesophageal echocardiography，3D TEE）对二尖瓣脱垂部位定位正确率达 92%，而二维超声心动图仅为 78%[58]。此外，另一项研究发现，无论是否拥有足够的经验，超声心动图医生都能通过 3D TEE 对脱垂部位更好地定位[59]。如图 4.4 所示，外科视野主动脉根部 12 点方向展示符合 MitraClip 入组标准的不同 DMR 形态。通过实时三维成像，可直接测量瓣膜对合缘裂隙（图 4.5a），从而替代了既往通过二尖瓣短轴切面测量的方法，后者一致性差，重复性低。

一般而言，二维 TEE 足以测量表 4.1 中详述的不同参数。但我们发现，有时二维超声成像质量不佳，利用三维成像及数据分析则可以更好地显示二尖瓣瓣叶的空间结构，以便更准确地测量瓣膜裂隙及后叶脱垂长度（图 4.5b）。

4.1.9 MitraClip 手术指南

以下内容侧重于讨论超声心动图（尤其是 3D TEE）在术中的指导作用，对介入手术及 X 线透视不做赘述。

4.1.10 经房间隔穿刺

为了使导管及 MitraClip 传送系统更易垂直通过二尖瓣瓣环，需清晰显示卵圆窝。如果存在卵圆孔未闭，需将其避开，并在其前方进行穿刺。通过三维 X-plane 同时显示食管中段主动脉瓣水平短轴切面

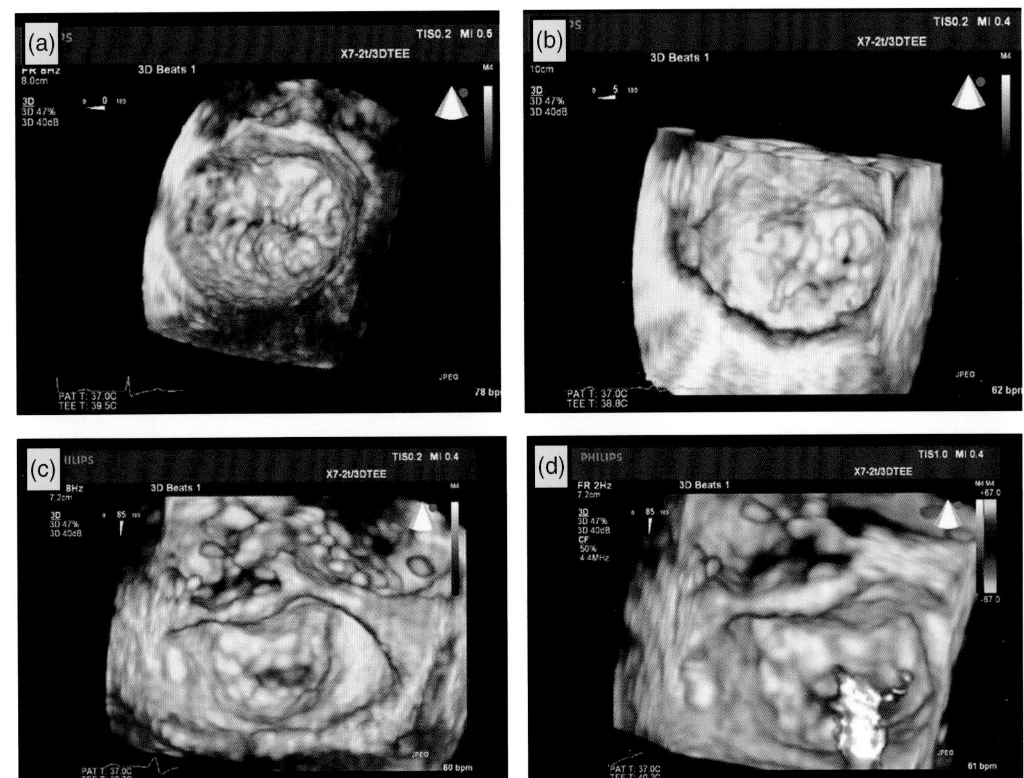

• **图 4.4**　三维 ZOOM 左心房侧观显示适用 MitraClip 的不同二尖瓣形态。(**a**) 三维 ZOOM 显示 P2 区脱垂及其上夹子 (箭头)。(**b**) 三维 ZOOM 显示 A2 区三个夹子 (箭头所示)。(**c**) 三维 ZOOM 显示由后叶闭合不佳导致的功能性二尖瓣反流，及其靠近内侧连合处漏斗状反流口 (箭头)。(**d**) 同一病例彩色多普勒三维 ZOOM 显示反流来自图 (**c**) 中所示的漏斗状闭合缺损 (来源：Shmuel Schwartzenberg，Chaim Yosefy，and Alexander Sagie.)

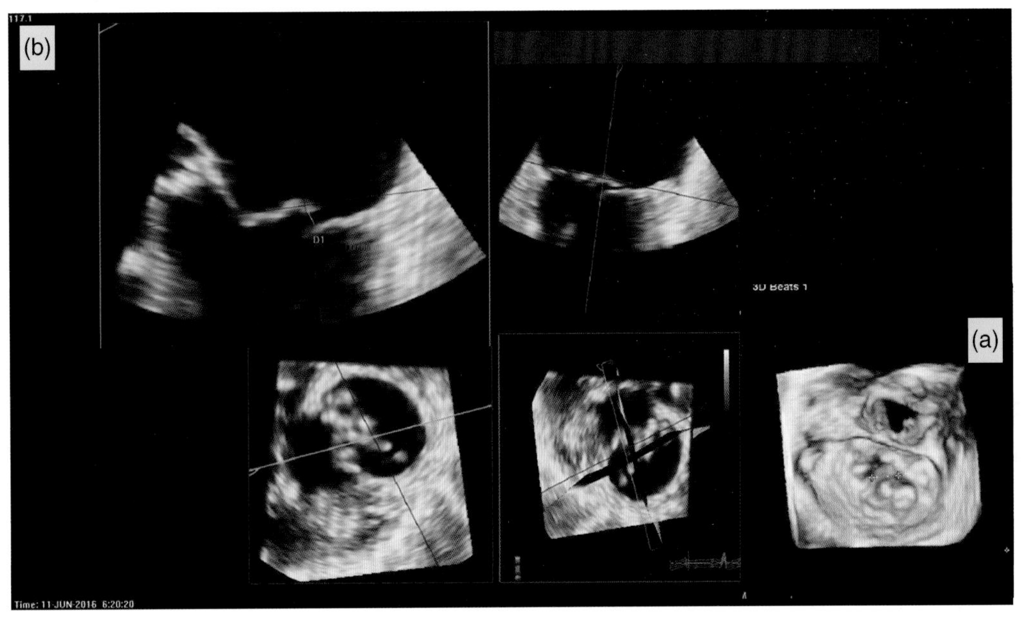

• **图 4.5**　三维超声用于评估是否符合 MitraClip 的入组标准。(**a**) 三维成像显示连枷间隙的测量 (左下图)。(**b**) 于二尖瓣三维 ZOOM 成像上直接测量 P2 区连枷宽度 (来源：Shmuel Schwartzenberg，Chaim Yosefy，and Alexander Sagie.)

(多平面角度为 30° ～ 60°) (图 4.6a) 和食管中段上下腔静脉切面 (多平面角度为 90° ～ 120°)，确定房间隔卵圆窝穿刺点。在食管中段四腔心切面测量穿刺平面与二尖瓣瓣环平面的垂直距离。DMR 穿刺部位应位于二尖瓣瓣环上方 4 ～ 5 cm 处 (图 4.6b)，而 FMR 因二尖瓣闭合线较低，穿刺部位选择相对低的

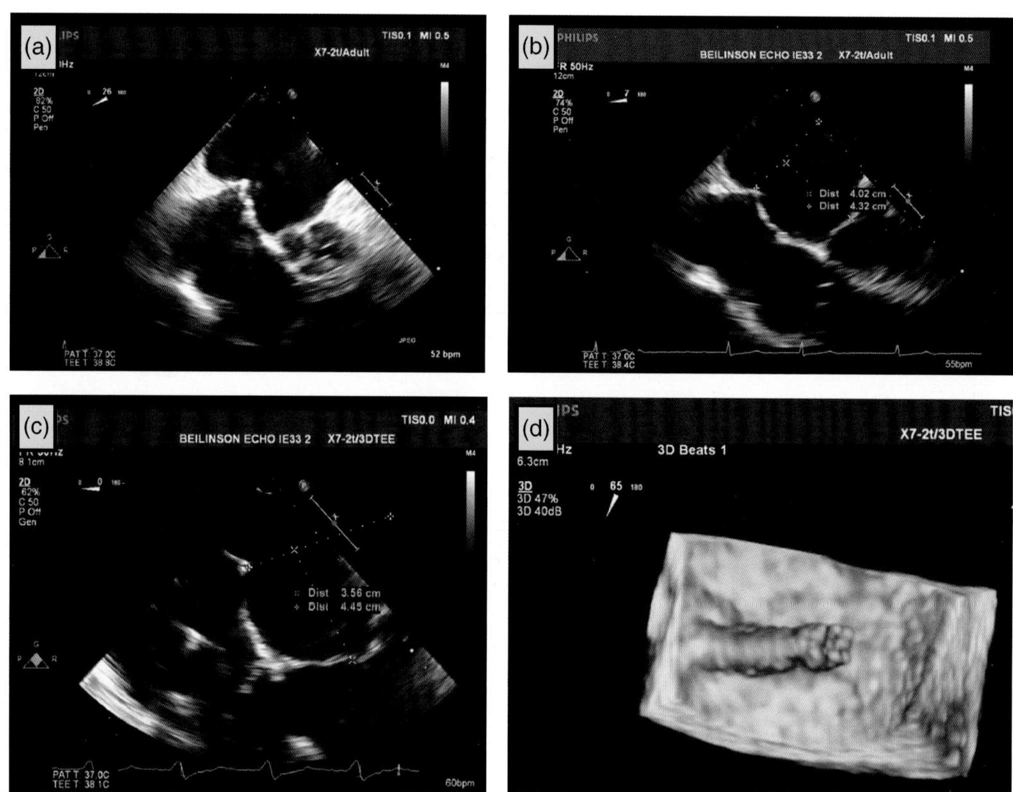

• **图 4.6** （**a**）食管中段主动脉瓣水平短轴切面，显示穿刺点位于房间隔中段卵圆窝处。（**b**）DMR 情况下，房间隔穿刺平面距二尖瓣瓣环平面的高度（≥ 4 cm）。（**c**）FMR 情况下，房间隔穿刺平面距二尖瓣瓣环平面的高度（≥ 3.5 cm）。（**d**）导丝撤回后，房间隔左心房侧实时三维成像，显示导丝和 MitraClip 系统（来源：Shmuel Schwartzenberg，Chaim Yosefy，and Alexander Sagie.）

位置（二尖瓣瓣环上方 3.5 ～ 4 cm 处）（图 4.6c）。

4.1.11 MitraClip 的输送

确定穿刺点后，通过扩张器及超硬导丝植入可调弯导管至左心房，并置于左上肺静脉内，以避免不慎刺穿左心耳或左心房侧壁。导管置入左心房后，撤出扩张器及导丝（图 4.6d）。然后向后打弯导管，使之与二尖瓣瓣环平面垂直并置于受累瓣叶上方，打开 MitraClip 双臂并旋转至二尖瓣连合间线垂直。最好应用三维 ZOOM 模式进行观察（图 4.7a）。通过双平面显像观察，将 MitraClip 像击剑一样（图 4.7b）刺入反流中心，其尖端指向最大的 PISA。

通过 X-plane 双平面显像，MitraClip 装置进入左心室后，确保其臂方向与前相同，且不影响二尖瓣瓣叶活动（图 4.7c）。同样，可通过三维 ZOOM 模式观察该装置与二尖瓣瓣叶的关系。

MitraClip 进入左心室后，将打开的夹合器往上提并且从下面夹住二尖瓣前后叶，闭合两臂至 60° ～ 90° 。通过二维长轴切面确认二尖瓣前后叶被夹住，并重新评价二尖瓣反流（图 4.7c）。通过三维 X-plane（图 4.7c）确认 MitraClip 方位是否合适，即在长轴/左心室流出道（LVOT）切面（二维 110° ～ 150° ）需显示两臂全长，而在交界切面（二维 60° ～ 90° ）中应不显示两臂。此时可调整器械位置，以获得二尖瓣瓣叶的最佳位置并降低二尖瓣反流。确认 MitraClip 位置合适后，闭合二尖瓣夹合器并释放。

4.1.12 MitraClip 植入后评估

MitraClip 植入后，最重要的是确认瓣叶是否夹合充分，并确认是否需要植入另一枚夹子。理想情况下应在血压、心率和充盈压接近基线时进行，并通过多种超声心动图方法评估 MitraClip 夹合的成功率：

1. 彩色血流多普勒用于分析残余二尖瓣反流的来源、VC、大小和方向。可用三维彩色血流多普勒辅助观察，但其时间分辨率通常较差。残留二尖瓣反流量最好仅为轻度或极轻微，但轻-中度也可接受（特别是当血流动力学评估存在二尖瓣狭窄可能，无法置入更多的 MitraClip 时）。

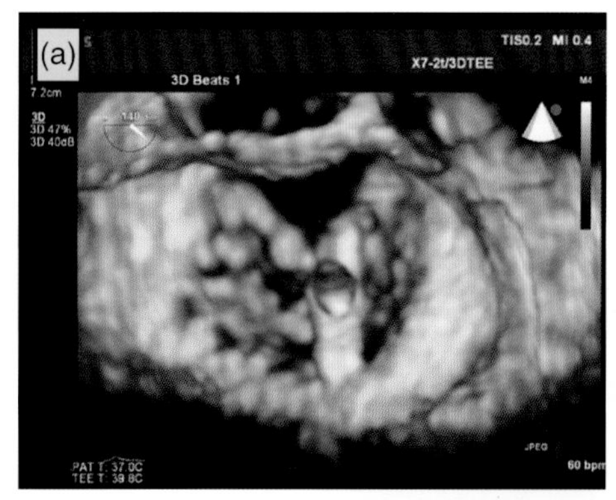

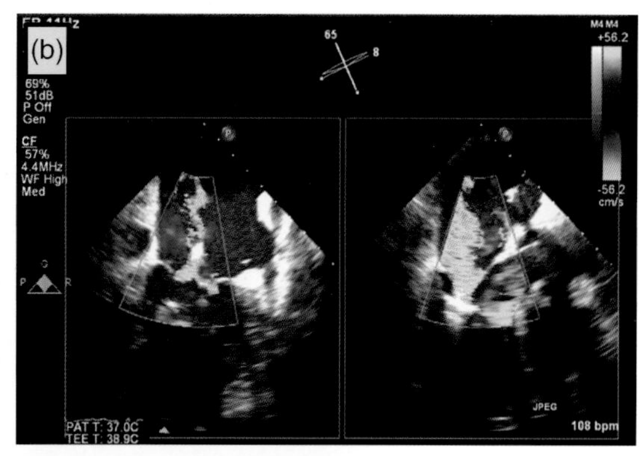

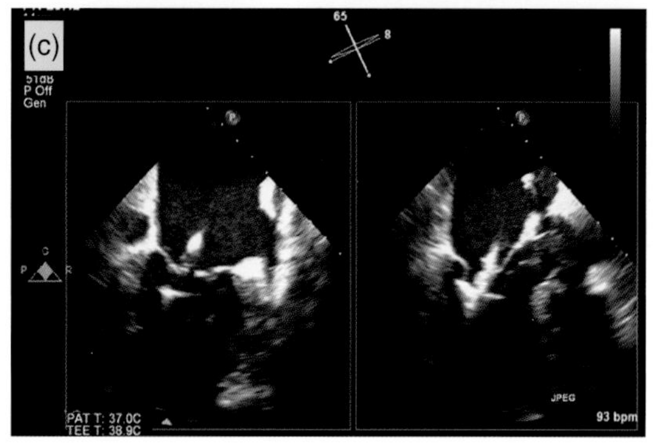

• **图 4.7** 二尖瓣 MitraClip 夹子定位和调整。(**a**)MitraClip 打开双臂，如图 4.4(**c**)(**d**)所示位于反流口中心上方。(**b**)X-plane 彩色多普勒显示 MitraClip 将反流束纵向劈开。(**c**)MitraClip 在交界切面(左)和长轴切面(右)的 X-plane 视图(来源：Shmuel Schwartzenberg，Chaim Yosefy，and Alexander Sagie.)

2. 通过左心房侧 3D TEE ZOOM 模式观察二尖瓣双孔结构，并测量舒张期每个孔的面积(图 4.8)。为了更精准测量，需调整角度以充分显示二尖瓣平面每个孔的表面。如果两个孔的总面积之和小于 1.3 cm^2，则会增加再次置入夹子后二尖瓣狭窄的风险。由于三维成像使视野更容易获得，二维经胃底短轴切面测量方法已较少使用。

3. 频谱多普勒用于测量二尖瓣瓣口平均跨瓣压差，以确保不存在二尖瓣狭窄，若平均跨瓣压差大于 5 mmHg，则不宜置入另外的 MitraClip。

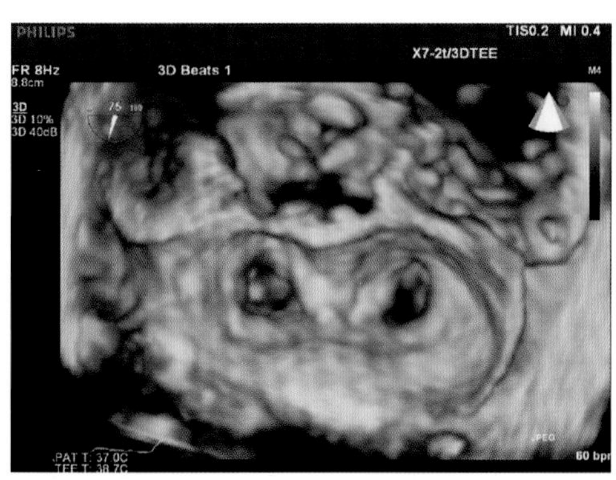

• **图 4.8** 三维 ZOOM 左心房观示二尖瓣双孔。两个孔面积之和为 1.3 cm^2(来源：Shmuel Schwartzenberg，Chaim Yosefy，and Alexander Sagie.)

如果残留二尖瓣反流为轻-中度及以上，且没有二尖瓣狭窄，则需植入第二枚 MitraClip。在第二枚夹子置入后，再次评价残余二尖瓣反流和血流动力学。如果需要可置入第三枚夹子。

除此之外，TEE 需监测手术过程中可能出现的并发症，包括医源性房间隔缺损、夹子脱落和新发的心包积液(提示可能存在心房壁穿孔)。

4.1.13 其他技术

经导管二尖瓣修复术(transcatheter mitral valve repair，TMVR)目前只有 MitraClip 获得美国 FDA 认证，但仍有许多其他器械处于不同的开发阶段。

不同器械可通过多种机制发挥修复作用，如 CARILLON 二尖瓣瓣环修复术，通过在冠状窦内植入镍钛合金器械[60-61]间接收缩二尖瓣瓣环并改善左心室重构，从而减轻反流。也可应用 PASCAL 系统行二尖瓣修复术[62]。

事实上，许多重度二尖瓣反流患者不符合 MitraClip 解剖标准[40]。对于具有复杂解剖结构的患者，PASCAL 经导管二尖瓣修复系统应运而生。这些器械以及经导管二尖瓣置换术（使用生物瓣膜）是 TMVR 的替代方法[63-64]，需要对二尖瓣反流治疗中的风险 / 受益和长期耐久性进行严格的综合评估。

4.2 结论

对于外科手术高危的功能性或退行性二尖瓣反流患者，若存在合适的解剖结构，MitraClip 可作为公认的替代治疗。随着手术经验和专业知识的积累，MitraClip 获得了广泛认可。三维超声与二维超声的配合，尤其是 X-plane 的应用，对于 MitraClip 手术有着举足轻重的指导作用，具体包括术前筛选、术中指导和定位以及术后疗效评估。对于其他的经导管二尖瓣技术，仍需综合评估治疗风险 / 长期获益。

参考文献

1 Feigenbaum, H., Armstrong, F.A., and Ryan, T. (2005). *Feigenbaum's Echocardiography*, 6e, 307–309. New York, NY: Lippincott Williams & Wilkins.

2 Otsuji, Y., Handschumacher, M.D., Schwammenthal, E. et al. (1997). Insights from 3DE into the mechanism of functional MR: direct in vivo demonstration of altered leaflet tethering geometry. *Circulation* 96: 1999–2008.

3 Levine, R.A. and Schwammenthal, E. (2005). IMR on the threshold of a solution: from paradoxes to unifying concepts. *Circulation* 112: 745–758.

4 Otsuji, Y., Handschumacher, M.D., Liel-Cohen, N. et al. (2001). Mechanism of IMR with segmental left ventricular dysfunction: 3DE studies in models of acute and chronic progressive regurgitation. *J. Am. Coll. Cardiol.* 37: 641–648.

5 Hung, J., Guerrero, J.L., Handschumacher, M.D. et al. (2002). Reverse ventricular remodeling reduces IMR: echo-guided device application in the beating heart. *Circulation* 106: 594–600.

6 Beeri, R., Yosefy, C., Guerrero, J.L. et al. (2008). Mitral regurgitation augments post-myocardial infarction remodeling failure of hypertrophic compensation. *J. Am. Coll. Cardiol.* 51: 476–486.

7 Beeri, R., Chaput, M., Guerrero, J.L. et al. (2010). Gene delivery of sarcoplasmic reticulum calcium ATPase inhibits ventricular remodeling in ischemic mitral regurgitation. *Circ. Heart Fail.* 3 (5): 627–634.

8 Beeri, R., Yosefy, C., Guerrero, J.L. et al. (2007). Early repair of moderate ischemic mitral regurgitation reverses left ventricular remodeling: a functional and molecular study. *Circulation* 116: I288–I293.

9 Beaudoin, J., Levine, R.A., Guerrero, J.L. et al. (2013). Late repair of ischemic mitral regurgitation does not prevent left ventricular remodeling: importance of timing for beneficial repair. *Circulation* 128 (11 Suppl 1): S248–S252.

10 Hung, J., Chaput, M., and Guerrero, J.L. (2007). Persistent reduction of IMR by papillary muscle repositioning: structural stabilization of the papillary muscle-ventricular wall complex. *Circulation* 116: I259–I263.

11 Messas, E., Guerrero, J.L., Handschumacher, M.D. et al. (2001). Chordal cutting: a new therapeutic approach for IMR. *Circulation* 104: 1958–1963.

12 Messas, E., Pouzet, B., Touchot, B. et al. (2003). Efficacy of chordal cutting to relieve chronic persistent ischemic mitral regurgitation. *Circulation* 108 (Suppl 1): 111–115.

13 Messas, E., Yosefy, C., Chaput, M. et al. (2006). Chordal cutting does not adversely affect left ventricle contractile function. *Circulation* 114: I524–I528.

14 Freed, L.A., Benjamin, E.J., Levy, D. et al. (2002). Mitral valve prolapse in the general population the benign nature of echocardiographic features in the Framingham heart study. *J. Am. Coll. Cardiol.* 40: 1298–1304.

15 Solis, J., Sitges, M., Levine, R.A., and Hung, J. (2009). Three-dimensional echocardiography. New possibilities in mitral valve assessment. *Rev. Esp. Cardiol.* 62: 188–198.

16 Yosefy, C., Beeri, R., Guerrero, J.L. et al. (2011). Mitral regurgitation after anteroapical myocardial infarction: new mechanistic insights. *Circulation* 123: 1529–1536.

17 Enriquez-Sarano, M., Avierinos, J.F., Messika-Zeitoun, D. et al. (2005). Quantitative determinants of the outcome of asymptomatic mitral regurgitation. *N. Engl. J. Med.* 352: 875–883.

18 Yosefy, C., Levine, R.A., Solis, J. et al. (2007). Proximal flow convergence region as assessed by real-time 3-dimensional echocardiography: challenging the hemispheric assumption. *J. Am. Soc. Echocardiogr.* 20: 389–396.

19 Yosefy, C., Hung, J., Chua, S. et al. (2009). Direct measurement of vena contracta area by real-time 3-dimensional echocardiography for assessing severity of mitral regurgitation. *Am. J. Cardiol.* 104: 978–983.

20 Roberts, B.J. and Grayburn, P.A. (2003). Color flow imaging of the vena contracta in mitral regurgitation: technical considerations. *J. Am. Soc. Echocardiogr.* 16: 1002–1006.

21 Sugeng, L., Spencer, K.T., Mor-Avi, V. et al. (2003). Dynamic three-dimensional color flow Doppler: an improved technique for the assessment of mitral regurgitation. *Echocardiography* 20: 265–273.

22 Nkomo, V.T., Gardin, J.M., Skelton, T.N. et al. (2006). Burden of valvular heart diseases: a population-based study. *Lancet* 368: 1005–1011.

23 Bursi, F., Enriquez-Sarano, M., Nkomo, V.T. et al. (2005). Heart failure and death after myocardial infarction in the community: the emerging role of mitral regurgitation. *Circulation* 111: 295–301.

24 Iung, B., Baron, G., Butchart, E.G. et al. (2003). A prospective survey of patients with valvular heart disease in Europe: the euro heart survey on Valvular heart disease. *Eur. Heart J.* 24: 1231–1243.

25 Mirabel, M., Iung, B., Baron, G. et al. (2007). What are the characteristics of patients with severe, symptomatic, mitral regurgitation who are denied surgery? *Eur. Heart J.* 28: 1358–1365.

26 David, T.E., Armstrong, S., McCrindle, B.W., and Manlhiot, C. (2013). Late outcomes of mitral valve repair for mitral regurgitation due to degenerative disease. *Circulation* 127: 1485–1492.

27 Nishimura, R.A., Otto, C.M., Bonow, R.O. et al. (2014). Guideline for the management of patients with valvular heart disease: a report of the American College of Cardiology/American Heart Association task force on practice guidelines. *J. Am. Coll. Cardiol.* 63: 2438–2488.

28 Vahanian, A., Alfieri, O., Andreotti, F. et al. (2012). Guidelines on the management of valvular heart disease. *Eur. Heart J.* 33: 2451–2496.

29 De Bonis, M., Al-Attar, N., Antunes, M. et al. (2016). Surgical and interventional management of mitral valve regurgitation: a position statement from the European Society of Cardiology Working Groups on cardiovascular surgery and Valvular heart disease. *Eur. Heart J.* 37: 133–139.

30 Otsuji, Y., Handschumacher, M.D., Schwammenthal, E. et al. (1997). Insights from three-dimensional echocardiography into the mechanism of functional mitral regurgitation: direct in vivo demonstration of altered leaflet tethering geometry. *Circulation* 96: 1999–2008.

31 Otsuji, Y., Handschumacher, M.D., Liel-Cohen, N. et al. (2001). Mechanism of ischemic mitral regurgitation with segmental left ventricular dysfunction: three-dimensional echocardiographic studies in models of acute and chronic progressive regurgitation. *J. Am. Coll. Cardiol.* 37: 641–648.

32 Grigioni, F., Enriquez-Sarano, M., Zehr, K.J. et al. (2001). Ischemic mitral regurgitation: long-term outcome and prognostic implications with quantitative Doppler assessment. *Circulation* 103: 1759–1764.

33 Koelling, T.M., Aaronson, K.D., Cody, R.J. et al. (2002). Prognostic significance of mitral regurgitation and tricuspid regurgitation in patients with left ventricular systolic dysfunction. *Am. Heart J.* 144: 524–529.

34 McGee, E.C., Gillinov, A.M., Blackstone, E.H. et al. (2004). Recurrent mitral regurgitation after annuloplasty for functional ischemic mitral regurgitation. *J. Thorac. Cardiovasc. Surg.* 128: 916–924.

35 Goldstein, D., Moskowitz, A.J., Gelijns, A.C. et al. (2016). Two-year outcomes of surgical treatment of severe ischemic mitral regurgitation. *N. Engl. J. Med.* 374: 344–353.

36 Ponikowski, P., Voors, A.A., Anker, S.D. et al. (2016). 2016 ESC guidelines for the diagnosis and treatment of acute and chronic heart failure: the task force for the diagnosis and treatment of acute and chronic heart failure of the European Society of Cardiology (ESC). *Eur. J. Heart Fail.* 18 (8): 891–975.

37 Maisano, F., La Canna, G., Colombo, A., and Alfieri, O. (2011). The evolution from surgery to percutaneous mitral valve interventions: the role of the edge-to-edge technique. *J. Am. Coll. Cardiol.* 58: 2174–2182.

38 Feldman, T., Foster, E., Glower, D.D. et al. (2011). Percutaneous repair or surgery for mitral regurgitation. *N. Engl. J. Med.* 364: 1395–1406.

39 Mauri, L., Foster, E., Glower, D.D. et al. (2013). 4-year results of a randomized controlled trial of percutaneous repair versus surgery for mitral regurgitation. *J. Am. Coll. Cardiol.* 62: 317–328.

40 Feldman, T., Kar, S., Elmariah, S. et al. (2015). Randomized comparison of percutaneous repair and surgery for mitral regurgitation: 5-year results of EVEREST II. *J. Am. Coll. Cardiol.* 66: 2844–2854.

41 Glower, D.D., Kar, S., Trento, A. et al. (2014). Percutaneous mitral valve repair for mitral regurgitation in high-risk patients: results of the EVEREST II study. *J. Am. Coll. Cardiol.* 64: 172–181.

42 Schillinger, W., Hünlich, M., Baldus, S. et al. (2013). Acute outcomes after MitraClip therapy in highly aged patients: results from the German TRAnscatheter mitral valve interventions (TRAMI) registry. *EuroIntervention* 9: 84–90.

43 Nickenig, G., Estevez-Loureiro, R., Franzen, O. et al. (2014). Percutaneous mitral valve edge-to-edge repair: in-hospital results and 1-year follow-up of 628 patients of the 2011–2012 pilot European sentinel registry. *J. Am. Coll. Cardiol.* 64 (9): 875–884.

44 Wan, B., Rahnavardi, M., Tian, D.H. et al. (2013). A meta-analysis of MitraClip system versus surgery for treatment of severe mitral regurgitation. *Ann. Cardiothorac. Surg.* 2: 683–692.

45 Capodanno, D., Adamo, M., Barbanti, M. et al. (2015). Predictors of clinical outcomes after edge-to-edge percutaneous mitral valve repair. *Am. Heart J.* 170: 187–195.

46 Attizzani, G.F., Ohno, Y., Capodanno, D. et al. (2015). Extended use of percutaneous edge-to-edge mitral valve repair beyond EVEREST (endovascular valve edge-to-edge repair) criteria: 30-day and 12-month clinical and echocardiographic outcomes from the GRASP (getting reduction of mitral insufficiency by Percut). *JACC Cardiovasc. Interv.* 8: 74–82.

47 Maisano, F., Franzen, O., Baldus, S. et al. (2013). Percutaneous mitral valve interventions in the real world: early and 1-year results from the ACCESS-EU, a prospective, multicenter, nonrandomized post-approval study of the MitraClip therapy in Europe. *J. Am. Coll. Cardiol.* 62 (12): 1052–1061.

48 Munkholm-Larsen, S., Wan, B., Tian, D.H. et al. (2014). A systematic review on the safety and efficacy of percutaneous edge-to-edge mitral valve repair with the MitraClip system for high surgical risk candidates. *Heart* 100: 473–478.

49 Rana, B.S., Calvert, P.A., Punjabi, P.P., and Hildick-Smith, D. (2015). Role of percutaneous mitral valve repair in the contemporary management of mitral regurgitation. *Heart* 101: 1531–1539.

50 Vakil, K., Roukoz, H., Sarraf, M. et al. (2014). Safety and efficacy of the MitraClip® system for severe mitral regurgitation: a systematic review. *Catheter. Cardiovasc. Interv.* 84: 129–136.

51 Deuschl, F., Schofer, N., Lubos, E. et al. (2015). MitraClip-data analysis of contemporary literature. *J. Thorac. Dis.* 7: 1509–1517.

52 Zoghbi, W.A., Enriquez-Sarano, M., Foster, E. et al. (2003). Recommendations for evaluation of the severity of native valvular regurgitation with two-dimensional and Doppler echocardiography. *J. Am. Soc. Echocardiogr.* 16 (7): 777–802.

53 Zeng, X., Levine, R.A., Hua, L. et al. (2011). Diagnostic value of vena contracta area in the quantification of mitral regurgitation severity by color Doppler 3D echocardiography. *Circ. Cardiovasc. Imaging* 4: 506–513.

54 Mauri, L., Garg, P., Massaro, J.M. et al. (2010). The EVEREST II trial: design and rationale for a randomized study of the evalve MitraClip system compared with mitral valve surgery for mitral regurgitation. *Am. Heart J.* 160: 23–29.

55 Chandra, S., Salgo, I.S., Sugeng, L. et al. (2011). Characterization of degenerative mitral valve disease using morphologic analysis of real-time three-dimensional echocardiographic images: objective insight into complexity and planning of mitral valve repair. *Circ. Cardiovasc. Imaging* 4: 24–32.

56 Lubos, E., Schlüter, M., Vettorazzi, E. et al. (2014). MitraClip therapy in surgical high-risk patients: identification of echocardiographic variables affecting acute procedural outcome. *JACC Cardiovasc. Interv.* 7: 394–402.

57 Lang, R.M., Badano, L.P., Tsang, W. et al. (2012). EAE/ASE recommendations for image acquisition and display using three-dimensional echocardiography. *J. Am. Soc. Echocardiogr.* 25: 3–46.

58 La Canna, G., Arendar, I., Maisano, F. et al. (2011). Real-time three-dimensional transesophageal echocardiography for assessment of mitral valve functional anatomy in patients with prolapse-related regurgitation. *Am. J. Cardiol.* 107: 1365–1374.

59 Hien, M.D., Großgasteiger, M., Rauch, H. et al. (2013). Experts and beginners benefit from three-dimensional echocardiography: a multicenter study on the assessment of mitral valve prolapse. *J. Am. Soc. Echocardiogr.* 26: 828–834.

60 Schofer, J., Siminiak, T., Haude, M. et al. (2009). Percutaneous mitral annuloplasty for functional mitral regurgitation: results of the CARILLON mitral Annuloplasty device European Union study. *Circulation* 120: 326.

61 Siminiak, T., Wu, J.C., Haude, M. et al. (2012). Treatment of functional mitral regurgitation by percutaneous annuloplasty: results of the TITAN trial. *Eur. J. Heart Fail.* 14: 931.

62 Praz, F., Spargias, K., Chrissoheris, M. et al. (2017). Compassionate use of the PASCAL transcatheter mitral valve repair system for patients with severe mitral regurgitation: a multicentre, prospective, observational, first-in-man study. *Lancet* 390: 773.

63 Regueiro, A., Granada, J.F., Dagenais, F., and Rodés-Cabau, J. (2017). Transcatheter mitral valve replacement: insights from early clinical experience and future challenges. *J. Am. Coll. Cardiol.* 69: 2175.

64 Muller, D.W.M., Farivar, R.S., Jansz, P. et al. (2017). Transcatheter mitral valve replacement for patients with symptomatic mitral regurgitation: a global feasibility trial. *J. Am. Coll. Cardiol.* 69: 381.

第 5 章

二尖瓣反流的 CMR 评估

Daniel Knight，Vivek Muthurangu

周琦晶　范嘉祺　译　王建安　审校

5.1　引言

二尖瓣反流严重程度的精准定量评估是决定患者正确治疗策略的关键。尤其是区分重度和非重度二尖瓣反流，是选择介入治疗与否的决定因素[1-2]。此外，二尖瓣反流的病因也将影响干预的决策，尤其是关于外科或介入的选择[3]。超声心动图一直是国际指南公认的最常用于评估二尖瓣反流的心脏成像技术[1-2]，它由有经验的超声医师操作，具有应用广泛、价格低廉的特点。技术上，超声心动图有良好的空间分辨率，因而可为二尖瓣的形态和功能不全的机制提供参考的标准评估。

然而，超声心动图定量评估二尖瓣反流严重程度的方法学基于一定的假设，因此其固有的局限性会影响结果的准确性和可重复性[4, 6]。因此，对于不同情况的二尖瓣反流严重程度的评估，没有任何一个超声心动图参数可以始终保证结果准确，而使用多参数则可能出现结果的不一致。最后，患者的个体因素（主要是患者的姿势习惯或呼吸系统疾病会影响声窗）和二尖瓣反流特征的不同（偏心反流束、多反流束、联合瓣膜疾病等）都会影响超声心动图评估二尖瓣反流。

基于上述原因，对于超声心动图图像质量不合格或数据不一致的心脏瓣膜病患者，尤其是反流病变，推荐使用心脏磁共振（cardiac magnetic resonance，CMR）评估[1-2]。CMR 是公认的无创性测量双心室容积和功能的多模态成像的金标准[7-11]。此外，CMR 的相位对比（phase contrast，PC）成像可用于血流的定量评估，其可直接（在二尖瓣）或间接（通过比较大血管前向血流量和心室每搏输出量计算每搏输出量差量）量化评估二尖瓣的反流容积[12]。本章将讨论 CMR 作为无创性多模态成像方法，在辅助诊断及评估二尖瓣反流中的作用。

5.2　CMR 脉冲序列

有两种 CMR 技术应用于量化评估二尖瓣反流，即电影成像（用于量化左心室每搏输出量）和 PC 成像（用于量化左心室前向心输出量）。

5.2.1　电影成像

如前所述，CMR 是双心室定量评估的金标准。采集一组双室短轴位图像，每一层图像通常在单次屏气中完成采集[13-14]。在常规 CMR 检查中，通常使用平衡稳态自由进动（balanced steady-state free precession，b-SSFP）的电影成像模式。血池和心肌之间形成良好的对比，允许在舒张末期和收缩末期双心室短轴位图像上进行精准的描绘和分割（图 5.1），从而量化双心室舒张末期和收缩末期容积，以计算心输出量及射血分数，计算方式如下：

$$\text{每搏输出量（ml）}=\text{舒张末期容积（ml）}-\text{收缩末期容积（ml）}$$

$$\text{射血分数（\%）}=\frac{\text{每搏输出量（ml）}}{\text{舒张末期容积（ml）}}\times 100$$

该技术可用于定量评估二尖瓣反流反流量和分数，也可用于精准评估二尖瓣反流对双心室大小和收缩功能的影响，这些都是决定是否进行介入治疗的准入因素。

5.2.2　相位对比成像

相位对比（PC）成像可用于直接测量双心室前向血流及大血管反流量（如若存在）。在磁共振 PC 成像中，直接编码血流速度转为信号进行成像。采集垂直于流动方向平面的血流速度用于编码数据，最常用于测量近端大血管血流[15]，但也用于评估其他成像平面（如心房-三尖瓣水平）的血流。通过对感兴趣区域中

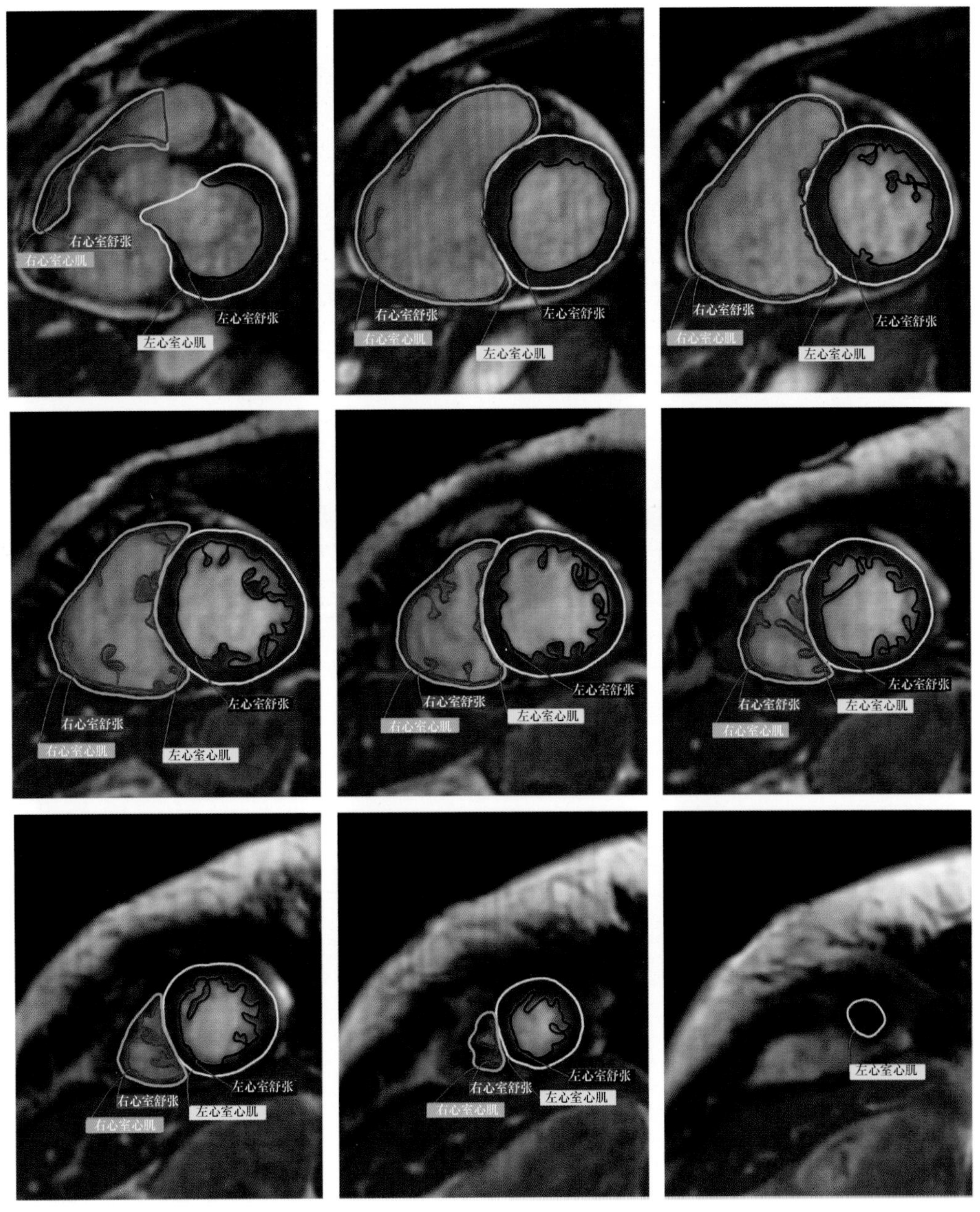

• **图 5.1**　平衡稳态自由进动（b-SSFP）电影成像采集的双心室短轴位图像，并在舒张末期进行分割

的血流进行勾画测量，对血流进行量化评估（图 5.2）。

PC 成像是一种成熟的技术，具有极好的准确性和重复性[16-18]。该方法已通过体外和体内侵入性、非侵入性技术的验证。PC 数据通常在自由呼吸下约 2 ～ 3 min 内采集完成，也可在单次屏气的多个心动周期内采集完成。

5.3　二尖瓣反流严重程度评估

5.3.1　定性评估

血流湍流会导致质子旋转出现失相位，在 CMR 电影成像中表现为信号缺失，这是目测反流束大小和深度的基础。然而需要注意的是，电影序列类型和序列参数（如回波时间）都会影响反流束大小的视觉效果。平衡稳态自由进动（b-SSFP）序列是 CMR 电影成像的常用序列，但是它对血流相对不敏感，因此不用于评估瓣膜功能不全导致的信号缺失。相反，使用快速扰相梯度回波序列（fast spoiled-gradient echo sequence，FSPGR）可更好地显示二尖瓣反流[19-22]。然而，联合瓣膜病变患者的湍流区常出现混叠、无法区分的情况，因此 CMR 电影成像可准确定量评估二尖瓣反流的严重程度，但可重复性不高。总体来说，CMR 电影成像主要作为定量技术的辅助手段，对二

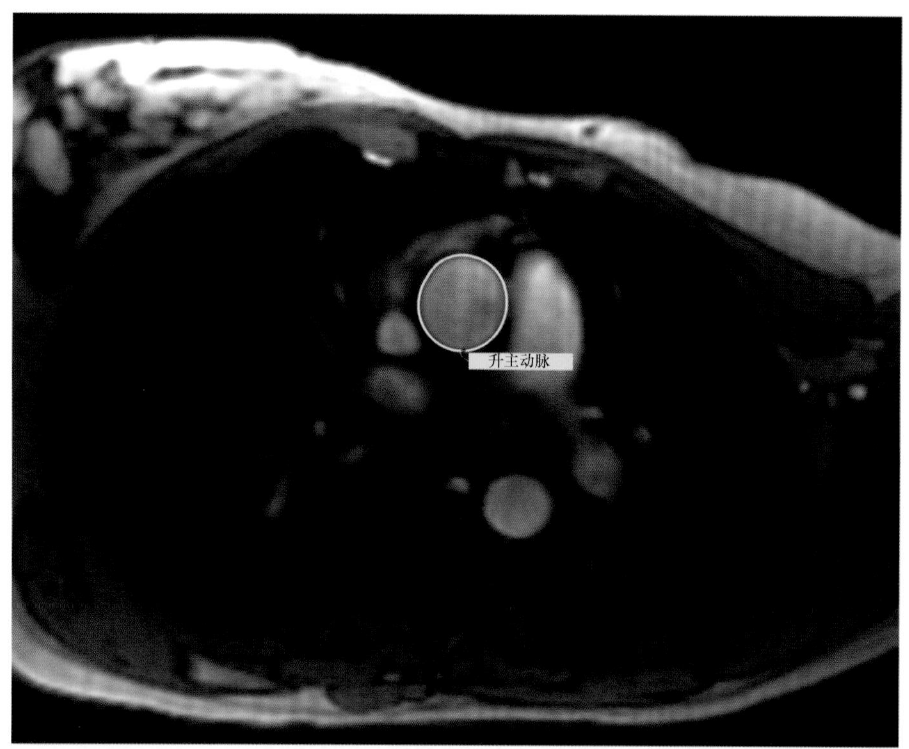

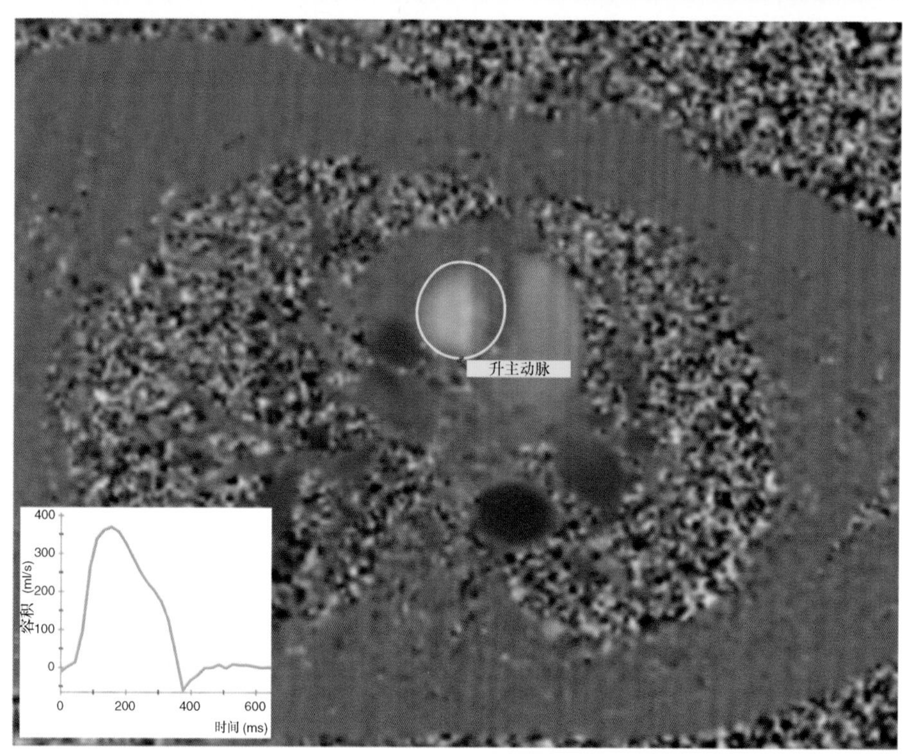

• 图 5.2　分割升主动脉的量值图（上图）和相位图（下图）

尖瓣反流定性评估的结果需谨慎看待。

5.3.2　定量评估

二尖瓣反流严重程度的量化基于计算二尖瓣反流量的比例，即二尖瓣反流分数：

$$\text{二尖瓣反流分数（\%）}=\frac{\text{二尖瓣反流量（ml/ 搏）}}{\text{二尖瓣流入量（ml/ 搏）}}\times 100$$

CMR 定量测量二尖瓣反流量及流入量有多种方法[23-25]，选择哪种方法取决于是否合并复杂的心脏病理生理学改变：

1. 电影序列通过双心室每搏输出量，计算每搏输出量差量：

在不存在三尖瓣反流或主动脉瓣反流的情况下，定量评估孤立性二尖瓣反流的最简单方法是通过电影成像获得心室每搏输出量差量。在这种情况下，二尖瓣流入量等同于左心室每搏输出量（LVSV），包括左心室前向流量加上二尖瓣反流量，计算公式如下：

$$二尖瓣流入量=左心室每搏输出量$$

在孤立性二尖瓣反流中，右心室每搏输出量（RVSV）等同于左心室前向流量，因此，左、右心室每搏输出量的差值等于二尖瓣反流量。

$$二尖瓣反流量（ml/搏）=LVSV（ml/搏）-RVSV（ml/搏）$$

$$二尖瓣反流分数（\%）=\frac{（LVSV-RVSV）}{LVSV}\times 100$$

2. 通过心室与大血管输出量的差值，计算每搏输出量差量：

当合并其他心脏瓣膜疾病和（或）心内分流时，需要额外的其他数据。

（1）存在右心瓣膜功能不全时，右心室每搏输出量（RVSV）不等同于左心室前向流量。可通过 PC 成像测量升主动脉前向血流，计算左心室前向流量。二尖瓣流入量仍等同于左心室每搏输出量（LVSV），可通过电影成像测得。计算公式如下：

$$二尖瓣反流量（ml/搏）=LVSV（ml/搏）-主动脉前向流量（ml/搏）$$

$$二尖瓣反流分数（\%）=\frac{（LVSV-主动脉前向流量）}{LVSV}\times 100$$

同样，可通过电影成像测量 RVSV、PC 成像测量主肺动脉血流以定量评估三尖瓣反流的反流量，计算公式如下：

$$三尖瓣反流量（ml/搏）=RVSV（ml/搏）-主肺动脉前向流量（ml/搏）$$

（2）在二尖瓣反流合并主动脉瓣反流时，LVSV 不再等同于二尖瓣流入量，因为一部分左心室充盈是由主动脉瓣反流引起的。在这种情况下，可通过 PC 成像直接测量升主动脉近端收缩期和舒张期血流，得到主动脉前向流量和主动脉瓣反流量。因此，存在主动脉瓣反流的情况下，二尖瓣流入量计算公式如下：

$$二尖瓣流入量（ml/搏）=LVSV（ml/搏）-主动脉瓣流量（ml/搏）$$

在合并主动脉瓣反流时，二尖瓣反流量的计算方法与无主动脉瓣反流时相同，为 LVSV 和主动脉前向流量之间的差值。因此，合并主动脉瓣反流的二尖瓣反流分数计算公式如下：

$$二尖瓣反流分数（\%）=\frac{LVSV-主动脉前向流量}{LVSV-主动脉瓣反流量}\times 100$$

（3）对于存在房间分流的二尖瓣反流，定量评估二尖瓣反流量的方法与孤立性二尖瓣反流相同。通过 PC 成像定量测量主肺动脉血流与升主动脉前向血流比（Qp：Qs），计算房间分流量。

总之，这种利用心室每搏输出量和大血管血流量计算差值定量评估二尖瓣反流的方法具有很高的可重复性[26]，这一点已得到有创和无创技术的验证[27-28]。

3. 通过 PC 成像测量二尖瓣血流及主动脉前向血流，计算差值：

另一种方法是单独使用 PC 成像，可在二尖瓣瓣环水平直接测得二尖瓣流入量。在不存在心内分流的情况下，从二尖瓣流入量中减去主动脉前向流量即为二尖瓣反流量[29]。计算公式如下：

$$二尖瓣反流量（ml/搏）=二尖瓣流入量（ml/搏）-主动脉前向流量（ml/搏）$$

若存在主动脉瓣反流，则需考虑使用这种方法。需注意，由于二尖瓣口平面随心脏搏动运动，该技术的准确性可能会受到一定的影响[12]。

4. 通过 PC 成像直接测量二尖瓣反流量：

虽然有学者建议使用 PC 成像直接定量评估二尖瓣反流，但与金标准每搏输出量差量的计算方法相比，只能保证结果部分一致。二尖瓣反流成像平面位于二尖瓣的心房侧，在收缩期峰值时尽可能靠近瓣叶，并垂直于二尖瓣反流束方向（在水平长轴电影序列图像上定位）。这种方法的难点在于心脏搏动时瓣叶运动，垂直于反流束的平面较难获得（尤其是存在多个反流束或偏心反流束时）。考虑到与每搏输出量差量法的一致性较差，以及上述二尖瓣反流定量评估法的适用范围，该技术不建议常规使用。

5.3.3 CMR 定量评估二尖瓣反流的技术因素

CMR 评估心室容积及大血管血流的准确性及可重复性建立在保证图像采集及重建质量的基础之上。因此，CMR 的评估受到患者及操作者的双重因素影响。

患者本身的合并症常影响数据的采集。二尖瓣疾病常合并心律失常，尤其是心房颤动，会影响二尖瓣反流的定量评估[30]。电影成像可使用前瞻性门控或实时自由呼吸电影成像技术进行采集，后者特别适用于 R-R 间期极度不规则的情况。实时自由呼吸电影成像也适用于无法屏气的患者，心血管疾病患者常常无法屏气，对于这种情况，实时自由呼吸电影成像也同样适用。尽管实时自由呼吸电影成像牺牲了部分空间分辨率和（或）时间分辨率，但也更好地保证了与金标准屏气电影成像结果的一致性[31]。当出现心律失常时，需要考虑使用 PC 成像并重复采集大血管血流，以确保结果的可重复性。主动脉瓣狭窄或主动脉粥样硬化患者的主动脉流速峰值较高，需要设置更高的速度编码（velocity-encoding，VENC）以避免混叠。在没有心内分流的情况下，肺动脉 PC 成像可替代主动脉前向流量，以解决主动脉瓣狭窄引起的湍流情况。

电影成像测量心室容积的可重复性主要基于分割方法的一致性。交叉参考短轴位和长轴位图像有助于识别和分割心室血池，尤其对于心室底部的层面。一些软件通过追踪瓣叶平面有效解决这个问题。乳头肌和肌小梁属于心肌的一部分，因此通常建议从血池容积中排除[32-33]。相应地，当后处理软件将乳头肌归为血池体积的一部分时，需引用该方法相对应的血池体积参考范围[32，34]。短轴位（short-axis）叠加分析获得双心室数据，而横断面（transaxial）叠加分析更适用于针对右心室的分析[35-36]。后者可避免通过平面的运动干扰，使三尖瓣和肺动脉瓣在心动周期内更易被识别，相较于短轴位分析，横断面分析能更精确地描绘右心室基底段容积。最重要的是，心脏磁共振室的所有技术人员需保持数据采集和后处理方法的标准化和一致性，以确保数据的重复性。

5.4 二尖瓣反流的病因鉴别

鉴别原发性和继发性是评估二尖瓣反流的核心内容，因为这个问题关系到患者的手术策略——选择外科手术治疗还是内科经导管介入治疗[3]。

5.4.1 原发性二尖瓣反流

CMR 的高空间分辨率有利于识别二尖瓣脱垂的具体瓣叶受累情况，与超声心动图相比，CMR 更具临床可接受的诊断价值[37-38]。此外，CMR 还可以提供不同程度和类型的二尖瓣关闭不全的解剖学详细信息[39]。

因此，CMR 是感染性心内膜炎的一种无创性辅助成像检查。超声心动图具有良好的时间分辨率，有利于观察快速运动的结构，因此是识别瓣叶赘生物的最佳成像技术。虽然 CMR 也可以识别赘生物，但其敏感性低于超声心动图[40-41]。CMR 在评估感染性心内膜炎的并发症（如动脉瘤、瓣环脓肿）方面存在一定的诊断价值，但目前仅限于个例报道[42-44]。

5.4.2 继发性二尖瓣反流

CMR 可描述二尖瓣特定结构学改变，因此可用于指导继发性二尖瓣反流的手术选择。CMR 电影成像可显示慢性缺血导致的二尖瓣瓣环结构、功能变化，二尖瓣瓣环间隔侧径及连合间径扩大，导致马鞍形二尖瓣瓣环变大、变平[45]。此外，静脉注射钆对比剂的心肌成像有助于缺血性二尖瓣反流合并的左心室心肌和（或）乳头肌梗死的识别、定位。

5.5 CMR 在二尖瓣反流评估中的临床应用

虽然超声心动图和 CMR 的测量参数类似，但是它们的测量方法以及数据结果不可互换。例如，通过 CMR 每搏输出量差量法与通过超声心动图的近端等速表面积（proximal isovelocity surface area，PISA）技术测得的二尖瓣反流量并不相等[46]。目前指南建议的手术干预阈值主要基于超声心动图[1-2]。因此，CMR 目前是作为临床指南的解释和评估及临床个体化决策的补充。然而，小样本研究的术后结果表明，相较于超声心动图，CMR 能更准确地量化评估二尖瓣反流的严重程度，在识别术后左心室良性重构和预测二尖瓣手术指征方面有更好的表现[46-47]。为了进一步支持CMR在二尖瓣反流评估中的作用，尚需要进行大型随机前瞻性试验，以提高CMR在目前指南中的地位。

5.6 结论

CMR是一种无创性评估二尖瓣反流的有效的心脏成像检查。它是最准确的、可重复的心脏成像技术，可定量评估二尖瓣反流严重程度以及其对心腔大小和功能的影响。CMR成像的横截面图像属性可有效避免超声心动图采集中遇到的技术挑战。即使在存在联合心脏瓣膜病和心内分流的情况下，CMR仍能准确地定量评估二尖瓣反流。在无创性检查二尖瓣反流方面，超声心动图是观察瓣叶形态及瓣膜功能不全的首选检查，CMR仍然是超声心动图的补充检查。然而最近的研究表明，CMR定量评估的二尖瓣反流严重程度能准确预测术后结局。未来的研究应旨在使用CMR来指导介入治疗的最佳时机。

参考文献

1 Baumgartner, H., Falk, V., Bax, J.J. et al. (2017). 2017 ESC/EACTS guidelines for the management of valvular heart disease. *Eur. Heart J.* 38 (36): 2739–2791.

2 Nishimura, R.A., Otto, C.M., Bonow, R.O. et al. (2014). 2014 AHA/ACC guideline for the management of patients with valvular heart disease: a report of the American College of Cardiology/American Heart Association task force on practice guidelines. *J. Am. Coll. Cardiol.* 63 (22): e57–e185.

3 De Bonis, M., Al-Attar, N., Antunes, M. et al. (2016). Surgical and interventional management of mitral valve regurgitation: a position statement from the European Society of Cardiology Working Groups on cardiovascular surgery and Valvular heart disease. *Eur. Heart J.* 37 (2): 133–139.

4 Biner, S., Rafique, A., Rafii, F. et al. (2010). Reproducibility of proximal isovelocity surface area, vena contracta, and regurgitant jet area for assessment of mitral regurgitation severity. *J. Am. Coll. Cardiol. Img.* 3 (3): 235–243.

5 Grayburn, P.A. and Bhella, P. (2010). Grading severity of mitral regurgitation by echocardiography: science or art? *J. Am. Coll. Cardiol. Img.* 3 (3): 244–246.

6 Thomas, N., Unsworth, B., Ferenczi, E.A. et al. (2008). Intraobserver variability in grading severity of repeated identical cases of mitral regurgitation. *Am. Heart J.* 156 (6): 1089–1094.

7 Bellenger, N.G., Burgess, M.I., Ray, S.G. et al. (2000). Comparison of left ventricular ejection fraction and volumes in heart failure by echocardiography, radionuclide ventriculography and cardiovascular magnetic resonance; are they interchangeable? *Eur. Heart J.* 21 (16): 1387–1396.

8 Bogaert, J.G., Bosmans, H.T., Rademakers, F.E. et al. (1995). Left ventricular quantification with breath-hold MR imaging: comparison with echocardiography. *MAGMA* 3 (1): 5–12.

9 Grothues, F., Moon, J.C., Bellenger, N.G. et al. (2004). Interstudy reproducibility of right ventricular volumes, function, and mass with cardiovascular magnetic resonance. *Am. Heart J.* 147 (2): 218–223.

10 Grothues, F., Smith, G.C., Moon, J.C. et al. (2002). Comparison of interstudy reproducibility of cardiovascular magnetic resonance with two-dimensional echocardiography in normal subjects and in patients with heart failure or left ventricular hypertrophy. *Am. J. Cardiol.* 90 (1): 29–34.

11 Sakuma, H., Fujita, N., Foo, T.K. et al. (1993). Evaluation of left ventricular volume and mass with breath-hold cine MR imaging. *Radiology* 188 (2): 377–380.

12 Polte, C.L., Bech-Hanssen, O., Johnsson, A.A. et al. (2015). Mitral regurgitation quantification by cardiovascular magnetic resonance: a comparison of indirect quantification methods. *Int. J. Cardiovasc. Imaging* 31 (6): 1223–1231.

13 Alfakih, K., Plein, S., Thiele, H. et al. (2003). Normal human left and right ventricular dimensions for MRI as assessed by turbo gradient echo and steady-state free precession imaging sequences. *J. Magn. Reson. Imaging* 17 (3): 323–329.

14 Moon, J.C., Lorenz, C.H., Francis, J.M. et al. (2002). Breath-hold FLASH and FISP cardiovascular MR imaging: left ventricular volume differences and reproducibility. *Radiology* 223 (3): 789–797.

15 Kondo, C., Caputo, G.R., Semelka, R. et al. (1991). Right and left ventricular stroke volume measurements with velocity-encoded cine MR imaging: in vitro and in vivo validation. *AJR Am. J. Roentgenol.* 157 (1): 9–16.

16 Firmin, D.N., Nayler, G.L., Klipstein, R.H. et al. (1987). In vivo validation of MR velocity imaging. *J. Comput. Assist. Tomogr.* 11 (5): 751–756.

17 Hundley, W.G., Li, H.F., Hillis, L.D. et al. (1995). Quantitation of cardiac output with velocity-encoded, phase-difference magnetic resonance imaging. *Am. J. Cardiol.* 75 (17): 1250–1255.

18 Meier, D., Maier, S., and Bosiger, P. (1988). Quantitative flow measurements on phantoms and on blood vessels with MR. *Magn. Reson. Med.* 8 (1): 25–34.

19 Aurigemma, G., Reichek, N., Schiebler, M., and Axel, L. (1990). Evaluation of mitral regurgitation by cine magnetic resonance imaging. *Am. J. Cardiol.* 66 (5): 621–625.

20 Evans, A.J., Blinder, R.A., Herfkens, R.J. et al. (1988). Effects of turbulence on signal intensity in gradient echo images. *Invest. Radiol.* 23 (7): 512–518.

21 Globits, S., Mayr, H., Frank, H. et al. (1990). Quantification of regurgitant lesions by MRI. *Int. J. Card. Imaging* 6 (2): 109–116.

22 Wagner, S., Auffermann, W., Buser, P. et al. (1989). Diagnostic accuracy and estimation of the severity of valvular regurgitation from the signal void on cine magnetic resonance images. *Am. Heart J.* 118 (4): 760–767.

23 Krieger, E.V., Lee, J., Branch, K.R., and Hamilton-Craig, C. (2016). Quantitation of mitral regurgitation with cardiac magnetic resonance imaging: a systematic review. *Heart* 102 (23): 1864–1870.

24 Mehta, N.K., Kim, J., Siden, J.Y. et al. (2017). Utility of cardiac magnetic resonance for evaluation of mitral regurgitation prior to mitral valve surgery. *J. Thorac. Dis.* 9 (Suppl 4): S246–s56.

25 Uretsky, S., Argulian, E., Narula, J., and Wolff, S.D. (2018). Use of cardiac magnetic resonance imaging in assessing mitral regurgitation: current evidence. *J. Am. Coll. Cardiol.* 71 (5): 547–563.

26 Uretsky, S., Supariwala, A., Nidadovolu, P. et al. (2010). Quantification of left ventricular remodeling in response to isolated aortic or mitral regurgitation. *J. Cardiovasc. Magn. Reson.* 12: 32.

27 Cawley, P.J., Hamilton-Craig, C., Owens, D.S. et al. (2013). Prospective comparison of valve regurgitation quantitation by cardiac magnetic resonance imaging and transthoracic echocardiography. *Circ.*

Cardiovasc. Imaging 6 (1): 48–57.

28 Hundley, W.G., Li, H.F., Willard, J.E. et al. (1995). Magnetic resonance imaging assessment of the severity of mitral regurgitation. Comparison with invasive techniques. *Circulation* 92 (5): 1151–1158.

29 Fujita, N., Chazouilleres, A.F., Hartiala, J.J. et al. (1994). Quantification of mitral regurgitation by velocity-encoded cine nuclear magnetic resonance imaging. *J. Am. Coll. Cardiol.* 23 (4): 951–958.

30 Myerson, S.G., Francis, J.M., and Neubauer, S. (2010). Direct and indirect quantification of mitral regurgitation with cardiovascular magnetic resonance, and the effect of heart rate variability. *MAGMA* 23 (4): 243–249.

31 Muthurangu, V., Lurz, P., Critchely, J.D. et al. (2008). Real-time assessment of right and left ventricular volumes and function in patients with congenital heart disease by using high spatiotemporal resolution radial k-t SENSE. *Radiology* 248 (3): 782–791.

32 Schulz-Menger, J., Bluemke, D.A., Bremerich, J. et al. (2013). Standardized image interpretation and post processing in cardiovascular magnetic resonance: Society for Cardiovascular Magnetic Resonance (SCMR) board of trustees task force on standardized post processing. *J. Cardiovasc. Magn. Reson.* 15: 35.

33 Vogel-Claussen, J., Finn, J.P., Gomes, A.S. et al. (2006). Left ventricular papillary muscle mass: relationship to left ventricular mass and volumes by magnetic resonance imaging. *J. Comput. Assist. Tomogr.* 30 (3): 426–432.

34 Kawel-Boehm, N., Maceira, A., Valsangiacomo-Buechel, E.R. et al. (2015). Normal values for cardiovascular magnetic resonance in adults and children. *J. Cardiovasc. Magn. Reson.* 17: 29.

35 Alfakih, K., Plein, S., Bloomer, T. et al. (2003). Comparison of right ventricular volume measurements between axial and short axis orientation using steady-state free precession magnetic resonance imaging. *J. Magn. Reson. Imaging* 18 (1): 25–32.

36 Atalay, M.K., Chang, K.J., Grand, D.J. et al. (2013). The transaxial orientation is superior to both the short axis and horizontal long axis orientations for determining right ventricular volume and ejection fraction using Simpson's method with cardiac magnetic resonance. *ISRN Cardiol.* 2013: 268697.

37 Gabriel, R.S., Kerr, A.J., Raffel, O.C. et al. (2008). Mapping of mitral regurgitant defects by cardiovascular magnetic resonance in moderate or severe mitral regurgitation secondary to mitral valve prolapse. *J. Cardiovasc. Magn. Reson.* 10: 16.

38 Han, Y., Peters, D.C., Salton, C.J. et al. (2008). Cardiovascular magnetic resonance characterization of mitral valve prolapse. *J. Am. Coll. Cardiol. Img.* 1 (3): 294–303.

39 Delling, F.N., Kang, L.L., Yeon, S.B. et al. (2010). CMR predictors of mitral regurgitation in mitral valve prolapse. *J. Am. Coll. Cardiol. Img.* 3 (10): 1037–1045.

40 Dursun, M., Yilmaz, S., Yilmaz, E. et al. (2015). The utility of cardiac MRI in diagnosis of infective endocarditis: preliminary results. *Diagn. Interv. Radiol.* 21 (1): 28–33.

41 Zatorska, K., Michalowska, I., Duchnowski, P. et al. (2015). The usefulness of magnetic resonance imaging in the diagnosis of infectious endocarditis. *J. Heart Valve Dis.* 24 (6): 767–775.

42 Pasowicz, M., Klimeczek, P., Wicher-Muniak, E. et al. (2002). Usefulness of magnetic resonance imaging in diagnosis of mitral valve anulus abscess – case report. *Przegl. Lek.* 59 (8): 623–625.

43 Saghir, S., Ivey, T.D., Kereiakes, D.J., and Mazur, W. (2006). Anterior mitral valve leaflet aneurysm due to infective endocarditis detected by cardiac magnetic resonance imaging. *Rev. Cardiovasc. Med.* 7 (3): 157–159.

44 Suksaranjit, P., Sommers, D.N., Chang, L. et al. (2016). Multimodal imaging of a mitral paravalvular abscess. *Tex. Heart Inst. J.* 43 (1): 100–102.

45 Kaji, S., Nasu, M., Yamamuro, A. et al. (2005). Annular geometry in patients with chronic ischemic mitral regurgitation: three-dimensional magnetic resonance imaging study. *Circulation* 112 (9 Suppl): I409–I414.

46 Uretsky, S., Gillam, L., Lang, R. et al. (2015). Discordance between echocardiography and MRI in the assessment of mitral regurgitation severity: a prospective multicenter trial. *J. Am. Coll. Cardiol.* 65 (11): 1078–1088.

47 Myerson, S.G., d'Arcy, J., Christiansen, J.P. et al. (2016). Determination of clinical outcome in mitral regurgitation with cardiovascular magnetic resonance quantification. *Circulation* 133 (23): 2287–2296.

第6章

CT在TMVR计划及LVOT梗阻预测中的应用

Dee Dee Wang，Mayra Guerrero，Brian O' Neill，Pedro A. Villablanca Spinetto，James Lee，Tiberio Frisoli，Marvin Eng，William O' Neill

戴晗怡　范嘉祺　译　刘先宝　审校

6.1　引言

经导管主动脉瓣置换术（transcatheter aortic valve replacement，TAVR）扩展了瓣膜介入治疗的领域。TAVR低风险临床试验的结果令人鼓舞，结构性心脏病领域开始转向经导管二尖瓣介入治疗，成为下一个研究和发展的方向[1-5]。在美国，二尖瓣疾病的年发病率比主动脉瓣疾病高数倍[6]。

相比于TAVR的术前CT评估，经导管二尖瓣置换术（transcatheter mitral valve replacement，TMVR）的术前CT评估更加复杂。左心室流出道（left ventricular outflow tract，LVOT）梗阻是TMVR手术危及生命的并发症[4]。迄今为止，有超过50%的患者因LVOT梗阻高风险被排除于TMVR临床试验之外[3，7-8]。术前更精准地评估患者的解剖学结构及更加精准的术前规划可以预防很多TMVR并发症。了解每位患者LVOT的解剖结构对短期和长期预后都至关重要[5，9]。

6.2　二尖瓣疾病的成像史

6.2.1　CT——TAVR术前评估

CT已被公认为TAVR术前评估及策略规划的金标准[10]。TAVR术前成功且精确的CT评估能显著降低手术相关并发症的发生率、缩短手术时间和降低术后瓣周漏的发生率[7]。然而，临床团队对TMVR的心脏CT分析了解较少，因此继二尖瓣CT分析算法的发展后，TMVR技术才迅速发展[3-5]。

6.2.2　手术和经导管二尖瓣介入治疗

在传统的二尖瓣外科手术转诊流程中，心脏成像技术的价值在于识别和诊断二尖瓣病变。经食管超声心动图（transesophageal echocardiography，TEE）和经胸超声心动图（transthoracic echocardiography，TTE）是经导管二尖瓣修复术的一线筛查工具。因此，随着TMVR技术的发展，医生还不习惯用回顾性心电门控增强CT评估拟行TMVR的患者。在心脏病学领域，对二尖瓣的研究主要集中于二尖瓣的病理生理学机制。美国超声心动图学会发布的心脏瓣膜病指南主要介绍了二尖瓣狭窄、二尖瓣反流概念及根据传统Carpentier型分类的不同病理机制[11]。结构性心脏病介入治疗涉及多学科合作，心脏团队成员基于患者的个体化病因讨论最佳的器械尺寸、设计及手术入路并共同决策，这远远超出瓣膜性心脏病的诊断范畴[12-13]。在经导管介入治疗之前，外科手术瓣膜类型和尺寸是在术中选择的，在开放的手术视野下，外科医生在缝合瓣膜之前通过瓣膜尺寸测量器测量瓣膜大小。外科医生在术中可以通过切割、缝合和置换来完成二尖瓣正常工作所需结构的重建[14]。此外，许多心脏病专业的轮转医师不再被要求去心胸外科手术室轮转，因此他们很少接触二尖瓣的外科手术和经导管介入治疗，只有在术后成像的随访中才有所了解[15]。这种脱离心脏手术团队的培训模式会使心脏病学专科医师对二尖瓣治疗的理解不足。心脏病学专科医师因对术中器械选择的决策缺乏相关的培训和了解，故在二尖瓣外科置换术中的角色降级为监测瓣膜功能和转诊的医师[15-16]。

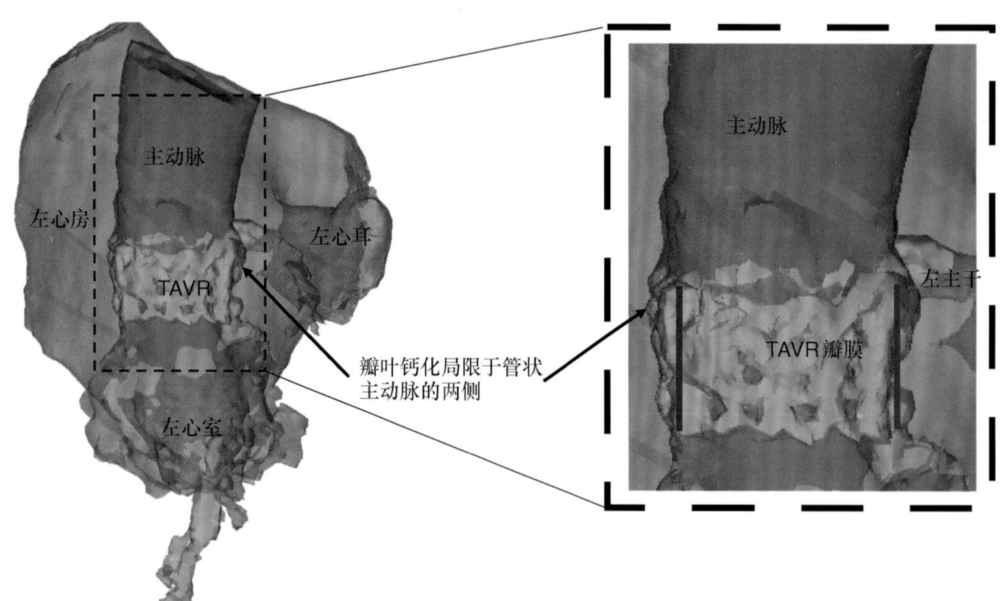

• **图 6.1** TAVR 支架技术。TAVR 瓣膜是在冠状动脉支架技术基础上制作的。正如经皮冠状动脉介入治疗时冠状动脉斑块被推向冠状动脉管腔壁边缘（支架框架用红色实线表示），TAVR 瓣膜支架的径向力将自体钙化的主动脉瓣推向管状主动脉壁

6.3 主动脉瓣和二尖瓣技术的发展理念

主动脉瓣的 TAVR 技术是在冠状动脉支架的技术基础上设计而成的。TAVR 瓣膜缝在具有复杂网格的金属支架上，以保证最大的支架径向支撑力来支持瓣叶的功能和活动性。和冠状动脉支架在冠状动脉中膨胀释放的过程类似，TAVR 瓣膜将钙化的自体瓣叶推开并锚定在主动脉管壁上（图 6.1）。然而，如果在早期的临床应用中没有充分了解复杂的二尖瓣及左心室结构及预期的瓣膜着陆区，仅将 TAVR 技术简单迁移至 TMVR 可能会造成灾难性的后果。

主动脉瓣复合结构通常被比作带有瓣叶的管道。而二尖瓣与其说是瓣膜，不如说是一种装置，常被视为一件活生生的艺术品。整个二尖瓣装置位于左心房、主动脉边缘、LVOT、二尖瓣腱索和乳头肌附着处之间，二尖瓣瓣叶的接合和功能依赖于二尖瓣装置、左心室和右心室的所有组成部分在整个心动周期中保持同步性[6]（图 6.2）。整个收缩期和舒张期的心室收缩力与二尖瓣瓣环附着区的大小和位置以及左心室的形状和位置的变化相关。二尖瓣装置的任何部分的结构或功能异常都会导致二尖瓣疾病。可能的病因包括合并的冠状动脉疾病（回旋支狭窄）、左心衰竭引起的三尖瓣疾病、三尖瓣反流恶化导致的肺动脉高压，伴或不伴其他结构性病变。主动脉瓣疾病的诊治仅需专科医生参与，但二尖瓣疾病的 TMVR 治疗需要心脏多学科团队的合作[17]。

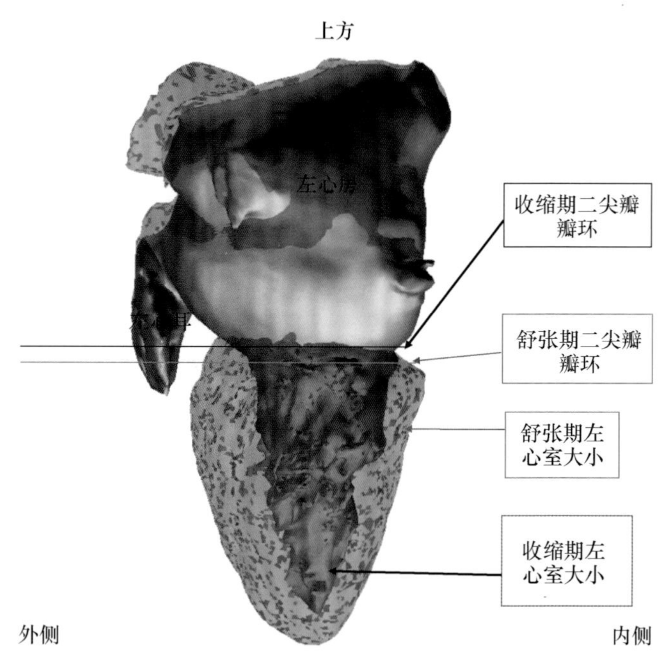

• **图 6.2** 二尖瓣在心室收缩期和舒张期的示意图。心室收缩期（灰色）和舒张期（橙色）会因左心室内侧到外侧的收缩而影响二尖瓣瓣环面积大小。另外，由于左心房和左心室的可收缩性，二尖瓣瓣环平面在收缩期（更接近心室，灰色箭头）和舒张期（更接近心房侧，紫色标注）会上下移动

6.4　CT 图像采集的基础知识

采用回顾性心电门控 CT 扫描分析制订 TMVR 术前规划。通常，二尖瓣瓣环或拟置入 TMVR 器械的着陆区面积在舒张期最大，在收缩期最小[5]。最大的左心室收缩力通常处于心室收缩中-末期，在心动周期中可能会存在变异，主要取决于前间隔的基底段至中段是否存在偏心性肥厚[5, 18]。经导管心脏瓣膜的尺寸选择和建模涉及各种综合因素，包括器械与以下各种解剖学之间的相互作用：

1）着陆区大小。

2）器械锚定。

3）瓣下结构的干扰。

4）可能的 LVOT 梗阻风险。

6.5　二尖瓣和 TMVR 器械着陆区的定义

目前多种 TMVR 器械正处于临床试验阶段，主要用于治疗不同病因的二尖瓣疾病，包括二尖瓣反流和二尖瓣狭窄（继发于二尖瓣瓣环钙化）。超说明书（Off-label）使用 TAVR 器械治疗严重二尖瓣瓣环钙化（mitral annulus calcification，MAC）能明显改善患者的 1 年预后[3]。评估二尖瓣“瓣膜”或 TMVR 器械着陆区的大小对于不同患者的解剖结构和器械的设计都是独一无二的。

大部分处于临床试验阶段用于治疗二尖瓣反流的 TMVR 器械都需要锚定在左心室内。锚定方式包括瓣下腱索环绕、经心尖牵拉或抓捕自体瓣叶[19-21]。选择 TMVR 器械尺寸时不仅要考虑避免术后瓣周漏，还需保证左心室内有足够的空间用于 TMVR 器械的锚定[19-20]。二尖瓣瓣环钙化患者行传统球囊扩张瓣膜置入术时，二尖瓣着陆区被定义为前、后二尖瓣瓣环之间具有足够钙化用于锚定 TMVR 器械的最大限制点[22]。与传统的开胸心脏瓣膜外科手术相比，经导管二尖瓣置换术可将 TMVR 器械经房间隔送入，TMVR 器械的二尖瓣着陆区可延伸至更多的心室区域[20-21]。只有了解每种 TMVR 器械的设计原理，才能更好地利用 CT 指导器械尺寸的准确选择[20]。

6.6　LVOT 的定义

CT 的应用带来了一个新的概念——新左室流出道（neo-LVOT 或 new LVOT）。首次人体 TMVR 手术虽然比较成功[23]，但术后不久就发生了瓣膜栓塞以及 LVOT 梗阻合并血流动力学紊乱[18]。

事实上，LVOT 不是一个静态的心脏结构。将 LVOT 视为心腔内的固有结构会使术者过度简化 TMVR 的围手术期策略并低估 TMVR 术后 LVOT 梗阻的风险。在 TMVR 中，新 LVOT 的概念被定义为左心室前间隔基底段至中段与 TMVR 支架直接接触的部分[5]（图 6.3）。每个患者解剖结构各异，前间隔基底段至中段肥厚的位置和严重程度直接影响心脏 CT 时相的选择，进而影响预测新 LVOT、TMVR 器械的定位和尺寸选择（图 6.4）。TMVR 术后的 LVOT 梗阻不止由 TMVR 支架引起，还可由冗长的二尖瓣原生前叶导致（与肥厚型心肌病二尖瓣前叶收缩期前向运动的解剖学机制相似）[24]。此外，患者心室的负荷状态也会影响预测新 LVOT。严重右心室容量超负荷和血液透析患者的新 LVOT 会随心脏 CT 扫描时心腔大小的改变而不同。因此，CT 预测新 LVOT 需要综合考虑心脏的病理生理学、超声心动图和血流动力学以更好地制订 TMVR 围手术期计划[18]。

6.7　基于 CT 建模预测新 LVOT

CT 在预测新 LVOT 时，需充分评估 TMVR 手术可能的最好和最坏的情况。由于目前商业 CT 软件包不能计算动态的流体模型，需在心动周期的静态时相进行新 LVOT 的预测和器械尺寸的选择[5]。

最佳的 LVOT 预测模型不仅需要了解 TMVR 的着陆区大小，还需了解 TMVR 器械的输送方式。计算机设计软件（Mimics，Materialise Leuven，Belgium）可基于患者的左心房和左心室进行建模，模拟在不同心

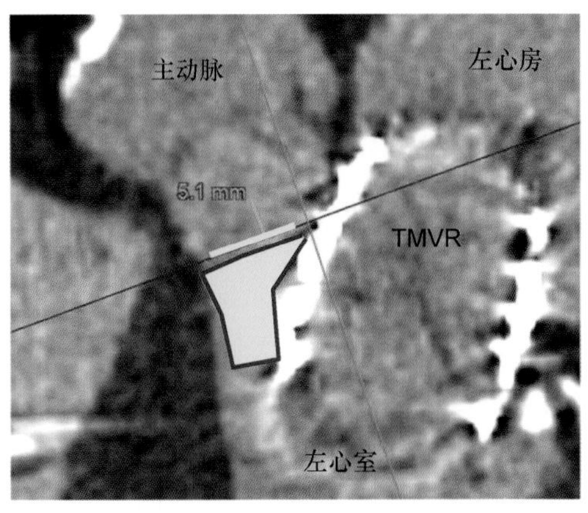

• **图 6.3**　TMVR 中新 LVOT 的定义。不同于传统超声心动图或 CT 中 LVOT（瓣环至瓣环下 5 mm 处）的概念（黄色线所示），TMVR 中的新 LVOT 是 TMVR 支架与左心室接触的部分

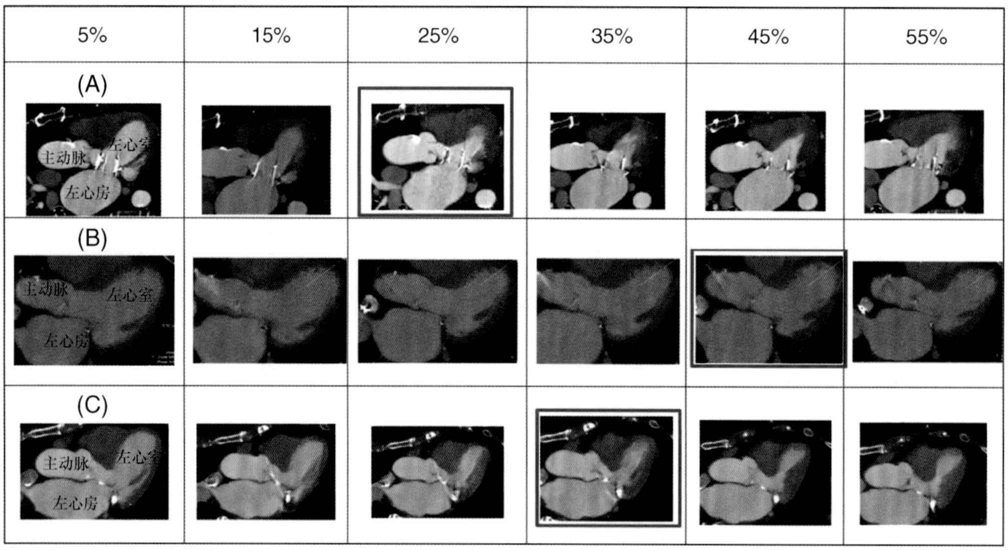

5%	15%	25%	35%	45%	55%
(A) 主动脉 左心室 左心房					
(B) 主动脉 左心室 左心房					
(C) 主动脉 左心室 左心房					

• **图 6.4** 心脏 CT 时相的选择。(A)、(B)和(C)分别展示了三位不同患者 LVOT 的解剖结构。鉴于前间隔基底段至中段肥厚的位置和严重程度各异(如红色框所示),每位患者选择的心脏 CT 收缩时相应不同

室深度下置入 TMVR 的情况——比如 60% 心室 /40% 心房或 80% 心室 /20% 心房(图 6.5)。着陆区在心室内的深度取决于器械是球囊辅助置入的还是经心尖输送置入的。了解具体的锚定机制后,就可以模拟出 TMVR 术后 LVOT 梗阻风险最高的器械着陆区面积。经心尖入路可以通过调整穿刺位置来改变 TMVR 器械的着陆区,以尽可能降低 TMVR 术后 LVOT 梗阻的风险。

6.8 CT 用于验证 TMVR 术后新 LVOT 预测模型的效果

新 LVOT 预测模型的临界值(cutoffs)是基于目前收集的 TMVR 术前及术后的相关数据,包括 5 年以上的心脏 CT 图像数据以及 Wang 等首次报道的左心室跨瓣压差数据[18]。根据二尖瓣学术研究协会(Mitral Valve Academic Research Consortium,MVARC)中的二尖瓣瓣膜置入成功和失败标准,相较于基线水平,LVOT 压差增加 10 mmHg 及以上即定义为 LVOT 梗阻[25]。受试者工作特征曲线(Receiver Operator Characteristic Curve,ROC)结果显示,预测的新 LVOT ≤ 189.4 mm^2 在识别 LVOT 梗阻风险方面的敏感性和特异性分别为 100% 和 96.8%[18]。

然而,当前的 LVOT 预测模型可能并不适用于所有 TMVR 器械技术[26]。不同类型的 TMVR 支架金属具有不同的变形能力,可能会影响器械在左心室腔内与自体二尖瓣瓣环的适应,进而影响器械着陆区的大小。当前的 LVOT 预测模型适用于单部件(single-unit)闭环(close-cell)TMVR 器械,但可能不适用于所有带有内部瓣膜及外部对接系统的开环(open-cell)器械。

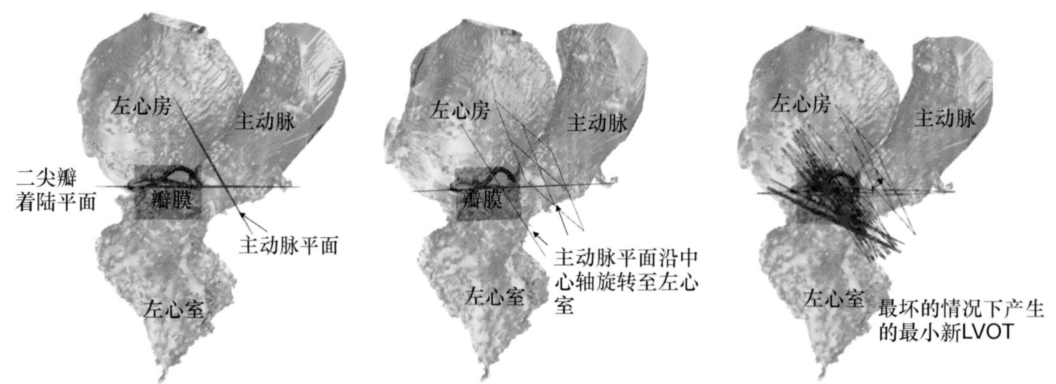

• **图 6.5** 新 LVOT 预测模型的算法。一旦确定二尖瓣着陆区的大小,即可在 80% 左心室 /20% 左心房和 60% 左心室 /40% 左心房的深度下进行建模,并通过模拟相应的瓣膜位置预测新 LVOT。在基线 LVOT 基础上沿主动脉平面的中心轴进行图像切割。当瓣膜支架侵入基底-中间-前间隔左心室壁程度达到最大,即产生了最小的新 LVOT 面积,即预测的新 LVOT

6.9　CT 预测的 TMVR 术前及术后新 LVOT 之间的相关性

心脏 CT 预测的 TMVR 术前及术后新 LVOT 之间存在一定的相关性（$R^2 = 0.8169$，$P < 0.0001$）[18]。然而，这种方法仍不能解决当前 TMVR 技术的局限性。首先，在缺少可调弯输送导管的情况下，输送鞘只能在两个正交平面上输送 TMVR 器械。TAVR 器械置入于管状的主动脉，因此能避免大角度的移位，但 TMVR 器械在置入时无法保证最佳的同轴度。

其次，经房间隔 TMVR 术后的 CT 显示，大多数 TMVR 器械的心房部分向房间隔倾斜并远离左心耳。TMVR 器械的心室部分前部比后部置入比例更大（图 6.6）。这与导管经房间隔穿刺和进入左心室的轨迹有关。

最后，围手术期 CT 建模和 3D 打印展示了卵圆窝大小和位置的个体差异。与左心耳类似，卵圆窝是每个患者心脏解剖结构特有的唯一标识。卵圆窝大小和位置的个体差异导致了器械输送途径的复杂性和多样性。常规的房间隔穿刺点位于房间隔中部或中后部，但具体位置会随着卵圆窝的宽度、高度和表面积的变化而改变，因此对于每位患者的穿刺位置都是个体化的。

6.10　CT 在指导 TMVR 术前规划方面的其他价值

TMVR 目前尚处于起步阶段，但其可行性已在外科手术高危和极高危的患者人群中得到初步证实。CT 在评估新 LVOT 大小和预测梗阻风险方面的价值已经获得认可[5, 22]。然而，TMVR 器械可能不止一种类型。退行性二尖瓣反流与伴有左心室扩大的功能性二尖瓣反流的 TMVR 器械可能存在差异——不管是支架高度还是左心室腔内器械的大小（图 6.7）。心脏 CT 显示二尖瓣瓣环钙化通常位于瓣环下方或心室至自体二尖瓣瓣环之间。与非钙化的二尖瓣相比，位于瓣环下方的二尖瓣瓣环钙化使得 TMVR 器械释放于更靠近左心室的着陆区（图 6.8）。因此，TMVR 治疗二尖瓣瓣环钙化发生 LVOT 梗阻的风险显著增高。

TMVR 治疗二尖瓣瓣环钙化时，置入的瓣膜将自适应于二尖瓣着陆区中阻力最小的路径，即没有钙化的二尖瓣着陆区（图 6.9）。TMVR 器械的变形是否会影响新 LVOT 预测模型以及 TMVR 器械的长期锚定，这个问题目前仍有待回答。

目前的 CT 技术在指导 TMVR 术前规划方面，主要用于确定二尖瓣锚定区的大小并预测术后发生 LVOT 梗阻的风险。让我们一起期待未来 CT 技术的发展，通过计算动态的流体模型并整合超声心动图参数（如流量和速度），也许有朝一日，我们能实现单模态的心脏影像技术。

致谢

作者感谢 Marianne Rollet、Kati Kubiak 和 Tongwa Aka 的帮助。

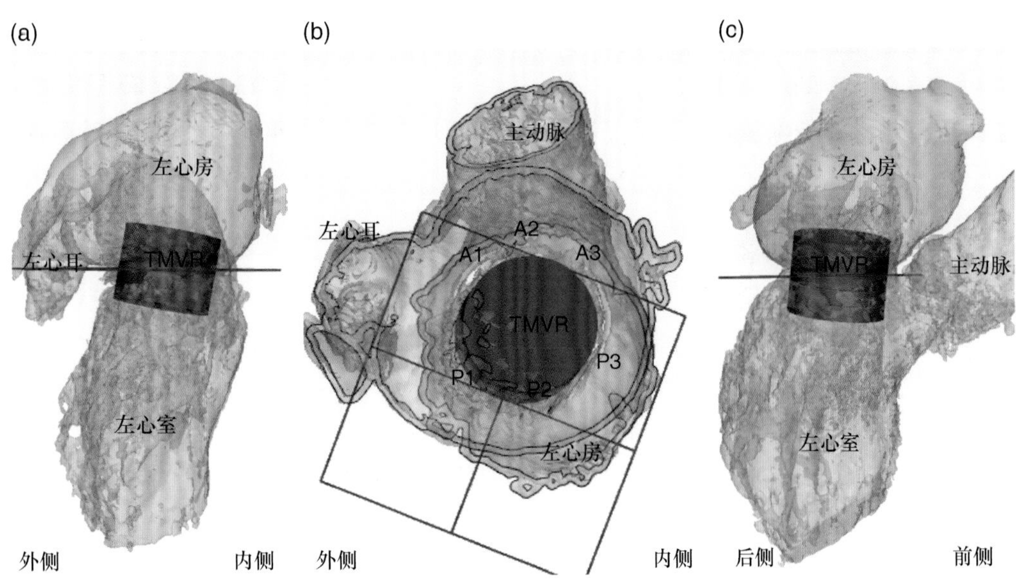

• **图 6.6**　TMVR 术后倾斜角度。在没有可调弯的 TMVR 输送鞘的情况下，TMVR 术后器械远离左心耳［图（**a**）］和 A1P1 瓣叶而偏向房间隔［图（**b**）］，TMVR 装置的前部更多部分置入左心室［图（**c**）］。这将与基线预测的新 LVOT 值略有偏差，进而影响器械的对称性和同轴性

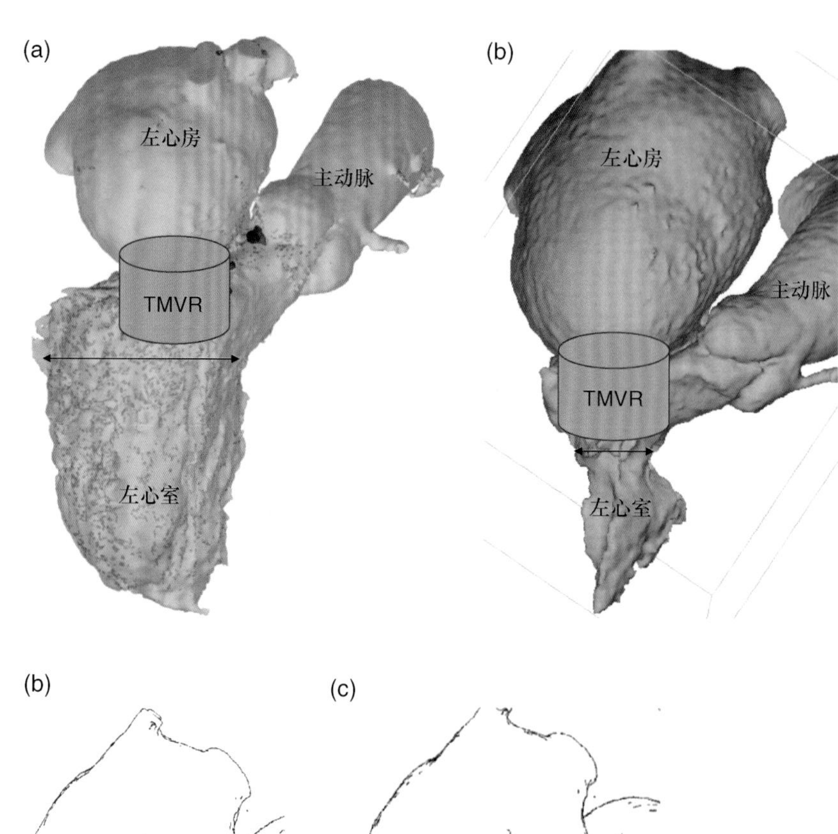

• **图 6.7** 基于不同二尖瓣病理机制的 TMVR 需求。(**a**)继发于二尖瓣瓣环退行性变的重度二尖瓣反流患者左心室扩大的可能性增加，因此能够置入心室内锚定区域更大的 TMVR 器械。(**b**)继发于二尖瓣瓣环钙化的重度二尖瓣狭窄合并反流患者的左心室可能具有高动力、小心腔的特点，因此左心室容积不足以容纳体积大的 TMVR 器械

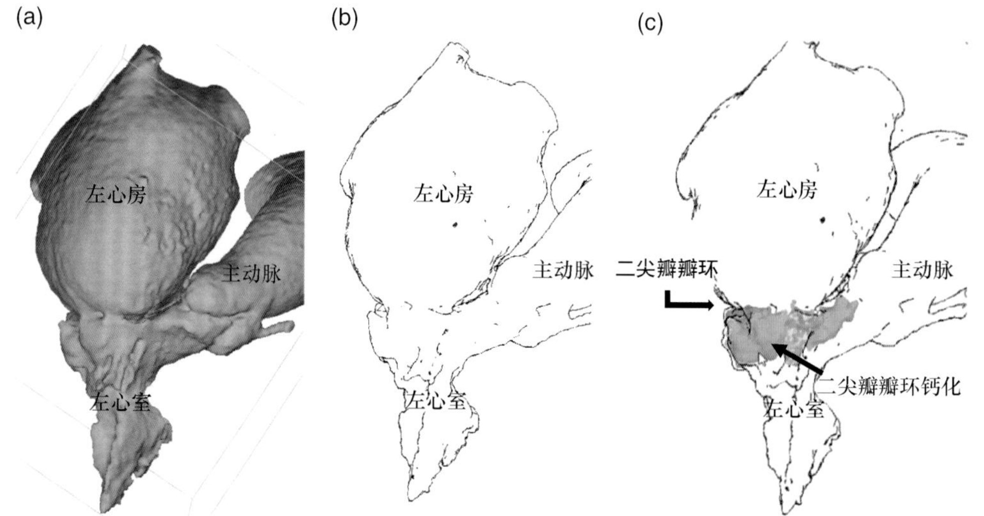

• **图 6.8** 二尖瓣瓣环钙化的分布。(**a**)基于 CT 计算机模拟重建患者左心室。(**b**)追踪患者左心室的心内膜。(**c**)将患者的严重二尖瓣瓣环钙化分割区域与患者心脏重叠，证明其位置处于原生二尖瓣瓣环平面的心室侧

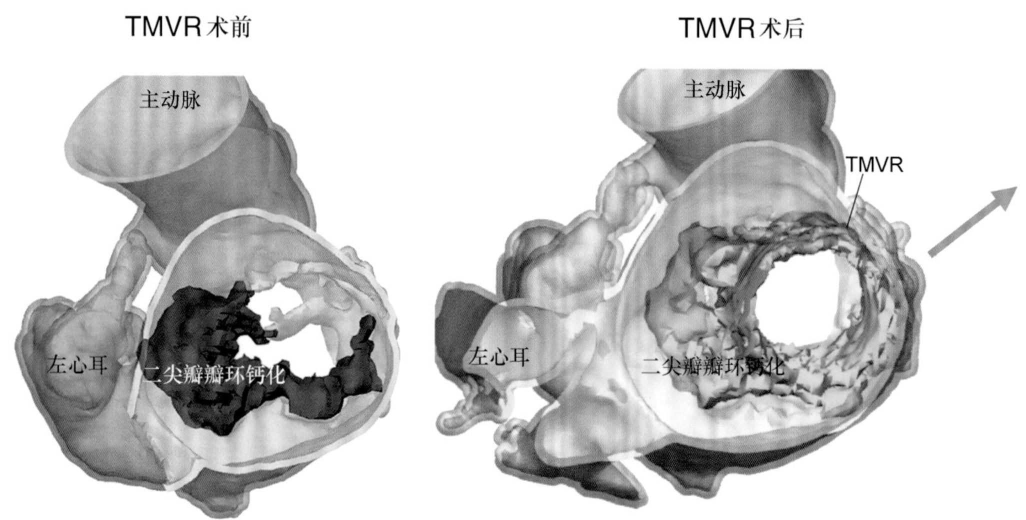

• **图 6.9** 阻力最小的路径。左图：3D 外科视野下左心房未见完整的二尖瓣瓣环钙化，沿前内侧三角区无二尖瓣瓣环钙化。右图：TMVR 术后，因置入区域无二尖瓣瓣环钙化，经导管心脏瓣膜会偏向前内侧三角区（蓝色箭头）

参考文献

1 Popma, J.J., Deeb, G.M., Yakubov, S.J. et al. (2019). Transcatheter aortic-valve replacement with a self-expanding valve in low-risk patients. *N. Engl. J. Med.* 380 (18): 1706–1715.

2 Mack, M.J., Leon, M.B., Thourani, V.H. et al. (2019). Transcatheter aortic-valve replacement with a balloon-expandable valve in low-risk patients. *N. Engl. J. Med.* 380 (18): 1695–1705.

3 Guerrero, M., Urena, M., Himbert, D. et al. (2018). 1-year outcomes of Transcatheter mitral valve replacement in patients with severe mitral annular calcification. *J. Am. Coll. Cardiol.* 71: 1841–1853.

4 Guerrero, M., Urena, M., Pursnani, A. et al. (2016). Balloon expandable transcatheter heart valves for native mitral valve disease with severe mitral annular calcification. *J. Cardiovasc. Surg. (Torino)* 57: 401–409.

5 Wang, D.D., Eng, M., Greenbaum, A. et al. (2016). Predicting LVOT obstruction after TMVR. *JACC Cardiovasc. Imaging* 9: 1349–1352.

6 Nkomo, V.T., Gardin, J.M., Skelton, T.N. et al. (2006). Burden of valvular heart diseases: a population-based study. *Lancet* 368: 1005–1011.

7 Guerrero, M., Dvir, D., Himbert, D. et al. (2016). Transcatheter mitral valve replacement in native mitral valve disease with severe mitral annular calcification: results from the first multicenter global registry. *JACC Cardiovasc. Interv.* 9: 1361–1371.

8 Guerrero, M., Feldman, T., and O'Neill, W. (2016). Reply: limitations of Transcatheter mitral valve replacement in native mitral valve disease with severe mitral annular calcification: should it be performed outside the purview of a clinical trial? *JACC Cardiovasc. Interv.* 9: 2461.

9 Guerrero, M., Wang, D.D., and O'Neill, W. (2017). Percutaneous rescue of an embolized valve after transcatheter mitral valve replacement. *JACC Cardiovasc. Interv.* 10: 627–629.

10 Blanke, P., Weir-McCall, J.R., Achenbach, S. et al. (2019). Computed tomography imaging in the context of transcatheter aortic valve implantation (TAVI)/transcatheter aortic valve replacement (TAVR): an expert consensus document of the Society of Cardiovascular Computed Tomography. *J. Cardiovasc. Comput. Tomogr.* 13: 1–20.

11 Nishimura, R.A., Vahanian, A., Eleid, M.F., and Mack, M.J. (2016). Mitral valve disease – current management and future challenges. *Lancet* 387: 1324–1334.

12 Shang, X., Lu, R., Liu, M. et al. (2017). Mitral valve repair versus replacement in elderly patients: a systematic review and meta-analysis. *J. Thorac. Dis.* 9: 3045–3051.

13 Zoghbi, W.A., Adams, D., Bonow, R.O. et al. (2017). Recommendations for noninvasive evaluation of native Valvular regurgitation: a report from the American Society of Echocardiography developed in collaboration with the Society for Cardiovascular Magnetic Resonance. *J. Am. Soc. Echocardiogr.* 30: 303–371.

14 Wiegers, S.E., Ryan, T., Arrighi, J.A. et al. (2019). 2019 ACC/AHA/ASE advanced training statement on echocardiography (revision of the 2003 ACC/AHA clinical competence statement on echocardiography). A report of the ACC competency management committee. *J. Am. Coll. Cardiol.* 74 (3): 377–402.

15 Narula, J., Chandrashekhar, Y.S., Dilsizian, V. et al. (2015). COCATS 4 task force 4: training in multimodality imaging. *J. Am. Coll. Cardiol.* 65: 1778–1785.

16 Vohra, H.A., Whistance, R.N., Bezuska, L., and Livesey, S.A. (2011). Surgery for non-rheumatic calcific mitral stenosis. *J. Heart Valve Dis.* 20: 624–626.

17 Wang, D.D., Geske, J., Choi, A.D. et al. (2018). Navigating a career in structural heart disease interventional imaging. *JACC Cardiovasc. Imaging* 11: 1928–1930.

18 Wang, D.D., Eng, M.H., Greenbaum, A.B. et al. (2017). Validating a prediction modeling tool for left ventricular outflow tract (LVOT) obstruction after transcatheter mitral valve replacement (TMVR). *Catheter. Cardiovasc. Interv.* 92 (2): 379–387.

19 Webb, J.G., Murdoch, D.J., Boone, R.H. et al. (2019). *Percutaneous transcatheter mitral valve replacement. First-in-Human Exp. New Transseptal Syst.* 73 (11): 1239–1246.

20 Ukaigwe, A., Gossl, M., Cavalcante, J. et al. (2020). *Neo-Left Ventricular Outflow Tract Modification With Alcohol Septal Ablation Before Tendyne Transcatheter Mitral Valve Replacement. JACC Cardiovasc. Interv.* 13 (17): 2078–2080.

21 Bapat, V., Rajagopal, V., Meduri, C. et al. (2018). *Early Experience With New Transcatheter Mitral Valve Replacement. J. Am. Colloids Cardiol.* 71 (1): 12–21.

22 Guerrero, M., Wang, D.D., Pursnani, A. et al. (2020). *A Cardiac Computed Tomography-Based Score to Categorize Mitral Annular Calcification Severity and Predict Valve Embolization. JACC Cardiovasc. Imaging* 13 (9): 1945–1957.

23 Guerrero, M., Greenbaum, A., and O'Neill, W. (2014). *First in human percutaneous implantation of a balloon expandable transcatheter heart valve in a severely stenosed native mitral valve. Catheter Cardiovasc. Interv.* 83 (7): E287–E291.

24 Greenbaum, A.B., Condado, J.F., Eng, M. et al. (2018). *Long or redundant leaflet complicating transcatheter mitral valve replacement: case vignettes that advocate for removal or reduction of the anterior mitral leaflet. Catheter Cardiovasc. Interv.* 92 (3): 627–632.

25 Stone, G.W., Adams, D.H., Abraham, W.T. et al. (2015). *Clinical trial design principles and endpoint definitions for transcatheter mitral valve repair and replacement: part 2: endpoint definitions: a consensus document from the mitral valve academic research consortium. J. Am. Colloids Cardiol.* 66 (3): 308–321.

26 Meduri, C.U., Reardon, M.J., Lim, D.S. et al. (2019). *Novel multiphase assessment for predicting left ventricular outflow tract obstruction before transcatheter mitral valve replacement. JACC Cardiovasc. Interv.* 12 (23): 2402–2412.

第 7 章

超声心动图评估二尖瓣的基本原则及最新方法

Federico M. Asch，Diego Medvedofsky

林心平　周瑶瑶　译　蒲朝霞　审校

7.1 引言

二尖瓣反流（mitral regurgitation，MR）是仅次于主动脉瓣狭窄第二常见的心脏瓣膜病[1-2]。随着二尖瓣修复术适应证的扩大和新型经导管治疗术的出现，多学科合作的方式俨然成为当前治疗二尖瓣反流患者的最佳策略。其中，心脏影像专家在治疗过程中起到了非常关键的作用。不管是二尖瓣的解剖结构、二尖瓣反流的机制和严重程度，抑或是左心室和左心房的重构，都需要心脏影像专家的准确评估和诊断。这些信息可用于指导我们选择合适的患者，制订正确的治疗策略以及预测可能的临床结局[3-4]。很多二尖瓣反流患者在疾病初期症状隐匿，原因可能在于左心室和左心房增大后顺应性增强，从而容纳了逐渐增加的反流量。尽管疾病初期左心室射血分数（ejection fraction，EF）可能会代偿性增强，但随着病情的发展，左心室壁应力逐渐增加，最终会导致左心室离心性肥厚、心肌功能障碍，甚至失代偿[5-6]。一旦进展至左心室功能障碍、左心房压力升高、肺淤血、肺动脉高压和（或）右心室功能障碍，患者就会出现静息状态下的呼吸困难。超声心动图能有效地评估这一系列的病情进展。二尖瓣反流的综合评估主要包括以下几个方面：①二尖瓣解剖结构；②二尖瓣反流严重程度的定性结果；③反流容积（regurgitant volume，RVol）和有效反流口面积（effective regurgitant orifice area，EROA）；④左心室大小和功能；⑤其他可能会影响手术预后或可行性的支持性表现，如瓣膜下装置、瓣膜钙化程度、右心室功能、肺动脉压（pulmonary arterial pressure，PAP）和冠状动脉血供情况[7]。

7.2 慢性二尖瓣反流的发病机制及病因分析

二尖瓣反流可分为原发性（即退行性）二尖瓣反流和继发性（即功能性）二尖瓣反流，二者具有不同的机制、病因和病程发展，结局发展和治疗策略也截然不同[8]。原发性二尖瓣反流常常由二尖瓣结构的异常形态所致（Carpentier Ⅱ型和Ⅲa 型），例如脱垂、连枷或裂隙。继发性二尖瓣反流多见于缺血性或非缺血性心肌病[4]，其二尖瓣复合体往往无结构性异常（Carpentier Ⅰ型或Ⅲb 型），常继发于左心室或左心房大小、形状或功能异常导致的乳头肌移位和瓣叶栓系的情况。慢性二尖瓣反流的超声心动图全面评估主要包括：二尖瓣装置的形态描述，瓣叶运动特征（Carpentier 分型，图 7.1），左心室的大小、形状或功能（用于区分原发性和继发性）（图 7.2）。

7.2.1 经胸超声心动图

7.2.1.1 二尖瓣反流严重程度的评估

二尖瓣反流严重程度的准确分级非常重要，当前的指南仅推荐重度二尖瓣反流为手术的适应证[11-12]。鉴于每种超声心动图参数均有各自的局限性，美国超声心动图学会（American Society of Echocardiography，ASE）和欧洲心脏病学会（European Society of Cardiology，ESC）指南都建议需根据多种定性、半定量和定量的参数对二尖瓣反流进行综合评估[13-14]。具体分级标准见表 7.1。

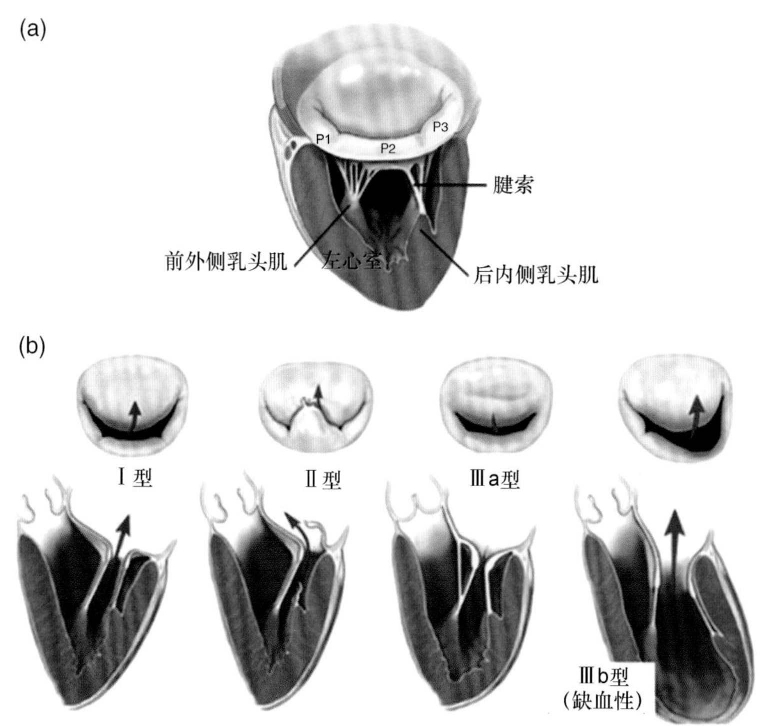

• **图 7.1**　二尖瓣反流的 Carpentier 分型。（**a**）正常的二尖瓣解剖结构。（**b**）二尖瓣反流类型：Ⅰ型＝瓣叶运动正常；Ⅱ型＝瓣叶运动增加（瓣叶脱垂）；Ⅲa 型＝收缩期和舒张期瓣叶活动均受限（瓣叶开放受限）；Ⅲb 型＝收缩期瓣叶运动受限（瓣叶闭合受限）（来源：Carpentier et al.[9]）

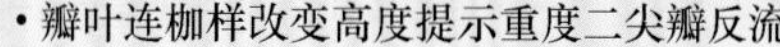

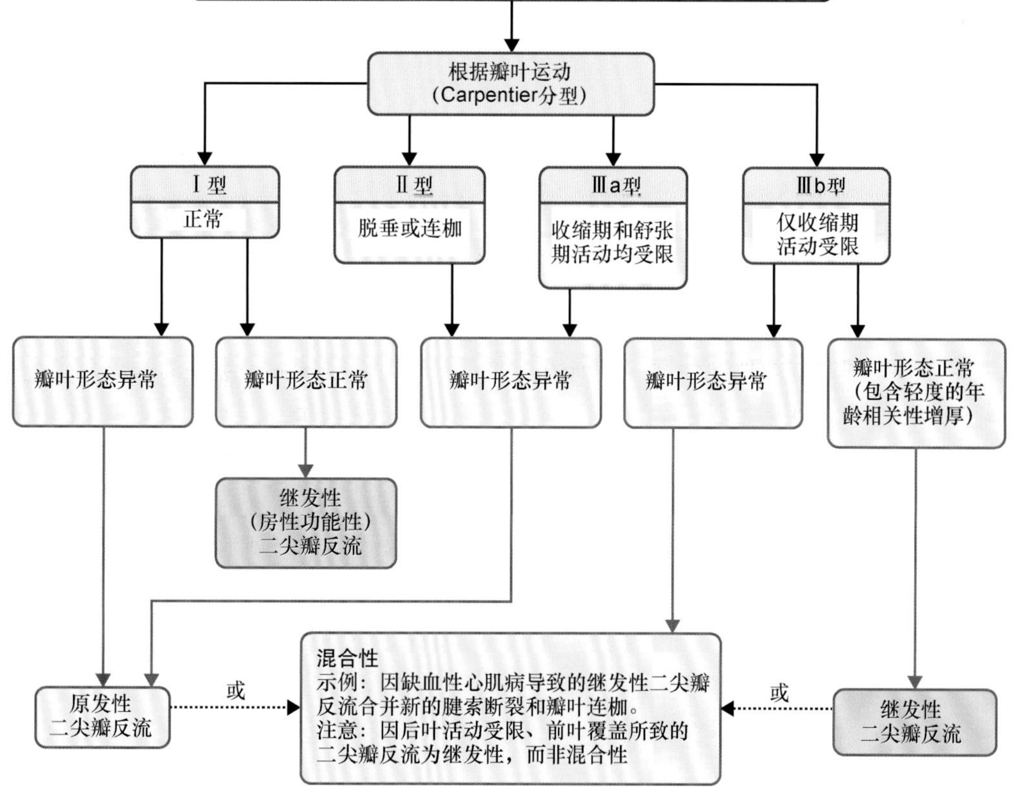

• **图 7.2**　根据 Carpentier 分型区分原发性和继发性二尖瓣反流[8]（来源：Adapted from Jain et al.[10]. © 2018 Elsevier.）

表 7.1 超声心动图对慢性二尖瓣反流严重程度的分级标准

	二尖瓣反流的严重程度[a]			
	轻度	中度		重度
结构参数				
二尖瓣形态	无或轻度的瓣叶异常（轻度增厚、钙化、脱垂或栓系）	中度瓣叶异常或栓系		重度的瓣叶病变（原发性：瓣叶连枷，乳头肌断裂，严重瓣叶挛缩，瓣叶穿孔；继发性：重度栓系，瓣叶对合不良）
左心室和左心房大小[b]	通常正常	正常或轻度增大		增大[c]
定性参数				
彩色血流束面积[d]	窄小、中心性	大小不等		较大的中心性反流（超过左心房一半）或大小不等的偏心性贴壁反流
血流汇聚[e]	无 / 小、短暂	两者之间		较大，整个收缩期
连续波多普勒	微弱，部分，抛物线	密集，部分，抛物线		密集，全收缩期，三角形
半定量参数				
缩流颈宽度（cm）	< 0.3	两者之间		≥ 0.7（双平面> 0.8）[f]
肺静脉血流[g]	收缩期为主（在左心室射血分数降低或心房颤动时可能不明显）	正常 / 收缩期变钝[g]		收缩期血流近无 / 逆转
二尖瓣前向血流[h]	A 波为主	大小不等		E 波为主（> 1.2 m/s）
定量参数[i, j]				
有效反流口面积，2D PISA 法（cm^2）	< 0.20	0.20 ～ 0.29	0.30 ～ 0.39	≥ 0.40（继发性二尖瓣反流 EROA 呈椭圆形时，该值可能偏小）
反流容积（ml）	< 30	30 ～ 44	45 ～ 59	≥ 60［低流速（低心排血量）状态下可能偏小］
反流分数（%）	< 30	30 ～ 39	40 ～ 49	≥ 50

[a] 所有参数均有其局限性，需采用多种方法来综合评估。根据患者的体型、性别和其他特征进行个体化评估。

[b] 主要适用于原发性二尖瓣反流。

[c] 对于急性重度二尖瓣反流、身材矮小的慢性重度二尖瓣反流（尤其是女性）或二尖瓣反流发生前左心室偏小的患者，左心室和左心房大小可能会在正常范围。

[d] 奈奎斯特极限为 50 ～ 70 cm/s。

[e] 在奈奎斯特极限为 30 ～ 40 cm/s 的情况下，小的血流汇聚通常< 0.3 cm，大的血流汇聚通常≥ 1 cm。

[f] 为心尖两腔心和四腔心切面测量数值的平均值。

[g] 受左心室舒张功能、心房颤动、左心房压力等多种因素影响。

[h] 最适用于> 50 岁的患者，且受左心房压力的影响。

[i] 在低流量或高流量状态之下，可能会出现有效反流口面积、反流分数和反流容积三者不一致的情况。

[j] 定量参数可进一步细分中度二尖瓣反流人群亚组。

来源：Zoghbi et al.[14]. © 2017 Elsevier.

7.2.2 定性评估

7.2.2.1 彩色血流多普勒

对于轻度二尖瓣反流，可通过彩色血流进行直观判断，具体表现为局限于收缩期早期或晚期的小射流，血流汇聚区和缩流颈（vena contracta，VC）非常小甚至没有。但对较大或偏心性的反流需谨慎评估。由于康达效应（Coanda effect），偏心、贴壁的反流很容易被低估。除实际反流量外，影响反流束大小的因素非常多，包括技术因素中的混叠速度（彩色标尺）、超声增益和持续时间。另外，生理因素也会影响彩色多普勒的结果。例如，全身血压升高时，二尖瓣反流速度会增加；当左心房压力增加或顺应性减小时，二尖瓣反流束会变小，反流方向也可能会改变（图 7.3）[15]。因此，彩色血流多普勒不应作为明确二尖瓣反流严重程度的唯一工具，需与其他定量参数［近端等速表面积（proximal isovelocity surface area，PISA）、缩流颈等］相结合以综合评估[16]。

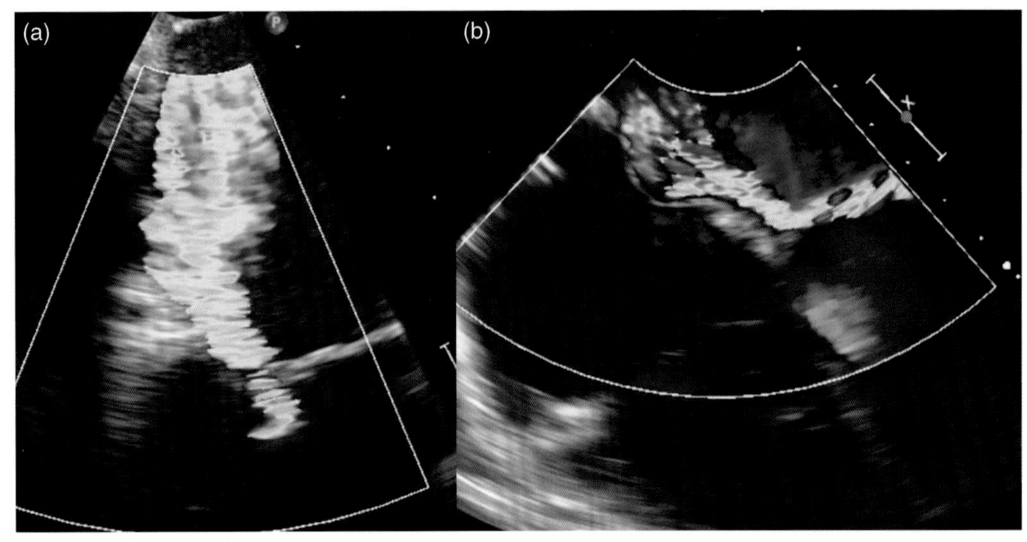

• **图 7.3**　彩色血流多普勒评估二尖瓣反流。(**a**)三腔心切面可见偏向后叶的二尖瓣反流束。(**b**)四腔心切面可见偏向前叶的二尖瓣反流束

7.3　连续波多普勒

连续波（continuous wave，CW）多普勒信号可用于评估二尖瓣反流的严重程度。由于多普勒信号的强度与波束中散射体（即红细胞）的数量成正比，重度二尖瓣反流的大量反流通常会产生高强度的多普勒频谱包络线[15]。重度二尖瓣反流通常表现为致密、均匀的连续波多普勒信号（图 7.4）。然而，这种方法也有一定的局限性。首先，尽管中度二尖瓣反流与轻度或重度二尖瓣反流的连续波多普勒信号结果不同，但对于中度二尖瓣反流没有明确的诊断标准[17]。其次，判断密度的模式具有主观依赖性，中度和重度之间的界限非常模糊[17]。偏心性二尖瓣反流的严重程度容易被低估，中心性反流常常比严重得多的偏心性反流信号更强更致密[14]。最后，尽管这种方法具有较高的阳性预测价值，但对重度二尖瓣反流的检测灵敏度较低，容易漏诊[14]。鉴于以上局限性，我们需要更多评估二尖瓣反流严重程度的定量或半定量参数。

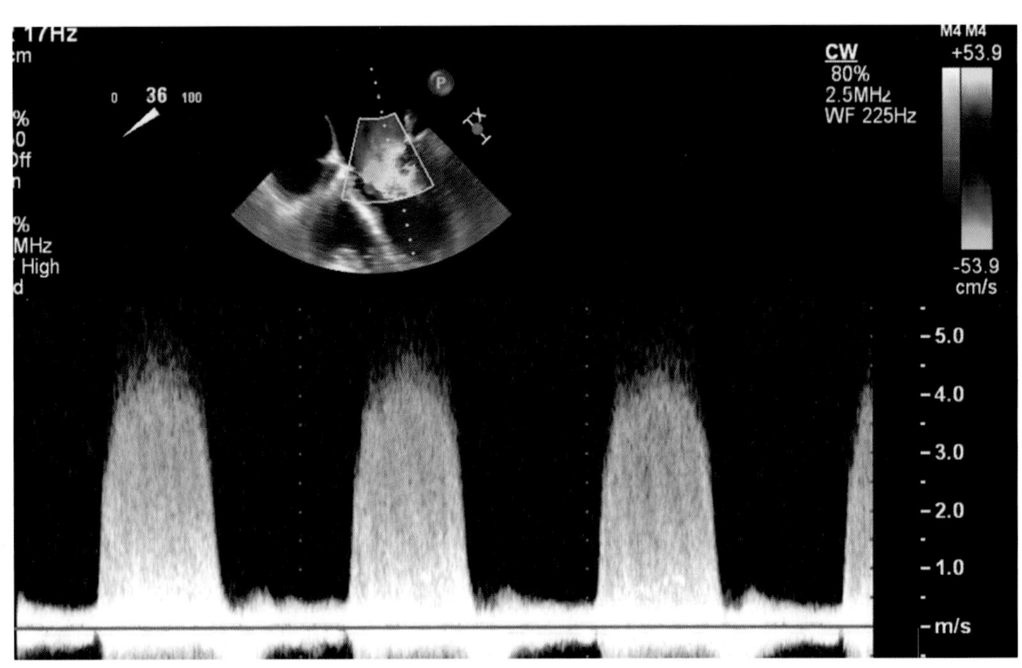

• **图 7.4**　二尖瓣反流的连续波多普勒。全收缩期可见致密血流信号

7.3.1 半定量参数

7.3.1.1 缩流颈宽度

缩流颈被定义为二尖瓣反流束的最窄部分（图 7.5），相当于反流口的位置[15]。缩流颈宽度与 EROA 相关[18-19]，即使对偏心性二尖瓣反流亦是如此[20]。缩流颈宽度＜ 3 mm 为轻度二尖瓣反流，≥ 7 mm 为重度二尖瓣反流。中度二尖瓣反流需要结合其他方法（如 PISA 法）进行确认。由于缩流颈宽度值较小（通常＜ 1 cm），容易导致测量偏差，甚至误诊[14]。

7.4 肺静脉血流

肺静脉收缩期血流逆转（图 7.6）、二尖瓣 E 峰升高（无二尖瓣狭窄时）＞ 1.5 m/s[13-14]，以及脉冲波（pulse wave，PW）多普勒二尖瓣 / 主动脉速度时间积分比＞ 1.4 是支持重度二尖瓣反流的补充指标[15]。

7.4.1 定量参数

所有的国际指南[4, 11, 13-14]均建议采用综合、全面的方法以精确评估二尖瓣反流的严重程度。定量参数主要为反流容积、反流分数（regurgitant fraction，

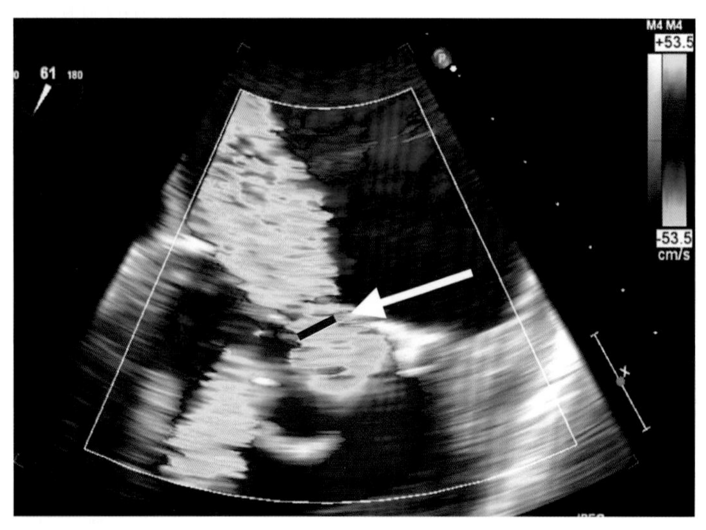

• **图 7.5** 二尖瓣反流束的缩流颈宽度示意图。值得注意的是，不论是偏心性还是中心性反流束，均可评估缩流颈宽度

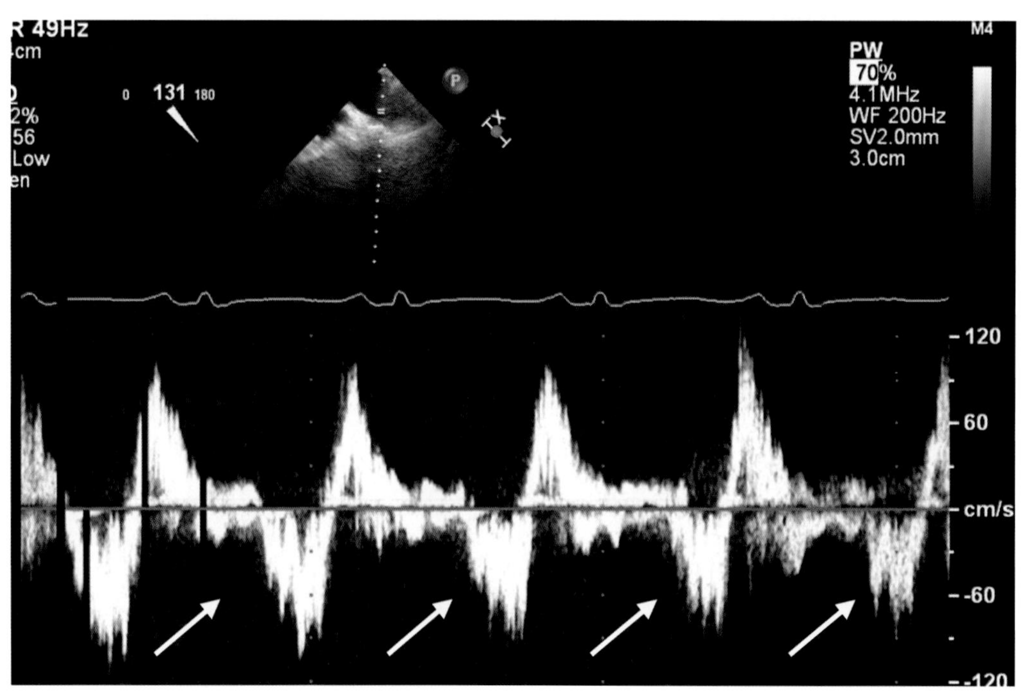

• **图 7.6** 左上肺静脉血流逆转（箭头）

RF）和 EROA。这三个参数结合了二维、彩色和频谱多普勒的测量指标[17]：

（1）有效反流口面积（EROA）：收缩中期反流口的平均面积。

（2）反流容积（RVol）：每次收缩所致的反流量。

（3）反流分数（RF）：反流容积占左心室总搏出量的比例。

超声心动图可通过三种方式得到这些定量参数：

（1）脉冲波多普勒法：反流容积的计算方法为二尖瓣和主动脉瓣每搏输出量之间的差值[21]，反流分数为反流容积与左心室总搏出量的比值，有效反流口面积为反流容积与反流束速度时间积分的比值[17]。在计算每搏输出量时，二尖瓣瓣环面积和左心室流出道的几何形状均假设为圆形[15]。二者的横截面由直径平方计算而来，因此直径测量不准可能会导致较大的误差[15]。

（2）容积法：反流容积的计算方法为左心室每搏输出量和主动脉每搏输出量之间的差值[14]。这种方法可能会低估真实的左心室容积（因切面短缩或模糊的心内膜边界所致），从而会低估二尖瓣反流严重程度。使用三维超声心动图可提高左心室容积测定的准确性[14]。

（3）近端等速表面积（PISA）法：反流口的血流汇聚形成特征性的彩色血流（二尖瓣左室侧蘑菇形状的彩色区域），可以测量汇聚区的 PISA 半径（图 7.7）。通过汇聚区的血流量假定与通过反流孔的血流量相等。通过连续波多普勒还可计算二尖瓣反流束的 EROA 和反流容积[17, 22]。但这种方法也存在一些局限性。PISA 法计算依赖的是瞬时峰值流速，因此通过该方法计算得出的 EROA 可能不等于整个收缩期反流的平均反流口面积[14]。此外，二尖瓣瓣环假定为平面的且血流汇聚为均质的，但这种假定通常是不准确的。在反流为非圆形的情况下（如常见的功能性二尖瓣反流常为新月形），PISA 的形状不再是半球形。将标准 PISA 公式应用于此类椭圆形孔口将会低估反流量[14]。三维彩色血流成像可更好地评估 PISA，但其空间和时间分辨率较低[14]。

表 7.1 与 7.2 总结了各超声心动图参数用于定量评估二尖瓣反流严重程度的优缺点。

7.5　二尖瓣介入手术患者的选择

鉴于二尖瓣的解剖结构和功能的复杂性，目前治疗二尖瓣反流的器械及手术尚处于临床试验阶段。了解二尖瓣的特性、反流机制以及其他特征对于如何选择合适的患者非常重要。MitraClip 是目前美国食品药品监督管理局（Food and Drug Administration，FDA）唯一批准的针对二尖瓣反流的经导管介入治疗术。然而，关于 MitraClip 治疗继发性二尖瓣反流的两项类似的研究却产生了截然相反的结果——MITRA-FR 试验的结果为阴性，而 COAPT 研究在生存率、再住院率、功能改善率、心功能等级和生活质量等方面都体现了 MitraClip 治疗的优越性[23]。尽管这两项研究纳入了相似的患者人群（分别为继发性二尖瓣反流和心力衰竭），但因其具体的纳入标准不同，导致最终研究人群的临床结局截然不同。大体上，COAPT 研究纳入的主要是二尖瓣反流患者，而 MITRA-FR 研究的纳入人群是心肌病患者。因此，强调 COAPT 研究使用的纳入标准很重要，该标准有助于识别最有可能从 MitraClip 治疗中获益的继发性二尖瓣反流人群。

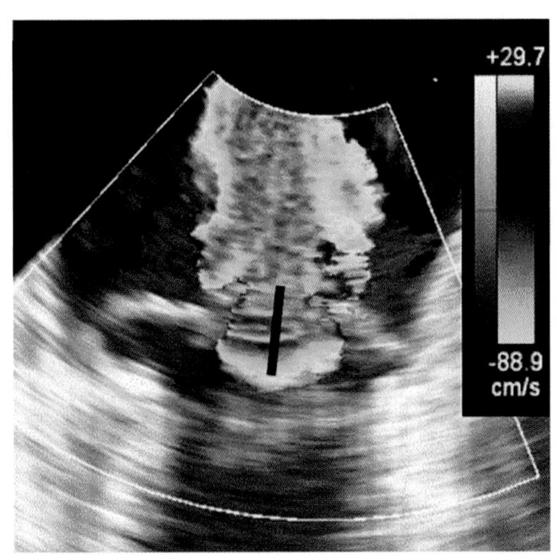

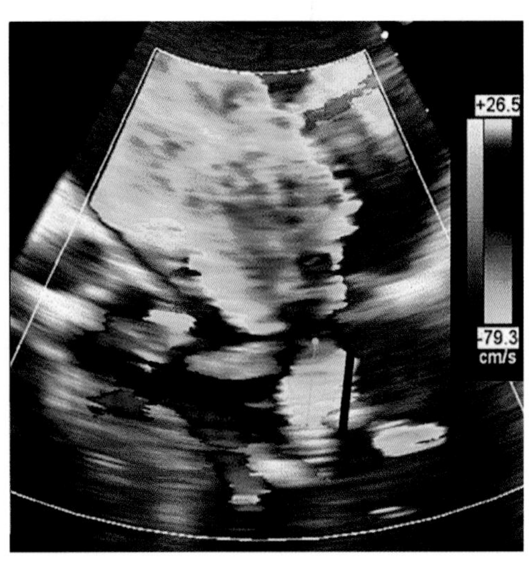

• **图 7.7**　近端等速表面积法用于评估二尖瓣反流严重程度

7.5.1 COAPT 试验的超声心动图纳入标准

最近，COAPT 试验[23]报告称，在中-重度或重度继发性二尖瓣反流患者中，MitraClip 治疗可降低心力衰竭住院率，并降低 24 个月随访时的全因死亡率。COAPT 试验纳入标准如图 7.8 所示[24]，如果患者情况符合三个等级之一，即可纳入研究。所有纳入的患

表 7.2 二尖瓣反流的严重程度分级

超声参数	轻度	中度	重度
定性参数			
二尖瓣形态	正常 / 异常	正常 / 异常	瓣叶连枷 / 乳头肌断裂
彩色血流束	窄小、中心性	两者之间	较大的中心性反流（超过左心房一半）或环绕左心房壁的偏心性反流
血流汇聚区[a]	无 / 小	两者之间	较大
连续波多普勒	微弱，抛物线	密集，抛物线	密集，三角形
半定量参数			
缩流颈宽度（mm）	＜ 3	两者之间	≥ 7（双平面＞ 8）[b]
肺静脉血流	收缩期为主	收缩期变钝	收缩期血流逆转[c]
二尖瓣前向血流	A 波为主[d]	大小不等	E 波为主（＞ 1.5 m/s）[e]
二尖瓣 / 主动脉速度时间积分比	＜ 1	两者之间	＞ 1.4
定量参数			
有效反流口面积（mm^2）	＜ 20	20 ～ 29，30 ～ 39[f]	≥ 40
反流容积（ml）	＜ 30	30 ～ 44，45 ～ 59[f]	≥ 60
左心室、左心房大小及肺动脉收缩压也可用于辅助判断[g]			

[a] 奈奎斯特极限为 50 ～ 60 cm/s。
[b] 为心尖两腔心和四腔心切面测量数值的平均值。
[c] 受许多其他因素影响（如心房颤动、左心房压力升高）。
[d] 多见于＞ 50 岁的患者。
[e] 需排除左心房压力升高及二尖瓣狭窄的情况。
[f] 可将中度二尖瓣反流进一步分为“轻中度”（有效反流口面积：20 ～ 29 mm^2 或反流容积：30 ～ 44 ml）及“中重度”（有效反流口面积：30 ～ 39 mm^2 或反流容积：45 ～ 59 ml）。
[g] 对于轻度二尖瓣反流，左心室、左心房大小及肺动脉收缩压通常在正常范围；对于急性重度二尖瓣反流，左心室大小通常正常，但肺动脉收缩压会升高；对于慢性重度二尖瓣反流，左心室通常会增大。非显著性左心增大的常用界值：左心房容积＜ 36 ml/m^2，左心室舒张末期直径＜ 56 mm，左心室舒张末期容积＜ 82 ml/m^2，左心室收缩末期直径＜ 40 mm，左心室收缩末期容积＜ 30 ml/m^2，左心房直径＜ 39 mm，左心房容积＜ 29 ml/m^2。
来源：Lancellotti et al.[13]. © 2013 Oxford University Press.

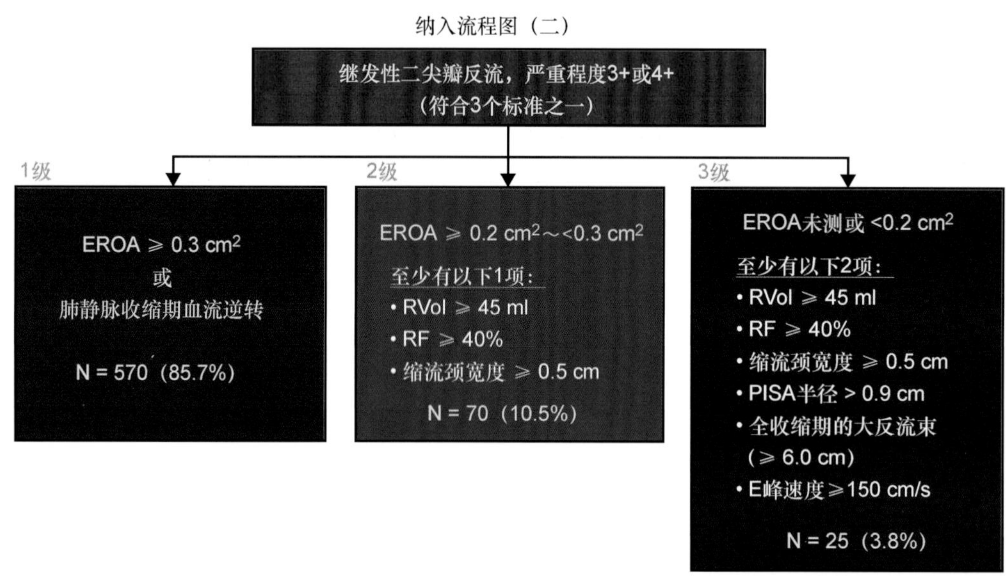

• **图 7.8** COAPT 试验超声心动图纳入标准。EROA，有效反流口面积；PISA，近端等流速表面积；RF，反流分数；RVol，反流容积（来源：Asch et al.[24]. © 2019 Elsevier.）

者当中，86% 的患者符合 1 级标准，而剩余的 10% 和 4% 的患者分别符合 2 级标准和 3 级标准。其他的临床纳入 / 排除标准主要包括：LVEF 为 20% ～ 50%，左心室收缩期内径＜ 70 mm，无二尖瓣狭窄（瓣膜面积＞ 4.0 cm^2），无重度肺动脉高压，无中度或重度右心室功能障碍。因此，美国超声心动图学会和美国心脏病学会指南[13-14]提出了基于分层和多参数的评估二尖瓣反流严重程度的新方法（图 7.2）。

这种超声心动图评估方法将会是未来经导管二尖瓣修复器械研究及临床应用的依据。采用这些评估方法将有助于我们选择合适的患者行经导管二尖瓣修复术，并重现类似于 COAPT 试验的研究结果。

参考文献

1 Iung, B., Baron, G., Butchart, E.G. et al. (2003). A prospective survey of patients with valvular heart disease in Europe: the euro heart survey on Valvular heart disease. *Eur. Heart J.* 24: 1231–1243.

2 Nkomo, V.T., Gardin, J.M., Skelton, T.N. et al. (2006). Burden of valvular heart diseases: a population-based study. *Lancet* 368: 1005–1011.

3 Enriquez-Sarano, M., Avierinos, J.F., Messika-Zeitoun, D. et al. (2005). Quantitative determinants of the outcome of asymptomatic mitral regurgitation. *N. Engl. J. Med.* 352: 875–883.

4 Nishimura, R.A., Otto, C.M., Bonow, R.O. et al. (2014). 2014 AHA/ACC guideline for the management of patients with valvular heart disease: executive summary: a report of the American College of Cardiology/American Heart Association task force on practice guidelines. *J. Am. Coll. Cardiol.* 63: 2438–2488.

5 Carabello, B.A. and Crawford, F.A. Jr. (1997). Valvular heart disease. *N. Engl. J. Med.* 337: 32–41.

6 Gaasch, W.H. and Meyer, T.E. (2008). Left ventricular response to mitral regurgitation: implications for management. *Circulation* 118: 2298–2303.

7 Enriquez-Sarano, M., Akins, C.W., and Vahanian, A. (2009). Mitral regurgitation. *Lancet* 373: 1382–1394.

8 O'Gara, P.T., Grayburn, P.A., Badhwar, V. et al. (2017). 2017 ACC expert consensus decision pathway on the Management of Mitral Regurgitation: a report of the American College of Cardiology Task Force on expert consensus decision pathways. *J. Am. Coll. Cardiol.* 70: 2421–2449.

9 Carpentier, A., Adams, D.H., and Filsoufi, F. (2010). *Carpentier's Reconstructive Valve Surgery. From Valve Analysis to Valve Reconstruction*. Philadelphia, PA: Saunders, Elsevier.

10 Jain, P. and Fabbro, M. 2nd. (2019). ACC expert consensus decision pathway on the Management of Mitral Regurgitation: a review of the 2017 document for the cardiac anesthesiologist. *J. Cardiothorac. Vasc. Anesth.* 33: 274–289.

11 Baumgartner, H., Falk, V., Bax, J.J. et al. (2017). 2017 ESC/EACTS guidelines for the management of valvular heart disease. *Eur. Heart J.* 38: 2739–2791.

12 Nishimura, R.A., Otto, C.M., Bonow, R.O. et al. (2017). 2017 AHA/ACC focused update of the 2014 AHA/ACC guideline for the Management of Patients with Valvular Heart Disease: a report of the American College of Cardiology/American Heart Association task force on clinical practice guidelines. *Circulation* 135: e1159–e1195.

13 Lancellotti, P., Tribouilloy, C., Hagendorff, A. et al. (2013). Recommendations for the echocardiographic assessment of native valvular regurgitation: an executive summary from the European Association of Cardiovascular Imaging. *Eur. Heart J. Cardiovasc. Imaging* 14: 611–644.

14 Zoghbi, W.A., Adams, D., Bonow, R.O. et al. (2017). Recommendations for noninvasive evaluation of native valvular regurgitation: a report from the American Society of Echocardiography developed in collaboration with the Society for Cardiovascular Magnetic Resonance. *J. Am. Soc. Echocardiogr.* 30: 303–371.

15 Irvine, T., Li, X.K., Sahn, D.J., and Kenny, A. (2002). Assessment of mitral regurgitation. *Heart* 88 (Suppl 4): iv11–iv19.

16 Lancellotti, P., Moura, L., Pierard, L.A. et al. (2010). European Association of Echocardiography recommendations for the assessment of valvular regurgitation. Part 2: mitral and tricuspid regurgitation (native valve disease). *Eur. J. Echocardiogr.* 11: 307–332.

17 O'Gara, P., Sugeng, L., Lang, R. et al. (2008). The role of imaging in chronic degenerative mitral regurgitation. *JACC Cardiovasc. Imaging* 1: 221–237.

18 Grayburn, P.A., Fehske, W., Omran, H. et al. (1994). Multiplane transesophageal echocardiographic assessment of mitral regurgitation by Doppler color flow mapping of the vena contracta. *Am. J. Cardiol.* 74: 912–917.

19 Heinle, S.K., Hall, S.A., Brickner, M.E. et al. (1998). Comparison of vena contracta width by multiplane transesophageal echocardiography with quantitative Doppler assessment of mitral regurgitation. *Am. J. Cardiol.* 81: 175–179.

20 Zhou, X., Jones, M., Shiota, T. et al. (1997). Vena contracta imaged by Doppler color flow mapping predicts the severity of eccentric mitral regurgitation better than color jet area: a chronic animal study. *J. Am. Coll. Cardiol.* 30: 1393–1398.

21 Enriquez-Sarano, M., Bailey, K.R., Seward, J.B. et al. (1993). Quantitative Doppler assessment of valvular regurgitation. *Circulation* 87: 841–848.

22 Van de Heyning, C.M., Magne, J., Vrints, C.J. et al. (2012). The role of multi-imaging modality in primary mitral regurgitation. *Eur. Heart J. Cardiovasc. Imaging* 13: 139–151.

23 Stone, G.W., Lindenfeld, J., Abraham, W.T. et al. (2018). Transcatheter mitral-valve repair in patients with heart failure. *N. Engl. J. Med.* 379: 2307–2318.

24 Asch, F.M., Grayburn, P.A., Siegel, R.J. et al. (2019). Echocardiographic outcomes after transcatheter leaflet approximation in patients with secondary mitral regurgitation: the COAPT trial. *J. Am. Coll. Cardiol.* 74 (24): 2969–2979.

第 8 章

MitraClip 的术中超声心动图

Philip Haines，Sumbal A. Janjua

梁杰　周瑶瑶　译　蒲朝霞　审校

8.1 引言

经食管超声心动图是 MitraClip 手术的关键组成部分，用于经导管二尖瓣修复术的术前评估、术中引导和术后评估[1-2]。经导管瓣膜缘对缘修复研究（EVEREST）试验[3-4]和最近的 COAPT 试验[5]开创了结构性介入性超声心动图的新纪元，并强调了这一特殊亚专业培训的重要性。Wiegers 等撰写了 2019 年 ACC/AHA/ASE 超声心动图的高级培训内容，该指南概述了用于培训和演示Ⅲ级超声心动图诊断技能所需的最小手术量。这些特殊的需要超声引导的心血管手术包括结构性瓣膜介入手术和房间隔穿刺术[6]。该指南推荐结构超声心动图专家至少应完成 30 例结构性瓣膜介入手术（不限于二尖瓣介入术）和 10 例经导管房间隔穿刺术的术中引导，以保证其具有熟练的术中超声引导技能[6]。这些数字是基于共识意见，旨在作为标准的Ⅲ级超声心动图培训人员的教育需求和进展的一般指导。同时，培训需要个性化，针对受训者个体、受训者特定的临床环境和病例负荷进行量身定做。执行每项操作必须受超声心动图实验室主任和其他受过Ⅲ级培训的教员的直接监督和评估[6]。

MitraClip 手术的患者选择是基于对二尖瓣及周围心脏结构和血管结构的二维、多普勒和三维经胸超声心动图和经食管超声心动图全面综合评估，并根据先前公布的标准确认二尖瓣反流的机制和严重程度[7]。在介入心脏病专家、心胸外科医生和结构超声心动图专家在场的情况下，与结构心脏团队详细讨论每个病例，强调以证据为基础的患者选择、患者特定的临床表现、二尖瓣解剖、反流机制和任何可预见的并发症[8]（图 8.1）。

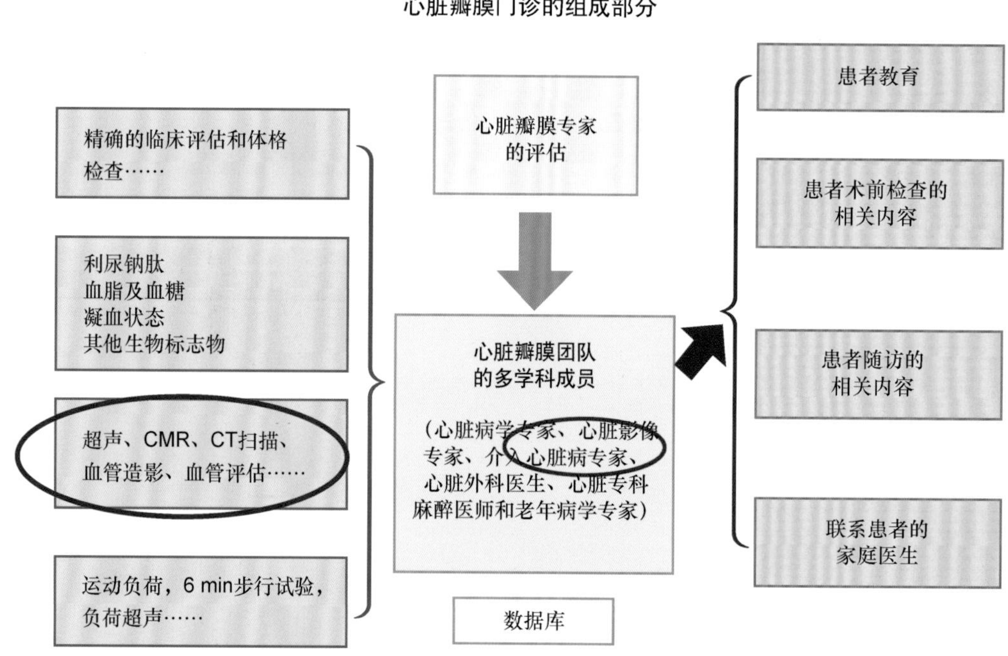

• **图 8.1** 心脏团队的流程以及影像 / 超声心动图专家的关键作用（来源：Adapted from Zipes et al.[8]）

8.2　术前评估

经胸超声心动图和经食管超声心动图能准确和全面评估二尖瓣反流的机制和严重程度以及相关的结构和功能异常[9]。胸骨旁长轴和食管中段长轴切面有助于二尖瓣中部（A2/P2）结构和功能异常的评估，包括瓣叶、腱索和乳头肌的增厚和钙化，以及是否存在瓣叶对合错位、连枷样运动或脱垂。彩色多普勒和频谱多普勒可以评估反流的方向（偏心、中心）和严重程度。在标准切面不能完全显示偏心反流的情况下，可能需要非常规切面。可用胸骨旁短轴切面在瓣叶尖端直接进行二尖瓣平面测量，但由于准确性有限，我们不建议使用此切面评估二尖瓣面积。心尖四腔切面和食管中部四腔切面可显示二尖瓣 A3、A2 和 P1 区，并通过 PISA（近端等速表面积）方法计算有效反流口面积（EROA）和评估缩流颈（VC）宽度，提供二尖瓣反流的定性和定量评估。彩色多普勒和频谱多普勒有助于评估二尖瓣压力梯度和二尖瓣面积。双腔切面和食管中部双腔切面可以显示二尖瓣的 P3、A2 和 P1 区，同时还可以显示从内侧交界到外侧交界的彩色多普勒反流。

8.3　经食管超声心动图基线评估要点

基线经食管超声心动图可以对二尖瓣进行彻底全面的二维、三维和多普勒评估，以进一步阐明二尖瓣反流的机制和严重程度，以及评估使用 MitraClip 器械进行二尖瓣缘对缘修复的可行性[10-14]。必须对二尖瓣基线面积进行全面评估（图 8.2 和 8.3）。置入夹子前二尖瓣面积< 4 cm^2 与术后二尖瓣狭窄发生率增高显著相关。基线二尖瓣前向血流压力梯度> 4 mmHg 也与预后不良相关[14-15]（图 8.4）。除二尖瓣、双心室功能、心包积液评估外，还应检查房间隔、肺静脉和左心耳。系统全面的经食管超声心动图的评估指南已经发布用于参考[16]。

在 0° 快速评估左心室和右心室功能（图 8.5）。在导管进入心房之前，必须评估心包腔是否有心包积液。评估二尖瓣 A1/P1 至 A3/P3 区域（图 8.6）。所

(a)

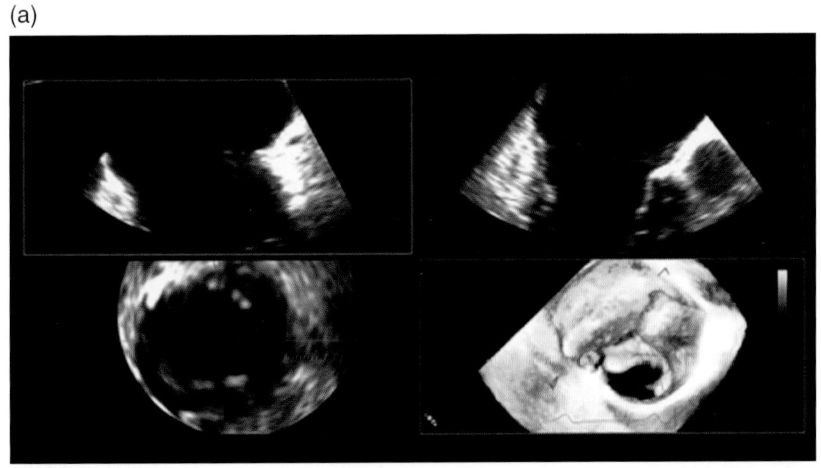

(b)

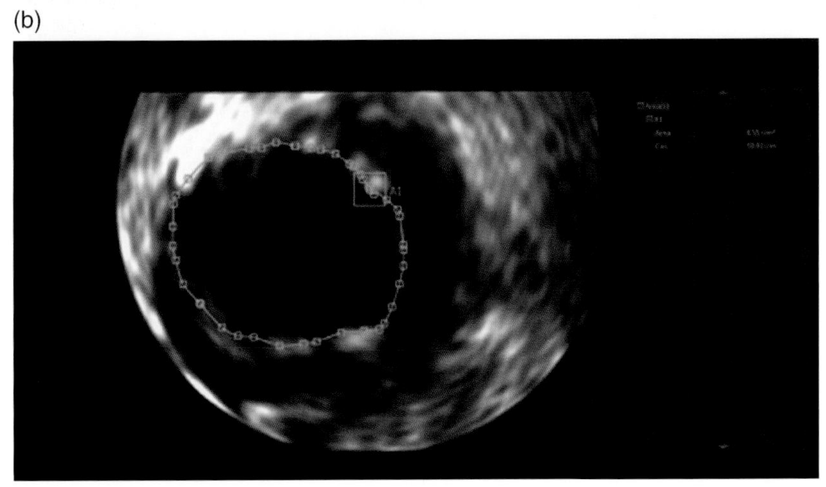

• **图 8.2**　二尖瓣面积的三维多平面重建和测量。（**a**）二尖瓣的三维重建。（**b**）二尖瓣面积的测量（来源：Philip Haines.）

(a)

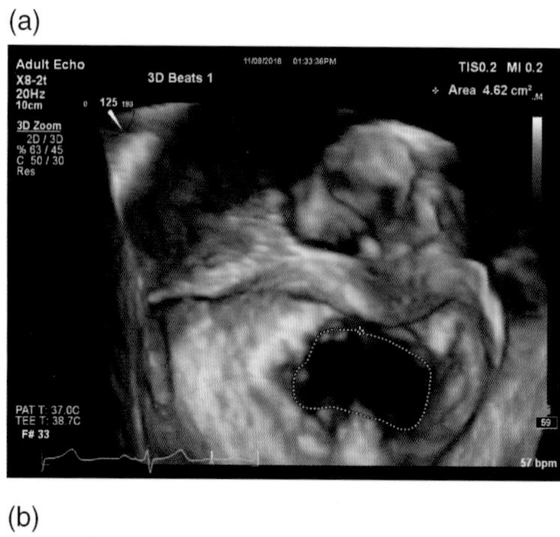

(b)

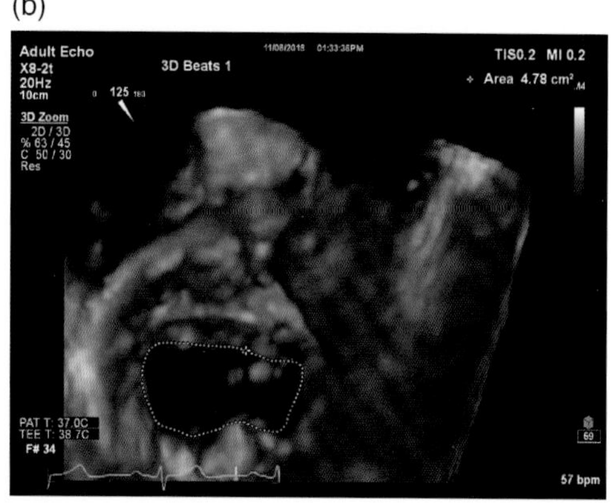

• **图 8.3** 直接三维平面测量法从左心房（**a**）和左心室（**b**）测量二尖瓣面积（来源：Philip Haines.）

(a)

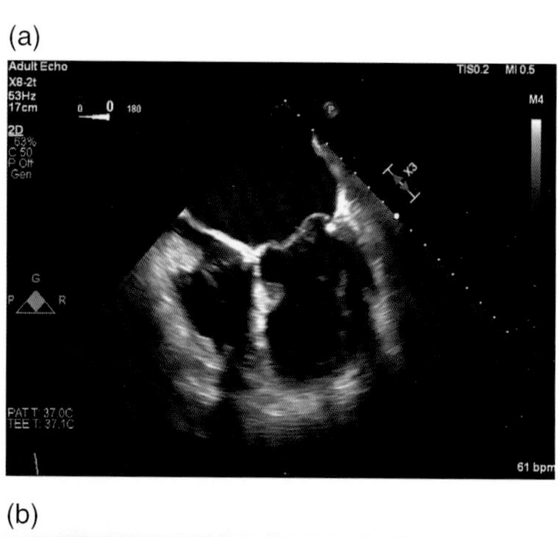

(b)

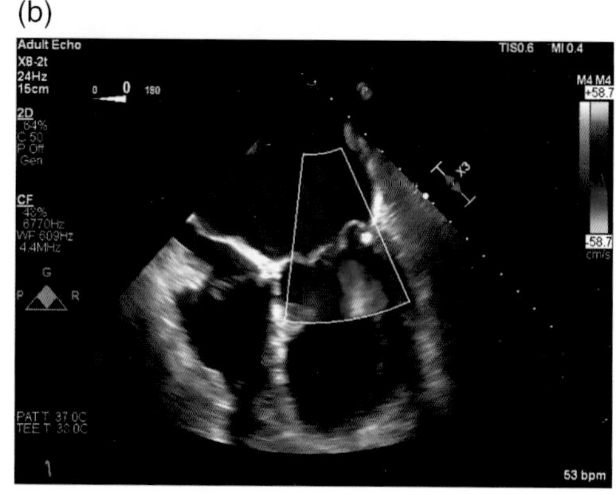

• **图 8.5** 食管中段四腔心切面：二尖瓣的二维（**a**）和二维彩色多普勒（**b**）图像（来源：Philip Haines.）

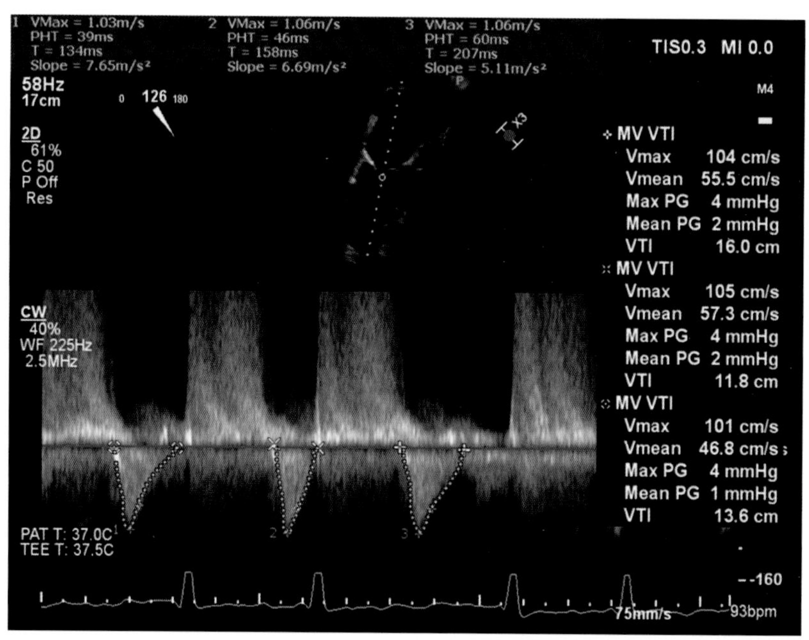

• **图 8.4** 二维连续波多普勒估测二尖瓣前向血流压力梯度（来源：Philip Haines.）

有切面都应调节探头前伸后屈、左右旋转和进退等操作[11，16]（图 8.7）。

在 45° ～ 60°（交界区切面）可见二尖瓣 P1/A2/P3 区。顺时针和逆时针旋转探头可分别显示前叶和后叶（图 8.8）。

在 120° ～ 135°（长轴切面）处可见二尖瓣 A2/P2 区。因该切面垂直于 A2 和 P2 区之间的对合线而被作为捕获瓣叶的切面（图 8.9）。此切面对评估左心

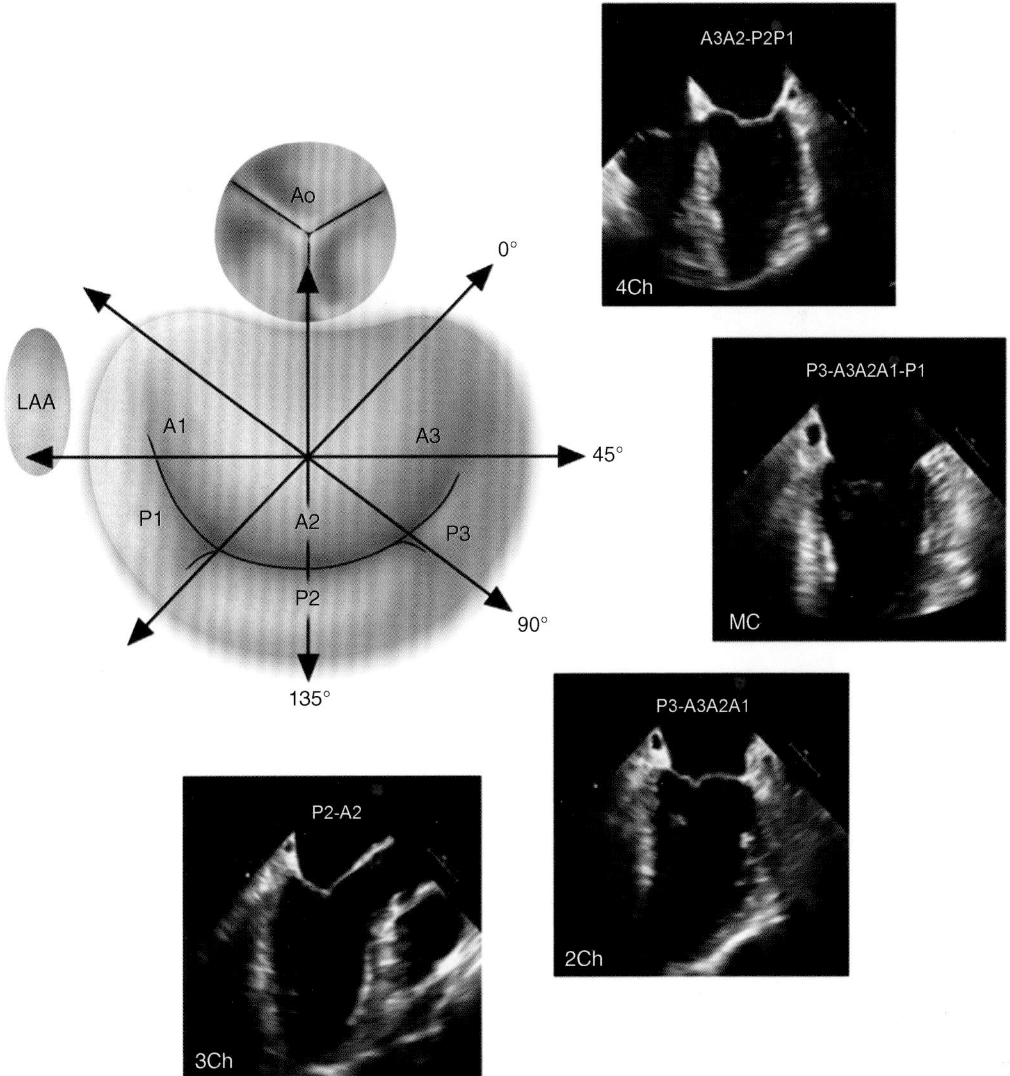

• **图 8.6**　经食管超声心动图二维评估二尖瓣分区。LAA，左心耳；Ao，主动脉；4Ch，四腔心切面；MC，共联合切面；3Ch，三腔心切面；2Ch，二腔心切面（来源：Hahn et al.[16]）

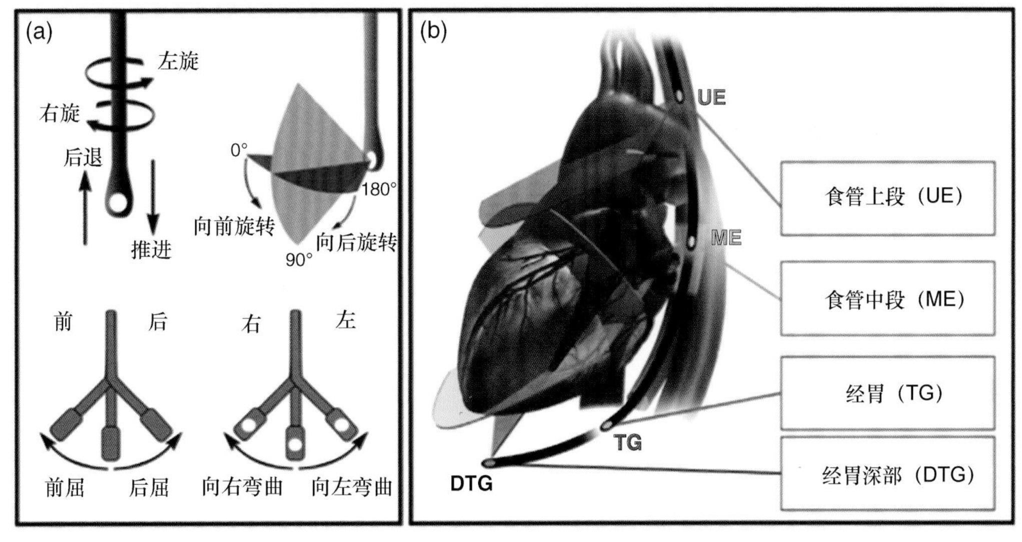

• **图 8.7**　经食管超声心动图探头调节和成像位置（来源：Hahn et al.[16]）

(a)

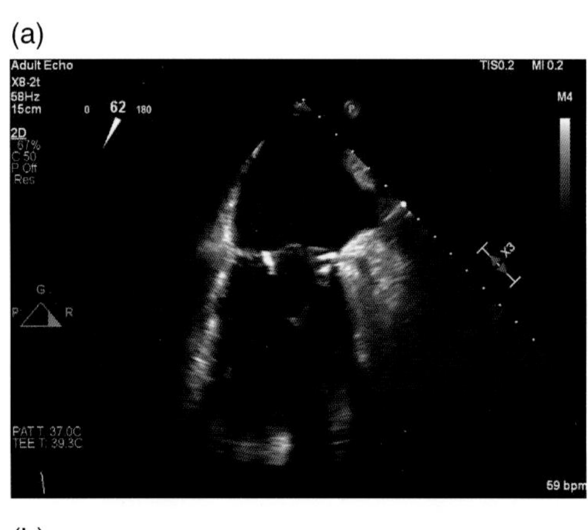

(b)

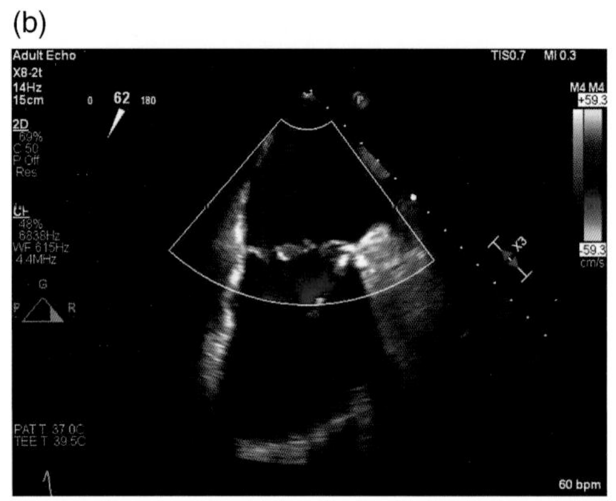

• **图 8.8** 经食管超声心动图交界区切面二维（**a**）和二维彩色多普勒（**b**）确定反流起源于中外侧（P1、P2 区脱垂）（来源：Philip Haines.）

(a)

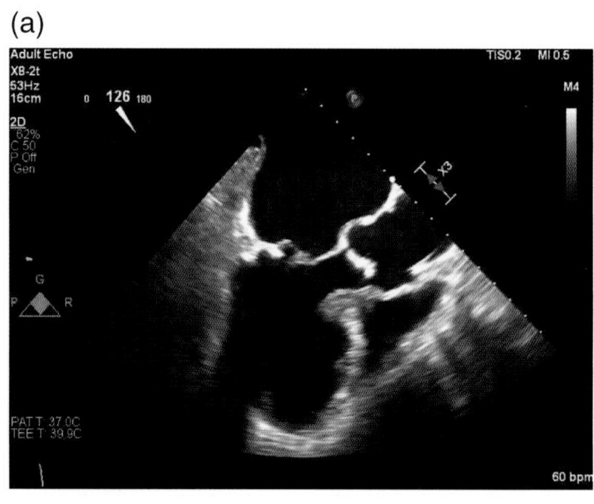

(b)

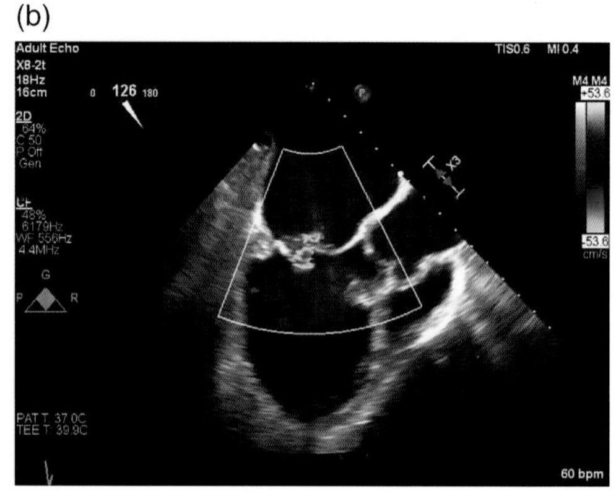

• **图 8.9** 经食管超声心动图长轴切面二维（**a**）和二维彩色多普勒（**b**）显示二尖瓣后叶脱垂和明显的二尖瓣反流（来源：Philip Haines.）

耳和房间隔也很有帮助：探头逆时针旋转将扫向左心耳，顺时针旋转扫向房间隔。

二尖瓣反流严重程度的评估包括二维彩色多普勒和频谱多普勒评估（通过近端等速表面积法和连续性方程评估有效反流口面积）、二维直接平面测量、二维缩流颈宽度、三维多平面重建测量反流口面积、三维多平面重建技术评估二尖瓣面积和直接三维平面测量法估算二尖瓣面积[9]。在上述角度对二尖瓣进行评估后，选择最佳角度，从心房（主视角）和心室角度对二尖瓣进行全面的三维正面显示。三维成像应始终与二维成像结合使用。值得注意的是，瓣叶局部区域的异常，如瓣叶凹陷或瓣叶裂，在三维图像上可能比二维图像更明显（图 8.10 ～ 8.22）。

评估房间隔对于优化和指导房间隔穿刺至关重要。在双房切面（90° ～ 120°）和大动脉短轴切面（50° ～ 60°）评估房间隔，以了解其与周围结构，特别是主动脉的关系，以避免在房间隔穿刺时主动脉穿孔。此外需评估其形态学（厚度、脂肪瘤样肥大、房间隔膨出瘤）和有无缺损（房间隔缺损、卵圆孔未闭）[11, 17-18]（图 8.23）。

对左心耳进行多角度评估，使用彩色多普勒和频谱多普勒评估是否存在左心耳血栓，并确定其解剖学和与周围结构的关系（图 8.24）。对肺静脉进行评估，以评估二尖瓣反流的严重程度（夹闭前后），并了解其与周围结构的解剖关系，以帮助指导术者在左上肺静脉内放置导管（图 8.21）。

最后，获得经胃切面以评估左心室功能及是否存在心包积液。升主动脉、弓部和降主动脉也可以进行评估（但非必需），因为缘对缘修复的二尖瓣手术不涉及动脉通路。

8.4 房间隔穿刺

房间隔的最佳可视化在房间隔穿刺引导中至关重要。双房切面（90° ～ 120°）（图 8.23）提供房间隔的上下定位，而大动脉短轴切面（30° ～ 50°）提供前后定位。建议采用 0° 四腔心切面评估房间隔穿刺至二尖瓣上方的最佳高度（图 8.25）。有时，如果经食管超声心动图不能充分显示房间隔，可使用心腔内超声心动图（intra cardiac echocardiography，ICE）[1, 18]。

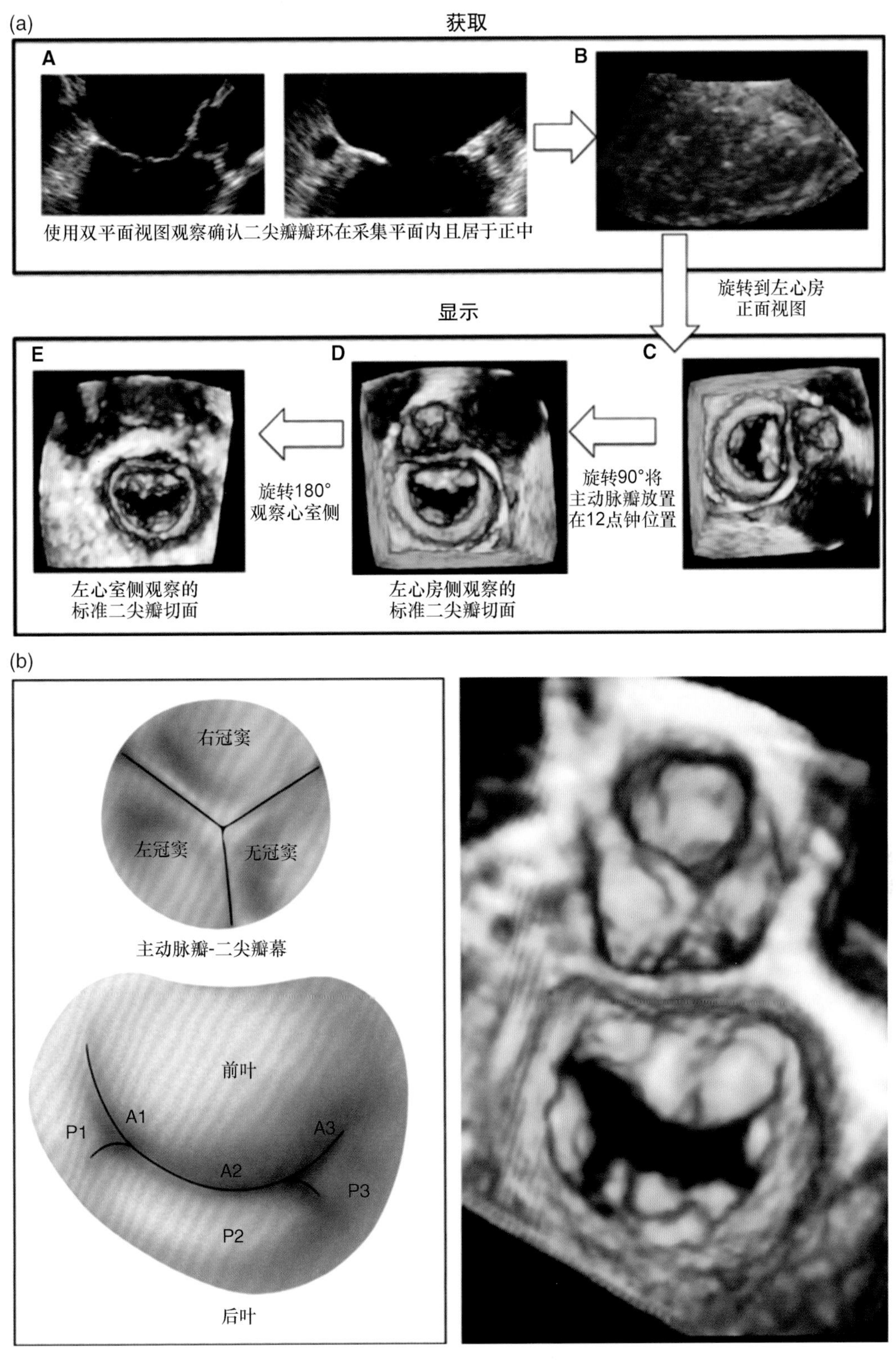

• **图 8.10**　三维经食管超声心动图获取和显示二尖瓣解剖形态方法（来源：Hahn et al.[16]）

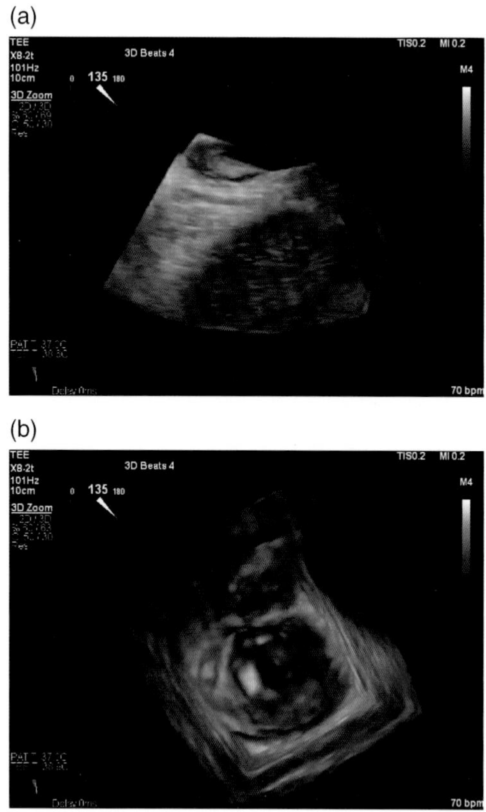

• **图 8.11** 经食管超声心动图三维原始数据的采集（**a**）以及操作、裁剪和编辑（**b**）对三维图像的呈现至关重要（二尖瓣的“外科视角”）（来源：Philip Haines.）

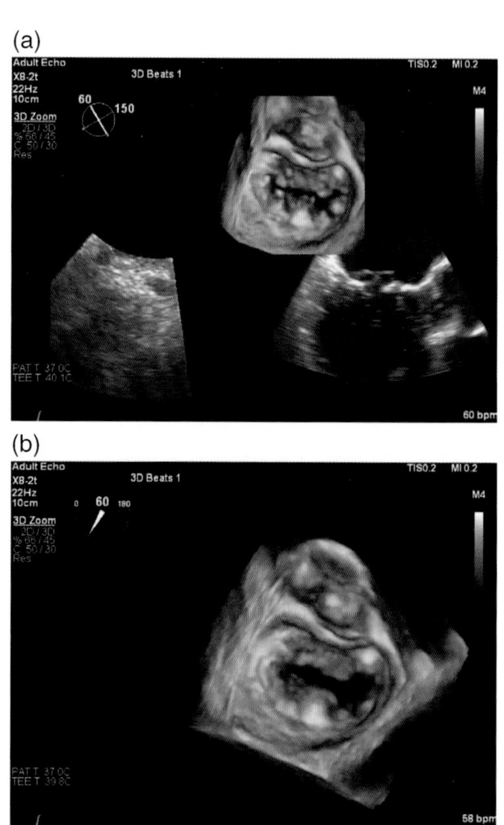

• **图 8.12** 三维经食管超声心动图评估二尖瓣：同步显示三维、二维图像（**a**）及聚焦三维图像（**b**）（来源：Philip Haines.）

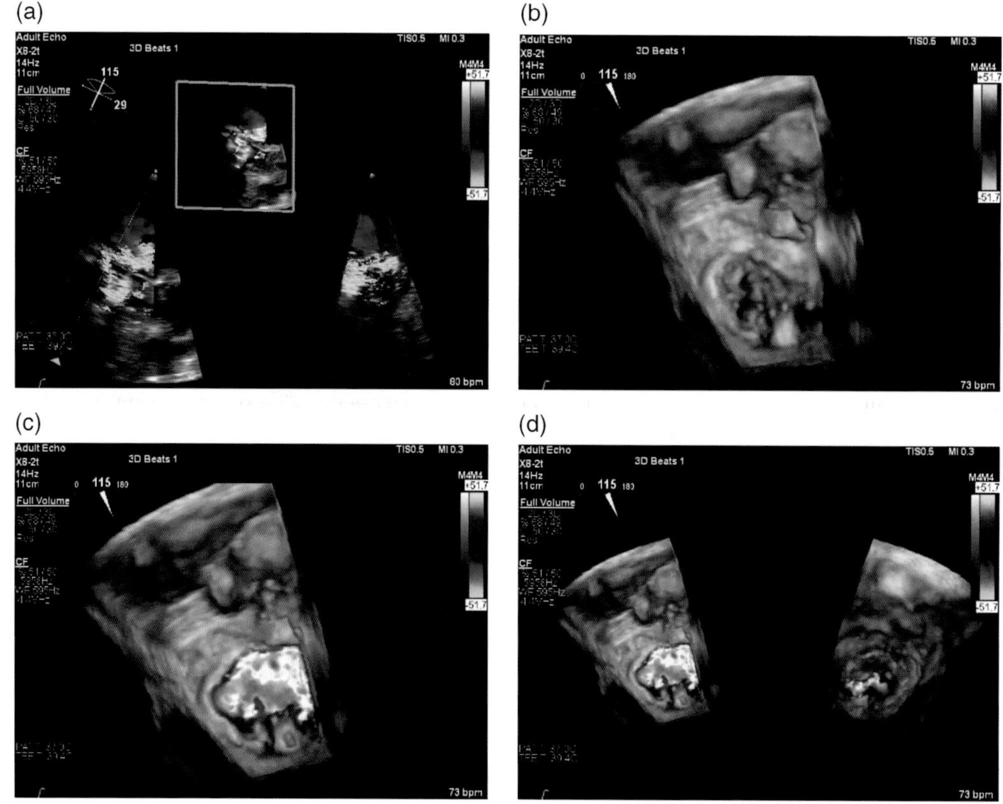

• **图 8.13** 二尖瓣反流的三维彩色多普勒评估。（**a**）三维彩色多普勒全容积数据采集；（**b**）彩色抑制以评估解剖结构；（**c**）开启彩色以评估反流；（**d**）双重视角从左心室侧评估来自二尖瓣的反流起源（来源：Philip Haines.）

(a)

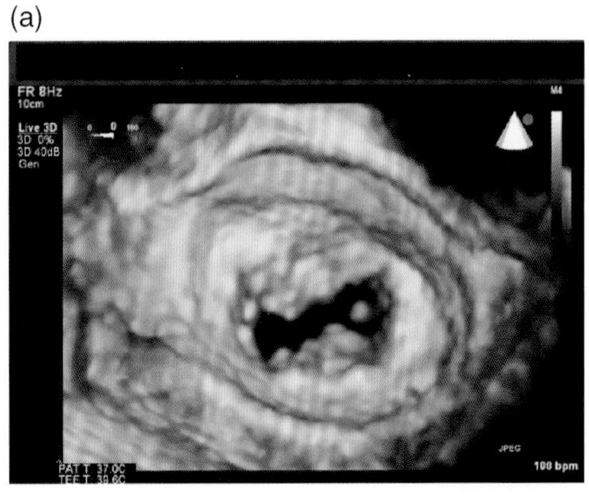

(b)

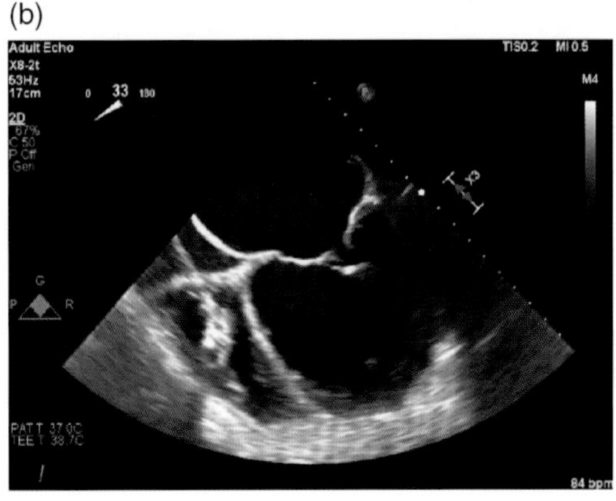

• **图 8.14** 确定二尖瓣反流是属于退行性 / 器质性二尖瓣反流（**a**）还是继发于不良左心室重构的功能性二尖瓣反流（**b**）（来源：Philip Haines.）

表 1
超声心动图特征决定 MitraClip 的适合性

	理想的超声心动图特征	有挑战性的超声心动图特征	提示禁忌的超声心动图特征
病理定位	2 区	1 区或 3 区	瓣叶本身（如瓣叶穿孔或裂隙 / 严重折叠）
钙化	无钙化	轻度，位于抓取区域之外广泛的瓣环钙化	抓取区域内严重钙化
二尖瓣面积 / 压力梯度	≥ 4 cm^2 ＜ 4 mmHg	＞ 3.5 cm^2，患者体表面积小或瓣叶活动良好 ≥ 4 mmHg	＜ 3.5 cm^2 且≥ 4 mmHg
抓取区域长度	＞ 10 mm	7 ～ 10 mm	＜ 7 mm
功能性二尖瓣反流	正常厚度和活动性 瓣叶对合深度＜ 11 mm	Carpentier 分型Ⅲb 型（限制性） 瓣叶对合深度＞ 11 mm	Carpentier 分型Ⅲa 型 （风湿性增厚伴活动限制）
退行性二尖瓣反流	连枷宽度＜ 15 mm 连枷间隙＜ 10 mm	连枷宽度＞ 15 mm，二尖瓣面积大，可以置入超过 1 枚夹子 连枷间隙＞ 10 mm，有可行的应对措施	1 ～ 3 区有明显反流的 Barlow 病
其他病理		二尖瓣成形环术后，具有足够二尖瓣面积和瓣叶长度 肥厚型梗阻性心肌病合并收缩期二尖瓣前移	极端的病变（显著的二尖瓣瓣环扩张或有效反流口面积≥ 70.8 mm^2）

• **图 8.15** 决定解剖结构适合 MitraClip 的关键超声心动图标准。术前评估基线二尖瓣面积至关重要（来源：Wu et al.[17]）

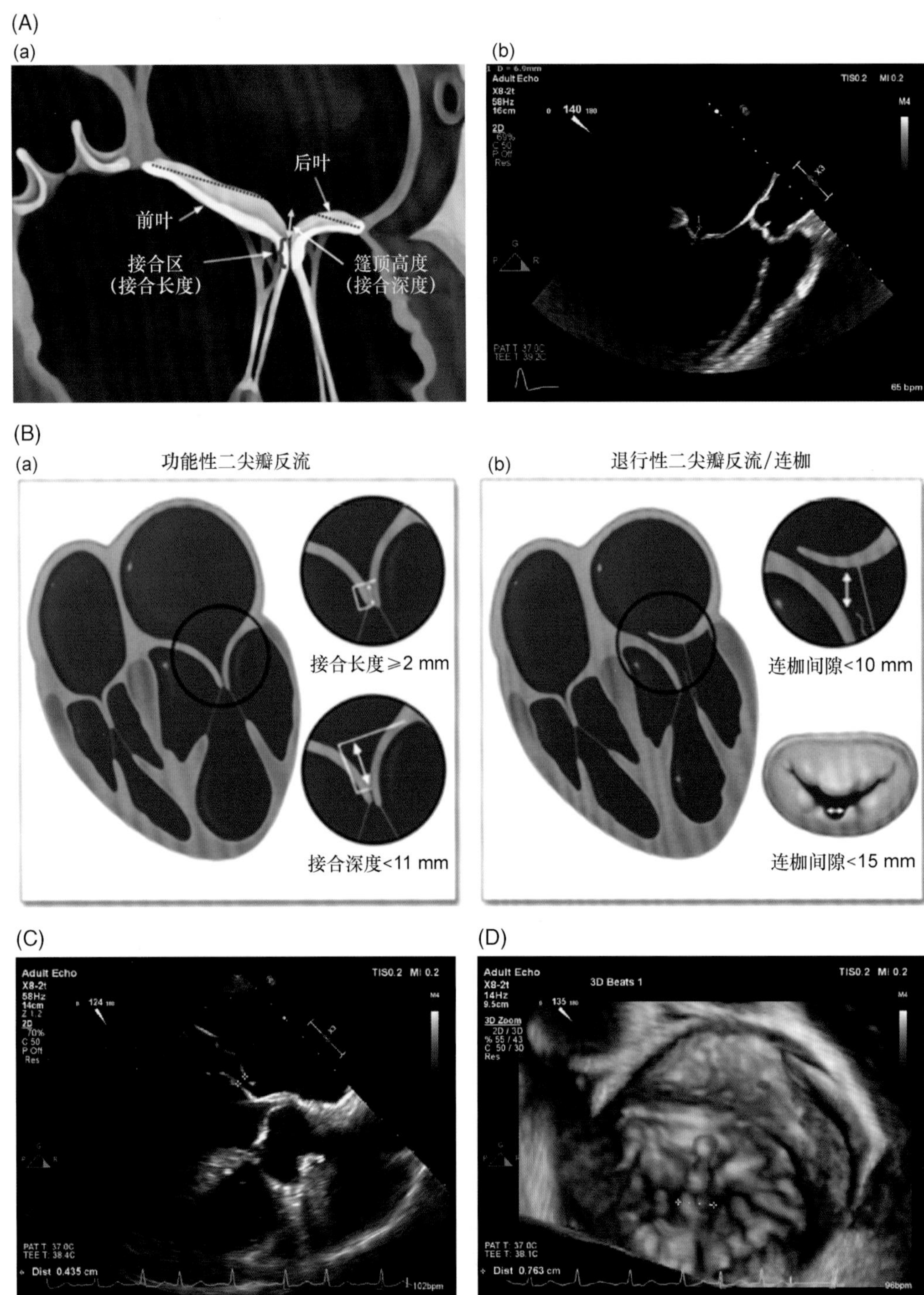

• **图 8.16** (**A**)功能性二尖瓣反流的评估应包括:(a)接合区以及篷顶高度;(b)二维成像上的篷顶高度(即接合深度,接合点至瓣环水平距离)。(**B**)功能性二尖瓣反流(a)和退行性二尖瓣反流(b)的超声测量。(**C**)二维图像用于测量连枷间隙。(**D**)三维图像用于测量连枷宽度[来源:(A)(a)Nyman et al.[1](A)(b)Philip Haines.(B)Cavalcante et al.[12](C)and(D)Philip Haines.]

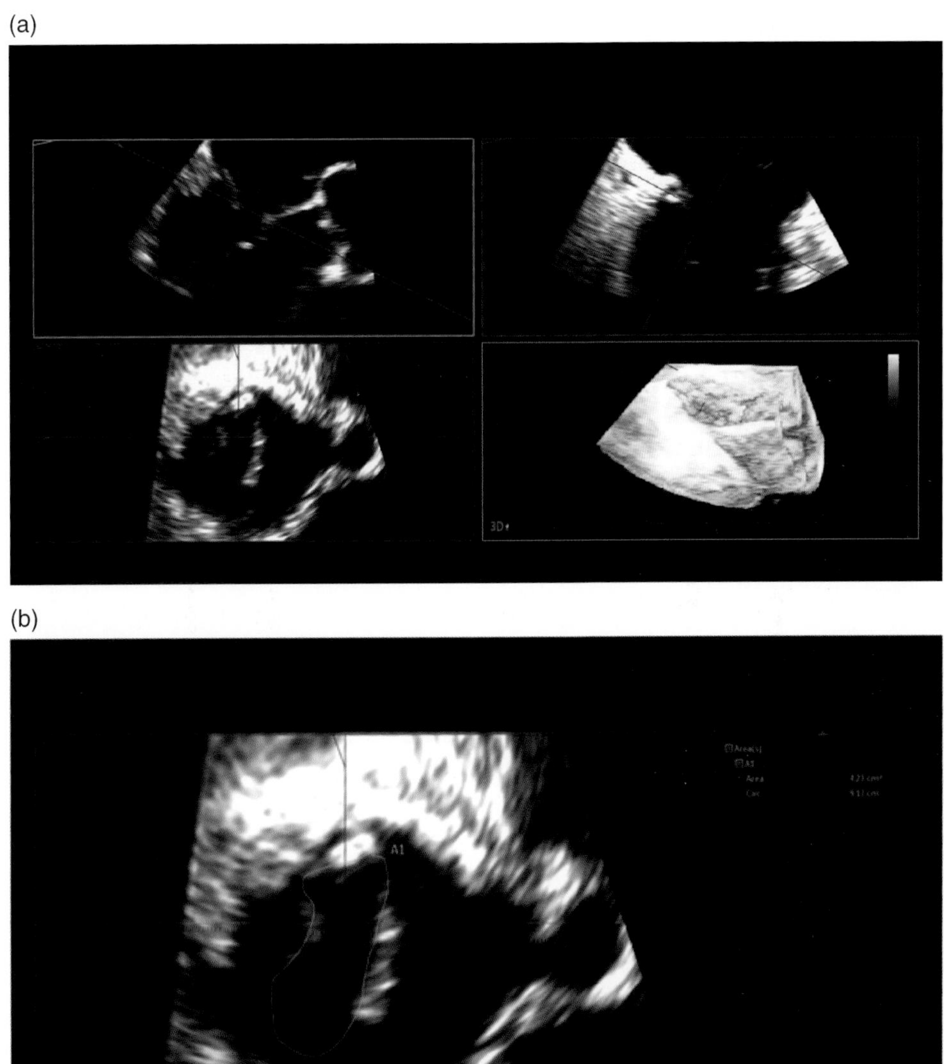

• **图 8.17**　应用三维多平面重建技术评估二尖瓣面积。(**a**）瓣叶尖端正交平面的校准；(**b**）评估二尖瓣面积（来源：Philip Haines.）

(a)

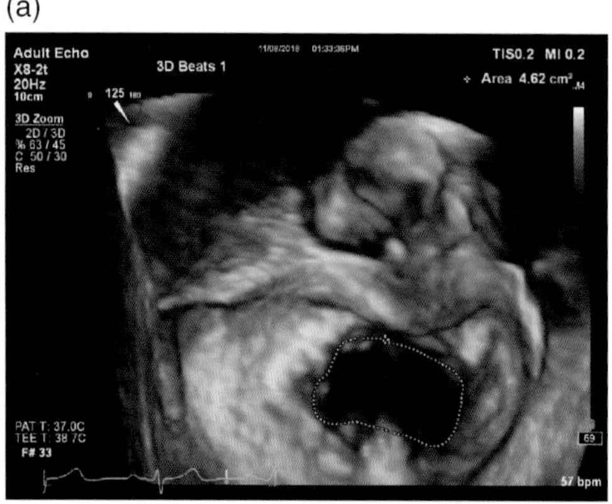

(b)

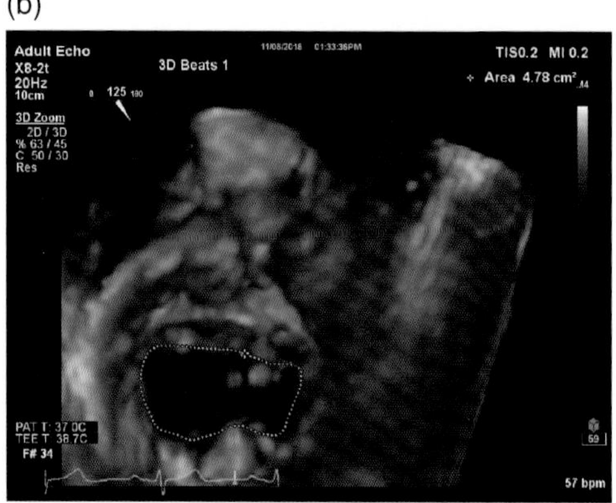

• **图 8.18** 从二尖瓣左心房（**a**）和左心室（**b**）方向用直接三维平面测量法估算二尖瓣面积（来源：Philip Haines.）

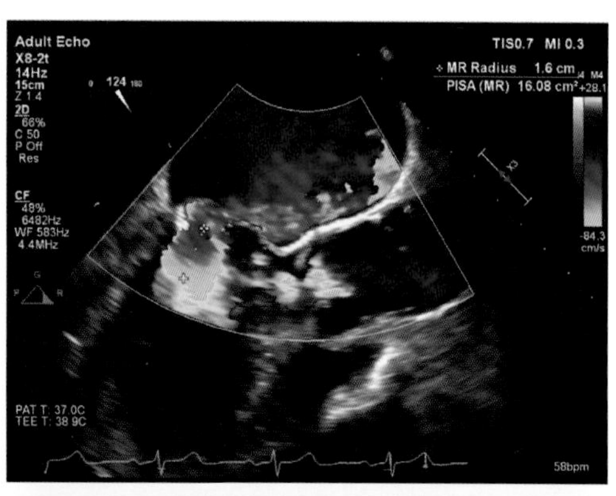

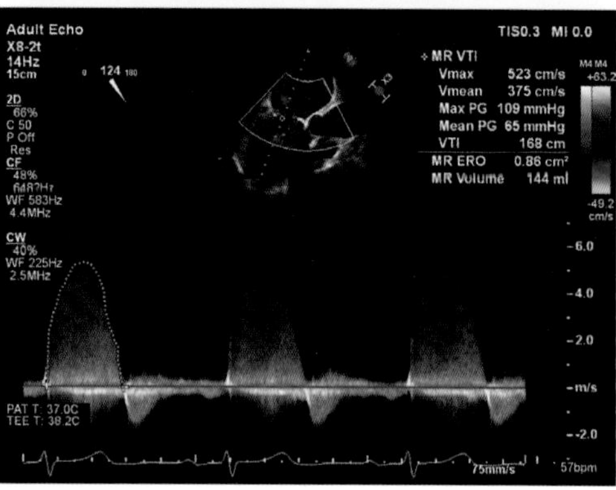

• **图 8.19** 应用近端等速表面积（PISA）法评估二尖瓣反流的严重程度，估计有效反流口面积（EROA）和反流容积（来源：Philip Haines.）

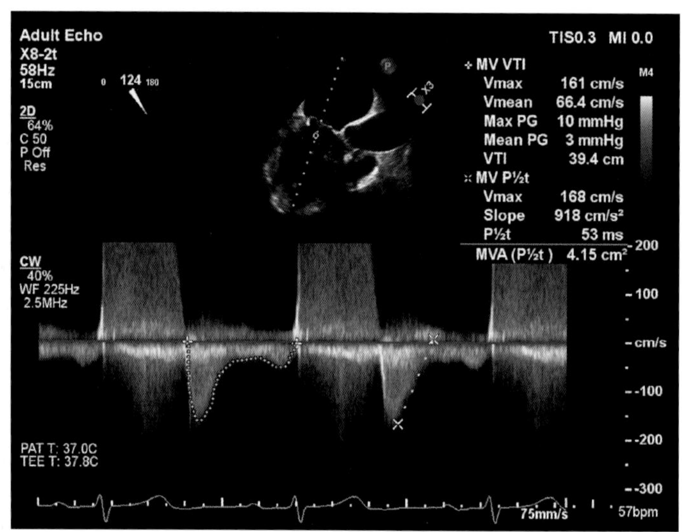

• **图 8.20** 评估基线二尖瓣前向血流的多普勒速度、压力梯度和压力减半时间（来源：Philip Haines.）

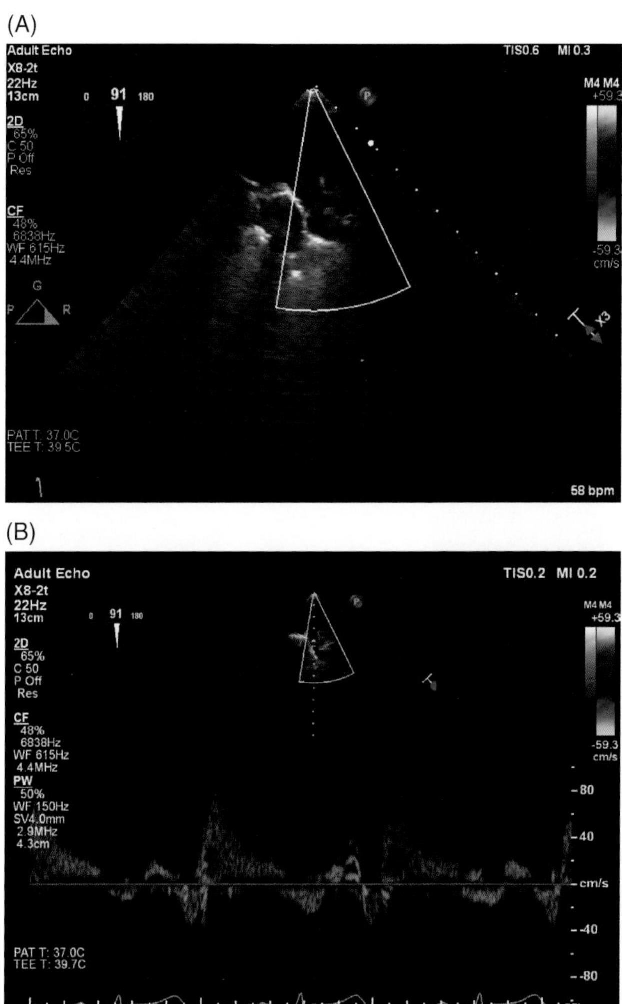

• **图 8.21**　肺静脉的超声心动图评估。(**A**) 二维彩色多普勒评估;(**B**) 血流和收缩期血流逆转的频谱多普勒评估(来源：Philip Haines.)

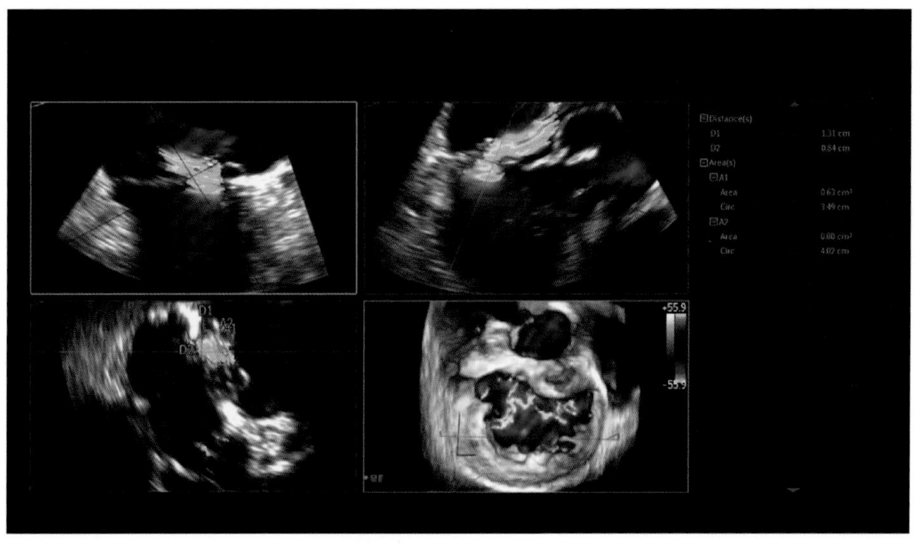

• **图 8.22**　应用三维彩色多普勒多平面重建技术测量缩流颈面积，用于评估二尖瓣关闭不全的严重程度(来源：Philip Haines.)

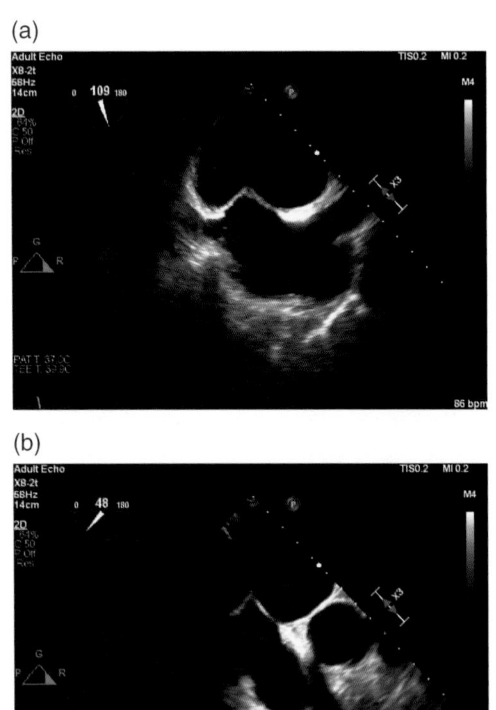

• **图 8.23** 房间隔穿刺时对房间隔的实时成像上下视角（**a**）和前后视角（**b**）（来源：Philip Haines.）

在房间隔穿刺过程中，一根导丝和一根可调弯导管被推进到上腔静脉。然后，可调弯导管退回左心房，直至房间隔。穿刺针尖端的位置可以通过房间隔的帐篷状圆顶来识别（图 8.23）。建议在卵圆窝的后、中上方穿刺。在双房切面上确定上下位置，而在大动脉短轴切面评估导管尖端的前后位置。偏离长轴四腔切面可用于确定导管穿刺点与二尖瓣平面的距离（图 8.25）。原发性（退行性）二尖瓣反流的对合点通常在瓣环之上，而继发性（功能性）二尖瓣反流的对合点可能在瓣环以下。穿刺点与二尖瓣瓣环上方距离建议为 4 ~ 4.5 cm。内侧病变可能需要较高的穿刺点，而外侧病变可能需要较低的穿刺点。有些患者可能存在卵圆孔未闭（patent foramen ovale，PFO）。不建议越过缺损处，因为这个位置可能太靠前。

当导管穿过房间隔时，应通过实时超声心动图追踪随时观察导管尖端，以避免房壁和主动脉穿孔。一根交换导丝被推进到左心房并定位在左上肺静脉中。通常使用短轴切面来可视化地引导导丝进入左上肺静脉，避免对左心耳造成任何潜在的伤害（图 8.26 ~ 8.28）。

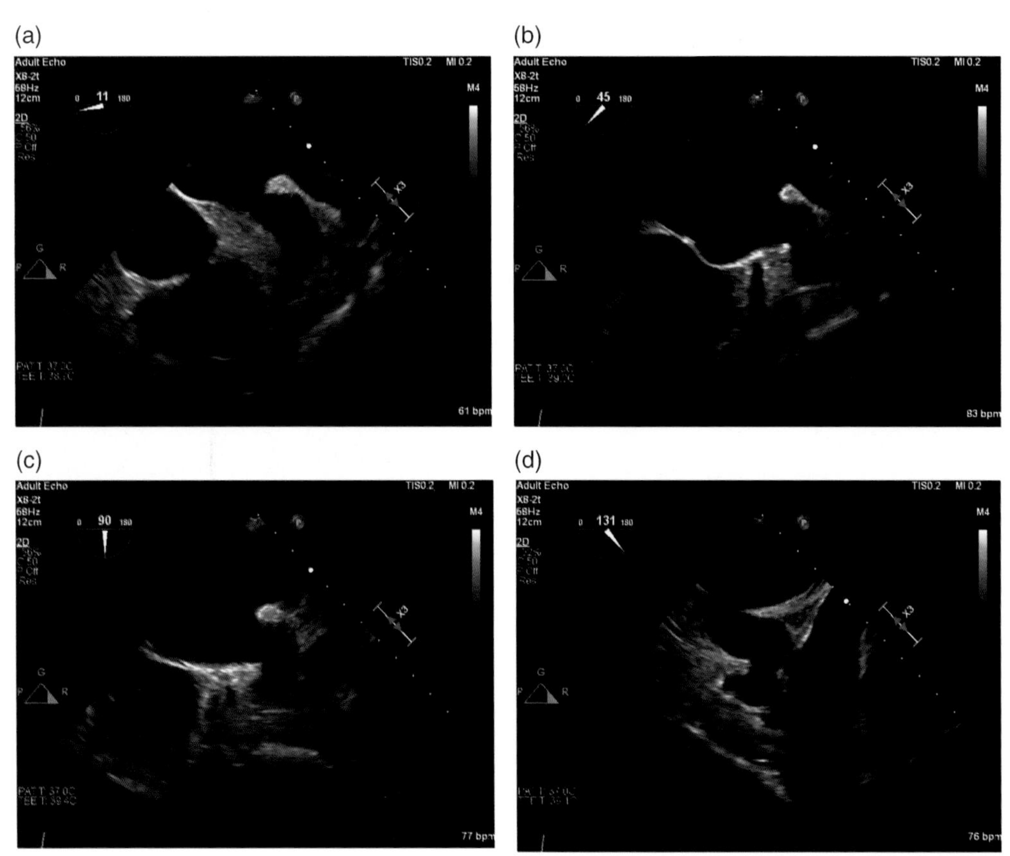

• **图 8.24** 多切面视角评估左心耳以排除血栓。在大约 0°（**a**）、45°（**b**）、90°（**c**）和 135°（**d**）观察左心耳（来源：Philip Haines.）

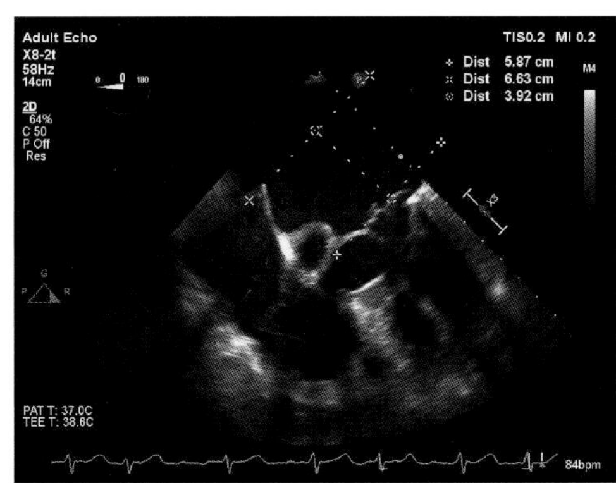

• **图 8.25**　在房间隔穿刺时评估穿刺点距二尖瓣瓣环的高度。该视角通常为偏离长轴的四腔切面，以便在同一视图中显示房间隔的篷顶高度和部分二尖瓣瓣环（来源：Philip Haines.）

(A)

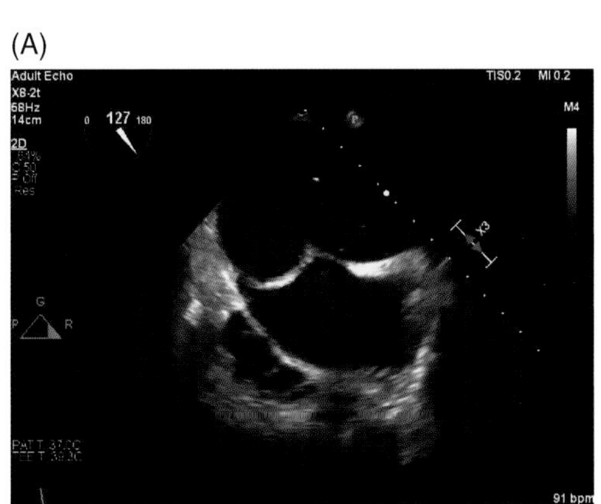

(B)

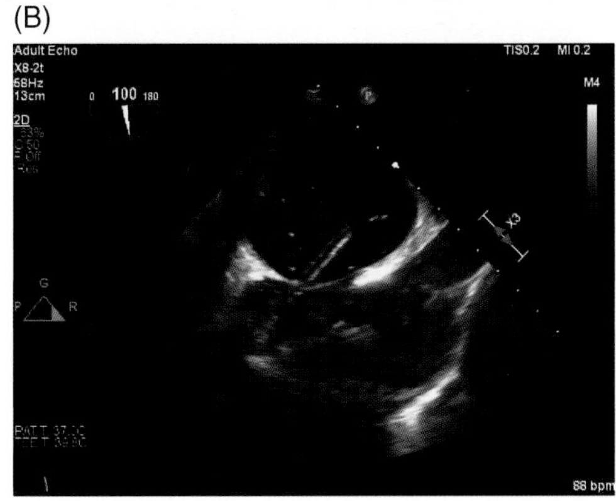

• **图 8.26**　超声心动图引导下房间隔穿刺。（**A**）房间隔上下切面：观察房间隔的篷顶高度，穿间隔导丝穿过间隔进入左心房内。（**B**）可调弯导管跨房间隔进入左心房（来源：Philip Haines.）

(A)

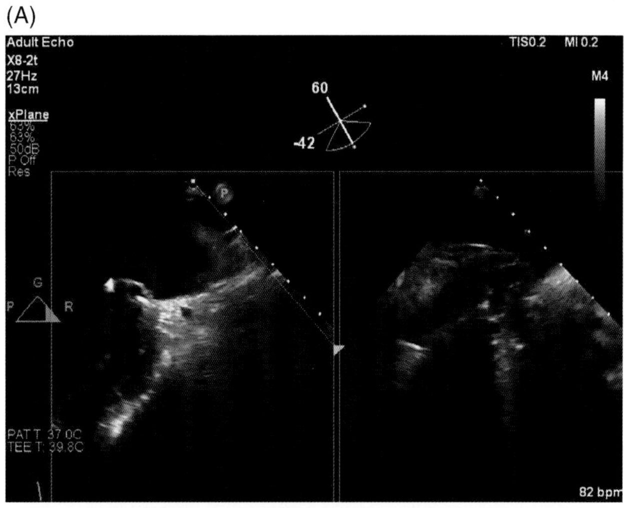

(B)

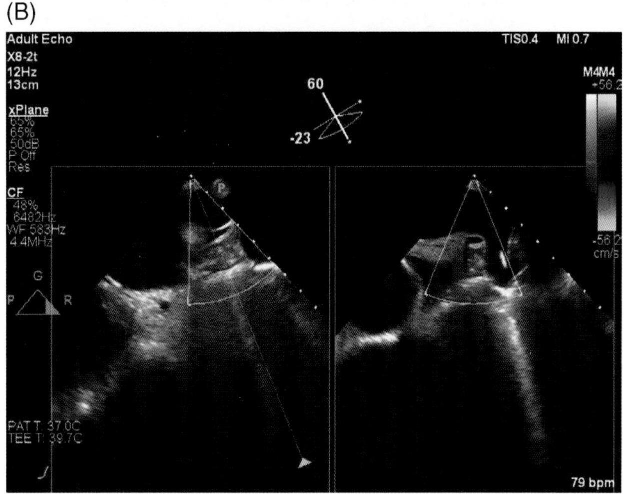

• **图 8.27**　在左上肺静脉放置导丝。（**A**）用 X 平面（双平面）成像确定导丝在左上肺静脉的位置。（**B**）彩色多普勒 X 平面（双平面）成像，显示导丝的存在引起的彩色多普勒血流紊乱（来源：Philip Haines.）

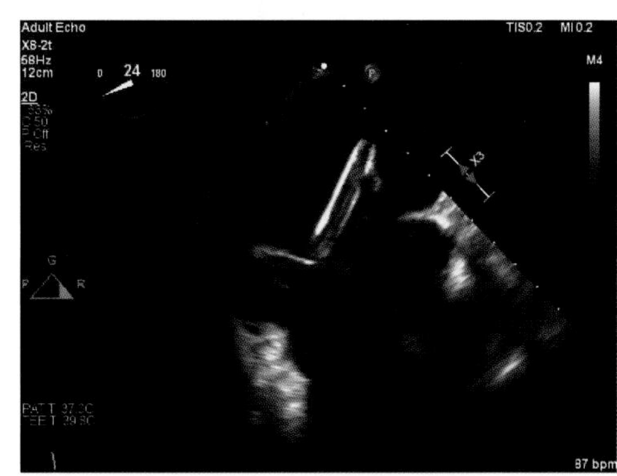

• **图 8.28**　为避免左心房和主动脉损伤穿孔，全程实时显示导丝、导管和器械在左心房内的位置至关重要（来源：Philip Haines.）

8.5 引导 MitraClip 系统到达二尖瓣

在将导丝置入左上肺静脉后，导管和扩张器被推进到左心房。导管上标有一个不透射线、回声明亮的双环。扩张器可以通过尖端条纹的回声表现来识别。应利用经食管超声心动图显示左心房内导管的全长，以避免损伤左心房壁。在导管和扩张器之间的过渡部位可以看到导管大小的变化。跨房间隔的连续成像可以显示整个扩张器尖端、过渡部分和导管尖端。一旦导管插入左心房 2 ～ 3 cm，就可以在实时超声引导下取出扩张器和导丝（图 8.29）。

Clip 输送系统（Clip Delivery System，CDS）通过房间隔进入左心房，同时转向左心房外侧壁、左上肺静脉和左心耳。建议经食管超声探头在短轴方向（35° ～ 55° ）逆时针旋转，以追踪穿过左心房的 Clip 输送系统。Clip 输送系统尖端应始终可见，以避免损伤左心房壁。Clip 输送系统向内侧穿过主动脉-二尖瓣交界，向后移动到二尖瓣上方的位置。将经食管超声探头旋转到交界区切面（60° ），这是最好的观察角度。二维成像由于分辨率较高，是首选的引导 Clip 输送系统的方法。三维成像可辅助用于其他特殊情况（图 8.30）。

在二尖瓣上方，使用双平面成像对二尖瓣夹进行充分定位。使用交界区切面（40° ～ 60° ）评估夹子内、外侧位置，使用长轴切面（135° ～ 150° ）评估调整夹子前后位置。超声医生应始终保证 Clip 输送系统在视野内，持续调整使两个平面上都能充分显示。在二尖瓣夹子方向正确的情况下，在交界区切面上不应显示夹臂，而在长轴切面上显示双臂。三维正面成像可以实时显示 Clip 输送系统，以确定二尖瓣夹在二尖瓣上方的适当位置，并确定与瓣叶对合线的方向垂直。

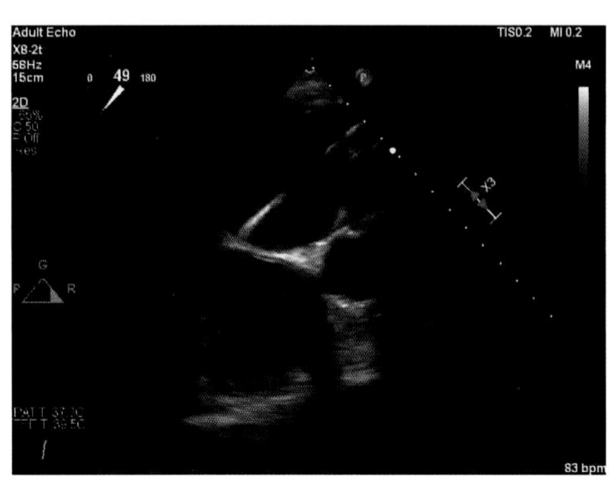

• **图 8.29** 观察左心房内的导管（来源：Philip Haines.）

MitraClip 被推进，跨二尖瓣进入左心室，在交界区切面连续双平面成像观察夹子的前、后方向（或在长轴切面双平面成像观察夹子的内、外侧方向）。从心房侧进行三维成像对于确定合适的夹子位置、帮助介入医生进行小的调整以优化夹子的位置和方向是至关重要的。一旦夹子进入左心室，只需对夹子的位置进行微小的调整，以避免缠绕在腱索和瓣下结构。可以调整三维增益消除夹子上方二尖瓣瓣叶成像像素，以确认夹子垂直于二尖瓣瓣叶。如果认为夹子不在最佳位置，应在持续的超声心动图引导下将其外翻，收回到左心房，并安全地重新定位（图 8.31）。

8.6 夹子在二尖瓣、瓣叶间的操作引导

一旦夹子位于合适的位置，调整探头获取“抓取

(A)

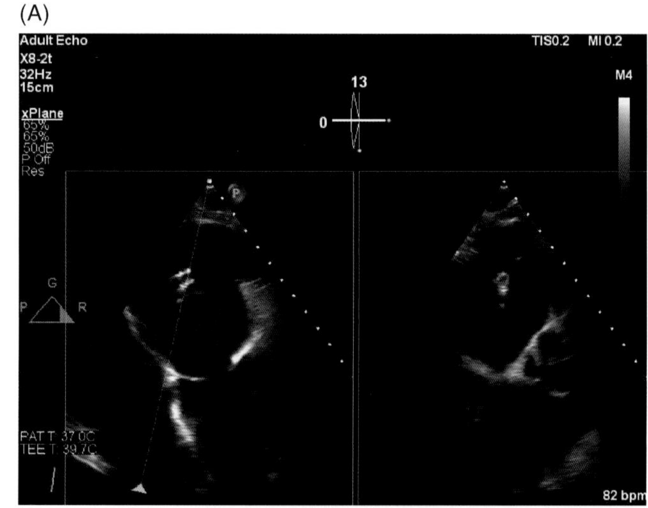

(B)

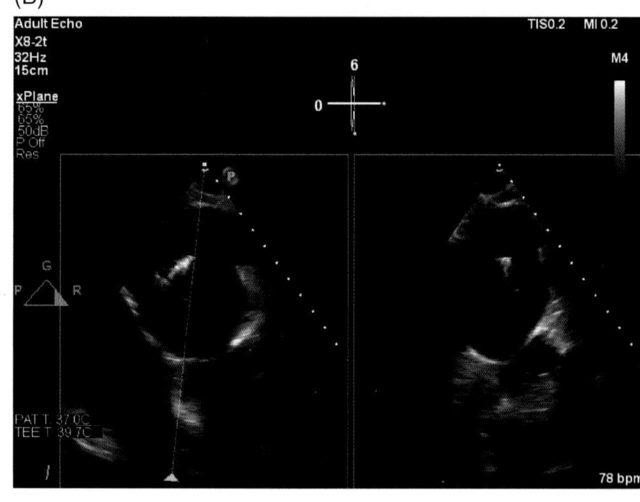

• **图 8.30** 实时 X 平面（双平面）经食管超声成像，追踪显示输送系统和夹子的位置。（**A**）追踪显示夹子输送系统尖端的位置。（**B**）追踪显示夹子输送系统，同时推进左心房内的 MitraClip（来源：Philip Haines.）

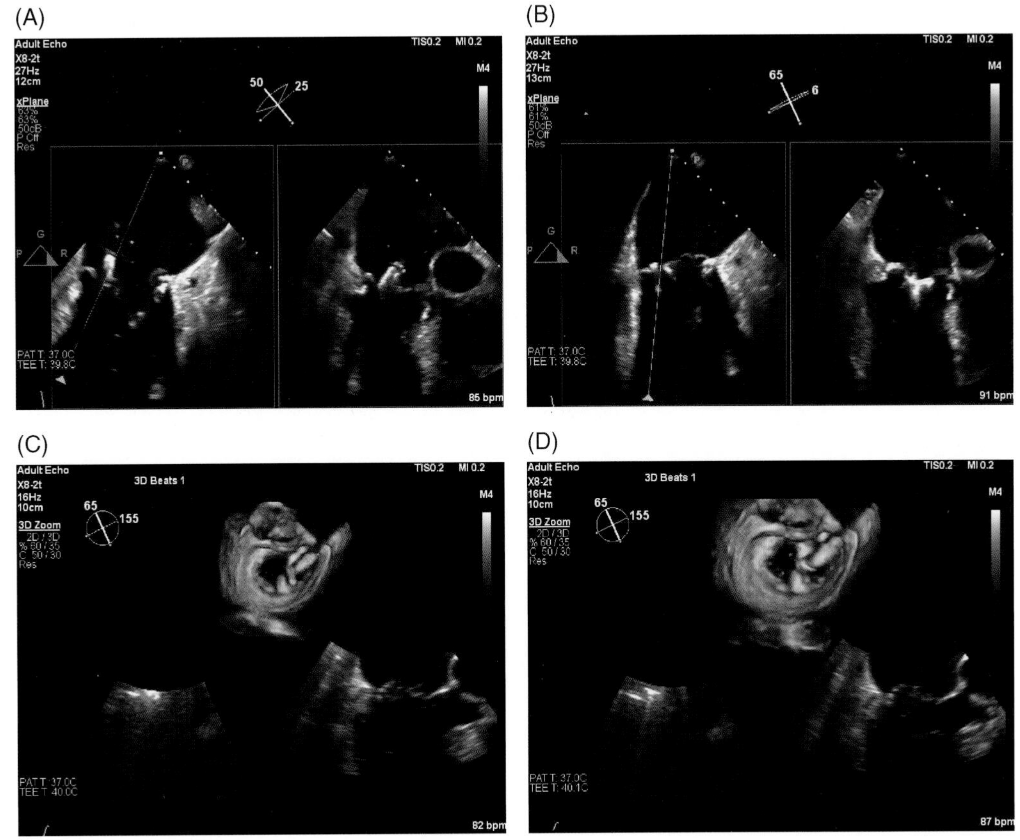

• **图 8.31**　使用 X 平面（双平面）经食管超声成像将夹子向二尖瓣推进。（**A**）将 MitraClip 推进到二尖瓣。（**B**）定位夹子跨二尖瓣并进入左心室。（**C**）评估夹臂的方向。（**D**）使用 X 平面（双平面）和实时三维经食管超声成像的组合来确认夹臂在二尖瓣瓣叶下方的方向（来源：Philip Haines.）

视角”：该视角可看见两夹的臂等长，并能清晰显示二尖瓣前后叶以及夹子的轴。然后，夹子系统被拉向左心房，让二尖瓣瓣叶停留在张开的夹臂上。一旦见到瓣叶落在夹臂上就可下夹。应从多个角度评估和确认瓣叶的插入：交界区切面（40° ～ 60° ）、长轴切面（135° ～ 150° ）和四腔切面（0° ）。三维正面切面应显示具有足够组织桥的双孔瓣膜，并伴随瓣叶活动度的降低（图 8.32）。彩色多普勒用于评估二尖瓣残余反流（图 8.33）。

应用连续波多普勒评价二尖瓣前向血流压力梯度。如果二尖瓣反流明显减少且无明显狭窄，则释放夹子。如果有明显的二尖瓣残余反流或二尖瓣狭窄，通常需要松开夹子重新定位。显著的残余二尖瓣反流通常涉及放置第二个夹子。严重的狭窄可能需要取出夹子终止手术。

8.7　夹闭后二尖瓣功能评估

夹闭后，应该使用彩色多普勒、二尖瓣连续波多普勒和肺静脉评估彻底评估残余二尖瓣反流[19]。其他超声心动图评估方法也应纳入残余二尖瓣反流的综合评估，包括三维彩色多普勒下测量反流口面积（表 8.1a 和 8.1b）。使用连续波多普勒测量二尖瓣舒张期压力梯度以评估二尖瓣残余狭窄[20]（图 8.34）。介入后连续波多普勒测得二尖瓣平均压力梯度≥ 5 mmHg 可以预示出院时二尖瓣压力梯度的升高[20]。研究表明，二尖瓣前向血流的平均压力梯度＞ 5 mmHg 与较差的长期预后相关[15]。心率、心输出量和残余二尖瓣反流的严重程度将影响频谱多普勒测量的速度和压力梯度[19]。然而，研究表明，二尖瓣压力梯度对评估双孔二尖瓣和单孔二尖瓣具有相同的有效性[21]。

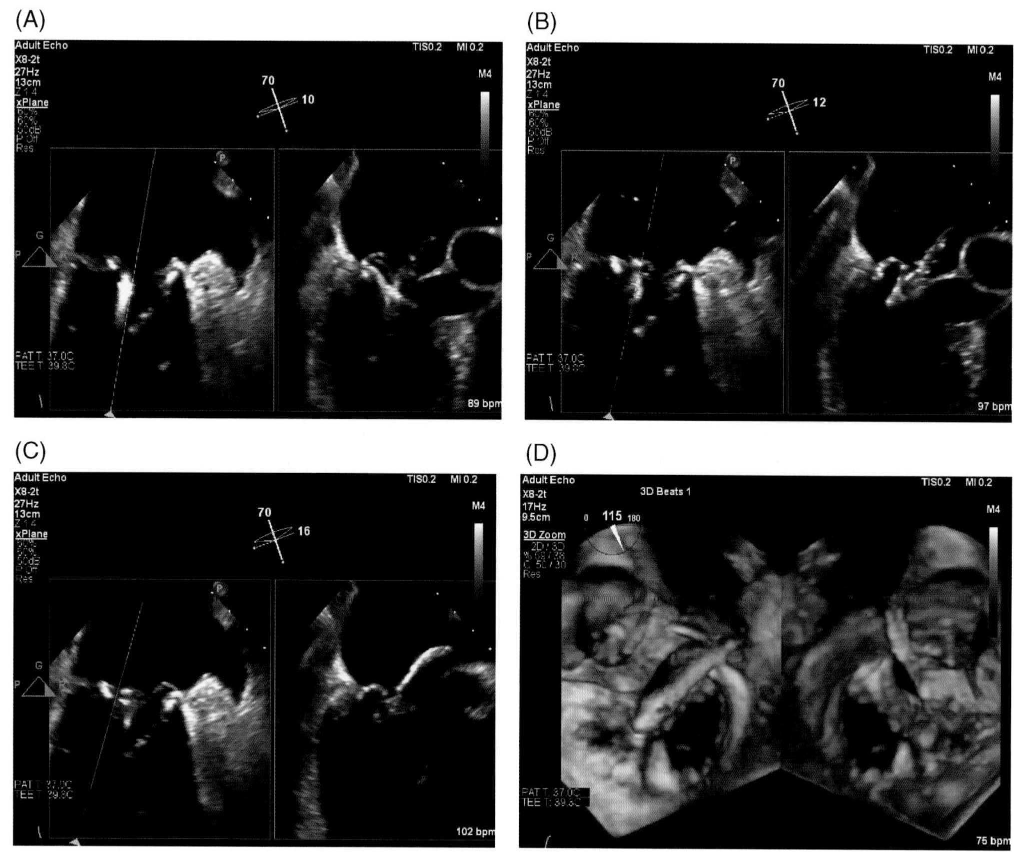

• **图 8.32** 定位和展开 MitraClip。(**A**) 将 MitraClip 定位在二尖瓣瓣叶下方，并观察夹臂与二尖瓣前叶和后叶的关系。在交界区和长轴切面上使用 X 平面（双平面）成像确定捕获前叶（**B**）和后叶（**C**）。(**D**) 使用 3D Zoom（三维局部放大）单心动周期采集图像明确组织桥（来源：Philip Haines.）

评估二尖瓣面积的其他方法包括食管中段切面或经胃短轴切面的三维平面直接测量法[20]。每个孔口的边缘被单独标测，然后相加获得二尖瓣面积。

在释放夹子后，输送系统的远端（也称作连杆）有锋利的末端，在取出过程中可能会损伤左心房壁。因此，应在完整的视图条件下将夹子输送系统从左心房撤出房间隔。

8.8 并发症及医源性房间隔缺损的评估

在从房间隔取出可调弯导管后，医源性房间隔缺损仍然存在。在双房切面或短轴切面进行跨房间隔的彩色多普勒和频谱多普勒检查。通常是从左向右流动的。心包积液的评估是在食管中段四腔心切面和胃底短轴切面进行评估的（图 8.35）。

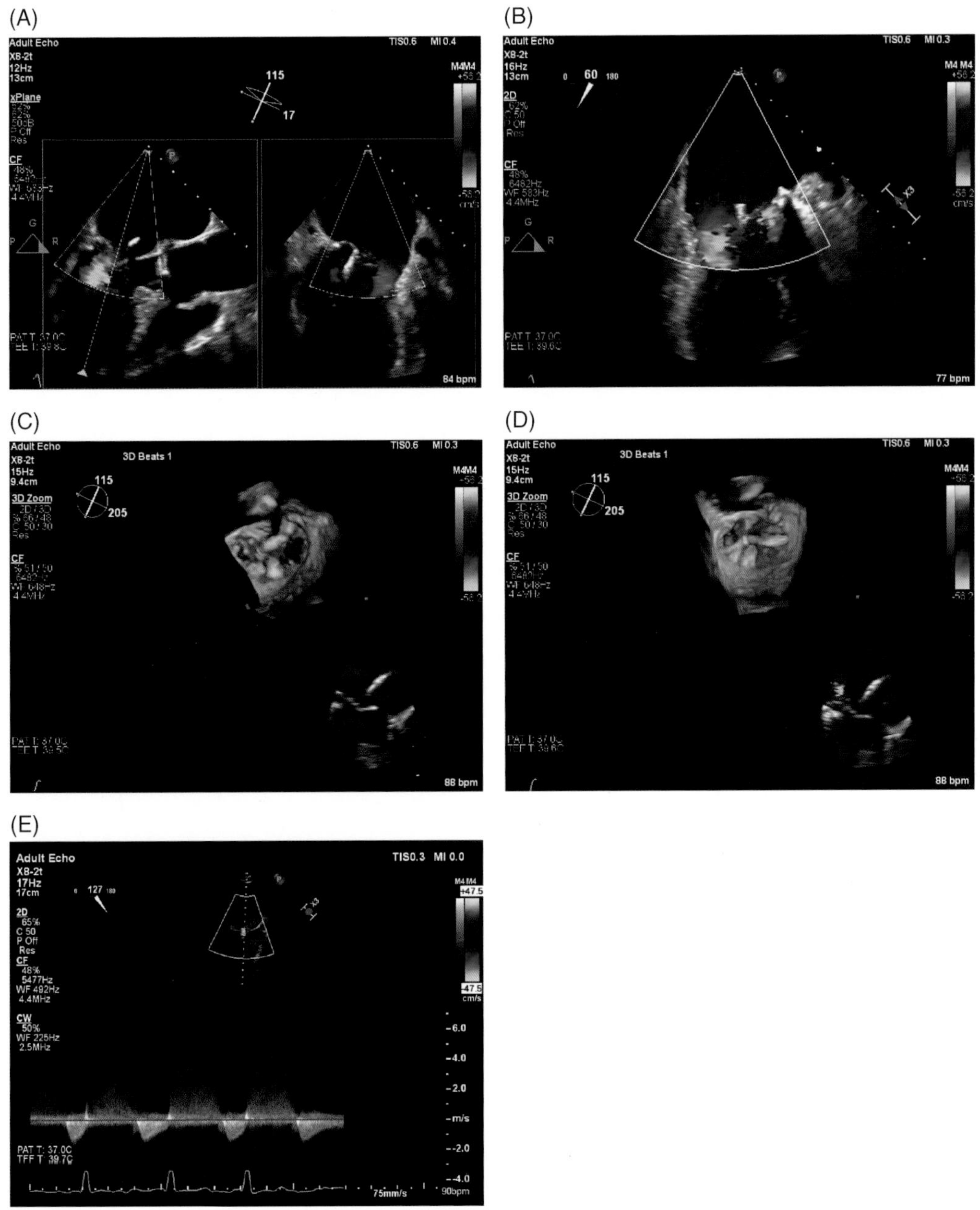

• **图 8.33**　MitraClip 置入术后残余二尖瓣反流的评估。使用彩色多普勒 X 平面（双平面）成像（**A**）和二维彩色多普勒成像（**B**）评估 MitraClip 术后残余二尖瓣反流。（**C**）和（**D**）使用三维彩色多普勒 Zoom 单心动周期采集图像评估 MitraClip 术后残余二尖瓣反流。（**E**）使用连续波多普勒成像评估 MitraClip 置入术后残余二尖瓣反流（来源：Philip Haines.）

表 8.1a 有效评估 MitraClip 修复后残余二尖瓣反流严重程度的经食管超声参数

参数	评估术后残余二尖瓣反流严重程度
左心房自发显影	二尖瓣介入治疗后出现自发显影提示二尖瓣反流严重程度明显减轻
左心室射血分数	排除其他（缺血、起搏器相关等）原因导致，二尖瓣介入治疗后出现左心室射血分数下降提示二尖瓣反流严重程度明显减轻
彩色多普勒	
彩色多普勒反流束（大小、数量、位置、偏心率）	- 通过全面、系统的方法轻松获取 - 难以评估多束以及偏心反流 - 反流面积受偏心、技术和血流动力学因素（特别是反流速度）的影响
血流汇聚	- 大流量汇聚表示显著残余二尖瓣反流，而小流量汇聚或无流量汇聚表示轻度二尖瓣反流 - 难以在有多个反流或极端偏心反流的情况下使用，同时可能被器械遮蔽
缩流颈宽度	- 缩流颈宽度≥ 0.7 cm 为严重二尖瓣反流 - 在多个反流口或反流非常偏心导致缩流颈口不能清晰显示的情况下较难使用
反流口面积（三维平面测量）	- 有助于更好地描记偏心反流的反流口形状及多束反流的反流口面积 - 容易出现图像失真
频谱多普勒	
肺静脉血流	- ＞ 1 条肺静脉出现收缩期血流反转提示重度二尖瓣反流 - 二尖瓣介入后收缩期前向血流速度增加有助于确认二尖瓣反流降低
二尖瓣反流束的连续波多普勒指标（轮廓、密度以及峰值速度）	- 高密度的三角形频谱图提示严重的二尖瓣反流 - 脱垂的瓣叶和极端偏心的反流介入干预后，可能难以采集连续波多普勒图像
二尖瓣前向血流	- 窦性心律时，二尖瓣 A 波优势血流排除重度二尖瓣反流 - 二尖瓣 E 峰速度和 VTI 降低表明二尖瓣反流严重程度减轻
LVOT 的脉冲波多普勒（经胃深部切面）	术后 LVOT 速度和 VTI 增加提示二尖瓣反流降低
定量参数	一般来说，评估起来比较困难；定量时有一些特定的操作限制
由近端等速表面积法测定的有效反流口面积	- 不建议在缘对缘修复后进行，因为夹子的存在违反了半球近端血流汇聚的假设 - 当存在多个反流或明显偏心反流时，近端等速表面积法经常低估二尖瓣反流严重程度
反流容积	- 经食管超声难以使用脉冲波多普勒进行反流容积定量

LVOT，左心室流出道；VTI，速度-时间积分。

来源：Adapted from Zoghbi et al.[19]. © 2017 Elsevier.

表 8.1b MitraClip 术后经食管或经胸超声心动图用于评价二尖瓣反流严重程度的图像和多普勒参数

参数	轻度	中度	重度
结构			
形态学	装置位置良好 / 预期或正常的瓣膜运动	无特定的标准	装置位置异常 / 瓣叶连枷样改变（一侧瓣叶分离，开裂，TMVR 扩展不完全等）
左心房和左心室容积	在基线的基础上缩小或正常化	微小的改变	增大较基线无改变 / 加重，特别是在原发性二尖瓣反流中
定性参数			
彩色多普勒反流束（大小、数量、偏心率）	1 个或 2 个小而窄的反流束	比轻度多但未达到重度	大的中心性反流 / 多束反流 / 环绕左心房的偏心反流
血流汇聚大小 [a]	无或小	中等	大
二尖瓣前向血流	A 波为主	无特定的标准	无特定的标准
肺静脉血流 [b]	正常	钝性收缩期血流	收缩期血流逆转
二尖瓣反流的连续波多普勒图像（密度、轮廓）	稀疏的抛物线轮廓	无特定的标准	密集的三角形轮廓
半定量参数			
缩流颈宽度（cm）	单个反流且缩流颈宽度≤ 0.3	单个反流且缩流颈宽度 0.4 ～ 0.6	任意反流缩流颈宽度≥ 0.7 或≥ 2 束中等量反流
定量参数			
三维平面测量法测量反流口面积（cm^2）[c]	单个反流且反流口面积＜ 0.2	单个反流且反流口面积 0.2 ～ 0.39	任意反流反流口面积≥ 0.4 或≥ 2 束中等量反流
反流容积（ml）	＜ 30	30 ～ 59[d]	≥ 60（在低流量状态下可能较低）
反流分数（%）	＜ 30	30 ～ 49	≥ 50

TMVR，经导管二尖瓣置换术。

所有的参数都有局限性，必须综合评估。鉴于体型、血流动力学和其他的患者特征，所有的评估都应考虑个体化。

[a] 血流汇聚小：近端等速表面积（PISA）半径＜ 0.3 cm；血流汇聚大：PISA 半径＞ 1 cm（于奈奎斯特极限 25 ～ 40 cm/s 范围测量）。

[b] 受许多其他因素的影响（左心室舒张功能、心房颤动、左心房压力）。

[c] 彩色多普勒下评估，尚需进一步验证。

[d] 总每搏输出量（包括反流容积）由左心室容积计算。建议使用三维超声心动图，最好是声学造影，以避免低估左心室容积、反流容积和射血分数。

来源：Adapted from Zoghbi et al.[19]. © 2019 Elsevier.

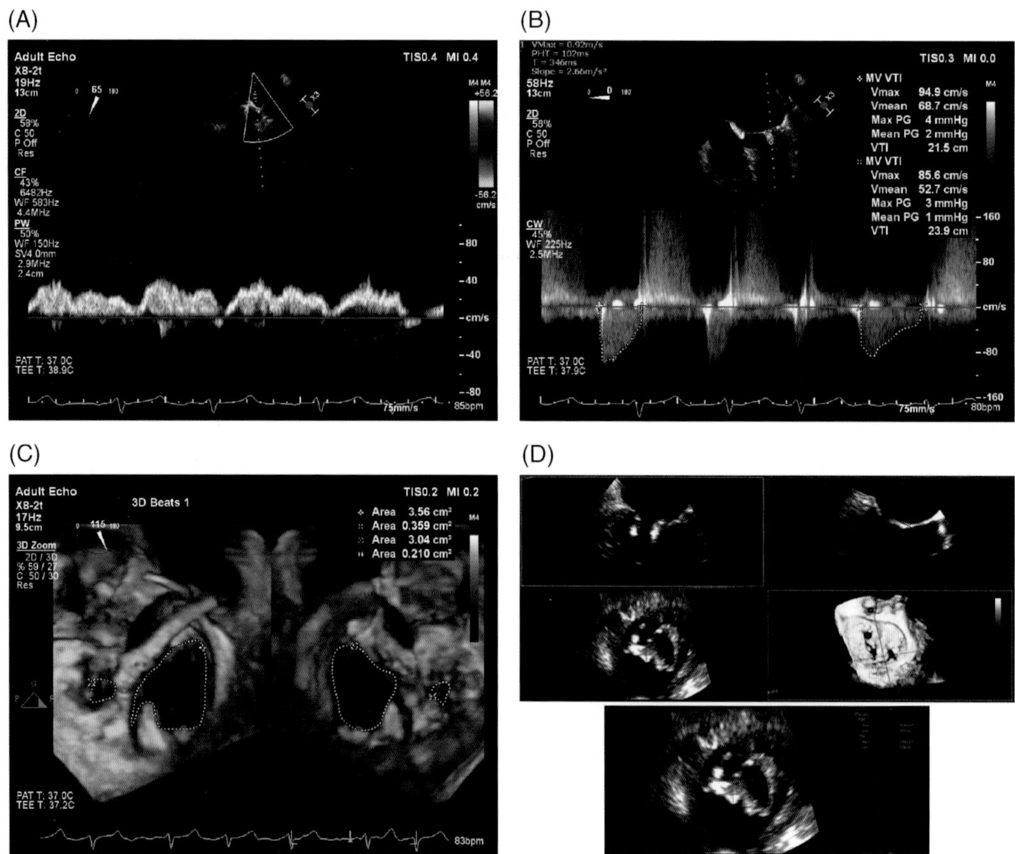

• **图 8.34** MitraClip 置入术后的其他评估。(**A**)评估肺静脉频谱多普勒血流，显示收缩期前向血流恢复。(**B**)通过频谱多普勒评估置入 MitraClip 前后的二尖瓣前向血流的压力梯度和压力减半时间来评估是否存在严重的二尖瓣狭窄。(**C**)使用直接三维平面测量法评估 MitraClip 术后的残余二尖瓣面积。(**D**)使用三维多平面重建平面测量法评估 MitraClip 术后的二尖瓣残余面积(来源：Philip Haines.)

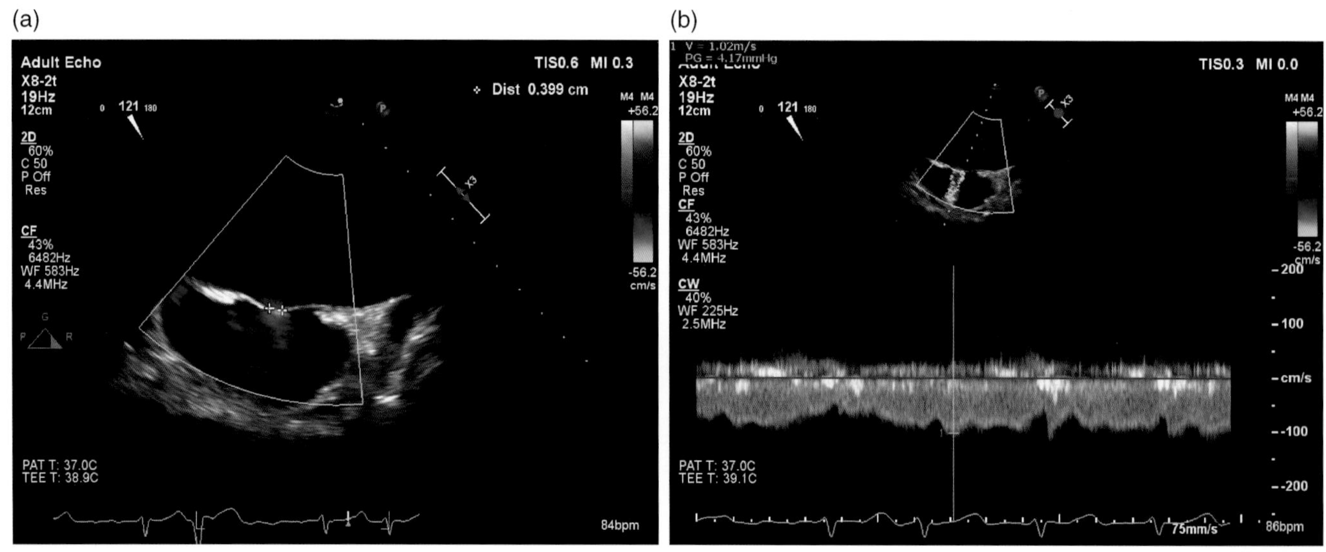

• **图 8.35** 应用二维彩色多普勒成像(**a**)和频谱多普勒(**b**)确定左向右分流评估医源性房间隔缺损(来源：Philip Haines.)

参考文献

1 Nyman, C.B. et al. (2018). *Transcatheter mitral valve repair using the edge-to-edge clip. J. Am. Soc. Echocardiogr.* 31 (4): 434–453.

2 Khalique, O.K. and Hahn, R.T. (2017). *Role of echocardiography in transcatheter valvular heart disease interventions. Curr. Cardiol. Rep.* 19 (12): 128.

3 Feldman, T. et al. (2009). *Percutaneous mitral repair with the MitraClip system: safety and midterm durability in the initial EVEREST (endovascular valve edge-to-edge REpair study) cohort. J. Am. Coll. Cardiol.* 54 (8): 686–694.

4 Feldman, T. et al. (2011). *Percutaneous repair or surgery for mitral regurgitation. N. Engl. J. Med.* 364 (15): 1395–1406.

5 Stone, G.W. et al. (2018). *Transcatheter mitral-valve repair in patients with heart failure. N. Engl. J. Med.* 379 (24): 2307–2318.

6 Wiegers, S.E. et al. (2019). *2019 ACC/AHA/ASE advanced training statement on echocardiography (revision of the 2003 ACC/AHA clinical competence statement on echocardiography): a report of the ACC competency management committee. J. Am. Coll. Cardiol.*

7 Bonow, R. O., et al. (2020). 2020 Focused Update of the 2017 ACC Expert Consensus Decision Pathway on the Management of Mitral Regurgitation: A Report of the American College of Cardiology Solution Set Oversight Committee. *J Am Coll Cardiol* 75(17):2236–2270.

8 Zipes, D.P., Libby, P., Bonow, R.O. et al. (eds.). *Braunwald's Heart Disease: A Textbook of Cardiovascular Medicine 2-Volume Set*, 11e. Elsevier.

9 Zoghbi, W.A. et al. (2017). *Recommendations for noninvasive evaluation of native valvular regurgitation: a report from the American Society of Echocardiography developed in collaboration with the Society for Cardiovascular Magnetic Resonance. J. Am. Soc. Echocardiogr.* 30 (4): 303–371.

10 Altiok, E. et al. (2010). *Real-time 3D TEE allows optimized guidance of percutaneous edge-to-edge repair of the mitral valve. JACC Cardiovasc. Imaging* 3 (11): 1196–1198.

11 Zamorano, J.L. et al. (2011). *EAE/ASE recommendations for the use of echocardiography in new transcatheter interventions for valvular heart disease. Eur. Heart J.* 32 (17): 2189–2214.

12 Cavalcante, J.L. et al. (2012). *Role of echocardiography in percutaneous mitral valve interventions. JACC Cardiovasc. Imaging* 5 (7): 733–746.

13 Lee, M.S. and Naqvi, T.Z. (2013). *A practical guide to the use of echocardiography in assisting structural heart disease interventions. Cardiol. Clin.* 31 (3): 441–454.

14 Hahn, R.T. (2016). *Transcathether valve replacement and valve repair: review of procedures and intraprocedural echocardiographic imaging. Circ. Res.* 119 (2): 341–356.

15 Neuss, M. et al. (2017). *Elevated mitral valve pressure gradient after MitraClip implantation deteriorates long-term outcome in patients with severe mitral regurgitation and severe heart failure. JACC Cardiovasc. Interv.* 10 (9): 931–939.

16 Hahn, R.T. et al. (2013). *Guidelines for performing a comprehensive transesophageal echocardiographic examination: recommendations from the American Society of Echocardiography and the Society of Cardiovascular Anesthesiologists. J. Am. Soc. Echocardiogr.* 26 (9): 921–964.

17 Wu, I.Y. et al. (2018). *J. Cardiothor. Vasc. Anesth.* 32 (6): 2746–2759.

18 Alkhouli, M., Rihal, C.S., and Holmes, D.R. Jr. (2016). *Transseptal techniques for emerging structural heart interventions. JACC Cardiovasc. Interv.* 9 (24): 2465–2480.

19 Zoghbi, W.A. et al. (2019). *Guidelines for the evaluation of valvular regurgitation after percutaneous valve repair or replacement: a report from the American Society of Echocardiography developed in collaboration with the Society for Cardiovascular Angiography and Interventions, Japanese Society of Echocardiography, and Society for Cardiovascular Magnetic Resonance. J. Am. Soc. Echocardiogr.* 32: 431–475.

20 Biaggi, P. et al. (2013). *Assessment of mitral valve area during percutaneous mitral valve repair using the MitraClip system: comparison of different echocardiographic methods. Circ. Cardiovasc. Imaging* 6 (6): 1032–1040.

21 Maisano, F. et al. (1999). *The hemodynamic effects of double-orifice valve repair for mitral regurgitation: a 3D computational model. Eur. J. Cardiothorac. Surg.* 15 (4): 419–425.

22 Surder, D. et al. (2013). *Predictors for efficacy of percutaneous mitral valve repair using the MitraClip system: the results of the MitraSwiss registry. Heart* 99 (14): 1034–1040.

第 9 章

经导管二尖瓣置换术术中心脏超声评估

Patrick T. Gleason，John C. Lisko，Stamatios Lerakis
李华俊　周瑶瑶　译　蒲朝霞　审校

9.1　引言

经导管二尖瓣治疗技术近 10 年来蓬勃发展[1]。虽然对于外科手术高危的重度退行性二尖瓣反流患者，MitraClip 能取得不错的治疗效果，但在多数情况下，经导管二尖瓣置换术（transcatheter mitral valve replacement，TMVR）仍是优选的治疗策略[2]。在这类手术中，超声心动图起到了关键的作用：它指导介入医生选择合适的操作入路，明确瓣膜置入位置，评估置入后瓣膜功能[3]。目前 TMVR 的指征包括二尖瓣狭窄或外科手术高危的二尖瓣反流患者。TMVR 可用于外科或经导管二尖瓣生物瓣或瓣中瓣（valve-in-valve，ViV）置入、二尖瓣瓣环成形术后[4]、重度二尖瓣瓣环钙化（mitral annular calcification，MAC）患者，甚至可以拓展至瓣环解剖结构正常的患者。具体置入方案取决于瓣膜结构设计[5]（图 9.1）。常规入路包括经房间隔或经心尖途径。

9.2　二尖瓣基线评估

在进行 TMVR 之前，对病因、病变程度和解剖结构进行准确的基线评估非常重要。在根据经胸超声心动图（transthoracic echocardiogram，TTE）、经食管超声心动图（transesophageal echocardiogram，TEE）和多排螺旋计算机断层扫描（multi-detector computed tomography，MDCT）[6] 检查明确有 TMVR 手术指征后，由 TEE 进行实时术中引导[7]。这些手术操作可以在杂交手术室中进行，也可以全麻下在心导管室进行。

二尖瓣基线 TEE 评估的内容应包括：使用彩色多普勒和频谱多普勒进行二维检查，三维成像（使用或不使用彩色多普勒）。值得注意的是，由于患者处于机械通气和仰卧位状态，心脏的位置可能会改变。

根据美国超声心动图学会指南对心脏结构进行评估。更详细的评估主要包括：0° ～ 180° 的彩色多普勒二维成像，多个角度获得二尖瓣平均跨瓣压差，外科视角下（使用 / 不使用彩色多普勒）成像，以及肺静脉血流频谱。在四腔、两腔和胃底短轴切面的左心室功能的基线评估也很重要。

TMVR 术后会有左心室流出道（left ventricular outflow tract，LVOT）梗阻的风险，因此，即使术前 MDCT 未见潜在梗阻，也需要在瓣膜置入前评估主动脉瓣和 LVOT 压差[8-9]，并与术后进行比较。具体步骤如下：首先，通过二维超声检查主动脉瓣是否存在钙化和开放受限。在 0° 或 120° 的胃底切面，使用连续波多普勒测得主动脉瓣瓣口峰值流速、最大及平均跨瓣压差以及速度时间积分（velocity time integral，VTI）。然后，使用脉冲波多普勒获得 LVOT 峰值流速、最大和平均压差以及 LVOT VTI。

9.3　左心房、左心室和二尖瓣的入路

使用 TEE 进行基线评估后，首先需要确定房间隔穿刺部位，或是经心尖穿刺点的位置（图 9.2）。

对于经房间隔入路置入的瓣膜，房间隔穿刺是瓣膜置入过程中的关键步骤，必须确保获得良好的穿刺部位。术者调整穿刺鞘靠近房间隔。此时，介入心脏超声医生在双房切面（100° ～ 110° ）或房间隔短轴切面（30° ～ 60° ）获得房间隔的二维视图。显示操作穿刺鞘，以便能够将其引导至理想的穿刺位置。对每个二尖瓣装置而言，理想的穿刺位置有所不同，但通常需要靠后的入路。靠后穿刺有几个优点：更好地与二尖瓣对齐、同轴，并保证输送系统具有更高的可操控性。一旦确定了穿刺位置，应在四腔心切面测量从拟定穿刺部位到二尖瓣的距离。心脏超声医生确定二尖瓣平面，然后从拟定的穿刺部位作一平行线。这

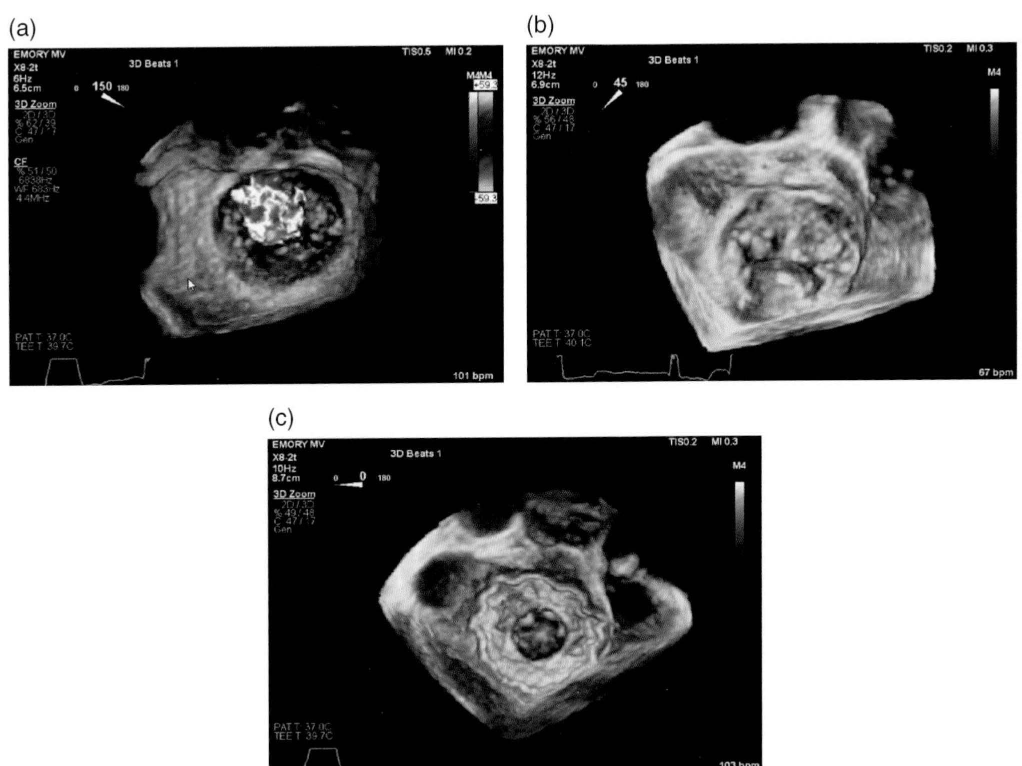

• **图 9.1** （**a**）三维彩色多普勒显示一例重度二尖瓣反流。（**b**）“外科视角”下二尖瓣三维评估结果提示二尖瓣后叶严重脱垂是引起重度二尖瓣反流的病因。（**c**）Tendyne™ 瓣膜置入后二尖瓣反流明显改善（来源：Patrick T Gleason，John C Lisko，Stamatios Lerakis.）

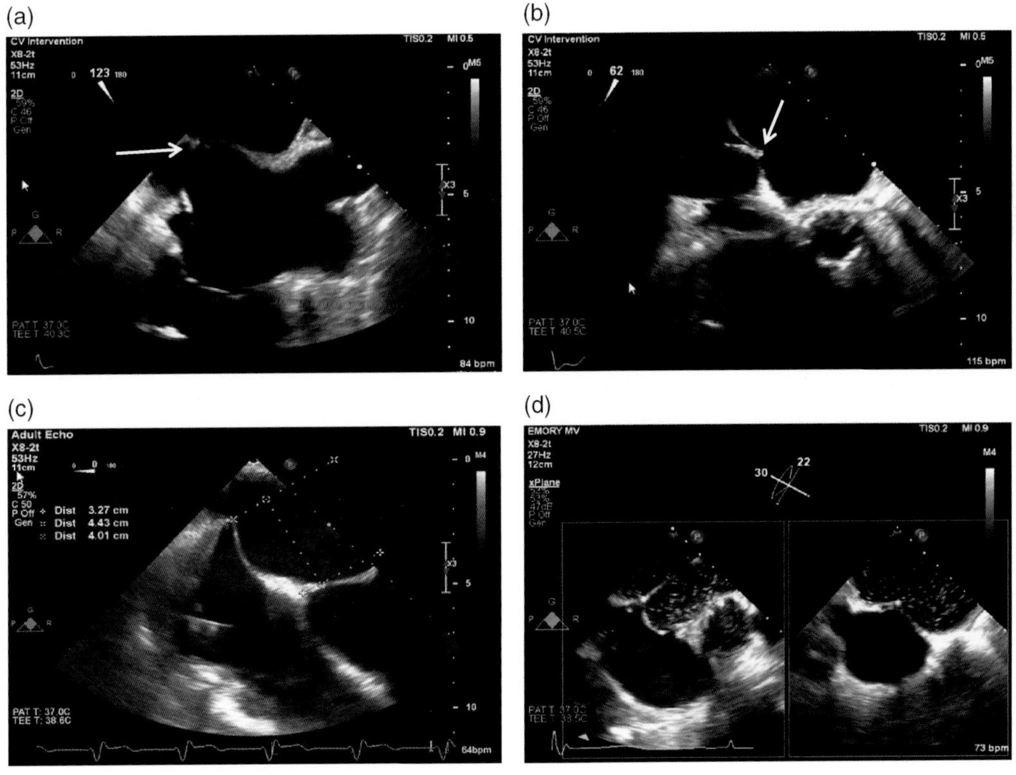

• **图 9.2** 房间隔穿刺的过程。（**a**）使用穿刺鞘显示房间隔上腔静脉 / 下腔静脉（SVC/IVC）切面（箭头所示）——房间隔下方。（**b**）改变探头角度，以显示主动脉瓣和房间隔的前后位。见穿刺鞘（箭头）位于房间隔中部，此时需重新定位至房间隔更靠后的位置。（**c**）确定适当的向后向下位置后，下一步心脏超声医生需要测量穿刺鞘至二尖瓣瓣环的距离。标注二尖瓣瓣环和拟穿刺部位的平行线。两线之间的距离为穿刺高度，本例中为 4.01 cm。（**d**）确定正确高度后，应在双平面模式下查看鞘穿刺过程（来源：Patrick T Gleason，John C Lisko，Stamatios Lerakis.）

两条线之间的距离即为穿刺高度。不同的置入物穿刺的理想距离会有所不同，一般情况下，如果二尖瓣瓣环与房间隔穿刺点的垂直距离< 3.5 cm，输送系统将难以准确对准瓣膜，因此穿刺点应更偏向后部的位置。一旦确定了适当高度的房间隔穿刺点，介入医生就可以继续进行房间隔穿刺，并全程由超声进行引导及记录。

如果为经心尖入路的方式，可以使用两种不同的方法，当然也可以二者结合以更好地确定合适的位置。首先是心外膜视图，在外科医生暴露心尖部位后进行：外科医生或介入医生将超声探头置于无菌手套中，然后直接放在心尖预期穿刺部位，这一方式可以非常清楚地显示心尖和其他结构（如乳头肌和腱索），以明确预期的部位是否正确或是否存在潜在问题。此外，也可通过 TEE 评估穿刺部位。外科医生在预期穿刺部位的心外膜上施加压力，通过 TEE 观察到心肌出现轻微凹陷（图 9.3）。这一步骤可以初步进行位置识别，以确保经心尖入路的准确性。经过以上任一步骤，外科医生或介入医生可继续进行经心尖穿刺。

9.4 人工瓣置入前和术中的评估

通过经房间隔入路或经心尖入路后，下一步是超声引导下的人工瓣定位。

首先，在将人工瓣推送到预定位置之前，必须确认导丝的位置。如果通过房间隔穿刺方法入路，则超声心动图应确认导丝分别通过房间隔、二尖瓣，然后进入左心室心尖部，且未触及二尖瓣结构。如果是经心尖入路，则超声心动图应确认导丝从心尖穿刺部位越过乳头肌和腱索，通过二尖瓣并进入左心房。定位人工瓣前的其他注意事项包括：若存在 LVOT 梗阻风险，需对二尖瓣前叶进行调整。二尖瓣行经导管心脏瓣膜（transcatheter heart valve，THV）置入后，二尖瓣前叶将处于永久性“开放”状态（图 9.4）。左心室流出道的几何结构、室间隔厚度和二尖瓣前叶长度均可能影响到瓣膜展开后是否会立即引起 LVOT 梗阻。这一并发症起病急，严重者可危及生命[10]。可以通过使用彩色多普勒测量 LVOT 的湍流以及通过频谱多普勒测量 LVOT 压差来明确。可人工撕裂二尖瓣前叶以防止 LVOT 梗阻，或使用 LAMPOON 技术（基于导管的电学外科干预技术）人工撕裂二尖瓣前叶，并重建 LVOT。THV 经食管超声心动图引导 LAMPOON 操作的三个主要步骤为跨瓣、瓣叶人工撕裂和 TMVR 置入[11]。

一旦超声心动图确认导丝置入无误，必要时根据二尖瓣位置进行调整后，便可将人工二尖瓣推送到指定位置。

随后，心脏超声团队应专注于引导人工二尖瓣的置入过程。每个瓣膜都有特殊的考量因素和定位要求，无论何种设计，超声引导对于正确定位和置入均至关重要。指导需遵循同轴对齐和深度适当原则。可以使用双平面超声成像（也称为 X 平面）、二尖瓣外科视角的三维成像，以及在三维模式下的特殊功能，如 MultiVue（飞利浦，荷兰）。MultiVue 和其他类似工具采用实时多平面重建（multiplanar reconstruction，MPR）技术来辅助手术过程中的器械定位和尺寸评估。双平面视图和三维视图也有助于评估人工瓣的置入深度，并且心脏超声医生可在瓣膜调整过程中向介入医生提供实时反馈。

超声下确认人工二尖瓣置入位置后，应确保置入深度适当，且同轴对齐，并对人工瓣展开过程进行实

(a)

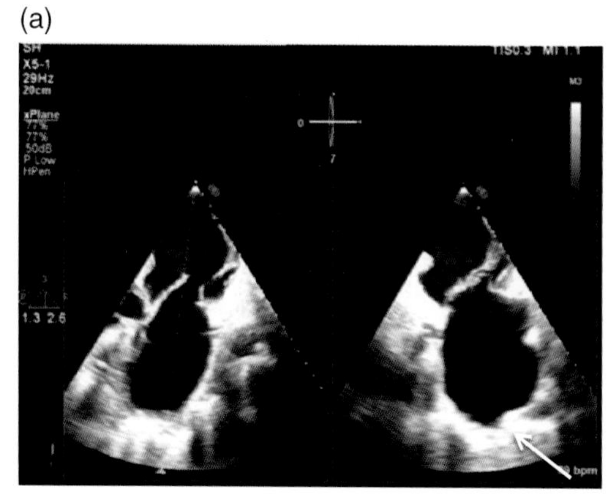

(b)

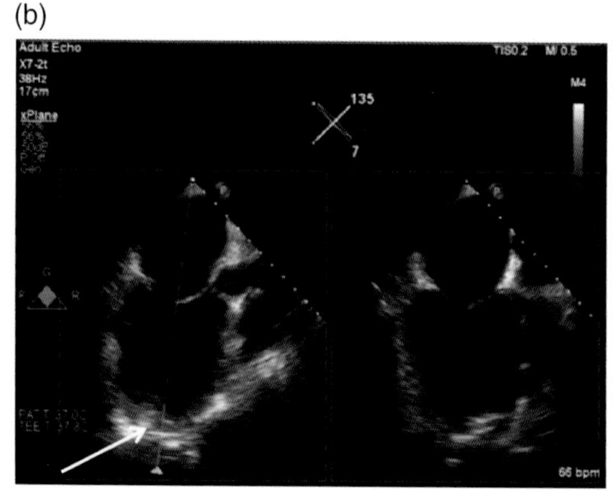

• **图 9.3** 如果经导管心脏瓣膜置入需要经心尖入路，则需要确认心尖具体的穿刺部位。（**a**）和（**b**）中的箭头显示了外科医生对心尖稍微施加压力，以识别可能的穿刺部位（来源：Patrick T Gleason，John C Lisko，Stamatios Lerakis.）

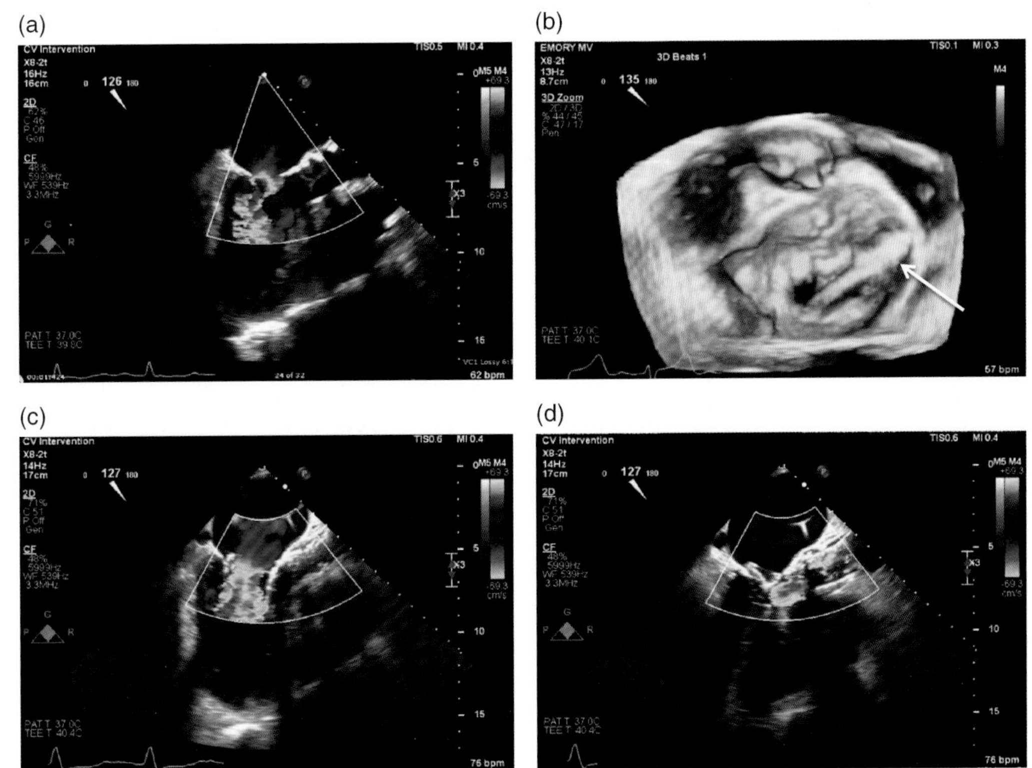

• **图 9.4**　一例经导管心脏瓣膜置换术中的超声引导过程。患者因二尖瓣瓣环钙化导致重度二尖瓣狭窄。（**a**）基线二维彩色多普勒超声显示二尖瓣的高速血流。（**b**）二尖瓣三维视图显示导丝穿过房间隔并穿过二尖瓣中心线。THV 通过房间隔（箭头所示）。（**c**）彩色多普勒显示正常工作的人工瓣和通过瓣膜的血流。（**d**）二维彩色多普勒显示 LVOT 内无湍流，因此不存在 THV 所致梗阻（来源：Patrick T Gleason，John C Lisko，Stamatios Lerakis.）

时监测。瓣膜展开过程中根据超声引导结果可能需要进行微调，同时监测同轴对齐、置入深度以及瓣膜从输送系统中妥善释放。应当保存瓣膜整个释放过程的图像以便积累经验，改善后续的操作流程。由于快速起搏，建议根据时间长度而非心动周期次数来保存整个瓣膜置入过程的图像。

9.5　置入后评估

一旦人工瓣完全释放，便应对其以及周围结构进行全面的超声评估，以明确是否存在并发症[3]。首先，在二维超声下评估二尖瓣的位置是否合适，瓣膜是否摆动。然后，根据彩色多普勒和三维成像（使用/不使用彩色多普勒）明确瓣叶开闭情况，瓣口有无明显的血流加速或瓣膜反流。二尖瓣中若仍存在导丝，可能会导致微量二尖瓣反流，但如果存在中度以上的二尖瓣反流，则说明存在瓣膜过度扩张或瓣叶活动障碍。彩色多普勒和三维彩色多普勒在瓣周漏（paravalvular leak，PVL）评估方面也具有重要地位[12]。如果发现 PVL，则需要通过超声确定漏口的位置和大小（图 9.5）。较大的 PVL 如果不处理，可能导致瓣膜不稳定和心力衰竭症状不缓解。在这些情况下，可将封堵器置于 PVL 口内。微量 PVL 评估较为困难，与大量 PVL 类似，应评估并确定 PVL 的位置和大小。较小的 PVL 患者在血流动力学上可能无明显改变，但可能会导致溶血，这时也需要用血管封堵器将 PVL 的漏口尽可能缩小。用频谱多普勒评估二尖瓣平均跨瓣压差和峰值压差。一般平均跨瓣压差应< 5 mmHg，但在某些情况下可能偏高。过高的平均跨瓣压差应进一步检查，以确定是否瓣膜展开不充分或瓣叶开放存在问题。接下来重点评估人工二尖瓣和 LVOT 之间的相互影响。在三腔心切面，彩色多普勒显示的 LVOT 中的湍流提示人工瓣引起 LVOT 梗阻的可能。在 LVOT 的深胃底切面，评估主动脉瓣和 LVOT 的连续波多普勒，并与术前进行比较。如果峰值流速、峰值和平均压差显著增加，则应怀疑 TMVR 引起的梗阻。以上信息应告知术者，因为梗阻可能会影响血流动力学，需进行及时干预，例如使用室间隔化学消融术，以降低 LVOT 压差[13]。如果 LVOT 中没有湍流，并且 LVOT 峰值流速、峰值和平

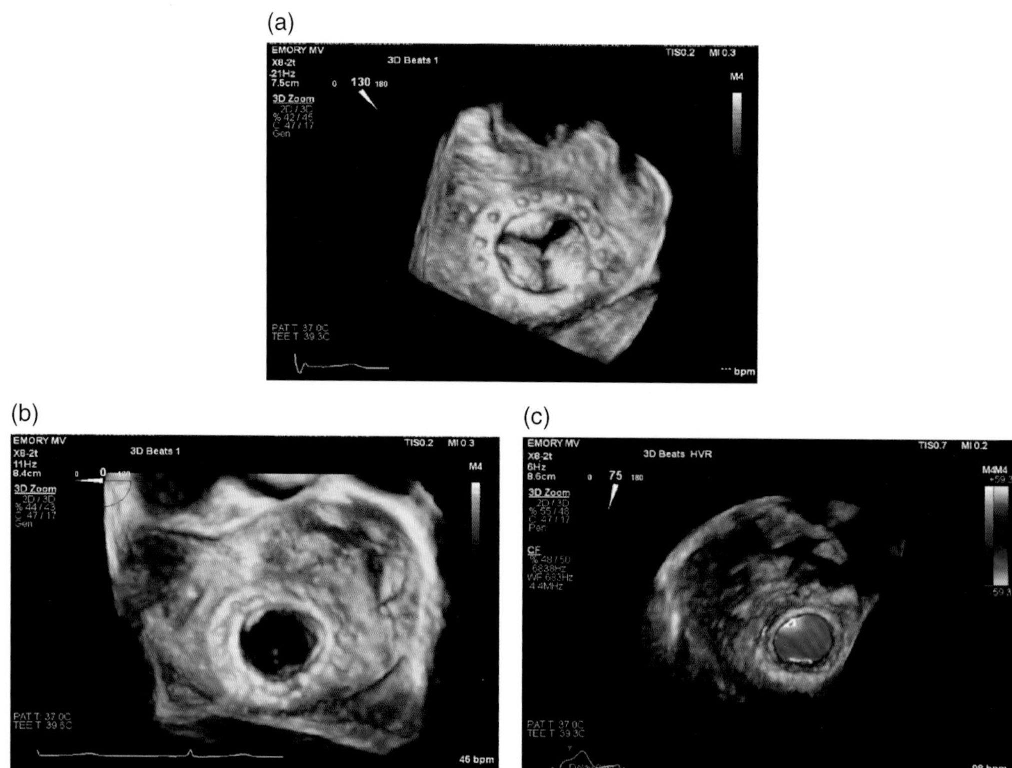

• **图 9.5**　使用经导管二尖瓣治疗（瓣中瓣）外科术后重度人工二尖瓣狭窄。（**a**）三维成像提示瓣叶开放受限。（**b**）在旧的人工二尖瓣中置入新的 THV 后，二尖瓣瓣膜正常开放。（**c**）三维彩色多普勒显示微小的瓣周漏（来源：Patrick T Gleason，John C Lisko，Stamatios Lerakis.）

均压差没有增加，则提示瓣膜置入后并未造成 LVOT 梗阻。评估的最后一部分应包括检查其他的心脏结构，以确保手术过程中没有造成额外的损伤。重要的是，评估食管中段和胃底切面中的左心室功能，以明确整体的心脏功能，并与人工瓣置入前比较，是否出现新发的节段性室壁运动异常。同时，还须检查手术过程中是否出现心包积液。若术中出现心包积液，需要特别重视并进行全面评估。TMVR 术中心包积液的常见原因包括房间隔穿刺损伤心房壁、心尖穿刺部位出血、心肌穿孔和瓣环破裂。如果出血灶在经心尖入路部位附近，在入路闭合后可能会改善。应密切监测积液量变化和可能由心脏压塞引起的血流动力学改变。最后，如果有需要，可使用超声引导经房间隔或经心尖穿刺部位的闭合步骤（图 9.6）。超声对房间隔穿刺孔的评估及闭合引导较为敏感，可通过多个角度的二维或三维图像进行。测量房间隔穿刺孔径后选择封堵器，超声引导下展开封堵器，检查封堵器尺寸是否合适、有无残余分流等。对于经心尖入路的入口闭

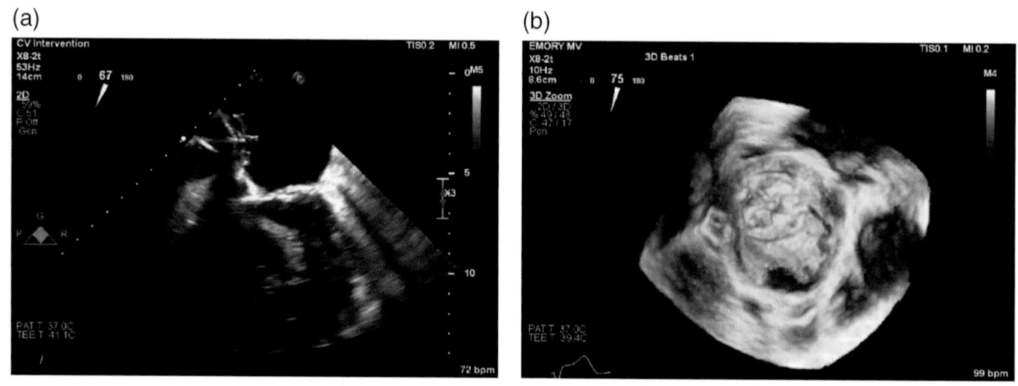

• **图 9.6**　如果 TMVR 需要经房间隔入路，可能需要在房间隔穿刺较大的孔隙以保证瓣膜装置的输送，该缺损后续需要进行额外的封堵（相较而言，MitraClip 很少需要进行房间隔缺损封堵）。该过程由超声引导以评估穿刺孔的尺寸并确认闭合的情况。（**a**）封堵器到达房间隔。（**b**）三维超声确认器械打开后无残余分流（来源：Patrick T Gleason，John C Lisko，Stamatios Lerakis.）

合也需要超声引导，但这取决于瓣膜类型，对于某些器械，如 Tendyne（Abbott Cardiovascular，Plymouth，MN）瓣膜（包含心尖系带），需要心脏超声引导以确保人工瓣装置在左心室内无张力。在某些情况下，可能不需要闭合心肌的操作入口，但仍需监测术后的心包积液量。

手术完成后，评估人工二尖瓣的置入和所有入路的闭合情况，最终完成此次 TMVR 的超声引导。

参考文献

1 Regueiro, A., Granada, J., Degenais, F. et al. (2017). Transcatheter mitral valve replacement: insights from early clinical experience and future challenges. *J. Am. Coll. Cardiol.* 69 (17): 2175–2192.

2 Feldman, T., Foster, E., Glower, D.D. et al. Percutaneous repair or surgery for mitral regurgitation. *N. Engl. J. Med.* 364 (15): 1395–1406.

3 Blanke, P., Naoum, C., Webb, J. et al. (2015). Multimodality imaging in the context of transcatheter mitral valve replacement: establishing consensus among modalities and disciplines. *JACC Cardiovasc. Imaging* 8 (10): 1191–1208.

4 Kamioka, N., Babaliaros, V., Morse, M.A. et al. (2018). Comparison of clinical and echocardiographic outcomes after surgical redo mitral valve replacement and transcatheter mitral valve-in-valve therapy. *JACC Cardiovasc. Interv.* 11 (12): 1131–1138.

5 Muller, D.W., Farivar, R.S., Jansz, P. et al. (2017). Transcatheter mitral valve replacement for patients with symptomatic mitral regurgitation: a global feasibility trial. *J. Am. Coll. Cardiol.* 69 (4): 381–391.

6 Blanke, P., Dvir, D., Cheung, A. et al. (2015). Mitral annular evaluation with CT in the context of transcatheter mitral valve replacement. *JACC Cardiovasc. Imaging* 8 (5): 612–615.

7 Mackensen, G.B., Lee, J.C., Wang, D.D. et al. (2018). Role of echocardiography in transcatheter mitral valve replacement in native mitral valves and mitral rings. *J. Am. Soc. Echocardiogr.* 31 (4): 475–490.

8 Blanke, P., Naoum, C., Dvir, D. et al. (2017). Predicting LVOT obstruction in transcatheter mitral valve implantation: concept of the neo-LVOT. *JACC Cardiovasc. Imaging* 10 (4): 482–485.

9 Wang, D.D., Eng, M., Greenbaum, A. et al. (2016). Predicting LVOT obstruction after TMVR. *JACC Cardiovasc. Imaging* 9 (11): 1349–1352.

10 Khan, J.M., Rogers, T., Schenke, W.H. et al. (2016). Intentional laceration of the anterior mitral valve leaflet to prevent left ventricular outflow tract obstruction during transcatheter mitral valve replacement: pre-clinical findings. *JACC Cardiovasc. Interv.* 9 (17): 1835–1843.

11 Babaliaros, V.C., Greenbaum, A.B., Khan, J.M. et al. (2017). Intentional percutaneous laceration of the anterior mitral leaflet to prevent outflow obstruction during transcatheter mitral valve replacement: first-in-human experience. *JACC Cardiovasc. Interv.* 10 (8): 798–809.

12 Hascoet, S., Smolka, G., Bagate, F. et al. (2018). Multimodality imaging guidance for percutaneous paravalvular leak closure: insights from the multi-Centre FFPP register. *Arch. Cardiovasc. Dis.* 111 (6–7): 421–431.

13 Deharo, P., Urena, M., Himbert, D. et al. (2016). Bail-out alcohol septal ablation for left ventricular outflow tract obstruction after transcatheter mitral valve replacement. *JACC Cardiovasc. Interv.* 9 (8): e73–e76.

第 10 章

经导管修复——MitraClip 治疗退行性二尖瓣反流

Ted Feldman

王力涵　任凯达　译　王建安　审校

10.1　外科手术治疗退行性二尖瓣反流

外科二尖瓣修复手术多年来一直是退行性二尖瓣反流（degenerative mitral regurgitation，DMR）的标准治疗方法（表 10.1）[1]。外科手术修复在减少即刻反流和效果耐久性方面有着公认的良好表现。外科手术治疗的主要局限在于老年患者的合并疾病导致的高手术风险，这些非心脏因素会限制手术的应用。因此，针对高龄虚弱患者的微创替代治疗也应运而生。经导管的器械能重现二尖瓣外科手术治疗 DMR 的多种技术，包括瓣叶和腱索修复术及瓣环成形术。

其中，经导管修复二尖瓣的基础术式是缘对缘或双孔修复术。这种手术方式由 Alfieri[2] 首创，在开胸的情况下，通过缝线和垫片把二尖瓣前后瓣叶边缘拉近[3]。双孔修复主要用于 DMR，通常也作为其他术式的辅助。Alfieri 在最初对这种新型术式的描述中提到，该技术可能适用于经皮途径，并且“这种修复概念最终会开启经皮二尖瓣修复器械的全新前景”[4]。这种发明推动了经导管缘对缘或双孔修复技术 MitraClip 器械的发展，这也是经皮二尖瓣介入这一新领域的理论和技术基础。

10.2　MitraClip 的证据基础

MitraClip 是在外科手术治疗[5]的背景下发明的。最初的尝试是研发适合房间隔穿刺的经导管器械。在 MitraClip 技术的发展过程中，人们很早就意识到修复前瓣叶的稳定性非常必要[6]。瓣叶稳定本身会达到双孔型的修复效果。另一种尝试是通过缝合的方法达到缘对缘的修复。虽然有一些早期的成功案例，但这种方法最终还是以失败告终，因为有些病例的缝线会撕裂瓣叶边缘[7]。由于导管器械产生的“咬合”深度以及缺乏垫片的缓冲，经皮二尖瓣修复技术的发展经历了诸多尝试。

MitraClip 治疗 DMR 的经验在过去 10 年中不断积累。最初的注册研究报道于 2005 年[8]。在全身麻醉、透视和超声心动图的指导下，手术基本操作部分没有多大改变。该研究对 27 例患者进行了 6 个月的随访。24 例患者成功植入夹合器。所有患者均无手术并发症，4 例患者 30 天发生了主要不良事件：3 例患者出现部分夹合器脱落，接受择期外科手术，1 例患者出现术后卒中，在 1 个月后卒中消失。另有 3 名患者因二尖瓣反流治疗效果欠佳而接受外科手术，剩余 18 名患者未行外科手术。在 14 例中有 13 例患者的二尖瓣反流在 1 个月后下降到 2+或以下，并维持到 6 个月。这一经验表明，缘对缘的二尖瓣修复手术是安全的，并且相当一部分患者的二尖瓣反流可显著降低并维持至 6 个月。另外需要后续外科手术的患者后续也进行了择期二尖瓣修复或置换术。与现在的技术相比，当时的手术未完成率、夹合器单叶脱落以及二尖瓣反流减少不满意的情况较多。但早期的研究结果提示在没有以往的经验基础的情况下，这是一种全新的器械和技术。这些结果反映了最早使用该技术的学习曲线。尽管缺乏经验，但手术操作的安全效果很好，这种安全性已在后续发表的研究中得到各种验证。

在美国进行了一项著名的随机对照试验 EVEREST Ⅱ，比较了 MitraClip 和外科二尖瓣修复术或置换术的效果[9]。这项具有里程碑意义的临床试验是首个基于经导管二尖瓣修复器械的大型临床研究。治疗人群包括 279 例患者，随机 2∶1 分为 MitraClip 组与外科手术组。该试验的主要结果是，尽管 MitraClip 在

表 10.1　慢性原发性二尖瓣反流干预

推荐级别	证据级别	建议
Ⅰ	B	对于有症状的慢性重度原发性二尖瓣反流（D 期）和左心室射血分数（LVEF）＞ 30% 的患者，建议进行二尖瓣手术
Ⅰ	B	对于无症状的慢性重度原发性二尖瓣反流和左心室功能失调［LVEF 30% ～ 60% 和（或）左心室收缩末期直径（LVESD）≥ 40 mm，C2 期］的患者，建议进行二尖瓣手术
Ⅰ	B	当需要外科治疗时，慢性重度原发性二尖瓣反流局限于后叶，二尖瓣修复优于二尖瓣置换
Ⅰ	B	当慢性重度原发性二尖瓣反流需要手术治疗时，原发性二尖瓣反流累及前瓣叶或双瓣叶，当修复可以成功完成并效果持久时，二尖瓣修复优于二尖瓣置换
Ⅰ	B	接受心脏手术的慢性重度原发性二尖瓣反流患者合并其他手术指征，推荐二尖瓣修复或二尖瓣置换
Ⅱa	B	二尖瓣修复在无症状的重度原发性二尖瓣反流（C1 期）、左心室功能保留（LVEF ＞ 60%，LVESD ＜ 40 mm）的慢性患者中是合理的，在经验丰富的心脏瓣膜中心，修复术后无残余二尖瓣反流的成功率＞ 95%，预期死亡率＜ 1%
Ⅱa	C	二尖瓣手术对于无症状重度原发性二尖瓣反流（C1 期），左心室功能保留（LVEF ＞ 60%，LVESD ＜ 40 mm），影像学发现左心室增大或射血分数下降趋势呈进行性增加的慢性患者是合理的
Ⅱa	B	二尖瓣修复对于以下患者是合理的，修复成功且持久的概率很高：无症状慢性重度非风湿性原发性二尖瓣反流（C1 期）且左心室功能保留（LVEF ＞ 60%，LVESD ＜ 40 mm）合并新发心房颤动或肺高血压（肺动脉收缩压＞ 50 mmHg）
Ⅱa	C	对于合并有其他指征需行心脏手术的慢性中度原发性二尖瓣反流（B 期）行二尖瓣修复术是合理的
Ⅱb	C	对于有症状的慢性重度原发性二尖瓣反流且 LVEF ≤ 30%（D 期）的患者可考虑行二尖瓣手术
Ⅱb	B	经导管二尖瓣修复术可考虑用于以下患者：有症状（NYHA 功能分级Ⅲ～Ⅳ级），慢性重度原发性二尖瓣反流（D 期），具有良好的解剖结构和合理的寿命预期，多种合并的疾病导致外科手术禁忌，最优指南导向的药物治疗（GDMT）仍有症状
Ⅲ	B	二尖瓣置换不应治疗孤立的重度原发性二尖瓣反流（病变仅限于后叶一半以下），除非二尖瓣修复已尝试但失败

来源：Nishimura et al.[1]

减少二尖瓣反流方面不如外科手术有效，但其安全性优于手术。疗效的主要复合终点是无死亡、无二尖瓣相关手术、在 12 个月时无 3＋或 4＋二尖瓣反流，而主要安全性终点是 30 天内发生主要不良事件的复合终点。1 年后，MitraClip 组的疗效主要终点率为 55%，外科手术组为 73%（$P = 0.007$）。主要终点结果如下（MitraClip 组 *vs.* 手术组）：两组死亡率均为 6%，二尖瓣功能障碍的外科手术治疗率分别为 20% 和 2%，3＋或 4＋二尖瓣反流率分别为 21% 和 20%。MitraClip 组有 15% 的患者在 30 天发生了严重不良事件，手术组有 48% 的患者在 30 天发生了严重不良事件（$P < 0.001$）。12 个月时，与基线相比，两组在左心室大小、纽约心脏协会（NYHA）功能分级和生活质量指标方面均有显著改善。

MitraClip 组的手术失败大多发生在前 6 个月，原因是 1/3 的病例选择了解剖复杂的患者，即刻手术成功率只有 77%，单叶脱落超过 6%。这一经验反映了 MitraClip 的学习曲线。不成功的手术操作大多发生于前期从未操作过 MitraClip 的病例。尽管如此，在早期失败（均发生在 6 个月内）后，MitraClip 组治疗效果的长期稳定性以及再手术或死亡风险几乎与手术组持平[10]。

5 年的结果明确证明了 MitraClip 组结果的持久性，以及与外科手术组相当的长期结局[11]。MitraClip 组和外科手术组治疗人群的 5 年复合终点（死亡、外科手术或 3＋～ 4＋二尖瓣反流）风险分别为 44.2% 和 64.3%（$P < 0.01$）。二者的差异主要由 MitraClip 组的 3＋～ 4＋二尖瓣反流风险（12.3% *vs.* 1.8%；$P < 0.02$）和手术风险（27.9% *vs.* 8.9%；$P < 0.003$）较外科手术组高所致。经皮修复后，78% 的患者外科再次手术主要发生在前 6 个月内。6 个月以后两组的再次手术和中度至重度二尖瓣反流风险无明显差异。经皮修复和外科手术的 5 年死亡率分别为 20.8% 和 26.8%（无显著差异）。在多变量分析中，结果也提

示不同的治疗策略与生存结局无明显相关性。

因此，接受 MitraClip 治疗的患者通常需要在治疗后的第 1 年内进行残余二尖瓣反流的治疗手术，但在 1 ～ 5 年的随访中，经皮修复和外科手术治疗的再次手术风险均较低，提示两种治疗策略均能保证持久地降低二尖瓣反流的程度。值得注意的是，MitraClip 组的室间隔到侧壁距离没有增加。这一发现出乎意料，因为之前普遍认为，在不进行瓣环成形术的情况下，MitraClip 治疗后患者可能会发生进行性瓣环扩张。对于这一发现的最好解释是在夹合器周围形成的组织桥可能会有稳定瓣环的作用[12]。

目前已经发表了许多关于 MitraClip 治疗的研究结果，也有一些荟萃分析报道。与 EVEREST Ⅱ的经验相反，这些注册研究主要反映了欧洲该器械的使用情况和临床结果，纳入的人群主要是混合病因的二尖瓣反流，其中约 3/4 的患者是功能性的[13]。这些注册研究明确证实了 MitraClip 手术的相对安全性，即使在高危患者中也是如此。在一项荟萃分析中通过纳入 5 项研究的 1271 名患者，对比了 MitraClip 和保守治疗的效果。在第 30 天，全因死亡率两组没有差异，MitraClip 组并未因手术出现更高的死亡率。1 年后，MitraClip 组全因死亡率为 15.14%，保守治疗组全因死亡率为 29.04%。二者有显著差异（OR 0.44；95% CI 0.30 ～ 0.64，$P < 0.0001$）。因此，与单独药物治疗相比，MitraClip 治疗能明显改善 1 年生存率。这是一个以功能性二尖瓣反流患者为主的人群，与 COAPT 试验中功能性二尖瓣反流人群最近报道的结果一致[14]。

在 EVEREST Ⅱ试验之后的持续随访注册研究中包括了大量有功能性和退行性二尖瓣反流的高危患者。退行性二尖瓣反流的结果已经得到广泛报道[15]。根据美国胸外科医师协会（Society for Thoracic Surgeons，STS）风险评估或使用预先指定的方案标准进行评估，纳入 3+～ 4+二尖瓣反流且手术死亡风险为＞12% 的患者。患者均为老年人，平均年龄在 75 岁以上。70% 有功能性二尖瓣反流，60% 有心脏手术史。在改善二尖瓣反流方面，MitraClip 能使 86% 的患者出院时二尖瓣反流降低到 2+或以下。在 30 天的主要不良事件方面，MitraClip 治疗的风险（死亡 4.8%，心肌梗死 1.1%，卒中 2.6%）与以前的报道一致。随访 12 个月的结果提示，84% 的患者二尖瓣反流为 2+或以下，左心室容积也有改善。在心功能分级方面，82% 的患者在基线时 NYHA 功能分级为Ⅲ/Ⅳ级，治疗 12 个月后有 83% 的患者为Ⅰ/Ⅱ级。心力衰竭的年住院率由术前的 0.79% 降至术后的 0.41%。在生存率方面，Kaplan-Meier 分析结果提示 MitraClip 治疗后的 12 个月生存率为 77.2%。总之，在这个以功能性二尖瓣反流患者为主的手术高危队列中，MitraClip 在 12 个月时显著降低二尖瓣反流，改善临床症状，并降低左心室大小。

该研究还有一个纳入 127 例 DMR 患者的亚组[16]。由心血管外科医生组成的心脏团队评估后一致认为这些患者为常规修复或置换手术的禁忌人群。这些患者中位随访时间为 1.47 年，均为老年人（平均年龄为 82.4 岁），伴随严重的症状（87%），NYHA 功能分级为Ⅲ/Ⅳ级，STS 评分为 13.2%±7.3%。结果具体如下：95.3% 的患者成功地完成了 MitraClip 手术。住院时间仅为 2.9±3.1 天。30 天的主要不良事件包括死亡（6.3%）、心肌梗死（0.8%）和卒中（2.4%）。1 年死亡率为 23.6%。大多数存活患者（82.9%）在 1 年时仍保持二尖瓣反流 在 2+或以下，86.9% 为 NYHA Ⅰ级或Ⅱ级。患者的左心室舒张末期容积下降。二尖瓣反流降低的患者 SF-36 生活质量评分改善，心力衰竭的急性发作频率降低。因此，在外科手术禁忌的患者中使用 MitraClip 可得到安全和良好的临床结果，包括减少再住院、功能改善和 1 年后心室重构良好。基于以上全部数据，美国 FDA 于 2013 年 10 月正式批准 MitraClip 用于外科手术禁忌和具有合适解剖结构的 DMR 患者（图 10.1 ～ 10.4）。

另一个重要的研究数据来自美国经导管瓣膜治疗注册中心（Transcatheter Valve Registry），该中心自 MitraClip 器械获批以来就开始收集数据[17]。MitraClip 用于 DMR 的适应证获批后，在 2017 年有近 3000 名患者入组，中位年龄为 82 岁，STS 评分为 9.2%。这一组患者大多有基础合并症，院内死亡率较低，为 2.7%，手术成功率为 91.8%。与许多其他注册研究结果相似，住院时间仅为 2 天，86% 的患者出院后回家而非到专业的护理机构。和其他观察性研究结果类似，DMR 组 1 年的死亡率为 24.7%。死亡和心力衰竭再住院的复合终点风险为 35.7%。这明显低于功能性二尖瓣反流组（死亡风险或再住院风险分别为 31.2% 和 49%）。这份报告反映了美国实际的 MitraClip 使用情况。1 年的高死亡率反映了这一群体疾病的严重程度。

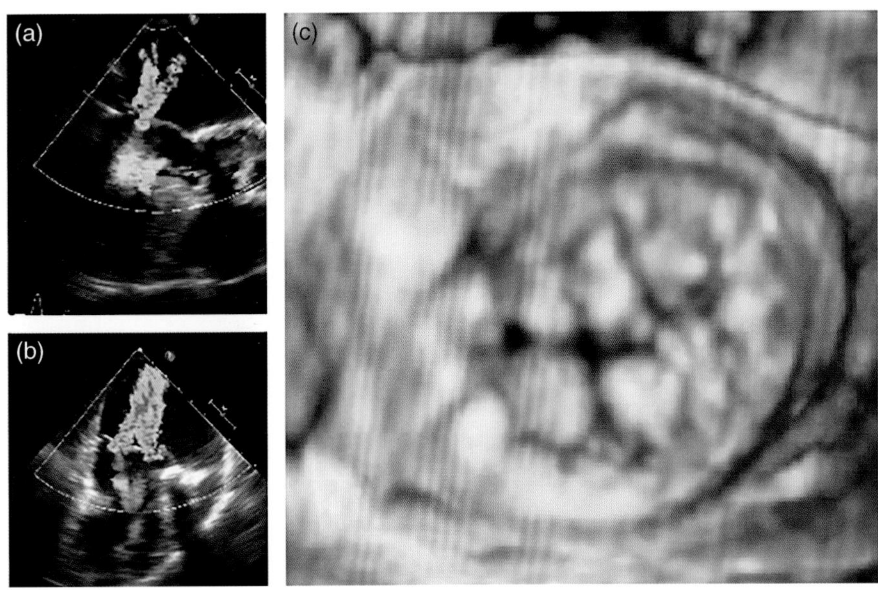

• **图 10.1**　MitraClip 治疗退行性二尖瓣反流的案例，具体见图 10.1 ~ 10.5。该患者为 72 岁男性，10 年前曾有腹主动脉瘤修复和主动脉瓣及根部置换手术。左心室射血分数为 72%，右心室收缩压为 41 mmHg。STS 评分为 2.2%。(**a**) 由于前后瓣叶脱垂导致的二尖瓣反流。(**b**) 左下方可见一个大反流。(**c**) 二尖瓣的"外科视野"，显示了前瓣和后瓣以及瓣环（来源：R. Waxman，T. Rogers，T. Feldman.）

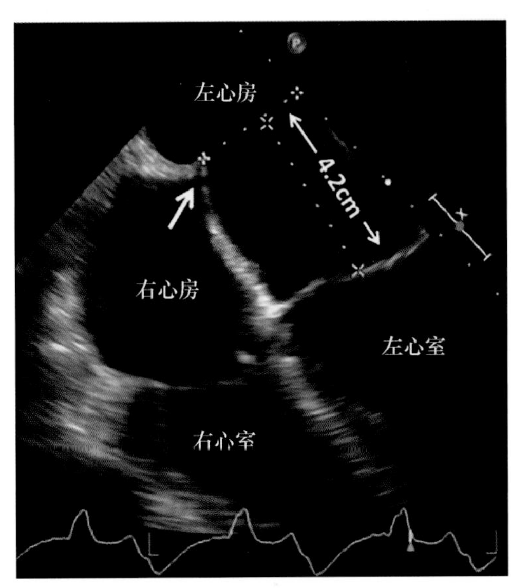

• **图 10.2**　经食管超声心动图显示 MitraClip 手术中穿刺房间隔。箭头所示的房间隔隆起处距二尖瓣平面垂直距离为 4.2 cm，以保证充足的手术操作空间（来源：R. Waxman，T. Rogers，T. Feldman.）

10.3　MitraClip 手术的挑战

MitraClip 手术的挑战之一是把握二尖瓣反流降低和由瓣口狭窄引起的跨瓣压差升高之间的平衡。在经典的 MitraClip 手术中，瓣口面积减少约 40%。通常推荐选择基线二尖瓣面积≥ 4 cm^2 的患者（表 10.2）。瓣口面积一般通过简单的二维超声心动图短轴图像来评估。然而这种方法存在一定的弊端，因为在靠近瓣尖的区域切割瓣口或通过小孔进行斜切将导致瓣口面积的高估。最近，三维超声心动图的重建技术使瓣口面积评估更准确。在经典的 MitraClip 手术中，在每个夹合器放置后和松开之前使用多普勒超声心动图评估二尖瓣跨瓣压差。超过 5 mm 的压差通常被认为是不可接受的。值得一提的是，急性二尖瓣狭窄与慢性二尖瓣狭窄的后果不同，患者可能难以耐受。跨瓣压差与二尖瓣反流减少之间的最佳平衡点这个问题实际上是没有答案的。一项研究表明，增加的跨瓣压差抵消了进一步降低二尖瓣反流严重程度的好处。而另一项研究的结果却相反，提示即使跨瓣压差达到 5 mmHg 及以上，二尖瓣反流越少越好。与中度残余二尖瓣反流患者相比，即使非中度残余二尖瓣反流患者的平均跨瓣压差达到 5 mmHg，心力衰竭住院的风险仍降低了 79%[18-19]。

关于 MitraClip 术后医源性房间隔缺损（ASD）的血流动力学和功能方面的影响等问题仍有待研究（图 10.5）。各种研究结果不一[20]。四项研究得到了各不相同的结论。Hoffman 等认为医源性 ASD 总体上是有益的，28 例 ASD 患者的左心房即刻容积和压力缓解[21]。Smith 等研究了 30 个病例，认为术后 ASD 无功无过[22]。Ussia 等发现，28 例患者中有 3

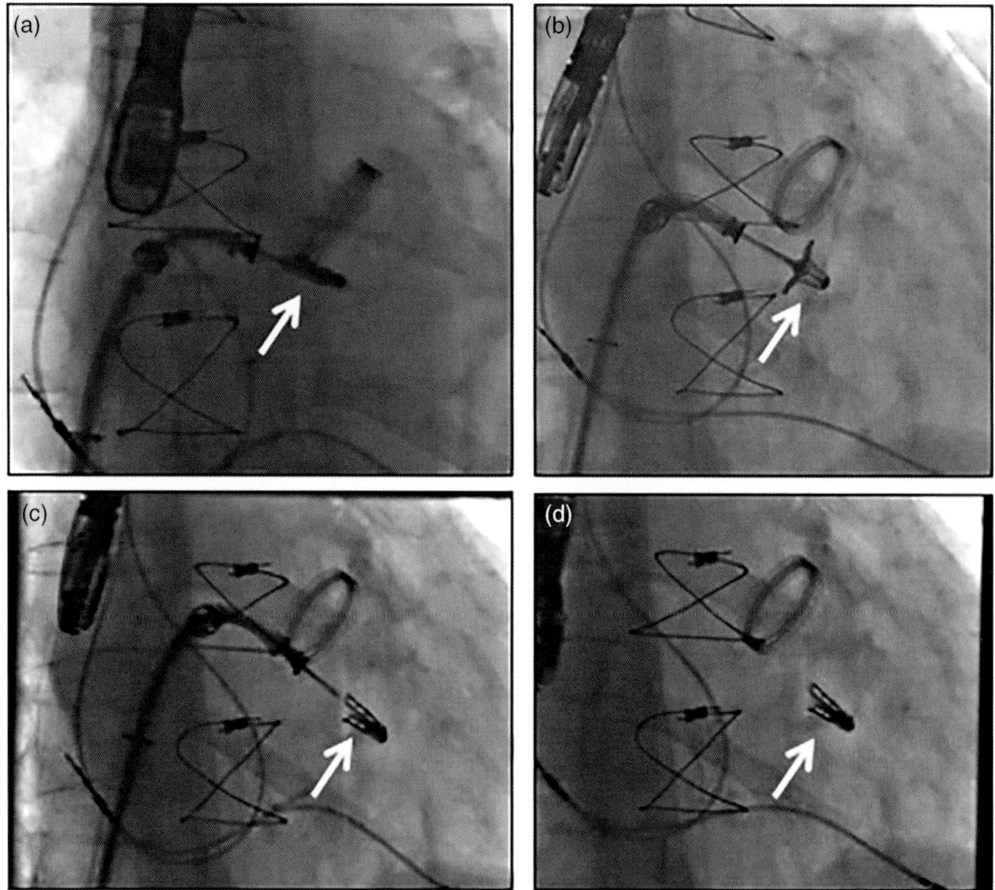

• **图 10.3** X线透视图像显示该患者 MitraClip 植入的顺序。图（**a**）显示二尖瓣上方闭合的 MitraClip。图（**b**）显示打开夹合器穿过二尖瓣平面。图（**c**）显示夹合器闭合并释放。图（**d**）是夹合器完全释放后的最终透视图像（来源：R. Waxman，T. Rogers，T. Feldman.）

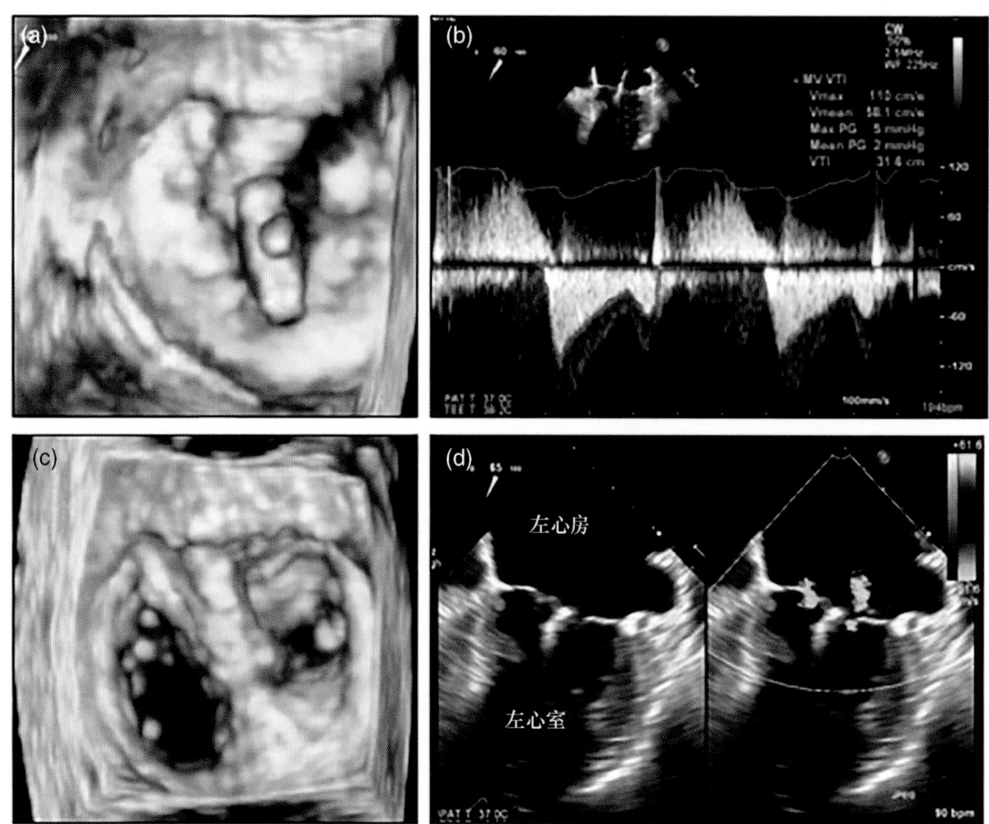

• **图 10.4** 图（**a**）显示左心房外科视野下二尖瓣上方打开的夹合器的三维图像。旋转夹合器使夹臂垂直于二尖瓣闭合线。图（**b**）显示多普勒超声心动图评估二尖瓣的平均跨瓣压差仅为 2 mmHg，这个结果是手术结束时可接受的。图（**c**）显示 MitraClip 植入后的双孔。图（**d**）显示单个 MitraClip 植入后出现的轻度残留二尖瓣反流（来源：R. Waxman，T. Rogers，T. Feldman.）

表 10.2　MitraClip 治疗的形态学

最优瓣膜形态	条件适宜的瓣膜形态	不合适的瓣膜形态
2 区中央型病变	1 区和 3 区病变	二尖瓣叶穿孔或裂隙
无瓣叶钙化	轻度钙化不在夹合器的夹合区域 瓣环钙化，瓣环成形术后	抓捕区域存在严重钙化
二尖瓣开口面积＞ 4 cm^2	二尖瓣开口面积＞ 3 cm^2 伴有良好的残余活动性	严重二尖瓣狭窄（开口面积＜ 3 cm^2，平均压差≥ 5 mmHg）
后瓣叶活动长度≥ 10 mm	后瓣叶活动长度 7 ～ 10 mm	后瓣叶活动长度＜ 7 mm
对合深度＜ 11 mm	对合深度≥ 11 mm	风湿性瓣叶增厚 收缩和舒张受限（Carpentier Ⅲa）
正常的瓣叶活动和力量	收缩期瓣叶受限 Carpentier（Ⅲb）	巴洛综合征与多节的连枷脱垂
连枷宽度＜ 5 mm 连枷间隙＜ 10 mm	连枷宽度＞ 15 mm、瓣环宽度足够大且适合植入多个夹合器	

来源：Boekstegers et al.[26]

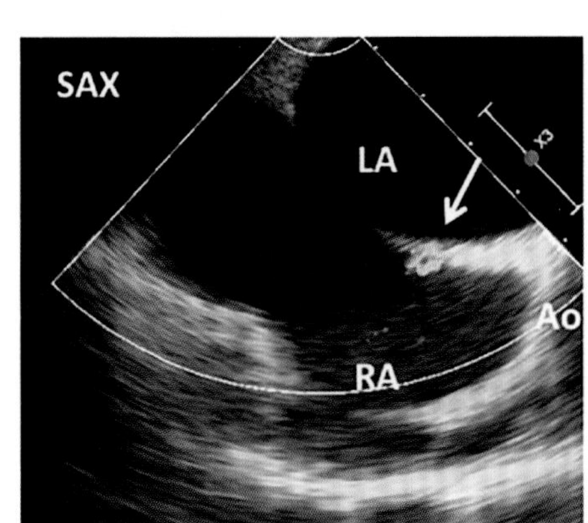

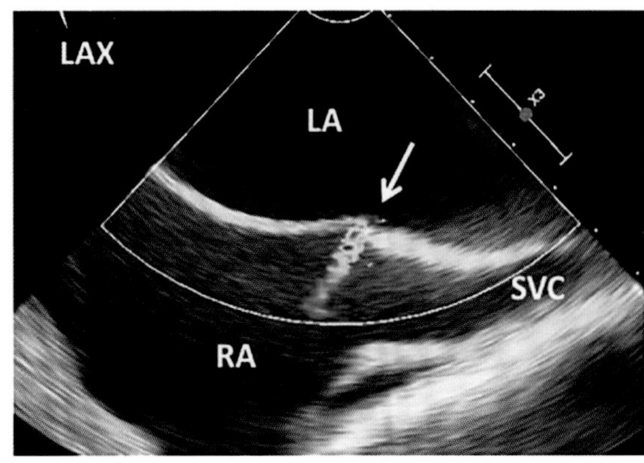

• **图 10.5**　短轴（SAX）和长轴（LAX）显示大多数病例术后小的即刻残留的房间隔缺损，用白色箭头表示。LA，左心房；RA，右心房；Ao，主动脉；SVC，上腔静脉（来源：R. Waxman，T. Rogers，T. Feldman.）

例（11%）因不良的血流动力学后果需要封堵 ASD[23]。Schueler 等在一篇包括 66 例患者的病例报告中提出，持续性 ASD 与更差的临床结局和更高的死亡率相关[24]。MitraClip 术后封堵医源性 ASD 不是常规必需的。MitraClip 治疗后持续 ASD 的影响目前尚不清楚，需要进一步研究以更好地了解其机制和影响，并更好地明确哪些患者需要封堵。

10.4　评价 MitraClip 对手术低危 DMR 患者的疗效

EVEREST Ⅱ试验的初步结果显示，MitraClip 组的不良事件大多发生在手术后的前几个月，在随后的 5 年里，两组间无明显差异。值得注意的是，早期的失败主要是由于手术的成功率不高（＜ 80%），而且包括了大量退行性二尖瓣解剖复杂的患者。不论是患者选择还是手术技术，所有的术者都在他们的手术学习曲线的早期阶段。由于当前手术成功率接近 100%，很少有单叶脱离（相比之下，EVEREST Ⅱ为 6%），以及最新一代 MitraClip 系列器械的使用，可以合理推测的是，如果今天重复这些随机试验，结果可能会有明显的不同。MITRA-HR 试验（NCT 03271762）[25] 目前正在法国进行，在该试验中，DMR 手术高危患者被随机分为 MitraClip 组和外科手术组。这项试验将包括大约 330 名患者。主要指标为 12 个月内的全因死亡率、因心力衰竭而意外住院和二尖瓣再次介入治疗。纳入标准为 3＋或 4＋ DMR 患者，NYHA 功能分级为Ⅱ～Ⅳ级。二尖瓣的解剖结构必须适合于 MitraClip 治疗和二尖瓣修复术或置换术。解剖学标准是根据先前针对 MitraClip（表 10.2 和 10.3）的

表 10.3 MitraClip 治疗的理想适应证

理想的	可以考虑	仅在特定情况下
重度二尖瓣反流 和 最优解剖形态 和 LVEF ＜ 30% 的功能性二尖瓣反流 或 原发性二尖瓣反流（有指南上的适应证） 和 手术高危或其他风险	中重度二尖瓣反流 和 最优解剖形态 和 功能性二尖瓣反流或原发性二尖瓣反流（有指南上的适应证） 和 手术风险很高、年龄很大或其他风险	中重度二尖瓣反流 和 条件合适的解剖形态 或 预期寿命＜ 12 个月 或 LVEF ＜ 15% 或因其他原因计划的外科手术 或 先前操作的二尖瓣手术 或 混合手术 / 介入 或 手术风险低

来源：Boekstegers et al.[26]

最佳解剖学形态进行修改的[26]。二尖瓣的基线瓣口面积必须为≥ 3 cm^2，抓握区仅为轻度钙化且无瓣叶裂。其他解剖标准包括连枷宽度＜ 15 mm 和连枷间隙＜ 10 mm。具体入组资格由当地二尖瓣手术的心脏团队进行评估。根据二尖瓣学术研究协会（Mitral Valve Academic Research Consortium，MVARC）定义，手术高危为≥ 75 岁、STS ≥ 6% 或合并一个脆弱指标或一个手术不能改善的主要器官损害或有可能手术操作存在障碍[27]。另外，年龄＜ 75 岁、STS 评分＞ 8% 或至少有一项符合 MVARC 定义的高危标准，伴有孤立的二尖瓣病变也可被认为是手术高危。这一试验是在当今时代对 EVEREST Ⅱ试验多方面的复刻重演。这个研究才刚刚注册，让我们拭目以待几年后的研究结果。

10.5 MitraClip 的未来方向和瓣叶修复的替代方法

MitraClip 现有的临床试验（包括最近发表的 COAPT 试验）数据是基于早期使用的器械。随后，夹合器经历了数轮的“进化”，夹子的材料已从钴铬改为镍钛，以保证夹合器的夹闭效果。另外，还有目前较长的夹合器版本也已发布上市。目前尚无已发表的关于这些新版本器械的研究结果或经验。

早期的经验报道也提到了另一种较新的缘对缘修复技术[28]。Edwards PASCAL 经导管二尖瓣修复系统（Edwards Lifesciences，Irvine，CA，USA）的新颖设计能简化操作，通过中央隔板来改善二尖瓣反流，且可以两边分别夹合（图 10.6）。该系统首次在人体进行的前瞻性观察性研究纳入的患者为有症状、严重功能障碍的退行性或混合性二尖瓣反流且手术禁忌或高危的人群。这些大多被认为是不利于 MitraClip 操作的特征。关键的研究终点是在 Edwards PASCAL 手术结束时评估的技术成功，以及在植入后 30 天内 MVARC 定义的器械成功。该研究总共纳入 23 名患者，中位年龄 75 岁，3+ ～ 4+ 二尖瓣反流。基线 STS 评分中位数为 6.8%。96% 的患者的基线 NYHA 功能分级为Ⅲ级或Ⅳ级。在所有患者中至少成功植入了一枚夹合器，96% 的患者术后二尖瓣残留反流为≤ 2+。26% 的患者做了两次植入手术。23 例患者中有 2 例（9%）发生围手术期并发症，1 例轻微出血和 1 例短暂性脑缺血发作。尽管在该队列中部分患者二尖瓣反流的解剖结构复杂，仍有 96% 的患者取得了技术成功，78% 的患者在 30 天内取得了器械成功。本研究证实了 Edwards PASCAL 系统的可行性，技术成功率高且二尖瓣反流严重程度明显降低。一项早期可行性研究正在进行中，一项评估 PASCAL 器械与 MitraClip 在 DMR 患者中疗效的关键性试验也正在计划中。

10.6 总结

使用 MitraClip 治疗 DMR 已明确可用于外科手术高危患者。这一证据基础是由一系列随机和注册经验支持的。而早期 EVEREST Ⅱ试验显示外科手术组有更好的结果，这一结果是由于早期的学习曲线，后续 MITRA-HR 试验我们将验证 MitraClip 是否可用于

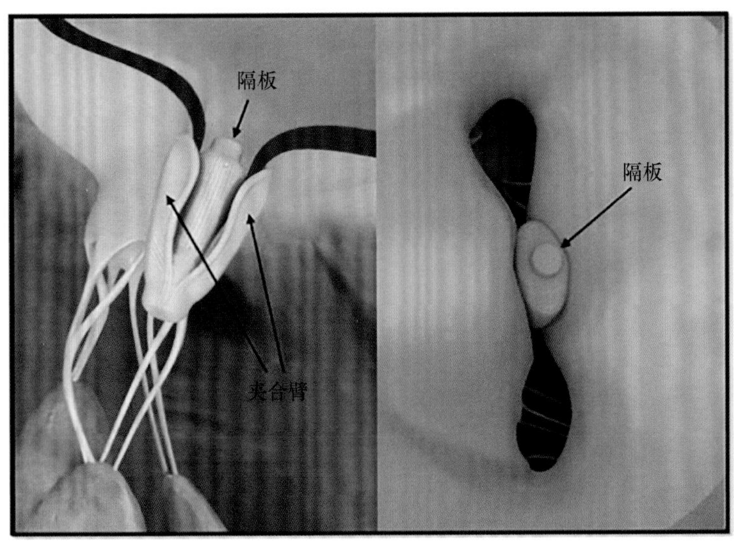

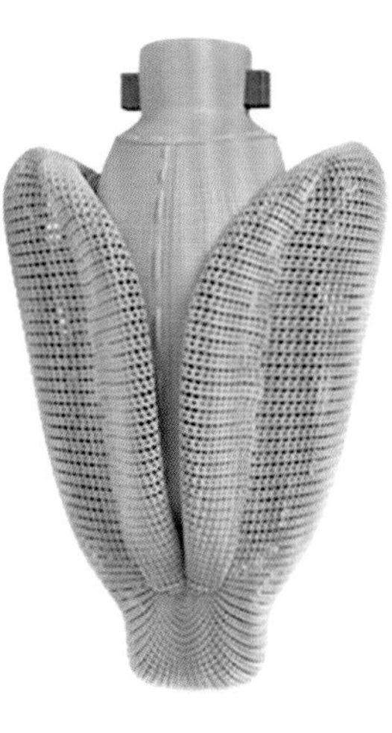

• **图 10.6**　PASCAL CLASP 器械有两个夹合臂和一个中央隔板。夹合臂可以独立移动。该器械通过夹合臂将瓣叶贴向隔板，从而堵住反流孔，最后形成双孔（来源：Edwards Lifesciences Corporation.）

外科手术高危但不是外科手术禁忌的患者。展望未来，MitraClip 和 PASCAL CLASP 系统等新器械的改进将极大改善 DMR 患者的手术和临床结果。对于术后跨瓣压差与降低二尖瓣反流严重程度之间的权衡，以及术后残余 ASD 的诸多问题，仍有待进一步的研究和回答。此外，在解剖学上不适合缘对缘修复的患者可以使用其他正在开发中的新器械，包括经皮瓣环成形术、腱索修复术和二尖瓣置换术。

参考文献

1 Nishimura, R.A., Otto, C.M., Bonow, R.O. et al. (2017). 2017 AHA/ACC focused update of the 2014 AHA/ACC guideline for the management of patients with valvular heart disease: a report of the American College of Cardiology/American Heart Association task force on clinical practice guidelines. *J. Am. Coll. Cardiol.* 70: 252–289.

2 Alfieri, O. and De Bonis, M. (2012). Genesis of the surgical edge-to-edge repair. In: *Percutaneous Mitral Leaflet Repair* (eds. T. Feldman and F. St. Goar), 15–19. London: Informa.

3 Maisano, F., Vigano, G., Blasio, A. et al. (2006). Surgical isolated edge-to-edge mitral valve repair without annuloplasty: clinical proof of the principle for an endovascular approach. *EuroIntervention* 2: 181–186.

4 Alfieri, O., Maisano, F., De Bonis, M. et al. (2001). The double-orifice technique in mitral valve repair: a simple solution for complex problems. *J. Thorac. Cardiovasc. Surg.* 122: 674–681.

5 St Goar, F. (2012). Development of percutaneous edge-to-edge repair: the MitraClip story. In: *Percutaneous Mitral Leaflet Repair* (eds. T. Feldman and F. St. Goar), 31–35. London: Informa.

6 Thornton, T. and McDermott, L. (2012). MitraClip system design and history of development. In: *Percutaneous Mitral Leaflet Repair* (eds. T. Feldman and F. St. Goar), 36–44. London: Informa.

7 Webb, J.G., Maisano, F., Vahanian, A. et al. (2009). Percutaneous suture edge-to-edge repair of the mitral valve. *EuroIntervention* 5 (1): 86–89.

8 Feldman, T., Wasserman, H.S., Herrmann, H.C. et al. (2005). Percutaneous mitral valve repair using the edge-to-edge technique: six-month results of the EVEREST phase I clinical trial. *J. Am. Coll. Cardiol.* 46: 2134–2140.

9 Feldman, T., Foster, E., Glower, D. et al. (2011). For the EVEREST II investigators: percutaneous repair or surgery for mitral regurgitation. *N. Engl. J. Med.* 364: 1395–1406.

10 Mauri, L., Glower, D.G., Apruzzese, P. et al. (2013). Four-year results of a randomized controlled trial of percutaneous repair versus surgery for mitral regurgitation. *J. Am. Coll. Cardiol.* 62: 317–328. https://doi.org/10.1016/j.jacc.2013.04.030.

11 Feldman, T., Kar, S., Elmariah, S. et al. (2015). Randomized comparison of percutaneous repair and surgery for mitral regurgitation 5-year results of EVEREST II (endovascular valve edge-to-edge repair study). *J. Am. Coll. Cardiol.* 66: 2844–2854.

12 Fann, J.I., St. Goar, F.G., Komtebedde, J. et al. (2003). Off-pump edge-to-edge mitral valve technique using a mechanical clip in a chronic model. *Circulation* 108 (Supp IV): 493.

13 Benito-González, T., Estévez-Loureiro, R., Iglesias-Gárriz, I. et al. (2017). Survival advantage of percutaneous mitral valve repair with MitraClip system over stand-alone medical treatment in patients with mitral regurgitation: a meta-analysis of observational studies. *J. Heart Valve Dis.* 26 (5): 1–8.

14 Stone, G., Lindenfeld, J.A., Abraham, W.T. et al. (2018). Transcatheter mitral-valve repair in patients with heart failure. *N. Engl. J. Med.* 379 (24): 2307–2318. https://doi.org/10.1056/NEJMoa1806640.

15 Glower, D., Kar, S., Lim, D.S. et al. (2014). Percutaneous MitraClip device therapy for mitral regurgitation in 351 patients – high risk subset of the EVEREST II study. *J. Am. Coll. Cardiol.* 64: 172–181.

16 Lim, D.S., Reynolds, M.R., Feldman, T. et al. (2014). Improved functional status and quality of life in prohibitive surgical risk patients with degenerative mitral regurgitation following transcatheter mitral valve repair with the MitraClip system. *J. Am. Coll. Cardiol.* 64: 182–192. https://doi.org/10.1016/j.jacc.2013.10.021.

17 Sorajja, P., Vemulapalli, S., Feldman, T. et al. (2017). Outcomes with transcatheter mitral valve repair in the United States. An STS/

ACC TVT registry report. *J. Am. Coll. Cardiol.* 70: 2315–2327.

18 Neuss, M., Schau, T., Isotani, A. et al. (2017). Elevated mitral valve pressure gradient after MitraClip implantation deteriorates long-term outcome in patients with severe mitral regurgitation and severe heart failure. *JACC Cardiovasc. Interv.* 10 (9): 931–939. https://doi.org/10.1016/j.jcin.2016.12.280.

19 Cheng, R., Dawkins, S., Tat, E. et al. (2017). Relation of residual mitral regurgitation despite elevated mitral gradients to risk of heart failure hospitalization after MitraClip repair. *Am. J. Cardiol.* 120 (9): 1595–1600. https://doi.org/10.1016/j.amjcard.2017.07.027.

20 Hart, E.A., Zwart, K., Teske, A.J. et al. (2017). Haemodynamic and functional consequences of the iatrogenic atrial septal defect following Mitraclip therapy. *Neth Heart J.* 25 (2): 137–142. https://doi.org/10.1007/s12471-016-0928-1.

21 Hoffmann, R., Altiok, E., Reith, S. et al. (2014). Functional effect of new atrial septal defect after percutaneous mitral valve repair using the MitraClip device. *Am. J. Cardiol.* 113: 1228–1233.

22 Smith, T., McGinty, P., Bommer, W. et al. (2012). Prevalence and echocardiographic features of iatrogenic atrial septal defect after catheter-based mitral valve repair with the mitraclip system. *Catheter. Cardiovasc. Interv.* 80: 678–685.

23 Ussia, G.P., Cammalleri, V., Marchei, M. et al. (2014). Hemodynamic patterns of residual interatrial communication after transcatheter MitraClip repair. *J. Cardiovasc. Med.* 15: 343–349.

24 Schueler, R., Öztürk, C., Wedekind, J.A. et al. (2015). Persistence of iatrogenic atrial septal defect after interventional mitral valve repair with the MitraClip system: a note of caution. *JACC Cardiovasc. Interv.* 8: 450–459.

25 https://clinicaltrials.gov/ct2/show/NCT03271762?titles=MITRA-HR&rank=1

26 Boekstegers, P., Hausleiter, J., Baldus, S. et al. (2014). Percutaneous interventional mitral regurgitation treatment using the Mitra-clip system. *Clin. Res. Cardiol.* 103 (2): 85–96.

27 Stone, G.W., Vahanian, A.S., Adams, D.H. et al. (2015). Clinical trial design principles and endpoint definitions for transcatheter mitral valve repair and replacement: part 1: clinical trial design principles – a consensus document from the mitral valve academic research consortium. *J. Am. Coll. Cardiol.* 66: 278–307.

28 Praz, F., Spargias, K., Chrissoheris, M. et al. (2017). First-in-human compassionate use results of the novel PASCAL transcatheter mitral valve repair system for the treatment of severe mitral regurgitation. *Lancet* 390: 773–780.

第 11 章

MitraClip™ 治疗继发性二尖瓣反流

Brian J. Forrestal，Toby Rogers
王力涵　任凯达　译　王建安　审校

11.1　引言

二尖瓣反流（mitral regurgitation，MR）是一种常见的瓣膜疾病[1]，通常根据其病因机制[2]来定义。原发性或退行性 MR 源于瓣膜的一个或多个组成部分（瓣叶、腱索、乳头肌）出现功能障碍[3]。在继发性或功能性 MR 中，瓣膜的解剖成分相对正常，MR 是由缺血性或非缺血性心肌病[4]引起的左心室扩张和功能障碍引起的。随着心室和心房重构的进展，二尖瓣瓣环扩张和乳头肌顶端-外侧移位共同导致瓣叶活动受限和瓣口面积减少，导致 MR 进行性加重[5]。

对于原发性 MR[3]，可通过手术瓣膜修复和置换治疗，而继发性 MR 的主要治疗方法长期以来一直是保守的，主要集中于指南指导的药物治疗（guideline-directed medical therapy，GDMT）和心脏再同步化治疗（cardiac resynchronization therapy，CRT）[4]，以纠正可能的解剖学改变和逆转左心室重构。因为对于功能性 MR，手术修复或置换未能显示生存获益[6-8]。

MitraClip™[9]器械的安全性已得到证实，COAPT 试验[5]又进一步证实了其与 GDMT 联合使用的生存获益，MitraClip 的使用将成为继发性 MR 的主要治疗手段。

11.2　欧洲和美国临床实践指南

欧洲和美国的临床实践指南在治疗继发性 MR 的方法上有所不同。总体来说，欧洲的立场到目前为止更容易接受经导管治疗，在相关指南上也有所体现。外科手术禁忌、最大耐受药物治疗后射血分数＞ 30%，但仍有症状的患者是Ⅱb 类推荐（证据等级 C）[10]。

2014 年美国心脏病学会（American College of Cardiology，ACC）和美国心脏协会（American Heart Association，AHA）指南建议，对于有纽约心脏协会（New York Heart Association，NYHA）C 阶段和 D 阶段症状的患者，如果需接受冠状动脉搭桥术或主动脉瓣置换术，则可进行二尖瓣置换术或者修复术（Ⅱa 类，证据等级 C）。不建议仅对继发性 MR 进行手术[2-3]。与欧洲指南不同，美国指南对功能性 MR 没有建议行经导管修复。2019 年 3 月美国 FDA 通过了经导管修复继发性 MR 的批准[11]，可能会在后续指南中得到体现。

11.3　MitraClip 系统

MitraClip 系统由一个可调弯导管组成，通过大口径股静脉进入右心房。通过经食管超声心动图（TEE）和透视引导，进行经房间隔穿刺，将器械引入左心房。夹子在导管末端位置露出。一旦进入左心房，夹子打开，穿过瓣叶，在 TEE 引导下，夹子夹合，使两个瓣叶边缘[12]相对。为了降低 MR，同时评估钳夹术带来的狭窄风险，一个或多个夹子可以沿瓣膜闭合处放置在二尖瓣的不同位置。

11.4　MitraClip 术前规划

几个决定性解剖学因素影响 MitraClip 器械的成功释放。在手术开始前识别这些因素至关重要，以确保选择适合的患者和最大的手术成功率。

应特别注意前叶和后叶的接合部位。接合长度（从瓣叶的远端尖端到分离点的距离）应＞ 2 mm，接合深度应＞ 11 mm（从远端尖端到环形平面的距离），从而保证有足够的瓣叶进行钳夹[12]。二尖瓣的开口面积＜ 4 cm^2 会显著增加钳夹术后二尖瓣狭窄的风险。而在退行性 MR 修复中，连枷间隙＜ 10 mm 和连枷宽度＜ 15 mm 是有利的[9]。退行性 MR 修复的选择标准超出了本章的范围，将另行讨论。

11.5 手术结果数据

对于退行性 MR，相关文献几乎没有争议，外科修复在症状和死亡率方面的获益得到了众多研究的支持[13-14]。对于功能性 MR，情况就截然不同了。最初的试验确实显示了二尖瓣瓣环成形术在血流动力学和症状方面的改善作用，但与药物治疗没有直接比较，且没有明显的生存获益[15]。由于二尖瓣瓣环成形术未能显示出任何生存获益，美国国立卫生研究院（National Institutes of Health）发起的进一步试验试图确定二尖瓣置换术是否对缺血性 MR 患者有任何改善。试验未显示左心室重构和临床结果方面的获益[6-8]。然而可以明确的是，功能性 MR 仅用药物治疗会导致较高的死亡率。大规模的登记数据显示，2 年死亡率为 20%，5 年死亡率为 50%[16]。因此，人们的注意力转向寻找一种可行的经导管治疗方法，以期带来症状和死亡率方面的获益。

这便引出了 EVEREST Ⅰ[9] 和 EVEREST Ⅱ[17] 试验。第一阶段的可行性试验 EVEREST Ⅰ证明经导管手术是可行的，手术成功率为 84%，患病率和死亡率也很低[9]。EVEREST Ⅱ是在这一成功的基础上开展的多中心随机对照试验，以 2∶1 的比例分配患者接受 MitraClip（$n=184$）或二尖瓣修复或置换术（$n=95$）。随访 5 年后，MitraClip 组复合终点（无死亡、无手术或无 3＋及以上 MR）为 44%，外科手术组为 64%（$P=0.01$）。两组间复合终点的主要差异是由前 6 个月内需要外科手术引起的，5 年时，两组的死亡率相似（21% *vs.* 27%，$P=0.4$）[18-19]。

11.6 COAPT 和 MITRA-FR 试验

COAPT 试验[5] 是在美国和加拿大的 89 个中心进行的大规模随机对照试验。经过筛选，614 名患者随机接受 GDMT 单独治疗或 GDMT 与 MitraClip 联合治疗。两组随后随访 2 年，以确定主要终点：①因心力衰竭住院治疗；②全因死亡率。COAPT 试验的结果与在欧洲进行的 MITRA-FR 试验[20] 的结果不一致，导致了对这两个试验有效性的争议。

COAPT 试验显示，年住院率和全因死亡率显著下降。MitraClip 组的住院率为 35.8%，而对照组为 67.9%（HR 0.53，95% CI 0.40 ～ 0.70，$P<0.001$）。有关死亡率的数据更是令人振奋，GDMT 与 MitraClip 联合治疗组在 24 个月内全因死亡率为 29.1%，而 GDMT 单独治疗组为 46.1%（HR 0.62，95% CI 0.46 ～ 0.82，$P<0.001$）。图 11.1 显示了 2 年时的原始生存曲线

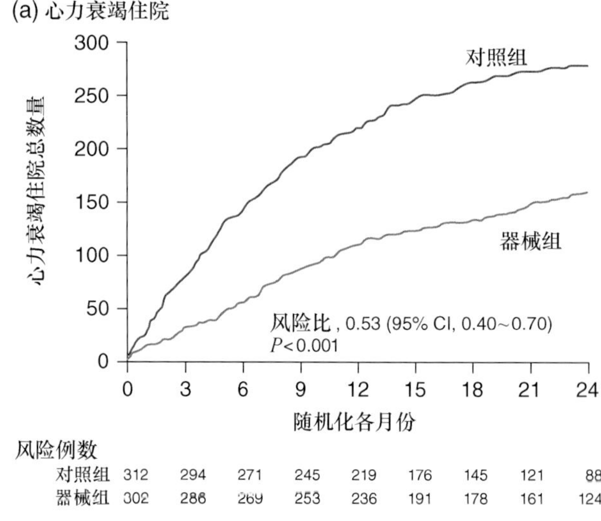

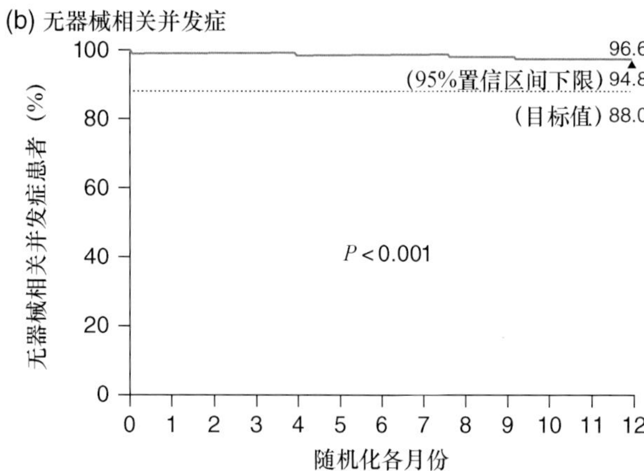

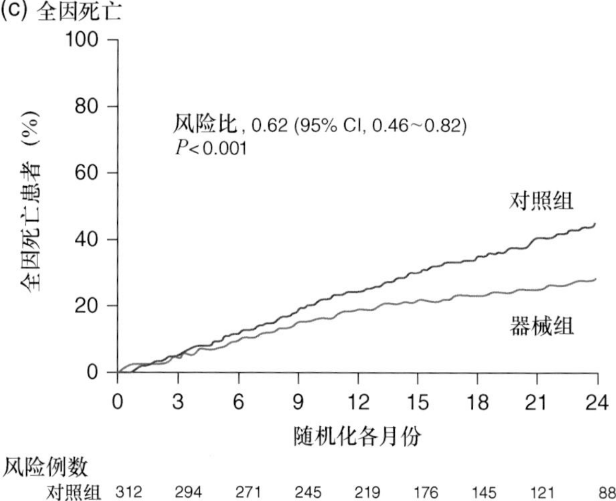

● **图 11.1** COAPT 试验的主要有效性和安全性终点及死亡。（**a**）24 个月内心力衰竭再住院率，经导管二尖瓣修复＋指南指导的药物治疗（器械组）*vs.* 仅接受指南指导的药物治疗（对照组）。（**b**）尝试植入器械的 293 例患者中，12 个月无器械相关并发症的主要安全终点率与客观性能目标的比较。（**c**）器械组和对照组的全因死亡率时间-事件曲线（来源：Stone[5].）

和并发症发生率。

与此同时，在法国进行了 MITRA-FR（使用 MitraClip 器械经导管修复治疗重度功能性/继发性 MR）试验[20]，评估了与 COAPT 相似的主要和次要终点。然而，与 COAPT 不同，MITRA-FR 显示两组 12 个月时因心力衰竭死亡或非计划住院的主要结局无任何差异。

可以理解的是，这些不一致的结果使人们对两项试验的有效性产生了怀疑[21]。然而，这些不同的结果可以解释为试验设计和患者人口统计的差异所致。第一，COAPT 的 MR 基线程度比 MITRA-FR 更重。超声评估的平均有效反流口面积（EROA）在 COAPT 试验中为 41 mm^2[5]，而 MITRA-FR 中为 31 mm^2[20]。第二，代表心室重构程度的左心室舒张末期容积（LVEDV）指数平均值在 COAPT 中为 101±34 mm/ml^2，而 MITRA-FR 中为 135±37 mm/ml^2[21]。综上所述，这些数据表明 COAPT 患者比 MITRA-FR 患者有更重的 MR，并在更早的时间进行了干预。表 11.1 总结了两个试验之间的关键差异，可以解释二者不一致的结果。

第三，两项试验在随机化前纳入试验所需的药物治疗程度不同。COAPT 的纳入标准规定，在随机化前将药物治疗调整到最大耐受剂量，如果患者在增加药物治疗剂量后症状减轻或 MR 严重程度降低，则排除患者。相比之下，在 MITRA-FR 患者中，无论最大耐受 GDMT[19] 如何，均根据 MR 的严重程度直接纳入。药物治疗被认为是 COAPT 队列中出现的一些差异的原因。另外，COAPT 中 N 末端 pro-B 型利尿钠肽高于 MITRA-FR（提示有更高的左心室负荷），这一事实可能会减弱这种差异[21]。

第四，COAPT 中有更多的患者使用不止一个夹子，这使得 1 年后 MITRA-FR 的中度或中度至重度 MR 患者的比例相对更高。此外，与 MITRA-FR 相比，COAPT 出院时的手术成功率更高（95% *vs.* 76.4%，出院时 MR 分级为 2+或更低），这可能是由于操作人员在 MitraClip 植入和优化超声心动图引导方面经验更充足[5, 20]。

第五，COAPT 随访 2 年，计划继续随访至 5 年点。MITRA-FR 只有 1 年的随访期，如果随访时间与 COAPT 试验相似，可能更能凸显介入治疗组的优势。

综上所述，与 MITRA-FR 相比，COAPT 患者在纳入时有更重的 MR，更少的左心室扩大，更强有力的药物治疗，更高的手术成功率，更显著的 MR 降低率，更少的手术并发症，以及更长的随访时间。

除了死亡、住院和 MR 降低这些主要结果外，一些研究还评估了 MitraClip 对血流动力学和心室重构的影响。手术成功（定义为出院时≤2+ MR）后血流动力学能明显改善，心输出量增加[22-23]，肺毛细血管压降低[24]。舒张末期的左心室容积、收缩末期的左心室容积和左心房容积均有所改善，反映了当 MR 降至

表 11.1 MITRA-FR 和 COAPT 试验结果差异的潜在原因[a]

	MITRA-FR（$n = 304$）	COAPT（$n = 614$）
重度 MR 纳入标准	根据欧盟指南，重度 FMR：EROA > 20 mm^2 或 RV > 30 ml	根据美国指南，重度 MR：EROA > 30 mm^2 或 RV > 45 ml
EROA（平均值 ± 标准差）	31±10 mm^2	41±15 mm^2
LVEDV（平均值 ± 标准差）	135±35 ml/m^2	101±34 ml/m^2
基线和随访时的 GDMT	在整个随访期间，在基线接受的药物治疗，每组进行可变调整	器械治疗前所需的最大耐受药物治疗。随访中几乎没有重大变化
急性结果：无夹子/3+及以上 MR	9%/9%	5%/5%
手术并发症[b]	14.6%	8.5%
12 个月随访时 MitraClip 组 3+及以上 MR	17%	5%

MR，二尖瓣反流；FMR，功能性二尖瓣反流；EROA，有效反流口面积；RV，反流量；LVEDV，左心室舒张末期容积；GDMT，指南指导的药物治疗。

[a] 改编自 TCT 大会论文集，2018 年 9 月[26]。

[b] 器械植入失败、输血，或需要手术的血管并发症；房间隔病变或房间隔缺损；心源性休克需要静脉血管活性药物支持；心脏栓塞，包括气栓和卒中，心脏压塞，紧急转心脏手术

2+及以下和左心房容积改善时的正性心肌重塑[25]。随着血流动力学和左心室重塑方面的改善，患者的NYHA功能分级和6 min步行表现也得到了明显的改善[23]。

11.7 总结和结论

继发性MR是一种高致死率的疾病，迄今为止的治疗主要集中于GDMT和CRT。尤其对于虚弱的患者群体，继发性MR的手术修复或置换不仅需高昂的前期费用，而且尚未显示出长期的生存获益。使用MitraClip系统经导管缘对缘修复二尖瓣已被证明是一种可行且安全的选择。不同的纳入标准、坚持药物治疗以及预先存在的心室扩大程度和中期手术成功率的差异导致了MITRA-FR和COAPT试验结果不一致[27]。COAPT试验最新的结果表明，与严格、持续的药物治疗和再同步治疗相结合，MitraCli治疗可以使MR患者的死亡和住院治疗率显著降低。

参考文献

1 Monteagudo Ruiz, J.M., Galderisi, M., and Buonauro, A. (2018). Overview of mitral regurgitation in Europe: results from the European registry of mitral regurgitation (EuMiClip). *Eur. Heart J. Cardiovasc. Imaging* 19 (5): 503–507.

2 Nishimura, R., Otto, C., and Bonow, R. (2017). 2017 AHA/ACC focused update of the 2014 AHA/ACC guideline for the Management of Patients with valvular heart disease: a report of the American College of Cardiology/American Heart Association task force on clinical practice guidelines. *J. Am. Coll. Cardiol.* 70: 252–289.

3 Nishimura, R., Otto, C., and Bonow, R. (2014). 2014 AHA/ACC guideline for the Management of Patients with valvular heart disease a report of the American College of Cardiology/American Heart Association task force on practice guidelines. *Circulation* 129: 2440–2492.

4 Mack, M. and Grayburn, P. (2017). Guideline-directed medical therapy for secondary mitral regurgitation. *JACC: Heart Fail.* 5 (9): 660–662.

5 Stone, G. (2018). Transcatheter mitral-valve repair in patients with heart failure. *NEJM* 379 (24).

6 Smith, P., Puskas, J., and Ascheim, D. (2014). Surgical treatment of moderate ischemic mitral regurgitation. *N. Engl. J. Med.* 371 (23): 2178–2188.

7 Acker, M.A., Parides, M.K., and Perrault, L.P. (2014). Mitral valve repair versus replacement for severe ischemic mitral regurgitation. *N. Engl. J. Med.* 370 (1): 23–32.

8 Goldstein, D., Moskowitz, A., and Gelijns, A. (2016). Two year outcomes of surgical treatment of severe ischemic mitral regurgitation. *N. Engl. J. Med.* 374 (4): 344–353.

9 Feldman, T., Kar, S., and Rinaldi, M. (2009). Percutaneous mitral repair with the MitraClip system: safety and midterm durability in the initial EVEREST (endovascular valve edge-to-edge REpair study) cohort. *J. Am. Coll. Cardiol.* 54 (8): 686–694.

10 Baumgartner, H., Falk, V., and Bax, J. (2017). 2017 ESC/EACTS guidelines for the management of valvular heart disease. *Eur. Heart J.* 38 (36): 2739–2791.

11 Abbott Medical, "ABBOTT RECEIVES FDA APPROVAL FOR EXPANDED INDICATION FOR MITRACLIP™ DEVICE," 14 March 2019. [Online]. Available: https://abbott.mediaroom.com/2019-03-14-Abbott-Receives-FDA-Approval-for-Expanded-Indication-for-MitraClip-TM-Device. [Accessed 21 March 2019].

12 Sherif, M.A., Paranskaya, L., and Kische, S. (2017). MitraClip step by step: how to simplify the procedure. *Neth Heart J.* 25 (2): 125–130.

13 Gammie, J., Chikwe, J., and Badhwar, V. (2018). Isolated mitral valve surgery: the Society of Thoracic Surgery Database analysis. *Ann. Thorac. Surg.* 106 (3): 716–727.

14 Wu, A., Aaronson, K., and Bolling, S. (2005). Impact of mitral valve annuloplasty on mortality risk in patients with mitral regurgitation and left ventricular systolic dysfunction. *J. Am. Coll. Cardiol.* 45 (3): 381–387.

15 Wu, A., Aaronson, K., and Bolling, S. (2005). Impact of mitral valve annuloplasty on mortality risk in patients with mitral regurgitation and left ventricular systloic dysfunction. *J. Am. Coll. Cardiol.* 45 (3): 381–387.

16 Goel, S., Bajaj, N., and Aggarwal, B. (2014). Prevalence and outcomes of unoperated patients with severe symptomatic mitral regurgitation and heart failure: comprehensive analysis to determine the potential role of MitraClip for this unmet need. *J. Am. Coll. Cardiol.* 63 (2): 185–186.

17 Feldman, T., Foster, E., and Glower, D. (2011). Percutaneous repair or surgery for mitral regurgitation. *N. Engl. J. Med.* 364 (15): 1395–1406.

18 Feldman, T., Kar, S., and Rinaldi, M. (2015). Randomized comparison of percutaneous repair and surgery for mitral regurgitation: 5-year results of EVEREST II. *J. Am. Coll. Cardiol.* 66 (25): 2844–2854.

19 Nishimura, R.A. and Bonow, R.O. (2018). Percutaneous repair of secondary mitral regurgitation – a tale of two trials. *N. Engl. J. Med.* 379 (24): 2374–2375.

20 Obadia, J.F., Messika-Zeitoun, D., and Leurent, G. (2018). Percutaneous repair or medical treatment for secondary mitral regurgitation. *N. Engl. J. Med.* 379 (24): 2297–2306.

21 Arora, G., Patel, N., and Arora, P. (2019). Futile MITRA-FR and positive COAPT trial: where does the evidence leave clinicians? *Int. J. Cardiol. Heart Vasc.* 22: 18–19.

22 Whitlow, P., Feldman, T., and Pedersen, W. (2012). Acute and 12-month results with catheter-based mitral valve leaflet repair the EVEREST II (endovascular valve edge-to-edge repair) high risk study. *J. Am. Coll. Cardiol.* 59 (2): 130–139.

23 Maisano, F., Franzen, O., and Baldus, S. (2013). Percutaneous mitral valve interventions in the real world: early and 1-year results from the ACCESS-EU, a prospective, multicenter, nonrandomized post-approval study of the MitraClip therapy in Europe. *J. Am. Coll. Cardiol.* 62 (12): 1052–1061.

24 Gaemperli, O., Moccetti, M., and Surder, D. (2012). Acute hemodynamic changes after percutaneous mitral valve repair: relation to mid term outcomes. *Heart* 98 (2): 126–132.

25 Grayburn, P., Foster, E., and Sangli, C. (2013). Relationship between the magnitude of reduction in mitral regurgitation severity and left ventricular and left atrial reverse remodeling after MitraClip therapy. *Circulation* 128: 1667–1674.

26 G. Stone, "COAPT: A Randomized Trial of

Transcatheter Mitral Valve Leaflet Approximation in Patients with Heart Failure and Secondary Mitral Regurgitation. TCT 2018 Presentation Slides," 23 September 2018. [Online]. Available: https://www.acc.org/education-and-meetings/image-and-slide-gallery/media-detail?id=91cb486e6df44236bcf58b891db378c1. [Accessed 8 April 2019].

27 Grayburn, P., Sannino, A., and Packer, M. (2019). Proportionate and disproportionate functional mitral regurgitation: a new conceptual framework that reconciles the results of the MITRA-FR and COAPT trials. *JACC Cardiovasc. Imaging* 12 (2): 353–362.

第 12 章

Edwards PASCAL 经导管瓣膜修复系统

Mirjam Winkel，Stephan Windecker，Fabien Praz
蒋巨波　任凯达　译　王建安　审校

12.1　引言

经导管二尖瓣修复技术来源于外科手术，如 Alfieri 双孔 / 缘对缘修复技术，目的是使瓣叶更加靠近从而实现修复[1]。MitraClip（Abbott，Abbott Park，IL，USA）是第一个广泛使用的经导管系统，被批准用于原发性和继发性二尖瓣反流（mitral regurgitation，MR）的治疗。该微创手术方法使患者能更快地恢复，具有较高的安全性和较低的围手术期并发症发生率。然而，自 2003 年第一次植入以来[2-3]，尽管全世界进行了超过 10 万次手术，但只对设计进行了最小程度的修改，留下了一些内在的局限性，尤其是在复杂的解剖结构中。这包括左心房的可操作性有限和植入物尺寸不足。在极少数情况下，这可能会导致无法抓住瓣叶，由于器械宽度不足而残留或复发 MR，甚至在试图抓住瓣叶时损坏。

12.2　Edwards PASCAL™ 经导管瓣膜修复系统

为了解决这些局限性，Edwards PASCAL 经导管瓣膜修复系统（Edwards Lifesciences，Irvine，CA，USA）应运而生，并于 2019 年获得 CE 认证，用于治疗二尖瓣，并于 2020 年用于治疗三尖瓣。

PASCAL 修复系统包括三个独立的导管：一个 22 F 导管鞘、一个可调弯导管和一个植入导管（植入物预先连接到其远端）。使用手柄上的旋钮可弯曲导管鞘和可调弯导管。导管的弯曲能力和旋转能力允许系统能进行更广泛的活动，而植入导管的手柄控制植入物的移动和操作（图 12.1a）。导管组件的工作长度增加，使植入物的同轴定位对经房间隔穿刺的位置有更少的依赖性。

10 mm 宽的植入物由镍钛合金制成，由一个中央隔板、两个对称的夹合臂和两个独立的卡扣组成。该垫片作为反流孔中的填充元件，并提供用于和瓣叶接合的平台（图 12.1b）。植入物的闭合无创伤性，由于夹合臂的形状和尺寸都很宽，可以最大限度地减少瓣叶上的集中应力和张力。卡扣可单独控制，可选择独立抓取瓣叶。2020 年初，第二种更小尺寸的“Ace”植入物被引入市场，旨在符合更个体化的瓣膜解剖需要。

12.3　植入手术

PASCAL 修复治疗的术前方案包括通过经胸和经食管超声心动图进行全面的超声心动图评估，以准确描述反流的可能机制，MR 严重程度分级，评估器械植入的解剖可行性，以及评估基线二尖瓣面积（如果可以，使用 3D 超声心动图）。手术可以在导管实验室或杂交手术室进行。由于在植入过程中需要经食管超声心动图引导，需要气管插管和机械通气。通常，手术后患者可以立即拔管。

手术首先采用标准的股静脉通路，通过标准的偏后和偏上房间隔穿刺将硬导丝置入左上肺静脉。在插入 22 F 导管鞘后，引入可调弯导管和植入导管。植入物得以进入左心房，一旦隔板离开导管鞘（图 12.2a,b），就可以将夹合臂移动到闭合位置，可调弯导管进一步推进，在向二尖瓣平面弯曲的同时保持导管鞘在后部方向。使用术中 3D 超声心动图，将打开的植入物放置在 MR 中（图 12.2c,d）。两个瓣叶可以同时或分开夹合，夹合时围绕于中央封堵器周围（图 12.2e,f），形成一个双孔的二尖瓣。

植入物释放前，评估残余反流、跨瓣压差、瓣口面积以确保最佳位置，以及有无医源性狭窄。分开夹合瓣叶有助于调整并优化夹子的位置。PASCAL 植入物可以重新定位或完全取出。在完全取出时植入物可

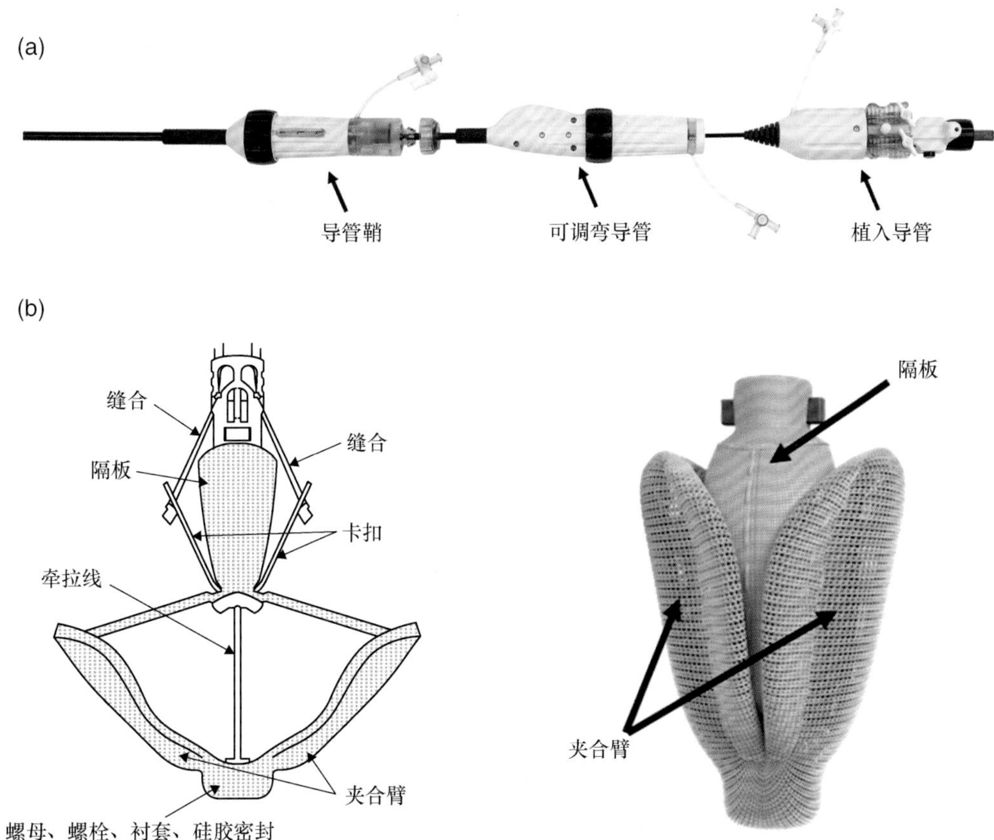

• **图 12.1**　PASCAL 修复系统。（**a**）完全装配的输送系统。（**b**）植入物的示意图和实物图（来源：Courtesy of Edwards Lifesciences.）

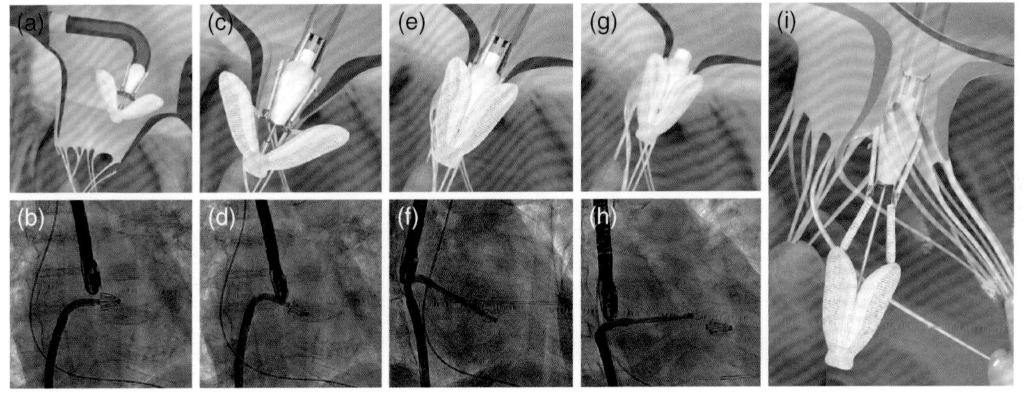

• **图 12.2**　植入过程的透视图和示意图。（**a**）和（**b**）引入可调弯导管鞘和植入导管穿过左心房。（**c**）和（**d**）向二尖瓣平面弯曲和植入物在二尖瓣内的定位。（**e**）和（**f**）瓣叶的抓取情况。（**g**）和（**h**）植入物的释放。（**i**）通过二尖瓣时采用延展姿态，减少对瓣下结构的干扰（来源：Courtesy of Edwards Lifesciences. Procedural images by Fabien Praz and Stephan Windecker.）

以伸长，以避免卡瓣（图 12.2i）。在确定最终手术效果后，将植入物从植入导管中脱离（图 12.2g，h）。如果评估没有显著降低反流，则可以考虑使用第二个植入物。图 12.3 显示了一个后瓣大面积脱垂合并连枷的患者在植入一个 PASCAL 后反流显著较少的病例。

术后护理包括经验性抗栓治疗，如阿司匹林 100 mg/d 和氯吡格雷 75 mg/d，持续至少 1 个月。在植入后的 6 个月内应严密观察以预防心内膜炎。

12.4　同情性使用（compassionate-use）研究和早期可行性数据

2016 年 9 月，首例人体的 Edwards PASCAL 修复器械植入术由瑞士伯尔尼大学医院完成。后续有 5 个国家的 7 个中心进行了同样的手术（共计 23 名患者）[4]。患者有原发或继发的严重症状性 MR，均有复杂的解剖结构，不适合外科手术，不适合

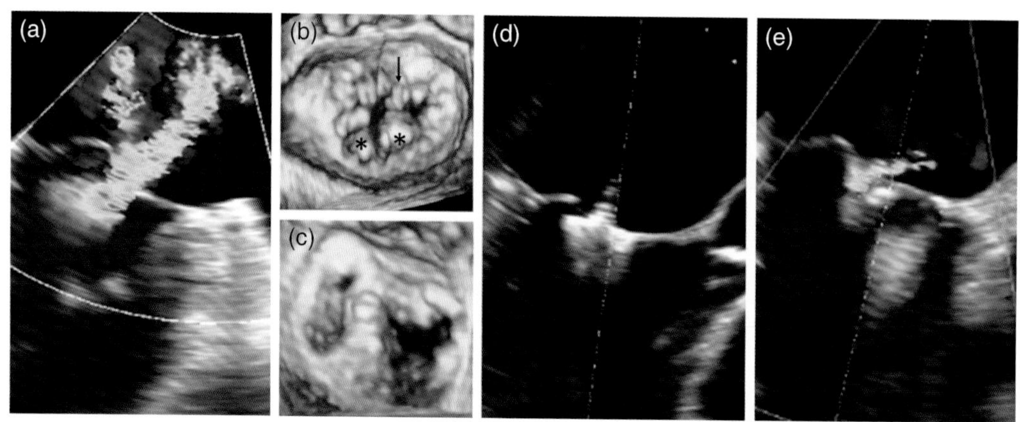

• 图 12.3 使用 Edwards PASCAL 修复系统为重度原发性 MR 患者进行单叶修复的经食管超声心动图。(**a**) 二尖瓣反流的基线彩色多普勒结果。(**b**) 二尖瓣植入器械前的三维视图，显示两个扇贝样（星号）合并连枷（箭头）的后叶广泛脱垂。(**c**) PASCAL 植入物植入术后视图。(**d**) 植入物定位评估和（**e**）术后残余反流（来源：Mirjam Winkel，Stephan Windecker，Fabien Praz.）

MitraClip 治疗。经验结果显示，Edwards PASCAL 经导管二尖瓣修复术是一项可行、有效且成功率高的技术。96% 的患者 MR 降低至 ≤ 2+，77% 的患者 MR 降低至 ≤ 1+。只有 26% 的患者需要植入第二个 PASCAL 植入物。出院前经胸超声心动图显示平均跨瓣压差为 3 mmHg。该技术的手术并发症也很少。在射血分数降低和肾衰竭的高危人群中，3 例患者在手术后 30 天内出现心源性死亡。95% 的患者的纽约心脏协会（NYHA）功能分级改善至Ⅰ级或Ⅱ级，MR 降低的效果可维持 30 天到 6 个月（94% 的可随访患者 MR ≤ 2+）(图 12.4)[4]。

Edwards PASCAL 经导管二尖瓣修复研究（CLASP）是一项多中心、前瞻性、单臂试验，该试验结果使得 PASCAL 修复系统获得 CE 认证。62 例有症状的原发性或继发性 MR 患者（经过药物治疗之后 MR 仍有 3+或 4+）被纳入试验[5]。该研究显示，经核心实验室评估，术后 30 天 98% 的患者 MR 降低至 ≤ 2+，86% 的患者 MR 降低至 ≤ 1+。与最初的经验相比，接受两次植入的患者比例更高（46%），平均压差为 4.1 mmHg。1 例患者（1.6%）在 30 天内出现心源性死亡。患者人群的 6 min 步行试验、NYHA 功能分类和运动能力均有明显改善。

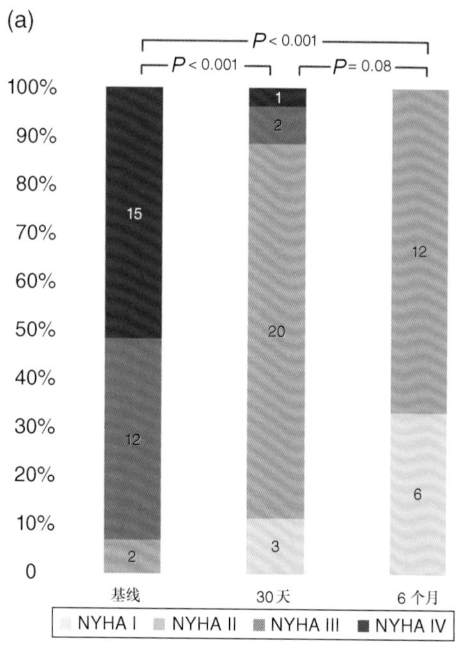

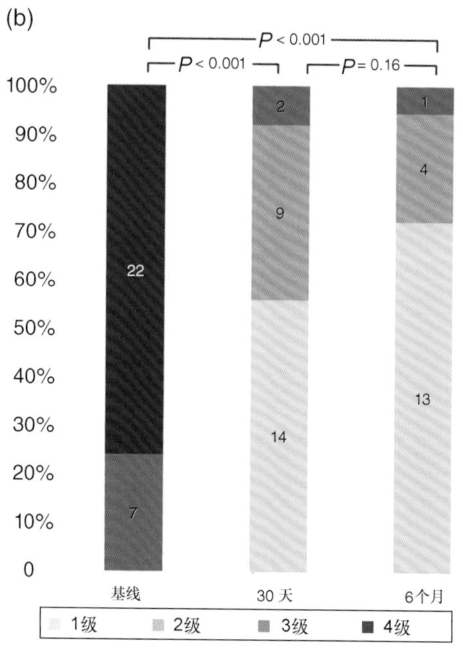

• 图 12.4 30 天至 6 个月的同情性使用研究的结果。(**a**) NYHA 功能分级。(**b**) 二尖瓣反流的严重程度。对于（**a**）和（**b**），成对分析的 P 值使用 Wilcoxon 符号秩检验计算（来源：Modified from Praz et al.[4]）

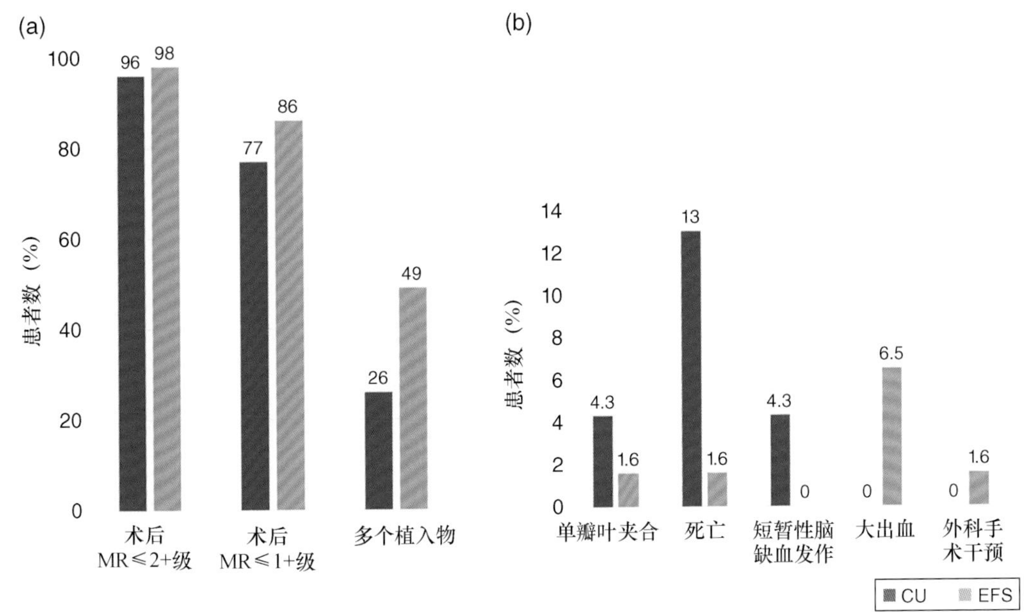

• **图 12.5**　PASCAL 修复系统（$n = 23$）和 CLASP 修复系统（$n = 62$）的 30 天预后。（**a**）疗效结果：术后 MR 严重等级降低和植入多个 PASCAL 植入物。（**b**）安全结果：单瓣叶夹合（single leaflet attachment）、总死亡率、短暂性脑缺血发作、大出血或需要二尖瓣外科手术

尽管在两个队列中关键的基线特征看起来相似，但 CLASP 研究中的患者进行了解剖适应性的筛选，而在同情性使用的病例人群中存在复杂的解剖结构。图 12.5 比较了两组患者的短暂性脑缺血发作和 30 天预后的情况。

12.5　未来发展

基于这些数据，与其他经导管治疗技术相比，Edwards PASCAL 修复系统同样具有很好的安全性和有效性。正在进行的上市后研究将决定用于日常临床实践时的器械成功和长期临床结果。此外，一项针对原发性 MR 患者人群的比较 PASCAL 和 MitraClip 的随机试验（Edwards CLASP ⅡD/ ⅡF）目前正在进行中。同样，一项针对继发性 MR 患者的随机试验也在计划中。

Edwards PASCAL 经导管修复系统是经导管二尖瓣修复器械中的佼佼者，通过组合不同特点和大小的植入物，可根据患者不同的解剖结构提供量体裁衣式植入，相信这在未来会适合于更多二尖瓣疾病患者。

参考文献

1 Maisano, F., Torracca, L., Oppizzi, M. et al. (1998). The edge-to-edge technique: a simplified method to correct mitral insufficiency. *Eur. J. Cardiothorac. Surg.* 13 (3): 240–245; discussion 245-6.

2 St Goar, F.G., Fann, J.I., Komtebedde, J. et al. (2003). Endovascular edge-to-edge mitral valve repair: short-term results in a porcine model. *Circulation* 108 (16): 1990–1993.

3 Fann, J.I., St Goar, F.G., Komtebedde, J. et al. (2004). Beating heart catheter-based edge-to-edge mitral valve procedure in a porcine model: efficacy and healing response. *Circulation* 110 (8): 988–993.

4 Praz, F., Spargias, K., Chrissoheris, M. et al. (2017). Compassionate use of the PASCAL transcatheter mitral valve repair system for patients with severe mitral regurgitation: a multicentre, prospective, observational, first-in-man study. *Lancet* 390 (10096): 773–780.

5 Lim, D., Kar, D., Spargias, K. et al. (2019). Transcatheter valve repair for patients with mitral regurgitation – 30-day results of the CLASP study. *JACC Cardiovasc. Interv.* 2 (14): 1369–1378.

第 13 章

二尖瓣反流的新型经皮治疗技术——Carillon®二尖瓣环缩系统

Steven L. Goldberg

蒋巨波　蔡宗烨　译　王建安　审校

13.1　引言

继发性二尖瓣反流的重要性和治疗在过去几年受到越来越多的关注，这一趋势仍在继续。最近已经发表了一些重要的研究，还有很多研究正在进行中，尚未发布结果[1-6]。治疗继发性二尖瓣反流有许多不同的方法，其中环缩治疗起着重要的作用。在这些可能的治疗方案中，有些利用了冠状静脉 / 大血管静脉与二尖瓣后环的密切关系。Carillon® 二尖瓣环缩系统是其中的一种技术，已经在几个小型的安全性和有效性研究中进行了验证，都表明了其良好的安全性，并为临床和心脏超声疗效提供了证据。这些研究足以让这项技术在欧洲获得批准销售，并获得 CE 认证，该器械已在几个国家进行商业销售。为了得到更有说服力的研究数据，两项创新试验目前正在开展中，它们分别是探索性的 REDUCE-FMR 研究以及规模更大的、关键性的 CARILLON 研究。REDUCE-FMR 试验已经完成入组，后续随访正在进行中。CARILLON 试验还处于早期阶段。

Cardiac Dimensions 公司成立于美国华盛顿州的柯克兰（西雅图的郊区），由一家孵化器公司创立，该公司创立了三家完全不同的公司。其研发概念是利用冠状静脉窦 / 大血管静脉接近二尖瓣后环的解剖位置优势，开发一种器械用于间接缩小二尖瓣瓣环。来自心脏的血液流入心大静脉，在中间形成冠状静脉窦，这里通常有一个单向阀，称为 Vieussens 瓣。静脉流入右心房，位于三尖瓣和卵圆孔之间（冠状静脉窦和心大静脉两个术语常常互换使用，用于指代整个静脉结构）。

Carillon® 二尖瓣环缩系统由两个自膨式、可锁定的镍钛合金锚组成，两个锚用卷曲管连接（图 13.1）。该器械以压缩状态装在筒套中，连接着一种特制的 9 F 输送导管，插入一个 10 F 鞘通过右颈内静脉入路，输送导管插入心大静脉的远端，恰在室间静脉的后面。支撑该器械的筒套连接到输送导管（图 13.2）。使用三个控制旋钮中的第一个，通过输送导管输送器械，直到远端锚在预定的位置脱出。将控制旋钮向相反方向旋转，就会推动输送系统的尖端将输送导管靠在远端锚的菱形部分上，直到通过锁定隆起后将锚锁定。然后将导管轻轻缩回，直到 X 线透视上可以看到近端锚被拉到预定的冠状静脉窦口附近。因为冠状静脉窦和回旋支汇聚在房室沟，需进行左冠状动脉造影，以避免压迫回旋支。一旦发生冠状动脉压迫，可以通过释放张力来消除梗阻。如果没有发生阻塞，那么近端锚就可以出鞘，通过继续使用三个控制旋钮中的第一个及第二个完成操作。控制旋钮连接在输送系统中的推杆上，推杆将近端锚推出并锁定。

该器械虽然是系绳的，但能达到稳定定位的效果。可以重复行左冠状动脉造影，也可行右冠状动脉造影（右冠状动脉后外侧缘支的远端分支也可能通过房室沟）。如果有冠状动脉受累或者器械不在理想的位置，可以通过旋转第一个控制旋钮松开锚，重新捕获并移开的操作可以在 1 min 内完成。如果有需要，可以在静脉的不同位置放置更多的器械。

鉴于前期较好的动物（猪和狗）研究结果，后续也开展了各种临床研究。但最初的几次尝试都不成功（由于远端锚移位）。后续对远端锚进行了改造（如扭转）以保证其在施力时有更好的稳定性。该器械在欧洲的一项安全性和有效性试验中进行了测试，CARILLON 二尖瓣瓣环成形术器械欧盟研究（AMADEUS）[7] 首次证明了该概念的可行性。该研究显示，术后患者的二尖瓣反流的定量指标（独立核心实验室评估）、6 min 步行试验、NYHA 分级和

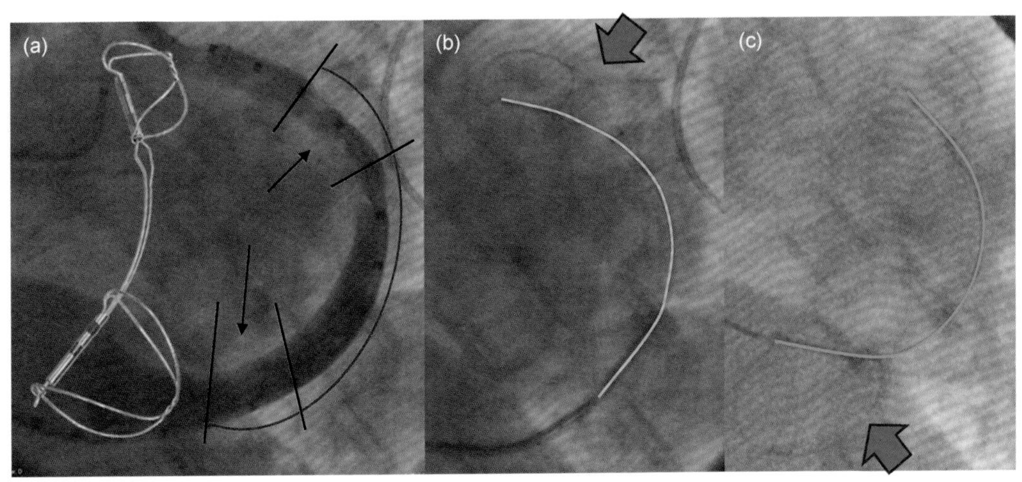

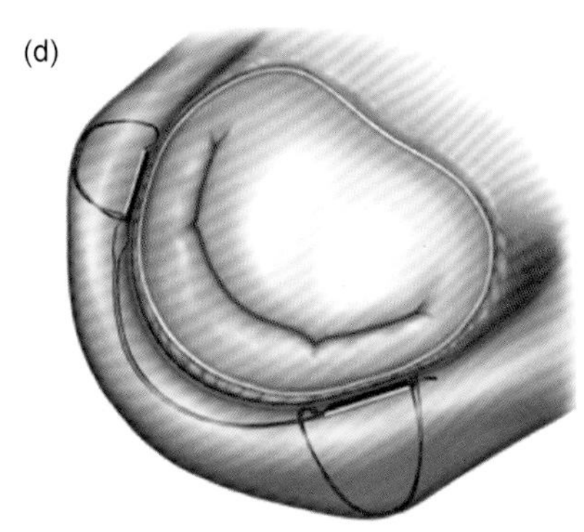

• **图 13.1**　Carillon® 二尖瓣环缩系统叠加在冠状静脉窦 / 心大静脉旁。（**a**）黑线和黑色细箭头表示预期的远端锚和近端锚的位置。红色曲线突出了静脉的自然弯曲。（**b**）Carillon 器械释放，远端锚（蓝色粗箭头）已经锁住。黄色曲线显示了在施力之前 Carillon 器械的弧度。（**c**）对 Carillon 器械施力并锁住近端锚（蓝色粗箭头）。绿色曲线显示施力后器械和静脉的弧度。黄色曲线（**b**）和绿色曲线（**c**）之间的差异显示了 Carillon 器械的锁定张力。（**d**）冠状静脉窦、Carillon 器械和二尖瓣后环之间的位置关系（来源：Steven L. Goldberg.）

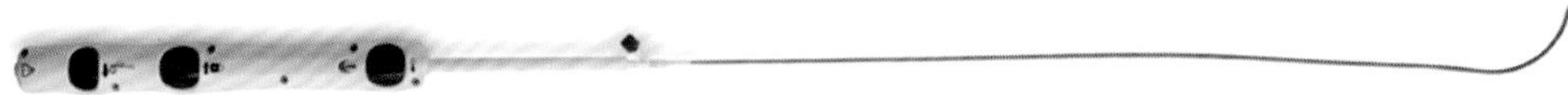

• **图 13.2**　Carillon® 二尖瓣环缩系统的输送系统由一个弯曲的 9 F 输送导管、一个筒套和一个带有三个控制旋钮的手柄组成。第一个控制旋钮（在手柄顶端）将拔出并锁定远端锚，并部分拔出近端锚。第二旋钮连接到推杆元件，该推杆元件推出并锁定近端锚。第三个旋钮释放器械。在释放器械之前，可以通过向相反方向旋转第一个旋钮而将器械拔出来重新捕获器械（来源：Cardiac Dimensions，Inc.）

堪萨斯城心肌病问卷（Kansas City Cardiomyopathy Questionnaire，KCCQ）结果在 6 个月之后均得到改善。

在对近端锚进行改造（与远端锚类似的扭转）之后，第二个欧洲安全性和有效性试验蓄势待发，即经导管植入 Carillon 二尖瓣瓣环成形术器械试验（TITAN）[8]。这项研究还随访了置入器械后又取出的患者，主要发生的情况包括：冠状动脉回旋支有短暂的压迫（张力解除后会消失），或者二尖瓣反流的定量评估没有显著改善。后者的定义为任何定量参数中没有达到一个级别以上的改善。根据超声指南[9]，这些参数包括有效反流口面积（effec-tive regurgitant orifice area，EROA）、反流容积、反流分数、缩流颈，或二尖瓣反流反流面积和左心房面积比值。在 53 名纳入研究的患者中，17 名患者取出器械，由于他们未被随机分组，故作为“伪对照组”进行随访。由独立核心超声实验室随访 1 年评估超声，并临床随访 4 年。这项研究显示了与 AMADEUS 研究相似的结果，但有一些新的发现——二尖瓣反流的改善会随着时间而更加明显，6 个月和 12 个月的超声显示二尖瓣反流明显好于 1 个月时的情况。值得注意的是，伪对照组患者在二尖瓣反流或任何其他参数的评估中均无明显改善。另外，置入器械的患者也显示了良好的心室和心房重构，这不仅强有力地证明了 Carillon 器械能减少二尖瓣反流，还提示其具有重要的临床意义。

与 AMADEUS 一样，TITAN 中使用 Carillon 器械的患者相较于没有使用器械的患者在 NYHA 分级、6 min 步行试验和 KCCQ 评分等临床参数方面均有改善。这些产品可以使用 4 年。

尽管这些观察结果令人满意，但仍有少数锚发生了轻微断裂，特别是近端锚的某个位置。这些断裂仅发现于常规的影像学研究，与临床事件无关，实际上也并不影响冠状静脉窦的张力或临床疗效。这不同于另一种现已废弃的冠状动脉窦器械——MONARC 器械[10]断裂后所见的影响。后者系统的裂缝发生在两个不同锚栓之间的连接段，这导致了张力和有效性的丧失。该器械与 Carillon 的一个重要区别是，MONARC 器械在植入后的几个月继续缩短，会给器械带来额外的张力。植入后的 Carillon 器械没有额外的张力，张力的量更具可控制性。此外，即使发生了断裂，Carillon 器械周围的组织内皮化也能保持稳定。

另一种冠状静脉窦器械 Viacor 也因存在问题而从后续研究中退出。这些问题是由于该器械在冠状静脉窦内锚定不足，导致栓塞和穿孔[11-12]。尽管 MONARC 和 Viacor 器械也使用冠状窦来固定二尖瓣后环，但这些器械引起相关并发症的设计特点在 Carillon® 二尖瓣环缩系统中是不存在的。

经过一系列的测试分析发现，Carillon 近端锚存在一些偶然产生的设计缺陷。因此，近端锚进行了相应的改进，并在各种体外实验中广泛测试。由此，第三项欧洲安全性和有效性研究，即 TITAN Ⅱ研究[13]随即而至。

TITAN Ⅱ研究重复了 AMADEUS 和 TITAN 的结果，并发现 Carillon 器械似乎解决了线状断裂的问题。与 AMADEUS 和 TITAN 研究结果类似，本研究也证实了术后患者在超声心动图和临床方面的获益。

另外，还有一个出乎意料的一致发现，即某些病例二尖瓣反流在植入后改善为中度，而随着时间的推移会进一步减少。这是其他更传统的机械疗法从未有的。

所有研究都一致证实了 Carillon 器械的安全性。尽管在 AMADEUS 中发现了一些临床上无症状的轻微心脏标志物升高，但在三项研究中发现的其他主要不良事件是每项试验 30 天内的死亡率仅为个位数。1 个月的死亡率约为 2.5%，这与所研究的高危人群的预期死亡率一致。根据独立数据和安全监测委员会的评估，没有一例死亡与器械有关。在这三项研究中，没有一项是由器械相关的冠状动脉压迫引起的严重心肌梗死。事实上，在这些研究中，一些患者在随访中出现心脏事件时，已经有临床指示的冠状动脉造影，没有显示器械相关的冠状动脉压迫引起的缺血。相反，当 Carillon 植入时看到冠状动脉回旋支受到轻微压迫时，随后复查的冠状动脉造影通常显示更少的冠状动脉影响。同样，这可以与 MONARC 器械的观察结果进行对比，如前所述，MONARC 器械在植入后数月内持续缩短，因而会进行性压迫冠状动脉，增加冠状动脉晚期闭塞的风险。由于 Carillon 器械施加的张力在植入时是最大的，所以这种并发症在 Carillon 器械中未被观察到。

基于 TITAN 研究的安全性发现，Carillon® 二尖瓣环缩系统在欧洲获得了 CE 认证。然而，在 TITAN Ⅱ研究结果公布之前，该器械并没有进入欧洲市场。这种最新版本的 Carillon 器械已经在某些欧洲和中东国家上市。然而，目前 Cardiac Dimension 公司发布的研究数据和初步结果仍有限。目前 REDUCE-FMR 研究仍在进行中，以期给出更多支持性的研究结果和数据。

13.2 REDUCE-FMR

之前的三项研究均一致证实了 Carillon 器械植入的临床获益，不管是 NYHA 分级、6 min 步行试验还是 KCCQ 问卷调查的结果都有类似程度的改善。相较而言，TITAN 的非植入组没有显示出这些获益，正如所预期的那样。当然，这些参数可能会受到安慰剂效应的影响，但是，许多客观的测量参数更能说明问题。其中超声心动图测量参数（图 13.3），包括二尖瓣反流定量参数和心脏大小（如左心室体积、左心房大小和二尖瓣瓣环直径）均有明显改善。这些都是 Carillon® 二尖瓣环缩系统具有真实、客观疗效和重要临床意义的有力证据。

对于二尖瓣反流程度较轻的患者群体，使用 Carillon 是否获益是个值得研究的问题。理论上认为，二尖瓣反流即使只有 2+，如果患者运动时有症状，那么患者的二尖瓣反流程度也很可能会进一步恶化。在 TITAN 和 TITAN Ⅱ研究中，纳入了 2+二尖瓣反流患者，也有和反流程度更严重的患者类似的获益。然而，2+二尖瓣反流患者不仅基线反流较少，心肌病程度也更轻，意味着左心室更小，射血分数更高。

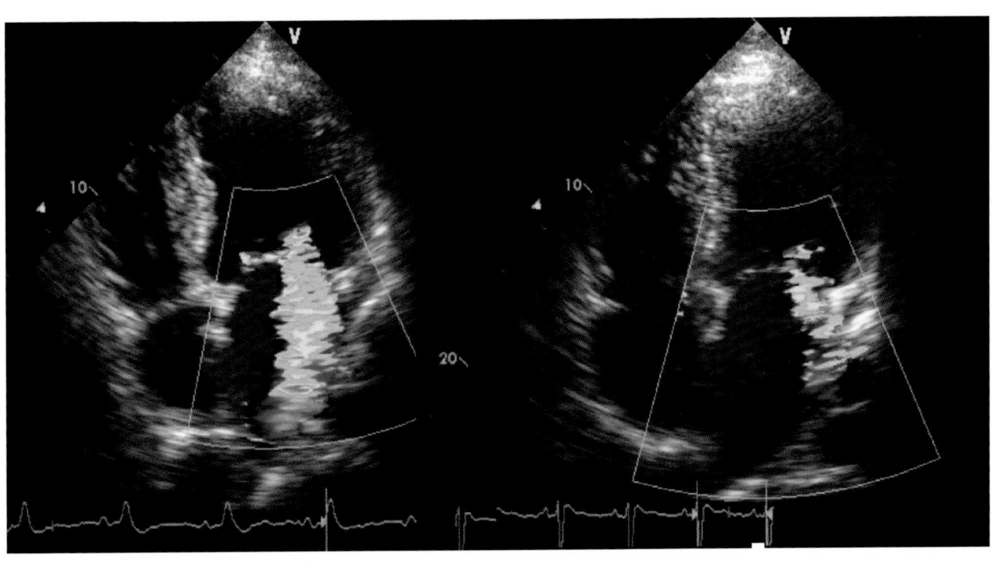

• **图 13.3**　彩色多普勒超声心动图（左）和植入 Carillon® 二尖瓣环缩系统 1 年后（右），显示二尖瓣反流明显减少（来源：Steven L. Goldberg.）

尽管这些患者与 3＋和 4＋二尖瓣反流患者二尖瓣反流的相对减少相似，但其绝对获益较小，因此在科学研究中证明其益处更具有挑战性。然而，对于静息二尖瓣反流程度较低的患者，早期治疗二尖瓣反流可能比严重二尖瓣反流患者有更大的获益，因为心室改变未达终末期，可能有更大的长久获益潜力。对于无症状的 2＋二尖瓣反流和正常心室的患者，有学者认为，与其等待患者病情加重至严重的心肌病阶段，不如早期处理，中断二尖瓣反流的负反馈回路（二尖瓣反流引起更多的二尖瓣反流）。

对于继发性二尖瓣反流患者群体，使用 Carillon 是否获益是另一个值得研究的问题。该群体在早期试验中没有研究，但在 Carillon 器械商业化使用时却是一个重要群体。这是一群左心室大小和功能正常，但左心房增大伴有心房颤动的患者，也就是所谓的房性功能性二尖瓣反流（functional mitral regurgitation，FMR）。其可由瓣环扩张导致，Carpentier 分型为Ⅲb 型。早期 Carillon 试验要求射血分数小于 40%，左心室舒张末期＞直径 55 mm，因此这一重要的患者群体尚未纳入研究。值得注意的是，这恰是在 EVEREST Ⅱ[14] 试验中使用 MitraClip 评估的功能性二尖瓣反流患者群体，因为这些患者的射血分数正常。这一患者群体将成为未来研究的重点。

所有这些都是在设计 REDUCE-FMR 试验时考虑到的。研究设计也已发表[3]。简而言之，如果患者接受了指南指导的药物治疗，仍有 2＋到 4＋的症状性继发性二尖瓣反流，就符合纳入标准。他们的射血分数必须小于 50%，并且像以前的研究一样，通过药物治疗病情稳定后不需要血管重建或心脏手术。排除存在心脏再同步化治疗（CRT）或使用 CRT 器械的Ⅰ类适应证的患者。这是因为将 Carillon 器械放置在 CRT 导线上可能会存在一些问题。理论上，导线的张力可能会导致导线功能障碍，或在感染的情况下难以移除。

患者进入导管室后先行冠状动脉造影并获得冠状静脉窦通路。行心大静脉定量造影。确定患者有适合放置 Carillon 器械的静脉尺寸后，将以 3∶1 的比例被随机分配到器械或空白对照操作（主动控制或假控制）。患者全程使用眼罩和耳机，因此患者自身对于是否使用器械不知情。在定量静脉造影的技术支持下，Carillon 器械的植入通常只增加大约 10 min 的操作时间。

该试验的主要终点包括安全终点和有效终点，后者为在 12 个月的随访中，治疗组和对照组的反流量减少情况。值得一提的是，为了帮助招募，研究者会给 1 年随访揭盲后对照组的患者接受 Carillon 器械植入的机会，前提是他们符合相同的研究入组标准。

截至目前，随机化已经完成，但 1 年随访时间尚未到，因此目前还没有最终结果，让我们一起拭目以待。

REDUCE-FMR 最不寻常的一点是，这是一项对结构性心脏病机械治疗的盲法研究。这样的研究并不多见，且很少在这样的患者群体中进行。考虑到心脏病学中盲法机械试验的历史，这是令人兴奋的，因为大多数试验都有意想不到的阴性结果[15-22]。我们合理推测可能存在某些特性导致盲法试验出现阴性结果的可能性。

在盲法或非盲法临床试验中，甚至在临床领域中，有许多偏倚可能会影响患者的治疗效果。关于所谓的安慰剂效应（placebo effect）不再赘述，也就是患者接受某种治疗后得到的改善可能获益于治疗本身，也有可能来自治疗以外的因素。安慰剂效应不仅在临床试验中可见，在每天的临床实践中也可见[23]。成功接受手术的患者会因为成功地经受住了风险而变得更乐观积极。在非盲试验中，接受手术的患者也会出现这种情况。然而，在盲法试验中由于患者不确定是否实际接受了治疗，可以避免这种心理暗示。

即使完全相同的治疗，盲法环境下的治疗效果也可能劣于非盲法环境。另一方面，盲法设计下对照组患者可能反而比治疗组患者的表现更好。由于霍桑效应（Hawthorne Effect）[24]，患者因受到了额外的关注，可能会有更好的表现，这就是临床试验的影响。因此，这将导致对照组可能会有更好的结果，特别是回顾性研究。由于缺少安慰剂效应，治疗组和积极对照组之间的差异将会缩小。

在非盲法研究中，霍桑效应可能会被反安慰剂效应抵消——患者会因没有接受期望的治疗而失望[25-27]。这可能导致"依从性偏差"或非盲研究中非治疗组患者不遵守治疗和随访的倾向[28-29]。再加上非盲治疗组的安慰剂效应，将会最终增加治疗组和对照组之间的差异。这些情况在盲法研究中都是预料不到的。上述因素可用于解释有前途的疗法在试验中进行盲法研究却表现不佳的原因[30]。因此，我们可以推断，任何在随机试验中证实的获益在现实中可能更大，因为临床试验中有各种偏倚和人为因素的影响。

REDUCE-FMR 试验另一个不同寻常的特点是患者的二尖瓣反流程度较轻。不同于以往大多数治疗继发性二尖瓣反流的研究，本研究中纳入的患者除了3+～4+二尖瓣反流，还包括2+二尖瓣反流，这一组别非常重要，因为功能性二尖瓣反流在充血性心力衰竭中可能起到更重要的作用，并且这一组患者的左心室病变不那么严重（心室较小，射血分数较高）。另一方面，由于基线二尖瓣反流并不严重，要证明器械治疗减少二尖瓣反流的获益更具挑战性。

由于这项研究依赖于定量指标的测量，局限性也更突显。对于部分患者，可能有足够的彩色反流区域提示一定程度的二尖瓣反流，但近端等速表面积（PISA）成像不充分，导致可定量评估的患者人数大大减少。鉴于以上原因，二尖瓣反流减少仍被认为具有一定的临床获益，即使研究数据没有达到统计学意义。REDUCE-FMR 作为一个评估这些问题的前期研究，为关键的 CARILLON 试验做了准备。

13.3 CARILLON 试验

CARILLON 试验的设计与 REDUCE-FMR 试验类似，但是基于临床终点进行的。这项试验纳入与 REDUCE-FMR 相同的患者群体，但在这项研究中，治疗与对照（或所谓的"假对照"）的随机比例为 2∶1。该试验的主要临床终点是一个分级终点，比较两组在 1 年时的死亡、心力衰竭住院和 6 min 步行试验结果。基于"胜率"（一种分级终点评估方法），研究者对临床试验中的两组患者的不同参数（根据重要程度）依次进行比较[31]。首先就死亡情况对患者进行比较——如果一组中的患者存活下来，而另一组中的患者没有存活下来，那么幸存的患者就"赢了"。如果两名患者都没有死亡，那么下一个更严重的终点就是评估心力衰竭住院的时间。如果两组都没有出现这种情况，那么最后的比较参数为 6 min 步行时间——谁坚持的时间更长，谁就"获胜"。在对所有的患者比较之后，比较两组间的胜率。

与传统的 Kaplan-Meier 曲线相比，使用分级终点有几个优点。首先，现在可以同时包含连续型和离散型变量。其次，重点是治疗的临床结局，而不是时间。Kaplan-Meier 分析中，在评估死亡和心力衰竭住院的复合终点时，如果一名患者有心力衰竭住院，然后死亡，死亡就不被考虑——患者已经达到了心力衰竭住院的终点。如果一组中的患者出现心力衰竭住院比另一组的患者的死亡早，那么就出现了患者心力衰竭住院的一组比死亡的一组要好的假象，因为评估的重点是时间而不是终点的严重性。

除了分级终点外，共同主要终点与 REDUCE-FMR 一样——比较两组患者在 1 年时反流量的减少情况。然而，由于该研究是基于临床终点进行的，计划纳入 450 名患者，可以预见反流的机械终点可以得到明显的改善，弥补了限制 REDUCE-FMR 试验获得统计学意义的局限性。

13.4 总结

REDUCE-FMR 盲法随机对照试验的结果预计在 2018 年底公布，与此同时，CARILLON 的更大型关键试验正在加入更多的中心启动和入组。这两项试验都有可能引起极大的关注度，它们不仅有可能影响数百万继发性二尖瓣反流并发心肌病和充血性心力衰竭患者的治疗，还会影响到评估临床医学其他方面（比如药物使用、如前所述的偏倚问题等）的盲法试验。让我们一起期待 REDUCE-FMR 试验带来更多支持 Carillon 器械疗效和安全性方面的证据，揭示减少继发性二尖瓣反流对心肌病及充血性心力衰竭患者的客观影响。

参考文献

1 Acker, M.A., Parides, M.K., Perrault, L.P. et al. (2014). Mitral-valve repair versus replacement for severe ischemic mitral regurgitation. *N. Engl. J. Med.* 370: 23–32.

2 Feldman, T., Mehta, A., Guerrero, M. et al. (2016). MitraClip therapy for mitral regurgitation: secondary mitral regurgitation. *Interv. Cardiol. Clin.* 5: 83–91.

3 Goldberg, S.L., Meredith, I., Marwick, T. et al. (2017). A randomized double-blind trial of an interventional device treatment of functional mitral regurgitation in patients with symptomatic congestive heart failure-trial design of the REDUCE FMR study. *Am. Heart J.* 188: 167–174.

4 Obadia, J.F., Armoiry, X., Iung, B. et al. (2015). The MITRA-FR study: design and rationale of a randomised study of percutaneous mitral valve repair compared with optimal medical management alone for severe secondary mitral regurgitation. *EuroIntervention* 10: 1354–1360.

5 Smith, P.K., Puskas, J.D., Ascheim, D.D. et al. (2014). Surgical treatment of moderate ischemic mitral regurgitation. *N. Engl. J. Med.* 371: 2178–2188.

6 Sannino, A., Smith, R.L. 2nd, Schiattarella, G.G. et al. (2017). Survival and cardiovascular outcomes of patients with secondary mitral regurgitation: a systematic review and meta-analysis. *JAMA Cardiol.* 2: 1130–1139.

7 Schofer, J., Siminiak, T., Haude, M. et al. (2009). Percutaneous mitral annuloplasty for functional mitral regurgitation: results of the CARILLON mitral annuloplasty device European Union study. *Circulation* 120: 326–333.

8 Siminiak, T., Wu, J.C., Haude, M. et al. (2012). Treatment of functional mitral regurgitation by percutaneous annuloplasty: results of the TITAN trial. *Eur. J. Heart Fail.* 14: 931–938.

9 Zoghbi, W.A., Enriquez-Sarano, M., Foster, E. et al. (2003). Recommendations for evaluation of the severity of native valvular regurgitation with two-dimensional and Doppler echocardiography. *J. Am. Soc. Echocardiogr.* 16: 777–802.

10 Harnek, J., Webb, J.G., Kuck, K.H. et al. (2011). Transcatheter implantation of the MONARC coronary sinus device for mitral regurgitation: 1-year results from the EVOLUTION phase I study (clinical evaluation of the Edwards Lifesciences percutaneous mitral annuloplasty system for the treatment of mitral regurgitation). *JACC Cardiovasc. Interv.* 4: 115–122.

11 Bertrand, O.F., Philippon, F., St Pierre, A. et al. (2010). Percutaneous mitral valve annuloplasty for functional mitral regurgitation: acute results of the first patient treated with the Viacor permanent device and future perspectives. *Cardiovasc. Revasc. Med.* 11: 265.e1–265.e8.

12 Machaalany, J., St-Pierre, A., Senechal, M. et al. (2013). Fatal late migration of viacor percutaneous transvenous mitral annuloplasty device resulting in distal coronary venous perforation. *Can. J. Cardiol.* 29: 130.e1–130.e4.

13 Lipiecki, J., Siminiak, T., Sievert, H. et al. (2016). Coronary sinus-based percutaneous annuloplasty as treatment for functional mitral regurgitation: the TITAN II trial. *OpenHeart* 3: e000411.

14 Feldman, T., Foster, E., Glower, D.D. et al. (2011). Percutaneous repair or surgery for mitral regurgitation. *N. Engl. J. Med.* 364: 1395–1406.

15 Al-Lamee, R., Thompson, D., Dehbi, H.M. et al. (2017). Percutaneous coronary intervention in stable angina (ORBITA): a double-blind, randomised controlled trial. *Lancet* 391 (10115): 31–40.

16 Bhatt, D.L., Kandzari, D.E., O'Neill, W.W. et al. (2014). A controlled trial of renal denervation for resistant hypertension. *N. Engl. J. Med.* 370: 1393–1401.

17 Leon, M.B., Kornowski, R., Downey, W.E. et al. (2005). A blinded, randomized, placebo-controlled trial of percutaneous laser myocardial revascularization to improve angina symptoms in patients with severe coronary disease. *J. Am. Coll. Cardiol.* 46: 1812–1819.

18 Tobis, J.M., Charles, A., Silberstein, S.D. et al. (2017). Percutaneous closure of patent foramen Ovale in patients with migraine: the PREMIUM trial. *J. Am. Coll. Cardiol.* 70: 2766–2774.

19 Abraham, W.T., Fisher, W.G., Smith, A.L. et al. (2002). Cardiac resynchronization in chronic heart failure. *N. Engl. J. Med.* 346: 1845–1853.

20 Brilakis, E.S., Edson, R., Bhatt, D.L. et al. (2018). Drug-eluting stents versus bare-metal stents in saphenous vein grafts: a double-blind, randomised trial. *Lancet* 391: 1997–2007.

21 Stone, G.W., Ellis, S.G., Colombo, A. et al. (2011). Long-term safety and efficacy of paclitaxel-eluting stents final 5-year analysis from the TAXUS clinical trial program. *JACC Cardiovasc. Interv.* 4: 530–542.

22 Caixeta, A., Leon, M.B., Lansky, A.J. et al. (2009). 5-year clinical outcomes after sirolimus-eluting stent implantation insights from a patient-level pooled analysis of 4 randomized trials comparing sirolimus-eluting stents with bare-metal stents. *J. Am. Coll. Cardiol.* 54: 894–902.

23 Howick, J., Friedemann, C., Tsakok, M. et al. (2013). Are treatments more effective than placebos? A systematic review and meta-analysis. *PLoS One* 8: e62599.

24 McCarney, R., Warner, J., Iliffe, S. et al. (2007). The Hawthorne effect: a randomised, controlled trial. *BMC Med. Res. Methodol.* 7: 30.

25 Carlino, E. and Vase, L. (2018). Can knowledge of placebo and Nocebo mechanisms help improve randomized clinical trials? *Int. Rev. Neurobiol.* 138: 329–357.

26 Evers, A.W.M., Colloca, L., Blease, C. et al. (2018). Implications of placebo and Nocebo effects for clinical practice: expert consensus. *Psychother. Psychosom.* 87: 204–210.

27 Pozgain, I., Pozgain, Z., and Degmecic, D. (2014). Placebo and nocebo effect: a mini-review. *Psychiatr. Danub.* 26: 100–107.

28 Enck, P., Klosterhalfen, S., Weimer, K. et al. (2011). The placebo response in clinical trials: more questions than answers. *Philos. Trans. R. Soc. Lond. B Biol. Sci.* 366: 1889–1895.

29 Wartolowska, K., Beard, D., and Carr, A. (2017). Blinding in trials of interventional procedures is possible and worthwhile. *F1000Res* 6: 1663.

30 Walach, H. (2011). Placebo controls: historical, methodological and general aspects. *Philos. Trans. R. Soc. Lond. B Biol. Sci.* 366: 1870–1878.

31 Pocock, S.J., Ariti, C.A., Collier, T.J., and Wang, D. (2012). The win ratio: a new approach to the analysis of composite endpoints in clinical trials based on clinical priorities. *Eur. Heart J.* 33: 176–182.

第 14 章
经皮二尖瓣瓣环——Cardioband 系统

Antonio Mangieri，Enrico Poletti，Azeem Latib
何宇欣　蔡宗烨　译　王建安　审校

14.1　引言

二尖瓣反流（mitral regurgitation，MR）是一种常见病，在美国和欧盟均有超过 400 万患者。退行性二尖瓣反流（degenerative mitral regurgitation，DMR）约占所有 MR 病例的 1/3[1]。半个多世纪以前，第一例二尖瓣手术通过开胸手术治疗了 MR[2]。最初的技术仅基于瓣叶矫正，而现代二尖瓣修复强调瓣叶和瓣环一体化的联合修复技术。自从 40 多年前开展至今，二尖瓣瓣环成形术已逐步完善，现在被认为是大多数病因造成的 MR 的标准治疗策略。Cardioband（Edwards Lifesciences，Irvine，CA）是第一个完全经皮二尖瓣成形环，用于治疗不适合外科手术或外科手术高危的 MR 患者。在本章中，我们将描述这项技术背后的基本原理、当前的临床经验以及未来可能的发展方向。

14.2　二尖瓣瓣环解剖

二尖瓣瓣环位于左心房和左心室之间，通常分为两个部分——前部和后部。瓣环前部在解剖上与主动脉环相连，位于左、右纤维三角之间。二尖瓣瓣环呈双曲抛物面形，似马鞍形，前部和后部翘起，中间和连合区域较低。健康的二尖瓣的形状和大小会随着心动周期动态变化[3]。这些变化是由邻近的心房和心室纤维的收缩和舒张以及主动脉根部的运动引起的。瓣环有三种运动方式：①朝向或背离左心室心尖上下平移；②括约肌样收缩（圆周径向）；③沿其瓣叶连合间轴线折叠运动[4]。

14.3　二尖瓣反流的病理生理

MR 通常分为两类：

- 退行性（或器质性）二尖瓣反流（degenerative mitral regurgitation，DMR）：由二尖瓣瓣叶或其他结构的急性或慢性退变引起，通常采用手术重建二尖瓣或瓣膜置换术来治疗。
- 功能性二尖瓣反流（functional mitral regurgitation，FMR）：它是由二尖瓣周围结构，特别是左心房和左心室的解剖或功能改变而导致的二尖瓣解剖结构扭曲或功能障碍所致。FMR 的基本机制是左心室扩大导致乳头肌向外移位而增加了瓣叶的栓系（tethering）。瓣环扩大和左心室功能不全可能不是主要机制，但因扩大加重瓣叶栓系最终导致 MR 的进展。左心室扩大、心房颤动和心房扩大加剧了二尖瓣瓣环结构和功能的病理改变。

14.3.1　FMR 中的二尖瓣瓣环

在 FMR 中，二尖瓣瓣环的瓣叶连合间径和隔外侧径增加。连合间径扩大并不影响瓣叶的对合，但隔外侧径扩大对瓣叶的对合有明显的影响，是 FMR 的主要治疗靶点[5]。相对小的成形环（限制性瓣环成形术）可以减小隔外侧径的大小，从而改善瓣叶的对合，并增加瓣叶对合区的高度。软的和硬的成形环都可以减少瓣环面积，但后者更倾向于重塑环状结构并减少其隔外侧径，从而更大程度地减少 MR 的复发。

14.3.2　DMR 中的二尖瓣瓣环

二尖瓣脱垂患者的二尖瓣瓣环是明显扩大的。瓣环扩大可能继发于 MR 引起的左心室容量超负荷，也可能是发生了原发性瓣环重构（扩大）。不管机制如何，瓣环扩大主要是瓣环后部扩大所致。25 年前发表的一项尸检研究中发现，二尖瓣脱垂常伴有所谓的后环分离，后者定义为在二尖瓣交界区的左心房壁与左心室游离壁之间的分离[6]。此外，在黏液瘤病例的解剖中，二尖瓣瓣环比正常环更大，收缩期鞍部加深更少。

14.4　外科瓣环成形术治疗二尖瓣反流

研究表明，与无环修补术相比，附加瓣环成形术的二尖瓣修补术具有更好的耐久性[7]。原因在于几乎所有带有 MR 的二尖瓣都有一定程度的瓣环扩大。二尖瓣瓣环成形术可分为完全的和部分的二尖瓣瓣环成形术，缝合式瓣环成形术和成形环式瓣环成形术，刚性瓣环成形术与弹性瓣环成形术。对于伴有脱垂的黏液瘤型 MR，刚性瓣环和弹性瓣环均有较好的效果。弹性瓣环理论上不会干扰心脏基底部的收缩，而刚性瓣环能更能抵抗栓系力并减少左心室扩大患者的中心性反流。在 FMR 患者中，完全刚性瓣环优于弹性瓣环[8]。Steven Bolling 根据患者的个体化特征提出了小于一般尺寸的瓣环成形术，手术死亡率相对较低，并有可接受的中期结果[9]。然而，目前尚无前瞻性随机试验来确定手术矫正 MR 是否能改善死亡率和心力衰竭。二尖瓣瓣环成形术解决的是二尖瓣瓣环扩大问题，而不是二尖瓣瓣叶栓系问题。因此，在手术修复后，一定程度的 MR 复发可能是左心室进行性扩大的表现。FMR 复发的解剖学预测因素如下[10]：

- 帐篷高度＞ 1 cm。
- 帐篷面积＞ 2.5 cm^2。
- 瓣环大小＞ 37 mm。
- 收缩末期球形指数＞ 0.7。

此外，Kron 等证明运动障碍和（或）下后壁动脉瘤的存在与二尖瓣瓣环成形术后 MR 的复发密切相关[11]。下后壁动脉瘤患者存在乳头肌不对称移位、后叶不对称栓系的情况。对于这种解剖学特征，二尖瓣瓣环成形术是次优的，因为会增加二尖瓣变形的程度，从而加大后叶的角度[12]。这些 MR 复发的预测因素主要用于外科二尖瓣修复，但这些变量是否能预测经皮直接瓣环成形术还未知。外科二尖瓣修复术和经皮瓣环成形术之间的重要区别在于经皮瓣环成形术中成形环被放置并绑扎在搏动的心脏（而非不搏动的心脏）上，因此可以直接观察残余 MR 以调整优化最终的手术效果。然而，存在明显和不对称栓系的极端解剖结构有可能使得患者从经皮瓣环成形术中的获益减小。

14.5　Cardioband 系统：器械介绍

Cardioband 可调式瓣环成形术系统包括植入器械和三个主要附件（图 14.1）：

1）植入器械：这是一个带有不透射线标记的聚酯纤维套筒。套筒安装在输送系统上，锚从内部释放。套筒中的收缩线连接到调节转轴，用于调节植入装置的长度。在超声心动图引导下，植入器械的大小可以调整。此外，术者可以调节环的系力大小。植入器械有六种长度可供选择。

2）TF 输送系统：Cardioband 输送系统（CDS）由植入物输送系统（IDS）和 25 F 的跨间隔可调弯鞘（TSS）组成。IDS 包括一个可调弯的指引导管（GC）和一个植入导管（IC），Cardioband 植入物装配在其远端。

3）植入式金属锚和锚传送杆：Cardioband 用 12 ～ 17 个 6 mm 长的不锈钢锚固定在自体二尖瓣瓣环上。在完全植入之前，锚是完全可重定位和可收回的。

4）尺寸调整工具（SAT）：SAT 远端尖端插在植入导丝上，连接到转轴，用于控制植入物调节转轴和植入物大小。

14.6　手术规划

植入 Cardioband 的过程是一个循序渐进、可预测和可重复的过程。在释放锚之前的每一步都是可逆的，因而保证了整个手术过程的安全性和可控性。然而，一旦装置植入开始并释放第一个锚，术者就须完成整个手术操作。整个手术需要基于心电门控心脏 CT 影像学分析来规划。CT 扫描有助于明确：①房间隔穿刺的高度；②二尖瓣瓣环的周长（从三角到三角），以选择器械的最佳尺寸；③分析诸如冠状动脉或瓣环钙化等毗邻解剖结构，以评估植入物的安全性；④每个锚所需的铰合点处组织的质量和数量以及将锚植入瓣环组织所需的角度；⑤检测植入物的 X 线透视（图 14.2）。操作需要动脉和静脉通路。如果 CT 扫描显示回旋支接近瓣环，则需预行左冠状动脉造影，并在回旋支内放置一根 0.014 英寸（约 0.036 cm）的导丝来引导植入以确保安全。在植入过程中，一些术者通常会在回旋支处放置一根导丝作为 X 线透视标记物。该导丝还能提供保护，以防在锚植入或收紧过程中发生急性冠状动脉事件。经股静脉入路，在 CT 扫描确定的水平（与缘对缘操作水平相似，但在卵圆窝

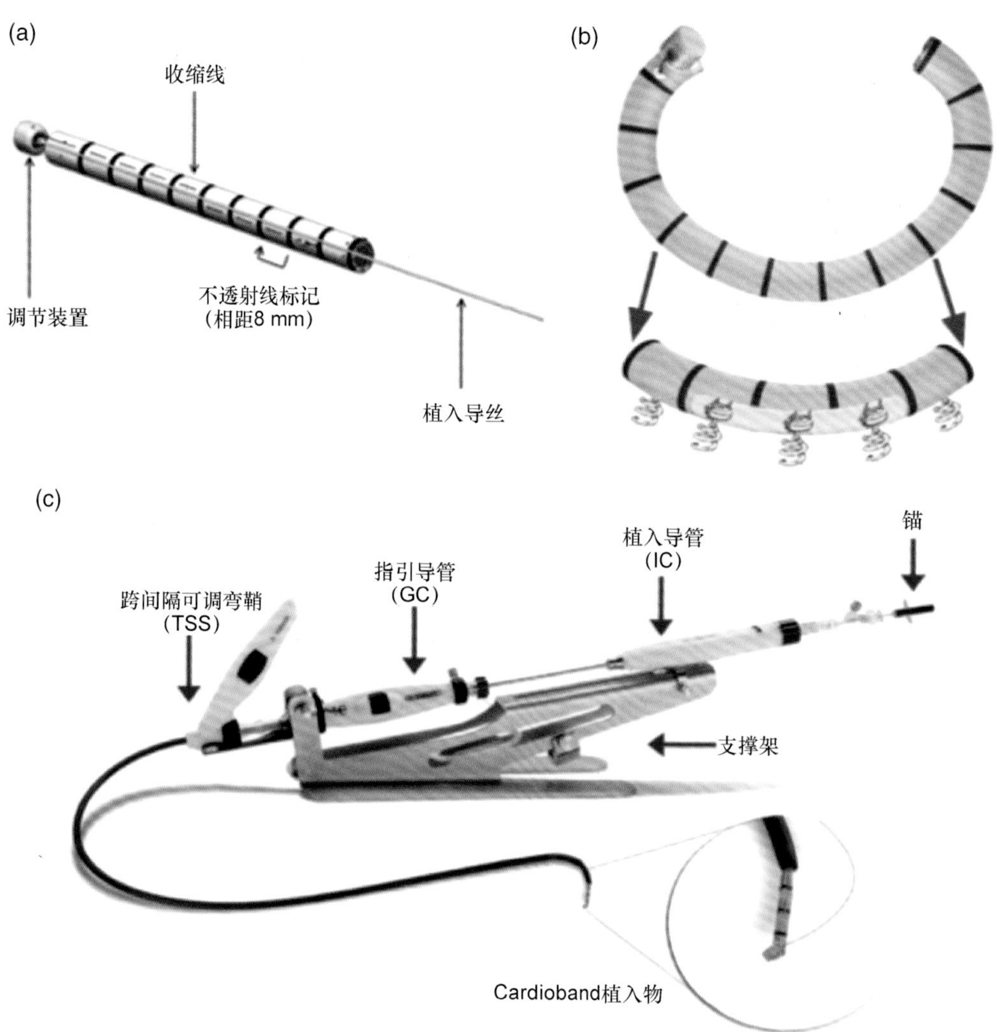

• **图 14.1** Cardioband 的成形环植入前（**a**）和植入后（**b**）。植入物是一种聚酯纤维套筒，带有不透射线标记。（**c**）组装为植入模式的 Cardioband 输送系统。Cardioband 输送系统由植入物输送系统和 25 F 跨间隔可调弯鞘组成。该植入物输送系统包括一个可调弯的指引导管和一个植入导管，其中 Cardioband 植入物安装在其远端

的更中心处）进行房间隔穿刺，然后将硬导丝推进到左心房和左上肺静脉。可调弯鞘通过硬导丝进入左心房，撤出导丝和扩张鞘，排出系统内的空气。然后，送入输送系统直到尖端位于前外侧连合区水平。经食管超声心动图（TEE）用于引导在瓣环周围的植入过程并确定锚的正确位置。在超声心动图和 X 线透视的引导下，第一个锚在前外侧连合处植入，尽可能靠近三角区。每个锚有 6 mm 长，将其固定在铰合点并和组织之间的角度形成 45°。这种特殊的植入技术降低了瓣膜额外损伤的风险，并增加了固定组织的数量，从而降低了锚晚期脱离的风险。在成形环上的 X 线透视标记的水平以相邻 8 mm 的距离植入下一个锚。注意在第一段的 8 mm 距离内要植入三个锚，以增加带的强度和固定。锚植入成功的间接标志是在心电图（EKG）监测仪上观察到室性期前收缩[13]。锚是螺形的，带有螺丝状结构用于安全固定在适当的位置。每一个锚都需要确认后再释放，以确保固定合适。将输送系统收回至下一个标记点以释放约 8 mm 的成形环。将输送系统向前一个锚的后、内侧移动以确定下一个锚的位置。在置入下一个锚之前确保成形环被拉伸，以保证锚的输送和成形环的正常功能。成形环从前外侧三角区开始，到后内侧三角区结束，逐步锚定到后环。植入过程中，需要插入 12 ～ 17 个金属锚，将 Cardioband 固定在组织上。一旦最后一个锚在后内侧连合水平被释放，植入物就与输送系统脱离。然后，通过可调弯鞘将尺寸调整工具插入收缩线上，并将其连接到转轴上。然后，通过顺时针旋转转轴来收紧成形环。可以通过 X 线透视以观察瓣环直径的减

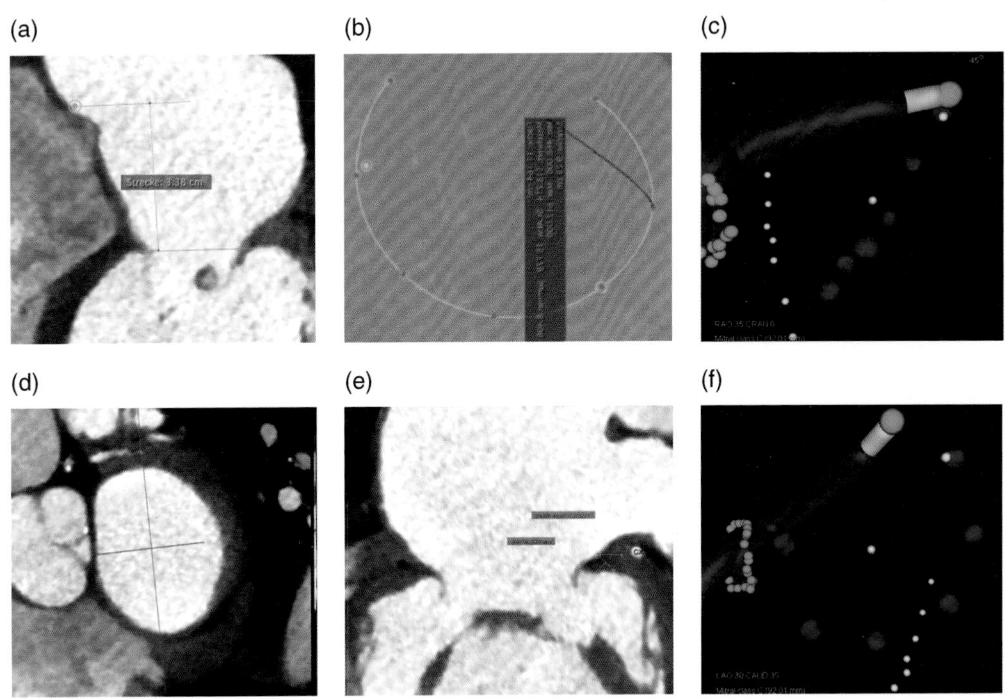

• 图 14.2 基于 CT 图像的影像学评估及手术规划：（a）CT 扫描有助于确定正确的穿刺点。（b）评估二尖瓣后环的确切长度。（d）和（e）CT 扫描分析可以明确每个锚的铰合点以及与周围解剖结构的关系。正面（c）和垂直（f）的 3D 重建二尖瓣瓣环的 X 线透视图（来源：Antonio Mangieri，Enrico Poletti，Azeem Latib.）

小以及 MR 减少程度来确认瓣环收紧的程度[14]（图 14.3）。瓣环的系力根据瓣环的大小是有极限的。

14.7 临床研究

Maisano 等于 2014 年报道了第一例 Cardioband 的人体植入[15]。第一次可行性试验结果于 2015 年公布，入选 31 例中重度 MR 高危患者。所有手术患者都实现了器械的完全植入，但 31 例患者中仅有 29 例获得了技术成功（93.6%），即完全植入并缩小了隔外侧径。100% 的患者成功实现了尺寸调整工具的操作，96.8% 的受试者隔外侧径缩小。术后二尖瓣隔外侧径明显缩小（术前、术后 1 个月和术后 6 个月的平均大小分别为 3.67±0.47 cm、2.46±0.37 cm 和 2.41±0.44 cm）[16]。1 个月后，75% 的患者 MR 等级为 0+～1+，10.7% 的患者仍有 3+～4+的 MR，而手术死亡率为 0，住院死亡率为 6.5%：一名接受三联抗栓治疗的患者在择期开胸手术后 30 天死于出血性卒中，另一名 MR 改善不佳的患者死于多器官衰竭[16]。

Nickenig 等在 6 个月的随访中证实了 Cardioband 系统的安全性和有效性，结果显示，13.6% 的患者有 3+～4+的 MR，31.8% 的患者 MR 为 2+，54.5% 的患者有 0+～1+的 MR（与基线相比，$P < 0.001$）。应用 6 min 步行试验（6 MWT）评定运动能力，平均距离由基线时的 250±107 m 增加到 332±118 m（$P < 0.005$）。同时，在 6 个月的随访中生活质量（明尼苏达心力衰竭生活评估问卷）显著改善，从 38.2±21 增加至 18.1±10.9（$P < 0.001$）。在这项多中心可行性研究中，术后 6 个月的随访中只有不到 20% 的患者出现 MR 复发[17]。38 例接受 Cardioband 治疗的患者的长期（最长 1 年）临床结果证实，79% 的患者为 NYHA Ⅰ/Ⅱ级，明尼苏达心力衰竭生活评估问卷评分平均提高 21 分，6 min 步行距离平均增加 63 m。1 年后 94% 的患者显示 MR 为≤2+[18]。Cardioband 系统于 2015 年 9 月获得了欧洲 CE 认证。Messika-Zeitoun 等还发表了 60 名接受 Cardioband 治疗的患者的 1 年结果。结果显示，在 39 名接受核心实验室分析的经胸超声心动图检查的患者中，有 95% 的患者在 12 个月时 MR 分级为 2 级或更低。然而，11 名患者（22%）MR 分级至少恶化一级，10 名患者发现了锚脱离[19]。

正在进行的 ACTIVE 关键试验（临床试验识别符：NCT03016975）是一项前瞻性、随机化、多中心

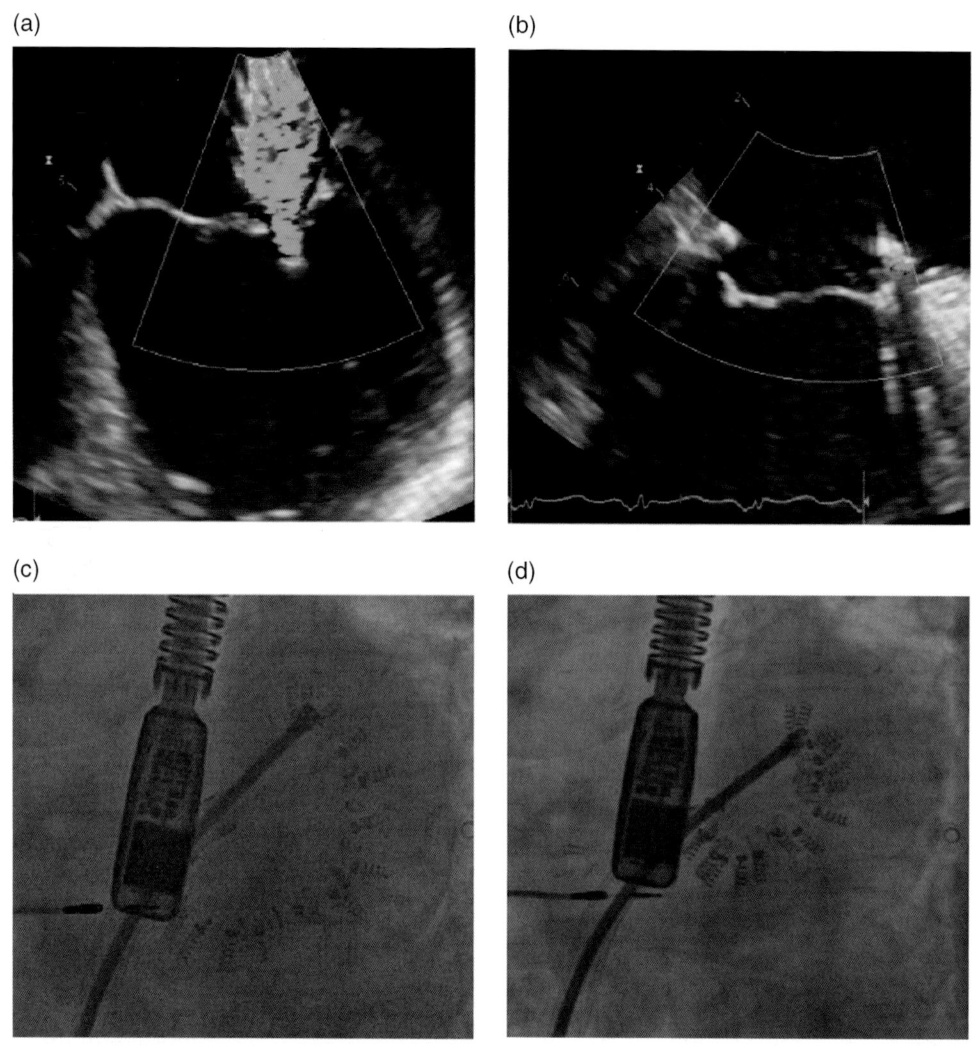

• 图 14.3 （a）因瓣环扩大导致严重功能性二尖瓣反流的患者植入 Cardioband。（a）植入 15 个锚。（C）施加 4.5 的系力后，瓣环尺寸明显减小。（D）二尖瓣反流明显减少（来源：Antonio Mangieri，Enrico Poletti，Azeem Latib.）

试验，招募具有临床意义的 FMR 患者。参与者将按照 2∶1 的比例被随机分为两组，一组接受经导管二尖瓣修复术（Cardioband 系统）联合指南指导的药物治疗（GDMT），另一组仅接受 GDMT。患者将在出院时、术后 30 天、术后 6 个月进行随访，并在 5 年内每年随访一次。

MiBAND（使用 Cardioband 系统的经导管二尖瓣反流修复术上市后研究，临床试验识别符：NCT03600688）是一项欧洲前瞻性多中心研究，旨在评估 Edwards 的 Cardioband 系统对有症状性 MR 患者进行经导管二尖瓣修复术的疗效。该研究将评估 Cardioband 系统在改善真实世界中 NYHA 分级Ⅱ～Ⅲ～Ⅳ级以及至少中度 MR 患者的 MR 和心力衰竭症状方面的有效性和安全性。

14.8　与 Cardioband 植入相关的可能并发症

Cardioband 植入是一种相对可预测的手术，并发症发生率低。植入 Cardioband 期间可能出现的并发症如下：

- 锚脱离和断裂：这种并发症已经在第一次可行性试验中进行了描述[16]。锚脱离继发于组织应力不佳（存在钙化，组织密度低），也有可能与植入技术不够理想，锚钉固定角度不当或者没有完全固定在铰合点有关。为了解决在早期病例中发现的这个问题，锚的尺寸从 4 mm 增加到 6 mm。此外，植入技术也进行了改进，现在在第一段中插入了三个锚，因为这是在收紧过程中施力最大的区域。单个锚的脱离很可能不会影响器械的功能。

- 回旋支损伤：回旋支走行于前外侧连合附近，冠状静脉窦毗邻二尖瓣后叶的瓣环，两条血管均位于左房室沟内。因此，二尖瓣置换或外科瓣环成形术可能导致医源性缺血性损伤。需结合 CT 影像评估的结果以最大限度地降低回旋支医源性损伤的风险。在植入 Cardioband 的情况下，回旋支损伤的可能机制是：

1）间接：血管痉挛，血管附近存在异物引起。

2）直接：血管扭曲或直接穿孔（图 14.4）。

为了避免这种并发症，必须利用术前 CT 影像制订周密的手术计划。此外，高危病例应在回旋支处放置导丝，以及时处理任何可能的并发症。

- 器械功能故障：在早期可行性试验中，1 例患者因 MR 减轻不理想而需要进行二尖瓣手术（二尖瓣置换）。这例患者因为 Cardioband 系统功能障碍导致无法调整瓣环尺寸。
- 房室传导阻滞：23.5% 的患者在二尖瓣置换术或重建术后会出现新发的房室传导阻滞[20]。二尖瓣的结构在空间上非常接近房室传导系统，特别是后叶的近端和后内侧连合。目前还没有关于 Cardioband 植入后新发传导系统异常的数据。但是仍需考虑到这种并发症的可能。
- 瓣叶穿孔：目前尚无 Cardioband 植入时瓣叶穿孔的报道数据。然而，从理论上讲，如果锚固定不正确，可能会发生这种并发症。超声心动图的引导非常必要以降低该风险。

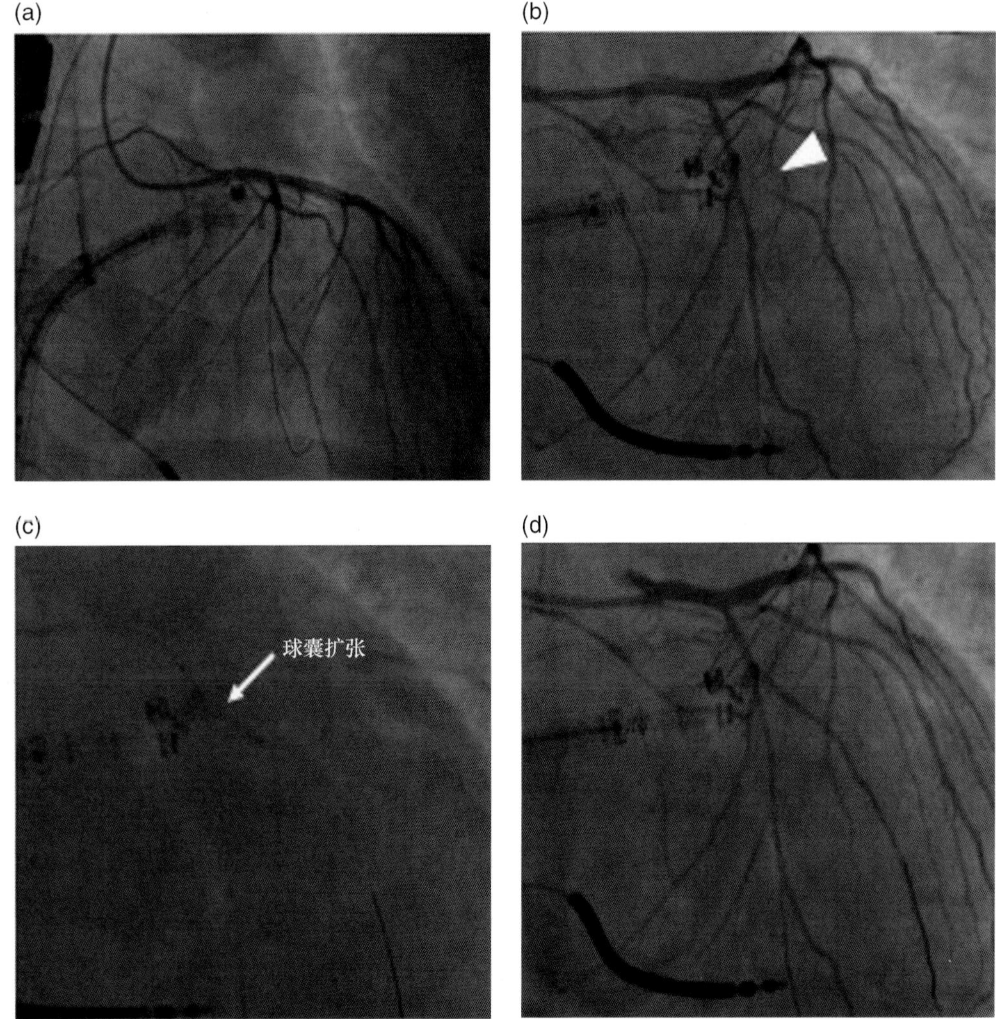

• **图 14.4**　第一个锚植入后回旋支严重痉挛的病例。（**a**）基线的冠状动脉造影正常。（**b**）第一个锚植入后，回旋支的钝缘支出现严重的血管痉挛（箭头）。（**c**）使用半顺应性球囊进行扩大。（**d**）远端血管的血流恢复（来源：Antonio Mangieri，Enrico Poletti，Azeem Latib.）

14.9 Cardioband 植入后二尖瓣反流复发

尽管 Cardioband 在预防 MR 复发方面的长期疗效数据令人鼓舞，但 FMR 中二尖瓣关闭不全的复发仍有可能。根据先前的外科手术报道，FMR 中不完全瓣环成形术本身比完全的瓣环成形术的耐久性要差[21]。如 Cardioband 植入后出现早期 MR 复发，必须排除器械功能障碍。X 线透视和超声心动图可以用于排除锚脱离的可能。对于晚期 MR 复发，需要复查二尖瓣的解剖改变并进一步评估药物治疗方案（图 14.5）。

14.10 Cardioband 与其他器械的结合

Cardioband 系统植入保留了原有的瓣叶解剖结构，可以为未来的术式选择（不论是外科手术还是经皮介入治疗）保留操作空间。在外科手术中，瓣叶修复和瓣环成形术的结合是标准策略：FMR 的外科治疗旨在修复病变的瓣叶（缘对缘修复）和扩大的瓣环（直接瓣环成形术）。事实上，这两种方法具有协同作用[22]：一项 2.7 年的随访研究发现，二尖瓣修复失败（复发的 MR ≥ 3+ /4+）在缘对缘联合瓣环成形术患者中发生率仅为 3.7%，而单独的瓣环成形术组的发生率为 21.7%（$P = 0.03$）[23]。

与外科手术类似，经导管介入 Cardioband 植入和 MitraClip 缘对缘修复术的分阶段或联合治疗有望成为干预 FMR 的不二选择。目前，这种联合方法的可行性和安全性的相关报道有限，干预的先后顺序仍有待解答：Latib 等[24]报道了一例在植入两个 MitraClip 治疗持续性 MR 1 年后成功植入 Cardioband 的患者。Brüstle 等[25]描述了一例接受 MitraClip 治疗的重度 FMR 患者，在 8 个月后因 MR 复发接受了 Cardioband 瓣环成形术。

另一方面，Ristalli 等报道了一例植入 Cardioband 后复发严重的 MR，该患者二尖瓣瓣环前部进行性扩张，后续通过两个 Mitraclip 夹子成功纠正[26]。同期进行 Cardioband 和 MitraClip 的联合手术也有相关报道[27]。

二尖瓣瓣环扩大且三维结构变化是 FMR 的反流机制。瓣环成形术联合瓣叶成形术可以最大程度降低随访中明显的反流复发风险。

14.11 总结

Cardioband 是第一个直接和完全经皮二尖瓣瓣环成形术系统，用于治疗瓣环扩大的 FMR 患者。这种经皮二尖瓣修复技术的潜在优势是它保留了原有的瓣叶解剖结构，给后续的经皮治疗留足空间。此外，Cardioband 可与“瓣叶修复装置”联合治疗瓣环扩大的 FMR 和 DMR，以避免二尖瓣反流的后期复发。目前正在进行的 ACTIVE 试验结果将证明该器械的安全性和有效性，并提示哪些患者最有可能从直接的瓣环成形术中获益。

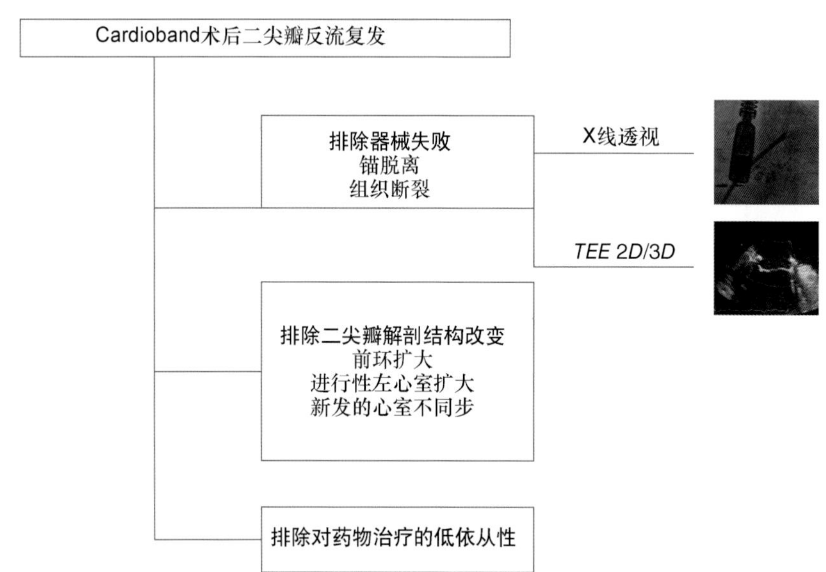

• **图 14.5** Cardioband 术后二尖瓣反流复发的评估流程。TEE，经食管超声心动图（来源：Antonio Mangieri，Enrico Poletti，Azeem Latib.）

参考文献

1 Enriquez-Sarano, M., Akins, C.W., and Vahanian, A. (2009). Mitral regurgitation. *Lancet* 373: 1382–1394.

2 McGoon, D.C. (1989). An early approach to the repair of ruptured mitral chordae. *Ann. Thorac. Surg.* 47: 628–629.

3 Rausch, M.K., Bothe, W., Kvitting, J.P. et al. (2012). Mitral valve annuloplasty. *Ann. Biomed. Eng.* 40: 750–761.

4 Silbiger, J.J. (2012). Anatomy, mechanics, and pathophysiology of the mitral annulus. *Am. Heart J.* 164: 163–176.

5 Perazzolo Marra, M., Basso, C., De Lazzari, M. et al. (2016). Morphofunctional abnormalities of mitral annulus and arrhythmic mitral valve prolapse clinical perspective. *Circ. Cardiovasc. Imaging* 9: e005030.

6 Hutchins, G.M., Moore, G.W., and Skoog, D.K. (1986). The Association of Floppy Mitral Valve with disjunction of the mitral annulus Fibrosus. *N. Engl. J. Med.* 314: 535–540.

7 Tomšič, A., Hiemstra, Y.L., Bissessar, D.D. et al. (2018). Mitral valve repair in Barlow's disease with bileaflet prolapse: the effect of annular stabilization on functional mitral valve leaflet prolapse. *Interact. Cardiovasc. Thorac. Surg.* 26: 559–565.

8 Glower, D.D. (2012). Surgical approaches to mitral regurgitation. *J. Am. Coll. Cardiol.* 60: 1315–1322.

9 Bolling, S.F., Deeb, G.M., Brunsting, L.A., and Bach, D.S. (1995). Early outcome of mitral valve reconstruction in patients with end-stage cardiomyopathy. *J. Thorac. Cardiovasc. Surg.* 109: 676–683.

10 Otsuji, Y., Levine, R.A., Takeuchi, M. et al. (2008). Mechanism of ischemic mitral regurgitation. *J. Cardiol.* 51: 145–156.

11 Kron, I.L., Hung, J., Overbey, J.R. et al. (2015). Predicting recurrent mitral regurgitation after mitral valve repair for severe ischemic mitral regurgitation. *J. Thorac. Cardiovasc. Surg.* 149: 752–761.e1.

12 Kuwahara, E., Otsuji, Y., Iguro, Y. et al. (2006). Mechanism of recurrent/persistent ischemic/functional mitral regurgitation in the chronic phase after surgical annuloplasty: importance of augmented posterior leaflet tethering. *Circulation* 114: I-529–I-534.

13 Maisano, F., Taramasso, M., Guidotti, A., and Nietlispach, F. (2016). The Cardioband: strategies for optimal patient selection and optimised results. *EuroIntervention* 12: Y61–Y63.

14 Ferrero Guadagnoli, A., De Carlo, C., Maisano, F. et al. (2018). Cardioband system as a treatment for functional mitral regurgitation. *Expert Rev. Med. Devices* 15: 415–421.

15 Maisano, F., La Canna, G., Latib, A. et al. (2014). First-in-man transseptal implantation of a 'surgical-like' mitral valve annuloplasty device for functional mitral regurgitation. *JACC Cardiovasc. Interv.* 7: 1326–1328.

16 Maisano, F., Taramasso, M., Nickenig, G. et al. (2016). Cardioband, a transcatheter surgical-like direct mitral valve annuloplasty system: early results of the feasibility trial. *Eur. Heart J.* 37: 817–825.

17 Nickenig, G., Hammerstingl, C., Schueler, R. et al. (2016). Transcatheter mitral annuloplasty in chronic functional mitral regurgitation: 6-month results with the Cardioband percutaneous mitral repair system. *JACC Cardiovasc. Interv.* 9: 2039–2047.

18 Maisano, F., Kuck, K.M., Alfieri, O. et al. (2017). TCT-56 transcatheter mitral valve repair in patients with functional mitral regurgitation – one-year outcomes from the multicenter CE trial. *J. Am. Coll. Cardiol.* 70.

19 Messika-Zeitoun, D., Nickenig, G., Latib, A. et al. (2018). Transcatheter mitral valve repair for functional mitral regurgitation using the Cardioband system: 1 year outcomes. *Eur. Heart J.* 40 (5): 466–472.

20 Brodell, G.K., Cosgrove, D., Schiavone, W. et al. Cardiac rhythm and conduction disturbances in patients undergoing mitral valve surgery. *Cleve. Clin. J. Med.* 58: 397–399.

21 Kwon, M.H., Lee, L.S., Cevasco, M. et al. (2013). Recurrence of mitral regurgitation after partial versus complete mitral valve ring annuloplasty for functional mitral regurgitation. *J. Thorac. Cardiovasc. Surg.* 146: 616–622.

22 De Bonis, M., Lapenna, E., Pozzoli, A. et al. (2015). Mitral valve repair without repair of moderate tricuspid regurgitation. *Ann. Thorac. Surg.* 100: 2206–2212.

23 De Bonis, M., Lapenna, E., La Canna, G. et al. (2005). Mitral valve repair for functional mitral regurgitation in end-stage dilated cardiomyopathy: role of the "edge-to-edge" technique. *Circulation* 112: I402–I408.

24 Latib, A., Ancona, M.B., Ferri, L. et al. (2016). Percutaneous direct annuloplasty with Cardioband to treat recurrent mitral regurgitation after MitraClip implantation. *JACC Cardiovasc. Interv.* 9: e191–e192.

25 Brüstle, K., Taramasso, M., Kuwata, S., and Maisano, F. (2017). Transcatheter mitral annuloplasty to treat residual mitral regurgitation after MitraClip implantation. *EuroIntervention* 13: 912–913.

26 Ristalli, F., Meucci, F., Stolcova, M. et al. (2018). MitraClip implantation to treat early recurrence of mitral regurgitation after percutaneous direct annuloplasty with Cardioband. *JACC Cardiovasc. Interv.* 11: 1416–1417.

27 Mangieri, A., Colombo, A., Demir, O.M. et al. (2018). Percutaneous direct annuloplasty with edge-to-edge technique for mitral regurgitation: replicating a complete surgical mitral repair in a one-step procedure. *Can. J. Cardiol.* 34: 1088.e1–1088.e2.

第 15 章
经导管二尖瓣 cerclage 瓣环成形术

Christopher Bruce，June-Hong Kim，Toby Rogers，Robert J. Lederman
何宇欣　蔡宗烨　译　王建安　审校

15.1 引言

在各种病因导致的扩张型心肌病患者中，由瓣环扩张引起的功能性二尖瓣反流都与发病率和死亡率相关。外科二尖瓣修复治疗功能性二尖瓣反流通常包括带式或环状瓣环成形术，由于后者可以环向缩小瓣环，目前更受青睐[1-2]。

经导管二尖瓣 cerclage 瓣环成形术（cerclage）是一种经皮治疗功能性二尖瓣反流的方法。它利用了二尖瓣瓣环平面接近冠状窦的特点，围住并压缩二尖瓣瓣环[3-6]。其灵感来自早在 1955 年报道的二尖瓣荷包式瓣环成形术。

以下总结了二尖瓣 cerclage 瓣环成形术装置的设计，及其在临床前研究和首次人体内应用中的表现。

15.2 cerclage 的解剖及功能

cerclage 的轨道包括解剖（通过冠状静脉）和非解剖（通过室间隔）两部分，最终将二尖瓣瓣环环绕起来（图 15.1）。导丝从右心房穿过冠状静脉窦（coronary sinus，CS）和心大静脉（great cardiac vein，GCV），定位于从前室间静脉发出的基底段室间隔穿支静脉。该室间隔穿支朝向右心室漏斗。使用经皮冠状动脉介入（percutaneous coronary intervention，PCI）技术仔细推进导丝穿过一小段基底段室间隔心肌，直到它进入右心室漏斗，然后穿过三尖瓣前间隔连合回到右心房。这个导丝轨迹是相对平坦的。将导丝交换为 cerclage 植入物，后者对二尖瓣瓣环复合体施加由外向内的压力。

15.3 冠状静脉窦瓣环成形术的局限性

cerclage 解决了冠状静脉窦瓣环成形术的几个关键点，这些技术难点在 Carillon（Cardiac Dimensions）、PTMA（Viacor）和 MONARC（Edwards Lifesciences）等器械的早期临床研究中均有体现[7-9]。主要包括：

1. 压迫下方的冠状动脉。在大约 2/3 的人类心脏中，冠状静脉窦和心大静脉在左回旋支或其分支上方走行。外部压迫可能会导致这些动脉狭窄或闭塞（图 15.2）。cerclage 通过加入类似拱形的冠状动脉保护元件克服了这一缺点。

2. 二尖瓣瓣环平面内冠状静脉窦旋转排列不齐。大多数冠状静脉窦瓣环成形术装置植于远离二尖瓣瓣环的地方。冠状静脉窦外侧部分是沿左心房壁走行的，位于二尖瓣瓣环的上方且远离二尖瓣瓣环的方向。而 cerclage 的轨道将张力矢量重新分布到一个更低、更环状的平面上（图 15.3）。

3. 压缩对位不佳。大多数冠状静脉窦瓣环成形术装置在空间上与二尖瓣瓣环对位不佳。因此，由外向内的压力方向是沿着连合间和后上方的。这种非生理的方式扭曲并拉直了二尖瓣瓣环的对合线。

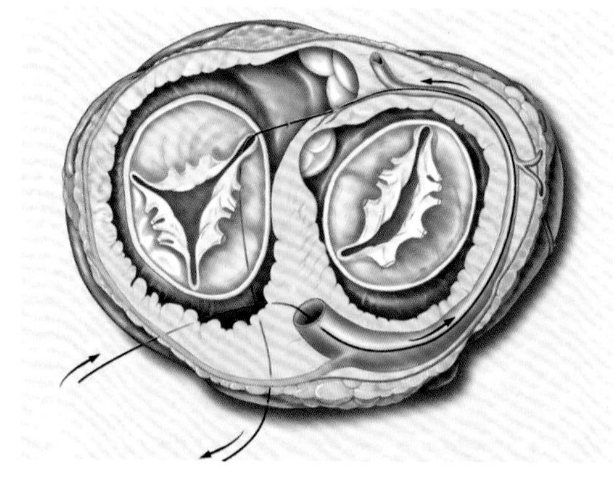

• **图 15.1**　cerclage 轨道。回路通过冠状静脉窦，进入基底段室间穿支，穿过室间隔心肌后重新进入右心室，穿过三尖瓣前间隔连合回到右心房

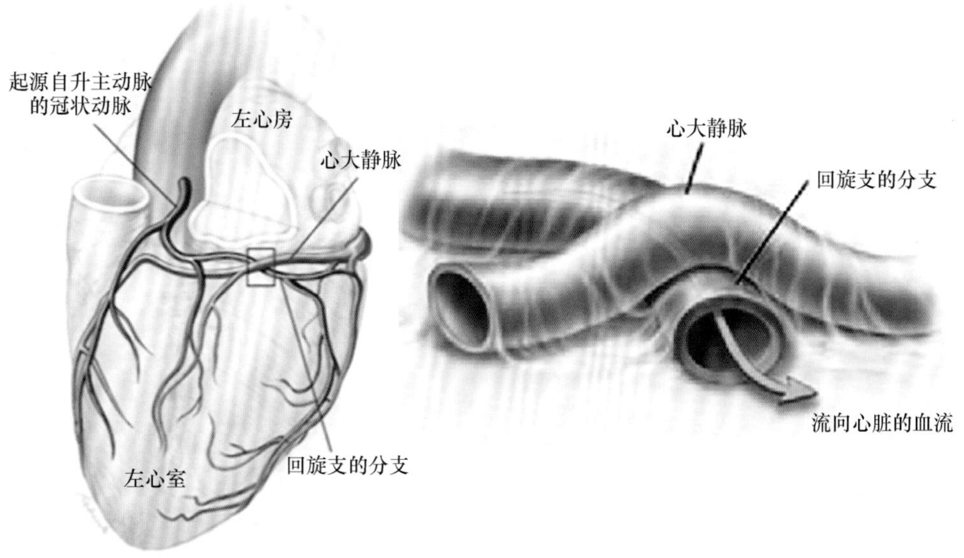

• **图 15.2**　在解剖位置上心大静脉位于回旋支动脉上方。在心大静脉内施加由外向内的压力可能会压迫冠状动脉

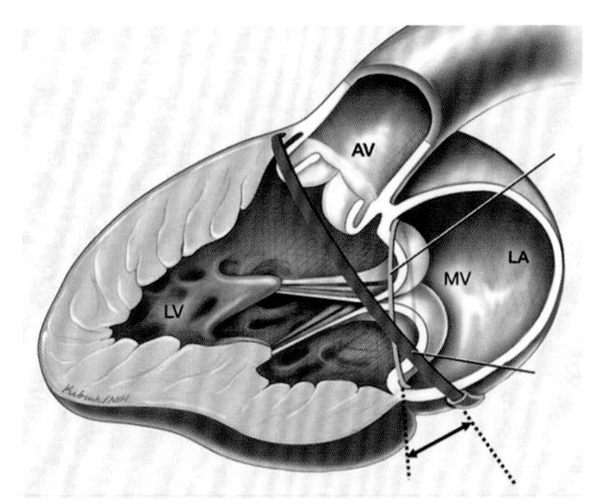

• **图 15.3**　二尖瓣瓣环平面（蓝色）和 cerclage 平面（红色）之间的解剖关系。注意 cerclage 在左心房后外侧壁冠状窦内的位置在二尖瓣瓣环的上方，其下部分走行于二尖瓣瓣环前方。LV，左心室；AV，主动脉瓣；MV，二尖瓣；LA，左心房

15.4　cerclage 瓣环成形术装置

经皮 cerclage 瓣环成形术的装置相当简单，由三个组成部分（图 15.4）：

1）张力元件及其内置的冠状动脉保护元件。

2）包含冠状静脉窦肢和右心室流出道（right ventricular outflow tract，RVOT）肢的叉形组件。它可以保护三尖瓣的前叶和隔叶、冠状静脉窦孔以及在基底段室间隔中易受损的传导系统。

3）叉形锁件：在断开输送系索后保持瓣环成形术装置内的张力。

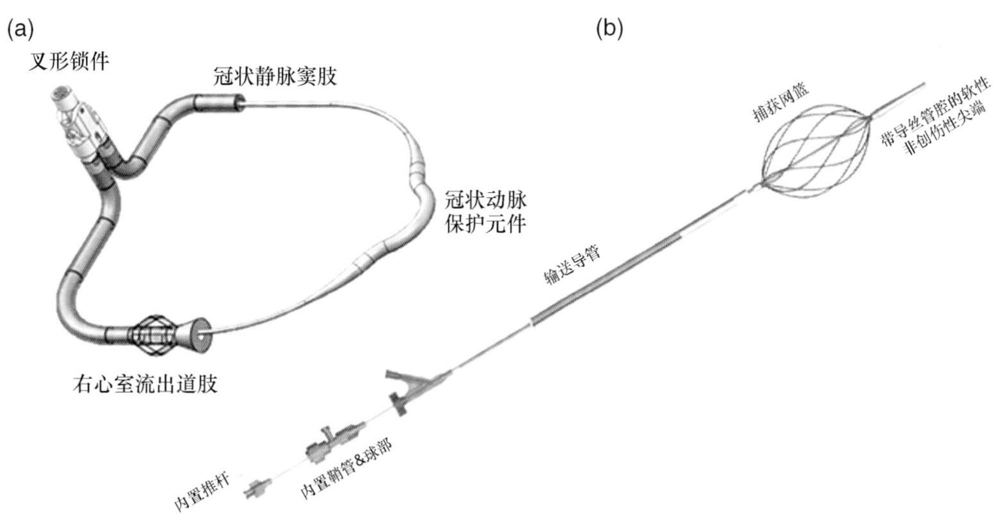

• **图 15.4**　（**a**）cerclage 瓣环成形术装置由带有冠状动脉保护元件的冠状静脉窦环状结构、用于冠状静脉窦和室间隔的叉形肢以及张力锁组成。（**b**）包含捕获网篮的目标捕获导管

15.5 cerclage 手术操作

纳入患者应进行术前冠状动脉和静脉的 CT 扫描，以确定是否需要冠状动脉保护，并确定是否存在合适的基底段室间隔穿支。

cerclage 的操作（图 15.5）完全在右心进行，并不一定需要经食管超声心动图的辅助。装置使用 DrySeal Flex（WL Gore，Flagstaff，AZ）传送导管通过单侧颈内静脉输送，即使有多个平行导管也能保证不出血。选择性冠状动脉造影术采用桡动脉或股动脉 5 Fr 或 6 Fr 通路，这也是术中使用肝素抗凝的主要原因。将球囊楔形端孔导管伸入主肺动脉（main pulmonary artery，MPA）。使用大的球囊容量，小心地通过三尖瓣口而不缠绕右心室内的瓣膜下结构或隔

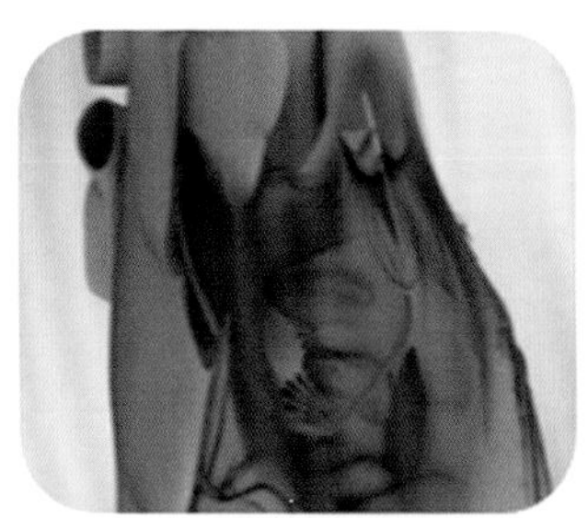

i) 球囊楔形端孔导管从RIJ推进到MPA，将0.018英寸（约0.05 cm）钢丝更换为导丝圈套导管

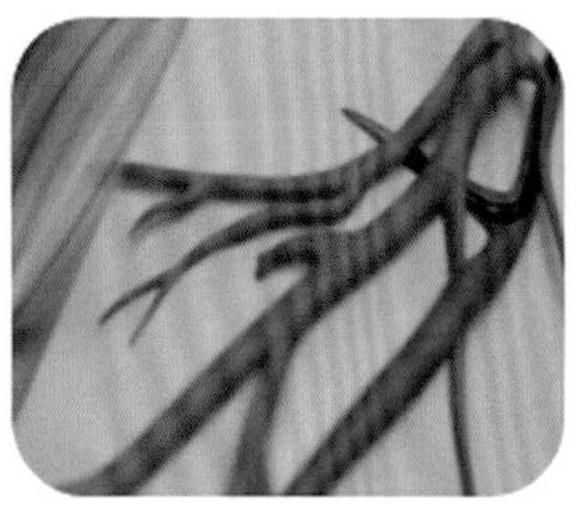

ii) 软质0.014英寸（约0.04 cm）导丝在透视引导下进入基底段室间隔穿支静脉，经微导管更换为硬导丝

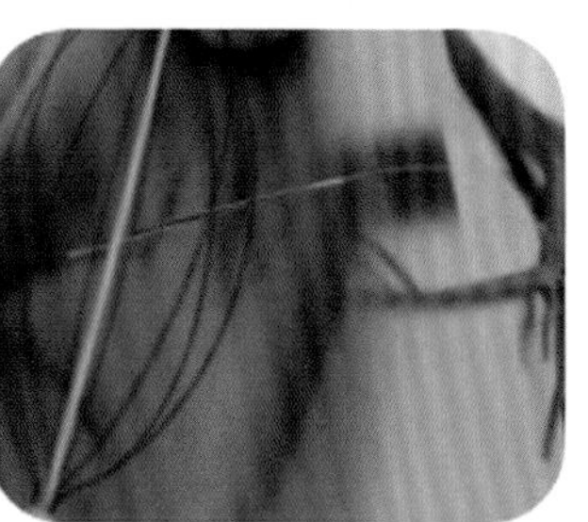

iii) 在选择性冠状动脉造影术以确定左前降支下方的轨迹后，将0.014英寸（约0.04 cm）硬导丝穿过基底室间隔并捕获

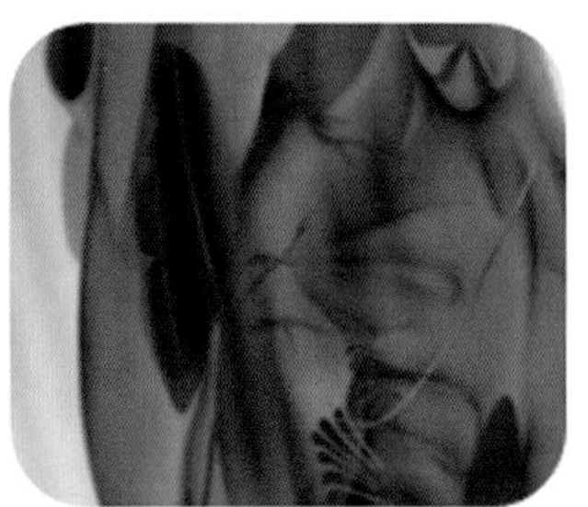

iv) 通过传送导管将圈套住的导丝外露，形成从SVC到SVC的连续回路

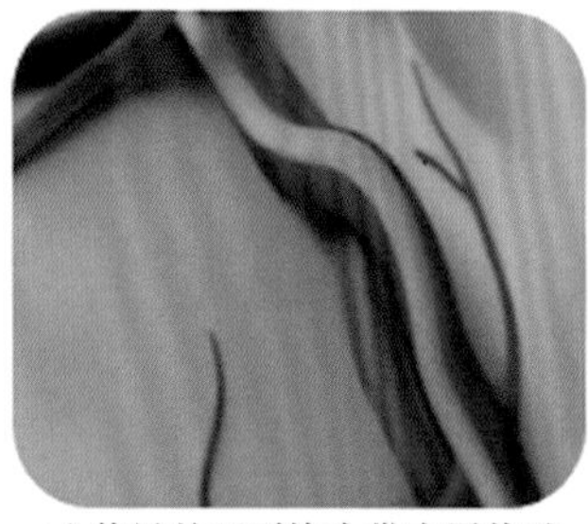

v) 将导丝环更换为带有冠状动脉保护元件的cerclage张力元件，并在透视下定位

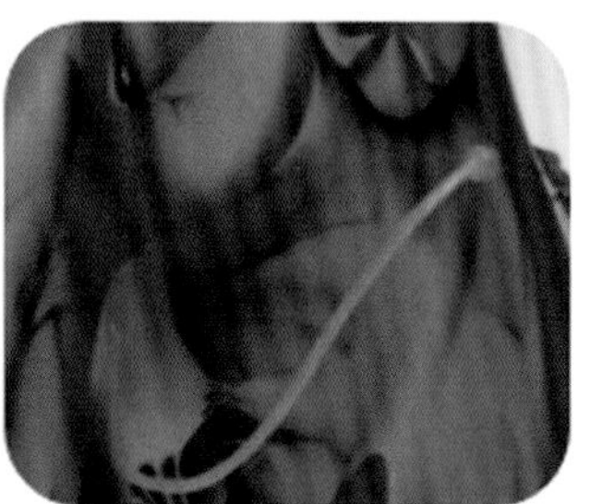

vi) 叉形组件通过自由端导入，至与RVOT和CS相对面的位置

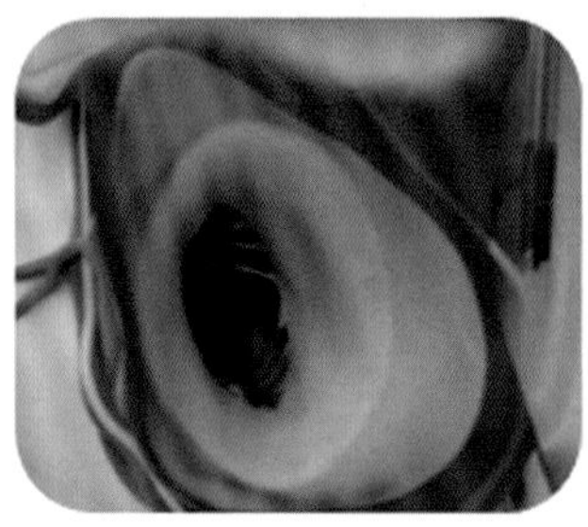

viii) 在影像引导下，对系统施加张力来收缩二尖瓣瓣环

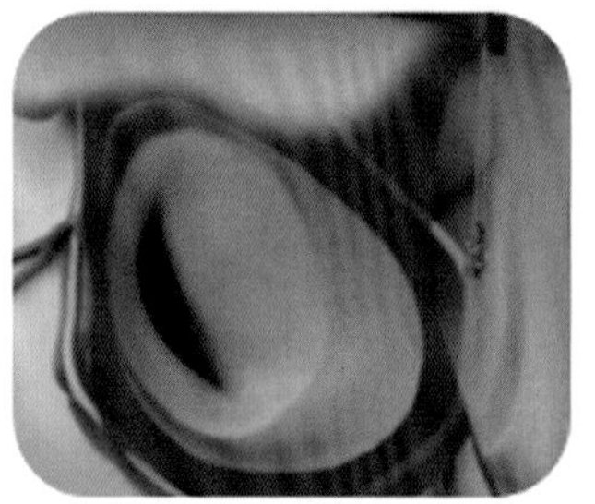

ix) 当对张力程度感到满意时，叉形组件被锁定，输送系统撤回

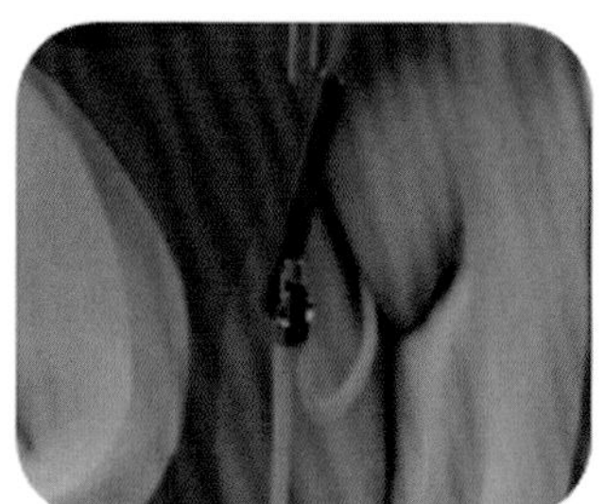

ix) 切断系绳。撤回这两个系统

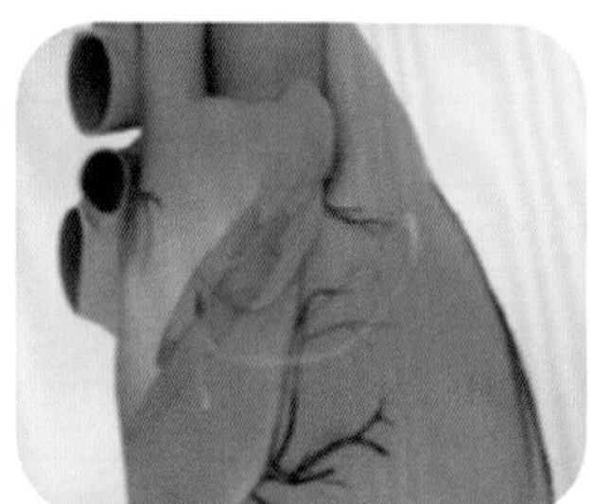

x) cerclage装置在圆周方向上保持张力

• **图 15.5** Cerclage 操作的关键步骤。RIJ，右颈内静脉；MPA，主肺动脉；SVC，上腔静脉；RVOT，右心室流出道；CS，冠状静脉窦

缘肉柱。通过加硬导丝将球囊导管交换为目标捕获导管。捕获网篮在 RVOT 中伸出，它既是穿过室间隔的靶点，也起到了拉出导丝的圈套作用。

用一个头端带球囊的引导鞘（Cello，Medtronic）顺行进入冠状静脉窦。将其推进并定位在心大静脉，并将气囊充气以压迫冠状静脉。进行静脉造影来确定合适的基底段室间隔静脉靶点。将聚合物涂层冠状动脉导丝（例如 Whisper MS，Abbott Vascular，Santa Clara，CA）装入小尺寸的微导管（例如 Finecross，Terumo，Somerset，NJ），并将其引导至室间隔静脉。其他选择包括使用可偏转或多腔微导管。再将其交换为慢性闭塞血管成形术加硬导丝（例如 Astato-XS 20，Asahi Intecc，Japan）。同时进行冠状动脉造影和静脉造影，确保导丝从左前降支下面穿过，而不是在其上方通过。确认后，将导丝推进到 RVOT 目标捕获装置中。在穿过室间隔时出现的室性期前收缩也是定位准确的一种提示。

一旦横穿导丝进入右心室流出道，将预定位的捕获网篮收回鞘中，以捕获导丝并将其拉出，同时继续向导丝的近肢推进。此刻便完成了一个从上腔静脉到上腔静脉的回路。

将植入物压缩后穿过冠状静脉窦、室间隔、右心，并返回到颈静脉鞘外，将导丝交换为永久植入物。冠状动脉造影有助于对齐冠状动脉的保护元件。接下来，将叉形件送入张力元件的两个游离端，冠状静脉窦肢在顺行组件上，右心室流出道肢在逆行组件上。在超声心动图上显示二尖瓣反流的同时，对系统施加分级的张力。最大限度地减少了二尖瓣反流后，锁定叉形件，并移除输送系统。切断系绳释放游离端，操作结束。

15.6　临床前研究

Kim 等在 2009 年报道了临床前研究结果[3]。早期的 cerclage 原型在通过连续心肌梗死获得的缺血性心肌病猪模型中进行了测试。利用心脏磁共振评估结果。该动物模型的二尖瓣反流程度仅为中度。研究结果显示，二尖瓣瓣环面积由 7.0±1.5 cm 缩小至 3.7±1.2 cm（$P = 0.01$），间隔侧径缩小了 19%。二尖瓣反流的定性和定量参数均得到改善（图 15.6）。

Kim 等随后在韩国也进行了类似的测试并后续报告了研究结果[4]。

15.7　人体内的初步使用经验

2015 年，在韩国釜山的一个中心开展了一项早期可行性研究[5]。研究纳入了 5 例患有重度功能性二尖瓣反流、NYHA 心功能分级Ⅲ～Ⅳ级，接受至少 3 个月的最优药物治疗的患者。在这 5 例中，有 1 例因冠状静脉解剖不合适而退出，其余 4 例达到了手术成功。唯一的死亡病例在术后 6 周因顽固性心力衰竭去世。

cerclage 术后二尖瓣反流改善且效果持续，术后二尖瓣反流量平均为 36.6 ml，有效反流口面积平均为 0.31 cm^2。二尖瓣瓣环的间隔侧径平均立即减少 5.8 mm（14%），并且在随访期间继续减少平均 7.3 mm（17.6%）。左心房和心室体积减少持续至术后 6 个月（图 15.7 和 15.8），提示良好的反向重构。影像学参数的改善与临床上的功能改善相符，3/4 的患者心功能等级改善至 NYHA Ⅰ/Ⅱ级。实验室检查也提示心力衰竭标志物水平较前下降。另外，电重构也出乎意

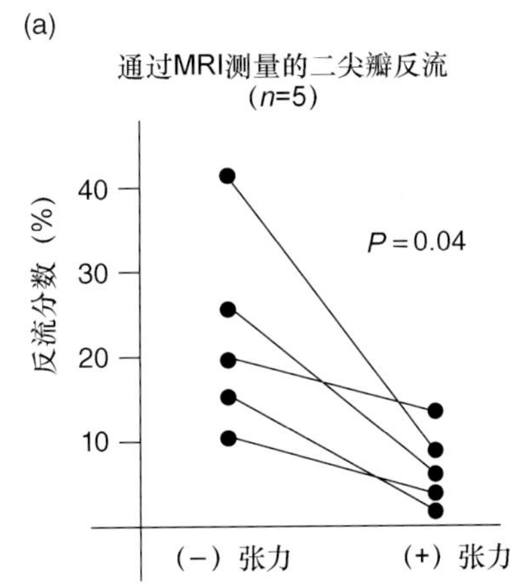

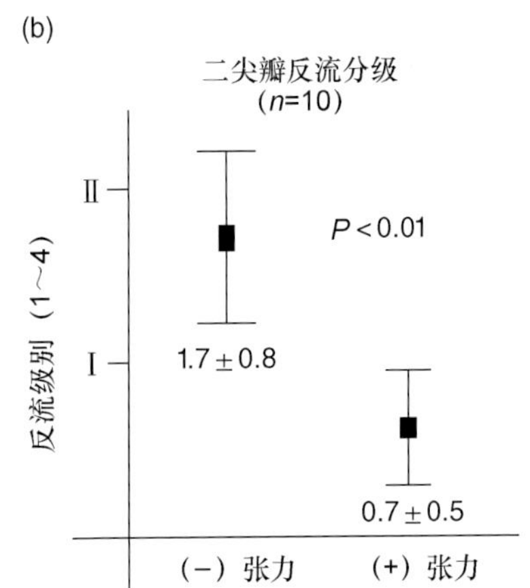

• **图 15.6** （**a**）和（**b**）通过二尖瓣 cerclage（Mitral Loop Cerclage，MLC）施加张力前后测量的反流分数和反流级别（来源：Kim et al.[3]）

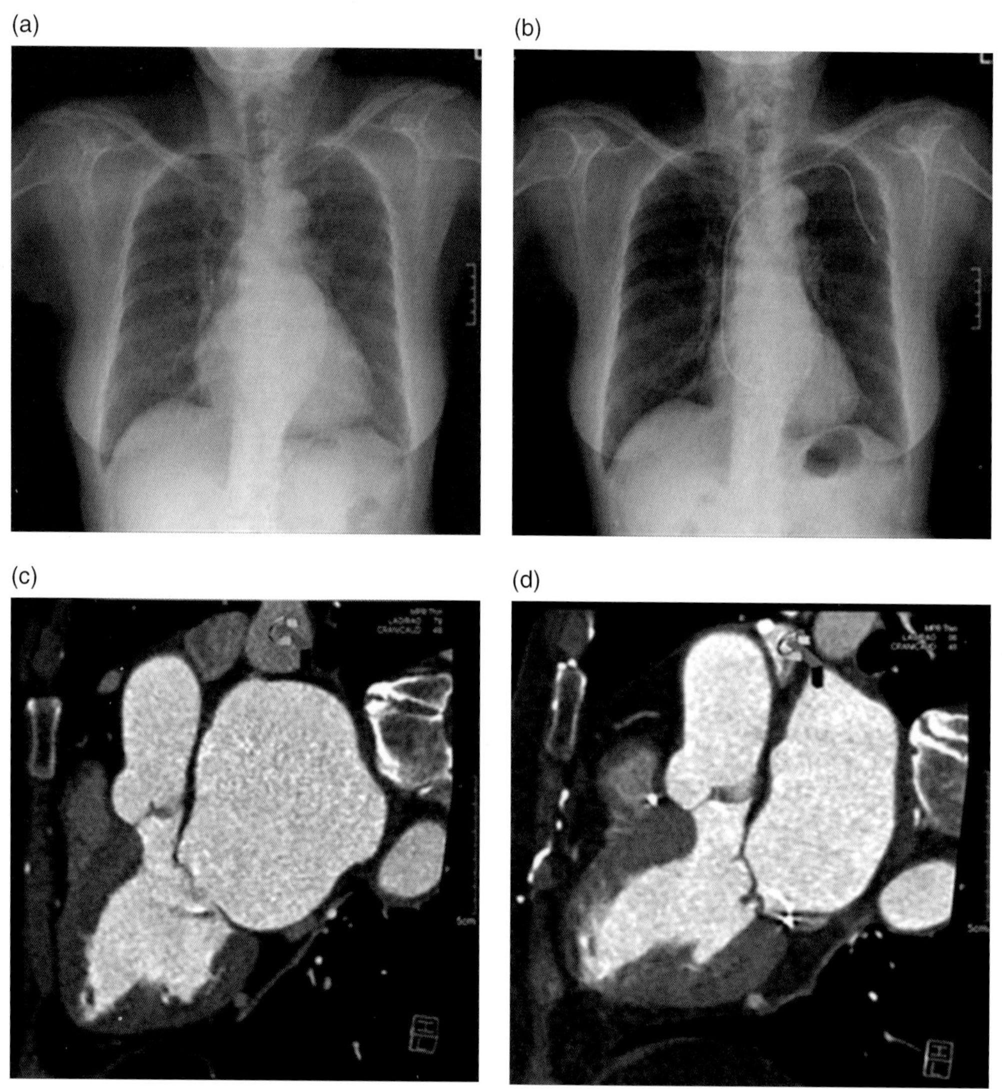

• **图 15.7** （**a**）和（**b**）二尖瓣瓣环成形术前和术后 6 个月的胸片对比显示心影明显缩小。（**c**）和（**d**）由心电门控心脏 CT 扫描重建的舒张末期三腔心视图。瓣环成形术前（**c**）和术后（**d**）图像对比显示左心房内径明显缩小（来源：Park et al.[5]）

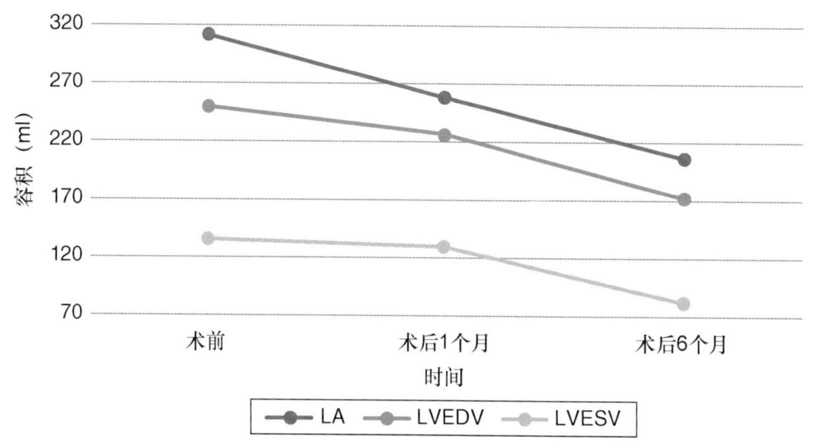

• **图 15.8** 通过 CT 测量的术前、术后 1 个月和术后 6 个月左心腔室的容积。在随访期内，左心房和左心室容积均呈进行性缩小。LA，左心房；LVEDV，左心室舒张末期容积；LVESV，左心室收缩末期容积（来源：Park et al.[5]）

料地发生了。两名受试者纳入时为永久性心房颤动，一名术后即刻转为窦性心律，另一名在 3 个月随访时发现转为窦性心律[5]。

15.8　未来的发展方向

30% ~ 50% 的重度功能性二尖瓣反流患者伴有明显的功能性三尖瓣反流[10]。cerclage 叉形组件横跨于三尖瓣口上，可作为三尖瓣瓣叶延伸的框架，以减弱三尖瓣反流。这一概念已被 Kim 等的动物实验论证（图 15.9）。

室间隔穿支静脉靠近 His 束，这个特点可以作为指导 His 束起搏的另一种方法。与传统的右心室起搏相比，该方法从单个位点诱导出窄波形的起搏节律，以确保心脏的同步性（图 15.8）。Kim 等在一例植入了机械三尖瓣并需要永久性心室起搏的患者中成功实现了 cerclage 起搏[11]。

经导管二尖瓣瓣环成形术仅处理功能性二尖瓣反流相关的瓣环扩张问题，但未对二尖瓣瓣叶和瓣下的附属结构进行干预。这为后续的复合操作（如 MitraClip）提供了可能。之前有一类患者因不能有效地抓取瓣叶而被排除在 MitraClip 治疗之外，经导管二尖瓣瓣环成形术可缩小隔外侧径，使这类患者符合 MitraClip 的条件。另一方面，二尖瓣夹闭术也可以减轻 cerclage 装置施加的张力，从而降低冠状动脉受压的风险，增加二尖瓣对合间径，这在高张力负荷下的实验模型中已被证实。此外，cerclage 可成为 MitraClip 术后复发的功能性二尖瓣反流的一种治疗策略。

最后，cerclage 可以为经导管二尖瓣植入提供着陆区域。

15.9　总结

二尖瓣 cerclage 瓣环成形术是一项新技术，通过由外向内环状施加压力收缩二尖瓣瓣环，最终减轻功能性二尖瓣反流的严重程度。经过 6 个月的随访，cerclage 植入被证明是可行的，具有良好的疗效和安全性。cerclage 将作为常规的、独立的或辅助的（在复合手术中）经导管功能性二尖瓣反流治疗手段。让我们一起期待 NHLBI DIR 经导管二尖瓣 cerclage 瓣环成形术早期可行性研究（NCT03929913）的最终结果。

利益冲突声明

RJL、JHK 和 TR 是美国国立卫生研究院二尖瓣 cerclage 瓣环成形术专利的共同发明人。TR 是爱德华生命科学（Edwards Lifesciences）和美敦力（Medtronic）公司的顾问和指导医师。其他所有作者都表示没有经济利益冲突。

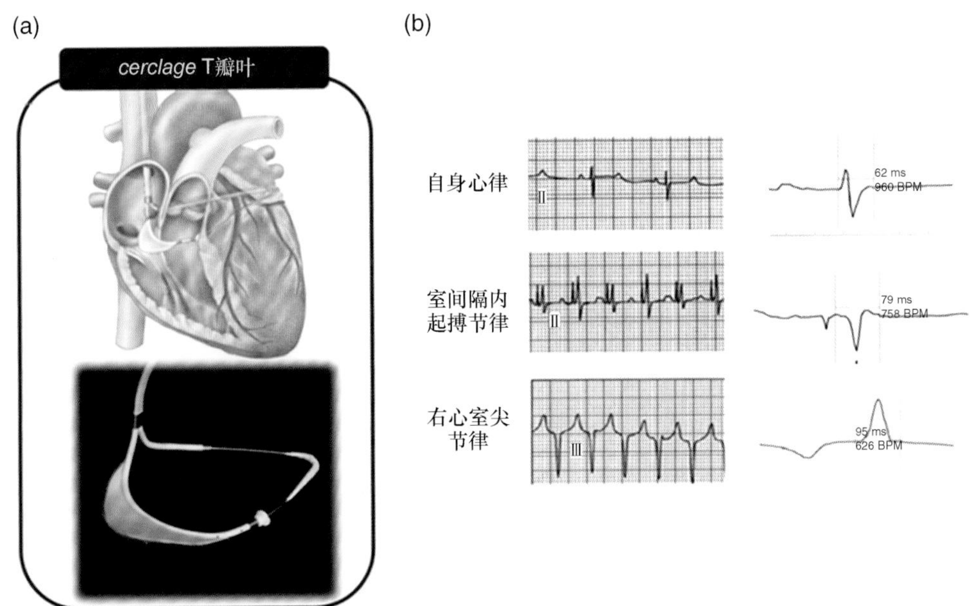

• **图 15.9**　通过二尖瓣 cerclage 技术使潜在的手术成为可能。（**a**）cerclage T 瓣叶。在叉形组件的三尖瓣肢上提供额外的瓣叶组件，以减少三尖瓣反流。（**b**）cerclage His 束起搏和标准右心室双极起搏时获得的心电图显示，采用 His 束旁起搏技术可缩短心电图 QRS 间期。BPM，次 / 分

参考文献

1 Jouan, J. (2015). Mitral valve repair over five decades. *Ann. Cardiothorac. Surg.* 4 (4): 322–334.

2 Kwon, M.H., Lee, L.S., Cevasco, M. et al. (2013). Recurrence of mitral regurgitation after partial versus complete mitral valve ring annuloplasty for functional mitral regurgitation. *J. Thorac. Cardiovasc. Surg.* 146 (3): 616–622.

3 Kim, J.H., Kocaturk, O., Ozturk, C. et al. (2009). Mitral cerclage annuloplasty, a novel transcatheter treatment for secondary mitral valve regurgitation: initial results in swine. *J. Am. Coll. Cardiol.* 54 (7): 638–651.

4 Kim, J.H., Sung, S.C., Chon, M.K. et al. (2016). Mitral loop cerclage as a variant form of mitral cerclage annuloplasty that adds a device (CSTV) for preventing potential complications: a preclinical proof of concept and feasibility study. *EuroIntervention* 11 (14): e1669–e1679.

5 Park, Y.H., Chon, M.K., Lederman, R.J. et al. (2017). Mitral loop cerclage annuloplasty for secondary mitral regurgitation: first human results. *JACC Cardiovasc. Interv.* 10 (6): 597–610.

6 Kim, J.-H. (2018). Mitral Loop Cerclage Annuloplasty. In: *Textbook of Catheter-Based Cardiovascular Interventions*, 2e (ed. P. Lanzer), 1763–1771. Switzerland: Springer International Publishing.

7 Harnek, J., Webb, J.G., Kuck, K.H. et al. (2011). Transcatheter implantation of the MONARC coronary sinus device for mitral regurgitation: 1-year results from the EVOLUTION phase I study (clinical evaluation of the Edwards Lifesciences percutaneous mitral annuloplasty system for the treatment of mitral regurgitation). *JACC Cardiovasc. Interv.* 4 (1): 115–122.

8 Machaalany, J., Bilodeau, L., Hoffmann, R. et al. (2013). Treatment of functional mitral valve regurgitation with the permanent percutaneous transvenous mitral annuloplasty system: results of the multicenter international percutaneous transvenous mitral annuloplasty system to reduce mitral valve regurgitation in patients with heart failure trial. *Am. Heart J.* 165 (5): 761–769.

9 Lipiecki, J., Siminiak, T., Sievert, H. et al. (2016). Coronary sinus-based percutaneous annuloplasty as treatment for functional mitral regurgitation: the TITAN II trial. *Open Heart* 3 (2): e000411.

10 Dreyfus, G.D., Martin, R.P., Chan, K.M. et al. (2015). Functional tricuspid regurgitation: a need to revise our understanding. *J. Am. Coll. Cardiol.* 65 (21): 2331–2336.

11 Kim, J.H., Hwang, K.W., Chon, M.K., and Nam, G.B. (2016). Trans-coronary sinus intraseptal Para-Hisian pacing: cerclage pacing. *Heart Rhythm* 13 (4): 992–996.

第 16 章

经心尖非体外循环二尖瓣修复术联合 NeoChord 植入（TOP–MINI）

Stefan Bertog，Laura Vaskelyte，Nalan Schnelle，Iris Grunwald，Ilona Hofmann，Sameer Gafoor，Markus Reinartz，Predrag Matic，Bojan Jovanovic，Kolja Sievert，Michèle Jaqueline Lembens，Horst Sievert

党梦秋　林心平　译　王建安　审校

16.1　引言

二尖瓣微创修复术治疗二尖瓣退行性病变已成为传统二尖瓣修复术（使用正中胸骨切开术）的常用替代方法，并且取得了很好的结果[1-3]。此外，在不切除瓣叶的情况下修复二尖瓣瓣叶已经成为新的治疗趋势。外科植入 NeoChord［膨胀聚四氟乙烯缝线（GORE-TEX 缝　线，W.L.Gore and Associates，Inc.，Flagstaff，AZ，USA）］以修复二尖瓣的手术效果极佳[4]。另一方面，经心尖入路的经导管瓣膜植入［如经导管主动脉瓣植入（TAVI）］和其他的术式（如瓣周漏封堵）已成为标准术式。因此，相较于传统二尖瓣修复术，非体外循环状态下经心尖入路的 NeoChord 植入术俨然已成为更具吸引力的替代术式。除了微创的优点外，它还能减少体外循环相关的并发症，对心脏进行不停搏的生理状态下的修复。NeoChord 植入术中的全程可视化有利于更精确的调整，以最大程度地减少残余的二尖瓣反流。

16.2　技术

如图 16.1 所示，NeoChord DS1000 装置系统（NeoChord，Inc.，St. Louis Park，MN，USA）由一个带有操作手柄（内有容纳 ePTFE 缝线的暗盒并负责与二尖瓣瓣叶定向和对齐）的输送器、一个确认瓣叶捕获的监测器和一个用于缝合的针头组成。输送器尖端的口形夹持器能将目标瓣叶定位在夹持器的两个钳口之间。确认瓣叶捕获的监测器通过向夹持器发送光纤光以明确瓣叶组织是否位于夹持器钳口之间（血液＝红色，瓣叶＝白色）。一旦超声心动图和验证组

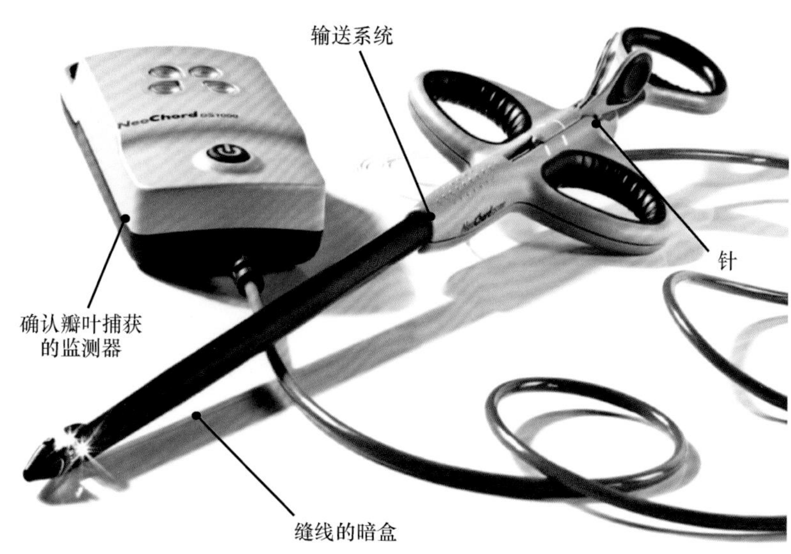

• **图 16.1**　本图显示了 NeoChord DS1000 系统（NeoChord，Inc.，St. Louis Park，MN，USA）（来源：NeoChord，Inc.）

件均确认目标瓣叶的夹持，夹持器内部的针就会穿刺瓣叶，将缝线缝合在瓣尖上。

16.3 患者选择

患者及其解剖结构可分为理想的、可接受的和具有挑战性的三类。理想的解剖结构是孤立的中央 P2 区脱垂（包含 50% 以上的后叶），偏心性反流，无交界区受累，脱垂部位和前叶之间的重叠宽度＞ 8 mm 且无严重的左心室扩大（图 16.2）。可接受的解剖结构为脱垂区域延伸至 P1 和（或）P3 邻近 P2 的部位（可能存在多个脱垂部位），脱垂部位和前叶之间的重叠宽度＜ 8 mm，其他要求与上述理想的解剖结构相似（图 16.3）。具有挑战性的解剖结构包括延伸至交界处的脱垂，涉及前叶，或由于缺少中央接合而导致中央性反流束（图 16.4）。此外，瓣叶钙化和严重的左心室扩大导致的前叶栓系（海鸥征）也是具有挑战性的解剖结构。下文中将会展示每种类型的病例。

值得注意的是，瓣叶-瓣环指数（定义为前、后瓣叶长度之和除以前后瓣环尺寸）＞ 1.25 与手术成功率高度相关[5]。该指数可替代基线的瓣叶重叠，以预测 NeoChord 植入后的接合情况。

16.4 手术

经食管超声心动图（包括三维成像）对于指导手术至关重要。手术过程需要全身麻醉及气管插管。建立股动脉和静脉通路以备紧急体外循环之需。除颤器垫贴于前胸和后胸。首先，在左侧第 5 或第 6 肋间做一个 4 ～ 5 cm 的切口开胸，暴露左心室心尖部建立手术通路。在超声心动图引导下，在左心尖靠近端、外侧 2 ～ 3 cm 处轻轻触诊。心尖的外侧比心尖的位置更合适，因为更有利于调整输送系统与瓣膜位置的轴向，使得器械的操作更安全，并保证 NeoChord 在左心腔内具有更自然的方向。另外，可根据瓣叶-瓣环指数（如前述）确定入路位置。如果该指数＜ 1.25（即瓣叶重叠受限），则可能更倾向于更外侧的左心室入路位置[6]。操作过程中造成的出血可收集并根据出血量进行回输。在左心室穿刺部位插入一条类似皇冠的荷包缝线，包括 4 ～ 5 个定制的聚四氟乙烯纱布。给予肝素以维持活化凝血时间（ACT）＞ 300 s。用刀片将左心室切开小口，并用弯血管钳进行适度扩

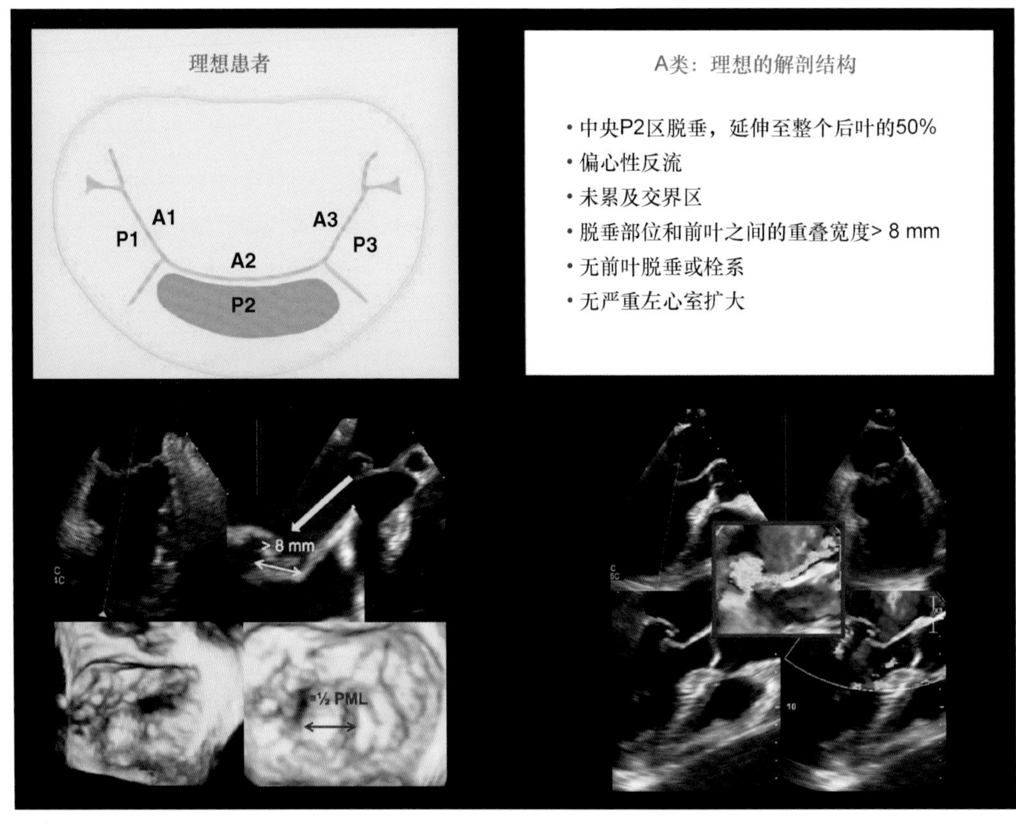

• **图 16.2** 使用 NeoChord DS1000 系统的理想解剖结构的超声心动图特征图解（NeoChord，Inc.，St. Louis Park，MN，USA）。PML，后叶（来源：Horst Sievert.）

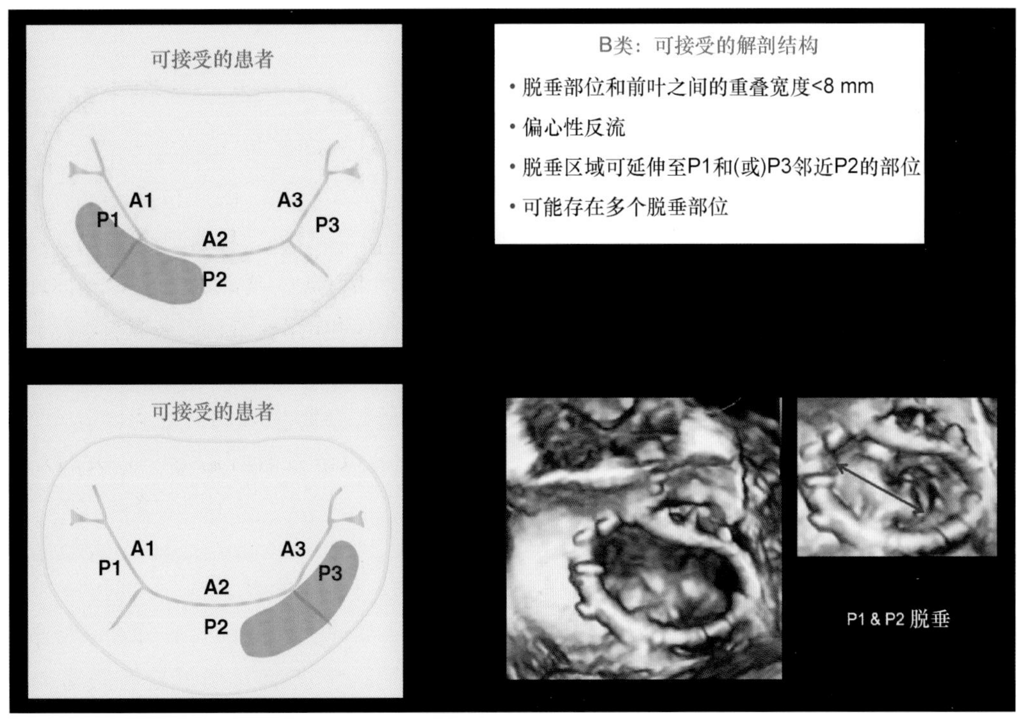

• **图 16.3**　使用 NeoChord DS1000 系统的可接受解剖结构的超声心动图特征图解（NeoChord, Inc., St. Louis Park, MN, USA）（来源：Horst Sievert.）

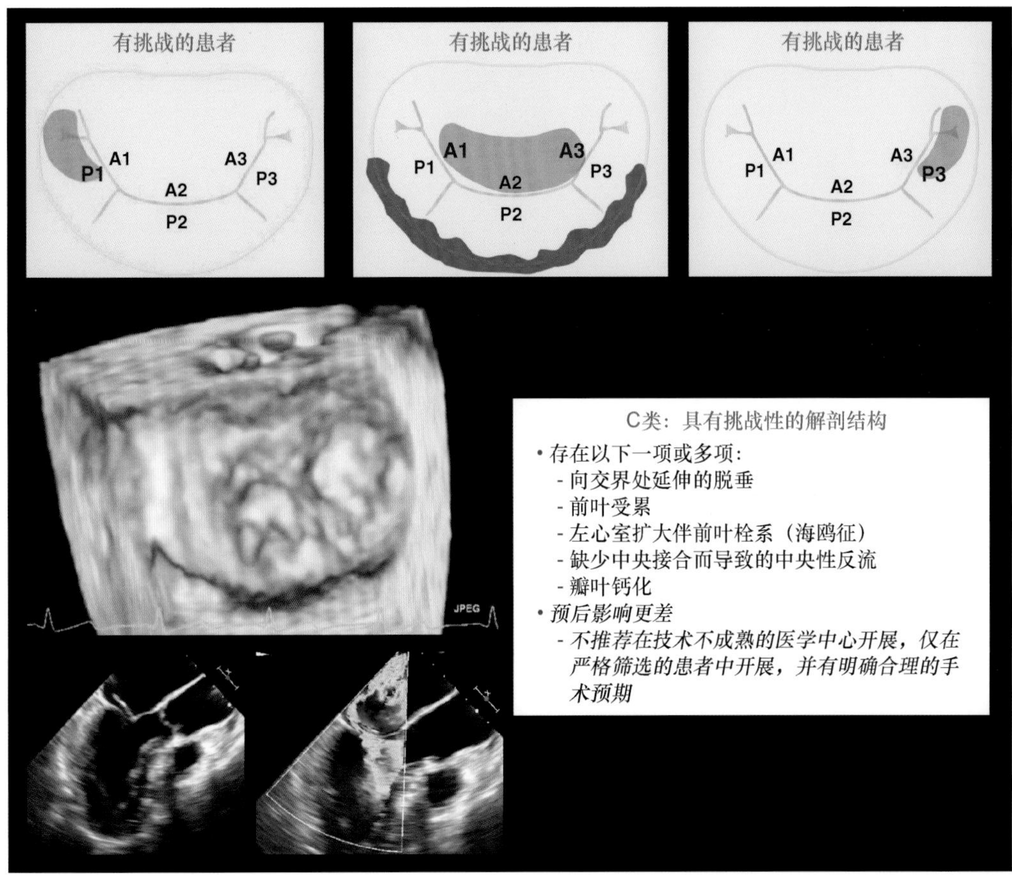

• **图 16.4**　使用 NeoChord DS1000 系统的具有挑战性解剖结构的超声心动图特征图解（NeoChord，Inc.，St.Louis Park，MN，USA）（来源：Horst Sievert.）

张。轻轻收紧荷包缝线以防止过度失血，但同时要保证开口大小便于器械输送，在超声心动图引导下植入 NeoChord 器械，头端朝向左心房，并保持足够的张力，以防止在瓣膜下二尖瓣装置内发生接触或缠绕（图 16.5）。最好是在舒张期使二尖瓣 A2-P2 界面横亘于器械头端，以方便后续操作并避免腱索缠绕。在经食管三维超声心动图引导下，器械头端沿着连合线移动至脱垂区域。在整个操作过程中需及时发现阻力或瓣叶变形的情况。如果发现存在阻力或瓣叶变形，建议调整器械头端与瓣膜的位置。一旦器械头端位于目标位置（脱垂区域），打开钳口（图 16.6），抓住瓣叶，然后闭合（图 16.7）。此时请注意确认瓣叶捕获的监测器上的指示灯颜色，如果模块上的四个指示灯颜色均从红色（血液）变为白色（瓣叶组织），则提示针已穿透瓣叶，需保证器械位置稳定（图 16.8）。将 NeoChord 固定在脱垂的瓣叶上（图 16.8）。然后将缝针连同抓握的 NeoChord 一同收回，将 NeoChord 露出（图 16.9）。再次打开钳口，然后从心室下方将器械取出。荷包缝线上保证轻微张力以最大程度地减少失血。然后，将 NeoChord 系紧至二尖瓣反流程度最小的最佳位置，并将环结固定在瓣叶上，缝线的一端固定在瓣膜上，另一端固定在心脏外并进行最终调整（图 16.10）。如有需要，可以同样的方式植入更多的 NeoChord。术中建议至少使用 3 个 NeoChord，以均匀分配张力，并尽可能减少每个 NeoChord 承受的机械应力，以降低缝线断裂的风险。建议在 NeoChord 穿刺进入心室前在心尖部垫一块圆形纱布。最后，在超声心动图指引下进行最终调整以平衡所有 NeoChord 上的张力。建议对 NeoChord 适当增加一定的张力，因为心室重构改善后导致左心室内径变小，从而引起 NeoChord 松动和二尖瓣反流复发。最后用硫酸鱼精蛋白逆转肝素，逐层关闭心包和胸膜。通常患者需在手术室进行拔管，并在重症监护室监护数小时。术后不需要抗凝治疗，但需要血小板单抗治疗（如阿司匹林）。

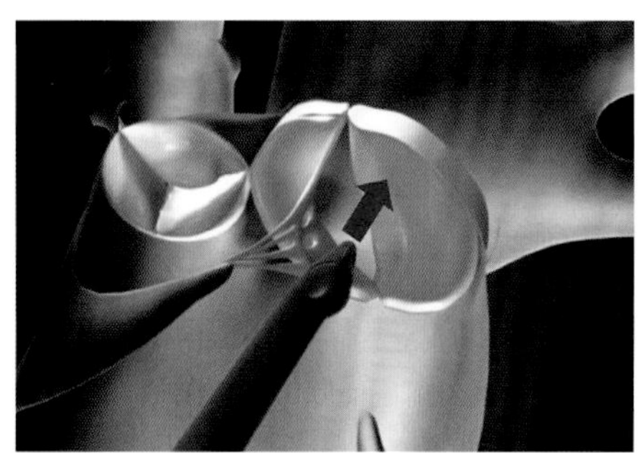
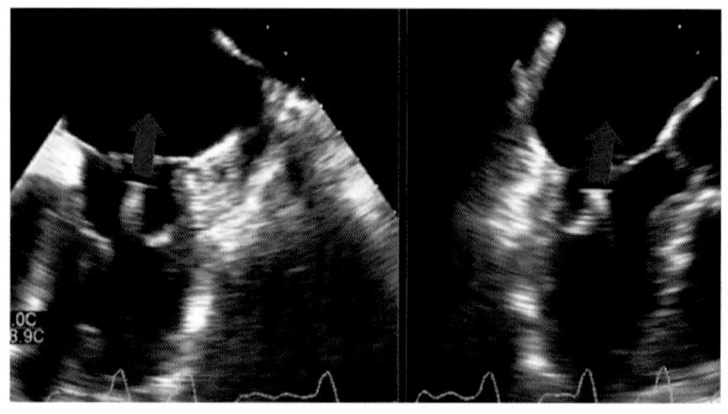

• **图 16.5** NeoChord 装置向二尖瓣前进（NeoChord，Inc.，St.Louis Park，MN，USA）（来源：NeoChord，Inc.）

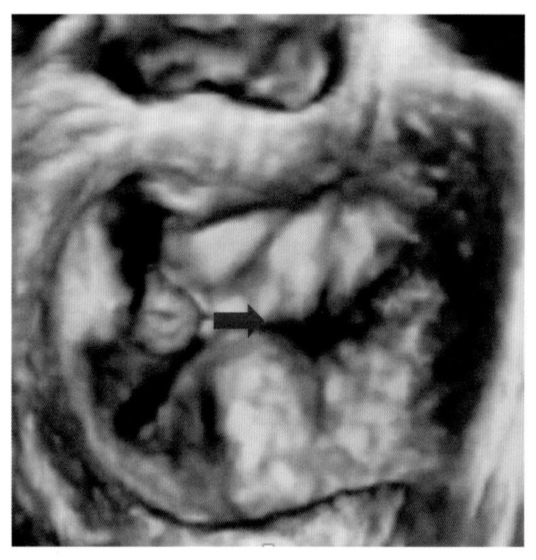
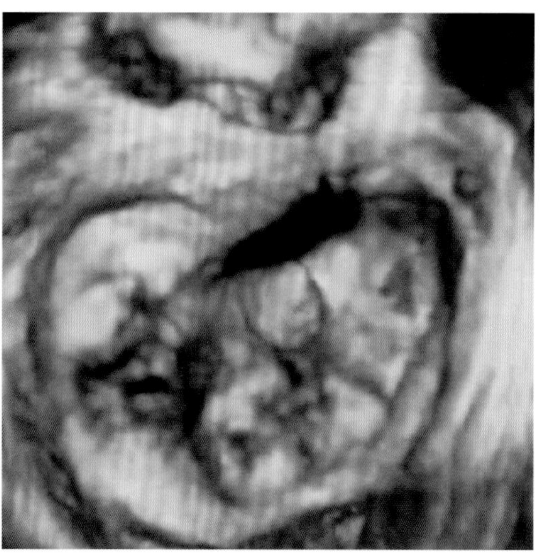

• **图 16.6** 将 Neochord 装置（Neochord，Inc.，St. Louis Park，MN，USA）从外侧（P1/A1 界面）移动到内侧（P2/A2 界面）（来源：Horst Sievert.）

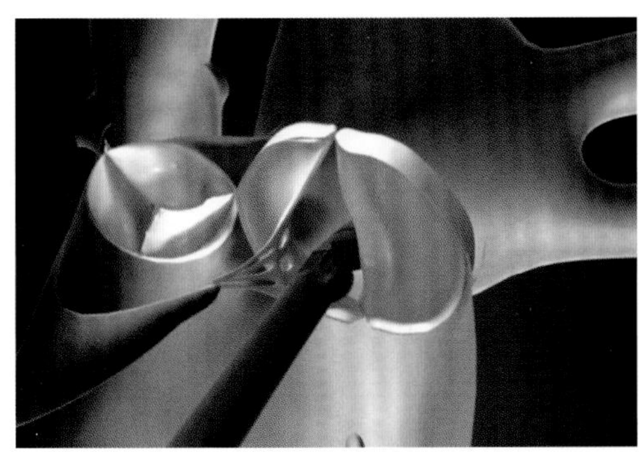

• 图 16.7　NeoChord 器械靠近 P2 区（NeoChord，Inc.，St. Louis Park，MN，USA）

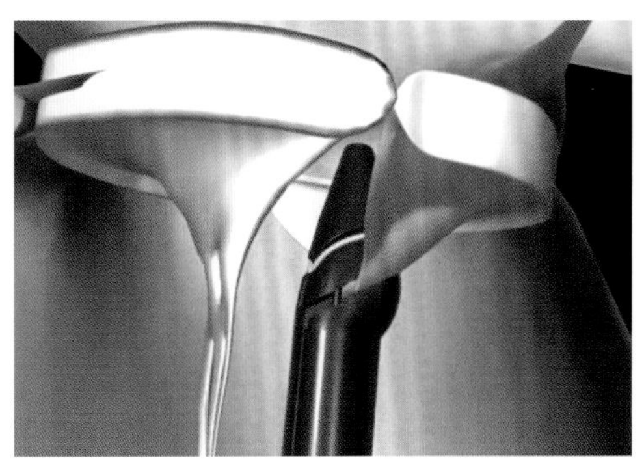

• 图 16.8　NeoChord 夹持器成功捕捉 P2 区（NeoChord，Inc.，St. Louis Park，MN，USA）

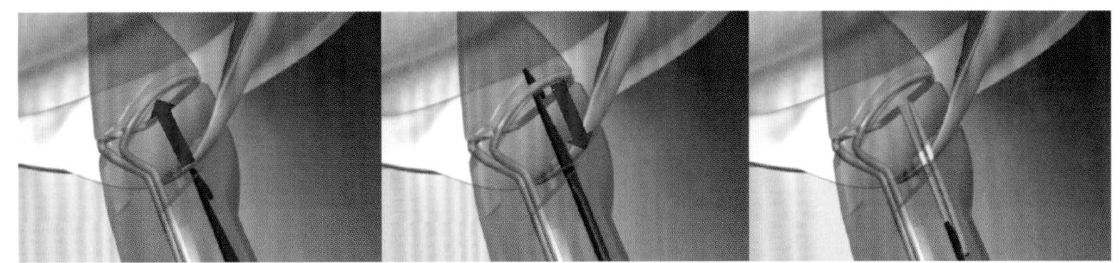

• 图 16.9　NeoChord 夹持器内部的针穿刺瓣叶并用线缝合 P2 区（NeoChord，INC.，St. Louis Park，MN，USA）

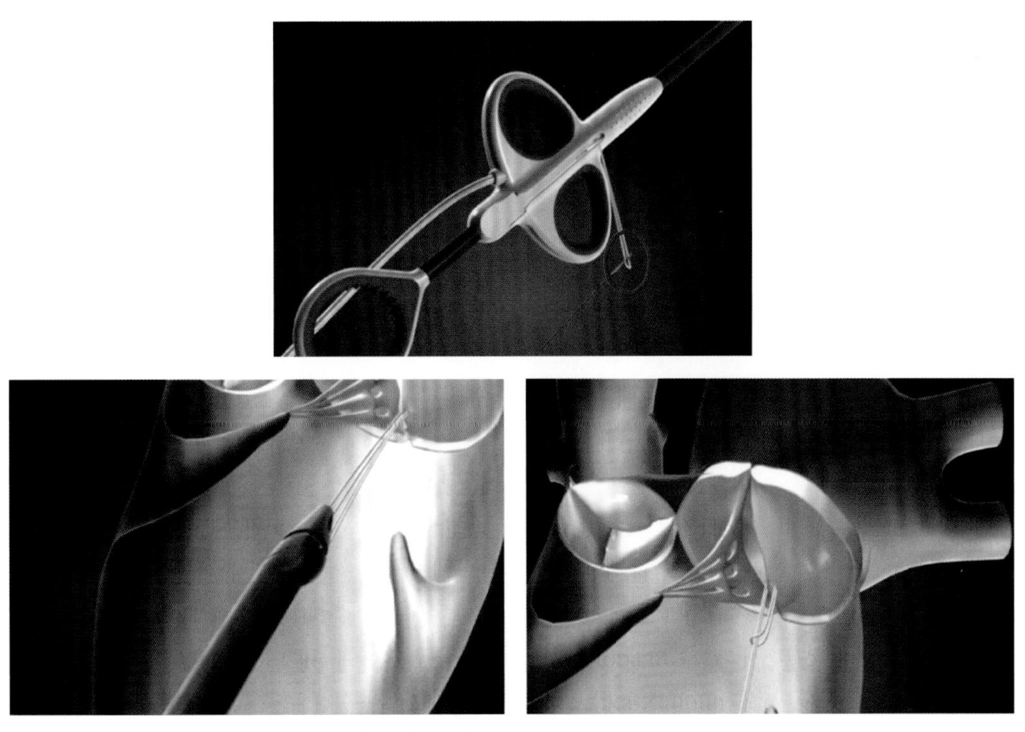

• 图 16.10　将 NeoChord 拉出体外（NeoChord，Inc.，St. Louis Park，MN，USA）

16.5　超声心动图指导

超声心动图对于指导手术非常关键。左心室的穿刺部位、NeoChord 装置在左心室的位置以及其穿过二尖瓣连合部的过程可在食管中段的左心室长轴切面（如 X-plane 成像）呈现。一旦器械穿过瓣膜且头端位于左心房中，最好在典型的外科视角中使用 3D 成像定位瓣膜的相对位置。

16.6 示例

16.6.1 理想解剖结构

图 16.2 所示病例为孤立性 P2 区脱垂，涉及 < 50% 的后叶，接合长度 > 8 mm，偏心性反流，无明显瓣环或瓣膜钙化，前叶或后叶其他区未受累，左心室收缩功能和大小正常（图 16.2）。手术入路采用如前所述的经心尖入路，并在经食管超声心动图引导下将 NeoChord 器械推进至左心房。与基线相比，第一枚 NeoChord 植入后二尖瓣反流显著减少且脱垂消失。随后再植入了三枚 NeoChord，图 16.11 中的结果显示了最终的手术结果——二尖瓣反流几乎完全消除，无残余脱垂。

16.6.2 可接受的解剖结构

图 16.3 所示为一个既往二尖瓣修补术（包括二尖瓣瓣环）后的病例，脱垂包括 P2 和 P1 区的一部分（图 16.3）。该病例并非理想的解剖结构，但是可接受的，因为尽管重叠部分 < 8 mm，反流射流仍然是偏心的，病变不累及前叶。左心室收缩功能和大小正常，无相关瓣叶钙化。图 16.12 显示了 NeoChord 修复后的结果——残留反流很轻微，无残余脱垂。

16.6.3 具有挑战性的解剖结构

图 16.13 所示为一个前叶脱垂伴连枷的病例。NeoChord 植入术后，残余二尖瓣反流可忽略不计，无残余脱垂。

16.6.4 研究数据

TACT（经心尖人工腱索）研究是一项前瞻性、非随机、多中心的研究，最近更新的结果可见于 CRT 2018（华盛顿）[7-8]。该研究纳入标准为症状性患者［孤立性后叶脱垂伴有 3+ 或 4+ 二尖瓣反流，左心室射血分数（ejection fraction，EF）> 30% 且左心室收缩末期内径（LVESD）< 56 mm］或无症状患者［孤立性后叶脱垂伴有 3+ 或 4+ 二尖瓣反流，EF < 60% 和（或）EF ≥ 60%，LVESD < 40 mm，新发心房颤动或肺动脉高压］。排除标准为功能性或缺血性二尖瓣反流、瓣叶向左心室尖部明显栓系或 NYHA 分级为Ⅳ级的患者。安全性终点为全因死亡率、血栓栓塞事件、出血、残余或复发 3+ 或 4+ 二尖瓣反流、再

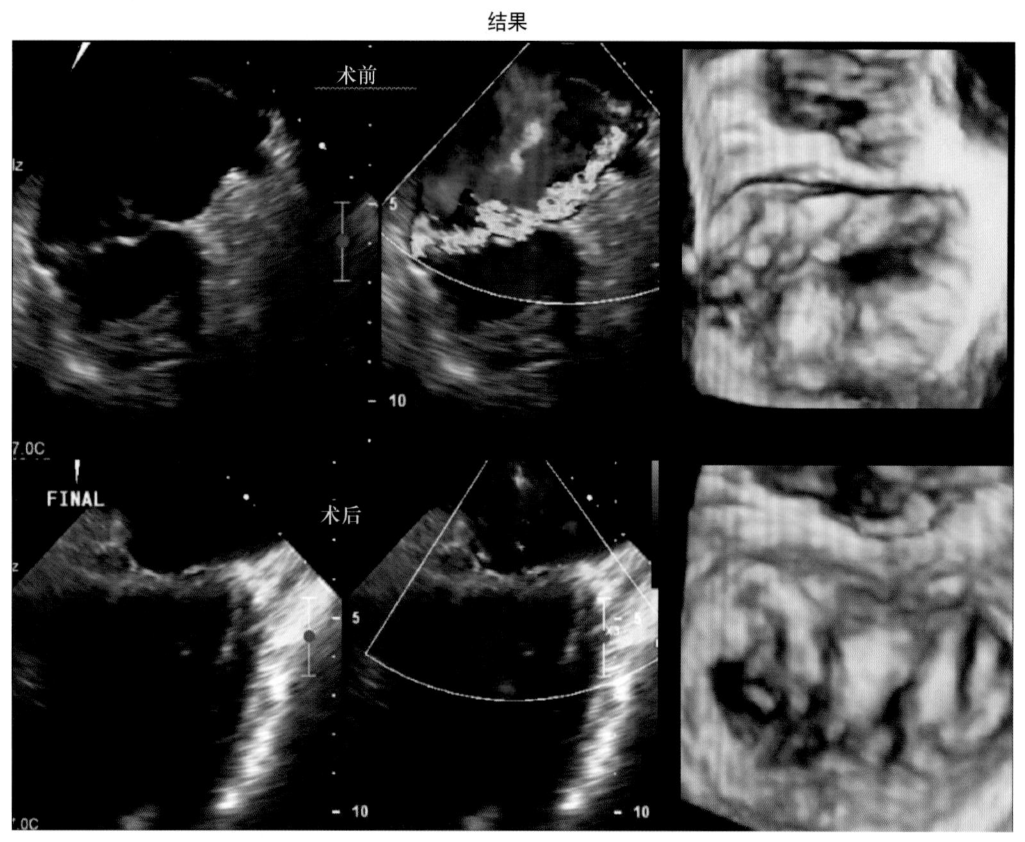

● **图 16.11** 经食管超声心动图显示了 NeoChord（NeoChord，Inc.，St. Louis Park，MN，USA）植入术后的效果，该患者具有理想的解剖结构（来源：Horst Sievert.）

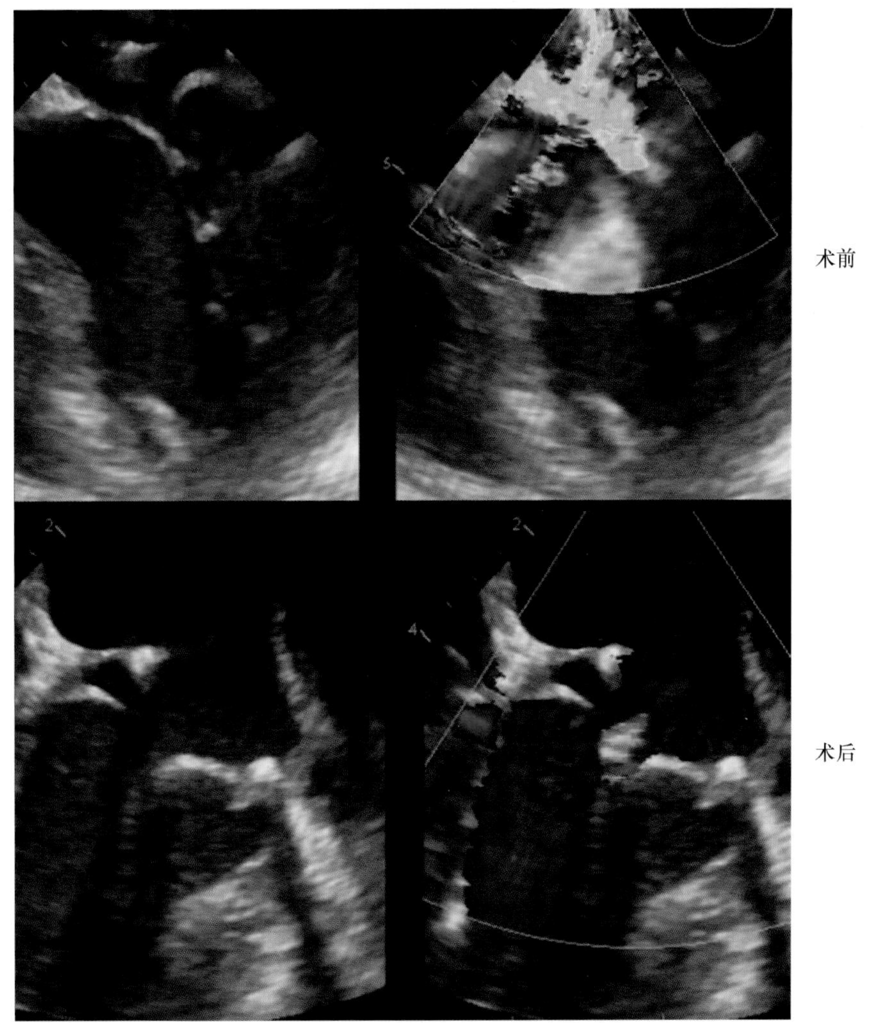

• **图 16.12**　经食管超声心动图显示了 NeoChord（NeoChord，Inc.，St.Louis Park，MN，USA）植入术后的效果，该患者具有可接受的解剖结构（来源：Horst Sievert.）

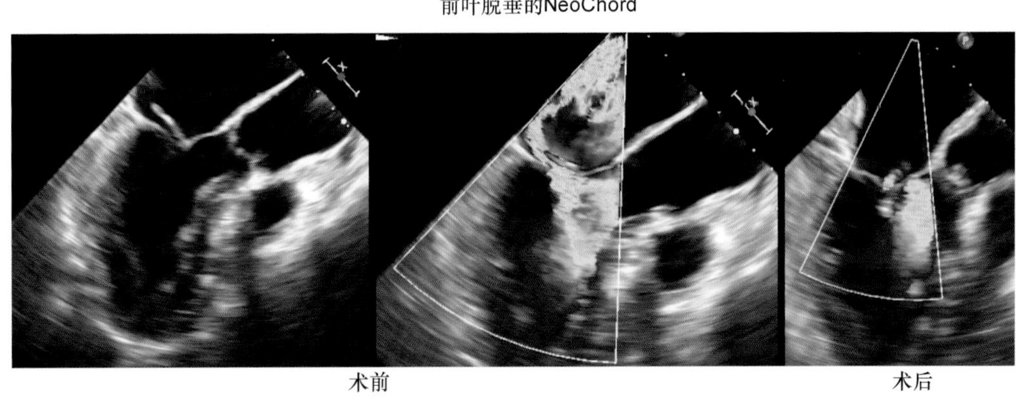

• **图 16.13**　经食管超声心动图显示了 NeoChord（NeoChord，Inc.，St.Louis Park，MN，USA）植入术后的效果，该患者具有挑战性解剖结构（来源：Horst Sievert.）

手术或再介入。有效性终点为二尖瓣反流在手术过程中减少至≤ 2+，维持至少 30 天。临床事件由事件委员会裁定，超声心动图由核心实验室判读。随访时间分别为 30 天、6 个月和 1 年。共入选 68 例患者。平均年龄为 66 岁，STS 和 EuroSCORE Ⅱ分别为 1.6 和 1.7，平均左心室射血分数为 61%。绝大多数患者的基线二尖瓣反流为 4+（81%），NYHA 心功能分级为Ⅱ～Ⅲ级（91% 的患者）。出院时，73.1%

的患者二尖瓣反流为 0 或 1+（23.8% 的患者为 2+ 或 3+，3% 的患者为 4+），1 年随访时（$n = 48$），64.6% 的患者二尖瓣反流为 0 或 1+（16.7% 的患者为 2+，4.2% 的患者为 3+，8.3% 的患者为 4+）。手术死亡率为 2.9%。3 例（6.3%）患者在末次随访时再次手术。92% 的理想和可接受的解剖结构患者治疗后具有持久的手术效果。57% 的挑战性解剖结构患者具有持久的手术效果。

在 NeoChord 独立的国际登记研究中，7 家欧洲医院入组了 213 名患者[9]。中位年龄为 68 岁（EuroSCORE Ⅱ 平均值为 1.8%），所有患者均因二尖瓣脱垂（伴或不伴连枷）而出现重度二尖瓣反流。理想的解剖结构占 38.5%，可接受的解剖结构占 46.0%，具有挑战性的解剖结构占 15.5%。平均植入了 4 枚 NeoChord，住院死亡率为 1.9%。手术成功率为 96.7%。在手术不成功的 7 名患者中，4 名患者在手术结束时发现在 NeoChordae 的植入位置出现撕裂，导致重度二尖瓣反流复发（这些患者成功接受了传统开放手术二尖瓣修复[2]或置换[2]），3 名患者的手术未成功。出院时 86% 的患者残余二尖瓣反流为轻度或更少，1 年随访时仍有 75% 患者保持当时的手术效果。患者的结局取决于基线的解剖结构。在具有理想或可接受解剖结构的患者中，1 年随访时分别有 85% 和 77% 的患者残余反流为轻度或更少；具有挑战性解剖结构的患者在 1 年随访时，仅有 44% 的患者存在轻度或更少的反流。

值得一提的是，NeoChord 植入联合瓣膜成形术（使用 Edwards Cardioband）已被报道。在腱索修复术中加入瓣环成形术很有吸引力，因为二尖瓣脱垂伴严重二尖瓣关闭不全伴有二尖瓣瓣环扩张的情况并不少见[10]。也有报道称 NeoChord 植入后使用儿科止血带进行缘对缘修复[11]。值得注意的是，与其他经皮或微创结构手术相反，对该概念的评估并不局限于高危患者。

16.7 结论

NeoChord 系统修复术能显著改善脱垂（无论有无连枷）引起的二尖瓣反流，且手术并发症风险低。这种技术不受高跨瓣压差或二尖瓣狭窄的限制，与 MitraClip 不同，该技术术后仍然可以进行外科手术瓣叶修复。该技术可作为传统外科修复术的替代治疗。

参考文献

1 Galloway, A.C., Schwartz, C.F., Ribakove, G.H. et al. (2009). A decade of minimally invasive mitral repair: long-term outcomes. *Ann. Thorac. Surg.* 88: 1180–1184.

2 Davierwala, P.M., Seeburger, J., Pfannmueller, B. et al. (2013). Minimally invasive mitral valve surgery: "the Leipzig experience". *Ann. Cardiothorac. Surg.* 2: 744–750.

3 Misfeld, M., Borger, M., Byrne, J.G. et al. (2013). Cross-sectional survey on minimally invasive mitral valve surgery. *Ann. Cardiothorac. Surg.* 2: 733–738.

4 Perier, P., Hohenberger, W., Lakew, F. et al. (2008). Toward a new paradigm for the reconstruction of posterior leaflet prolapse: midterm results of the "respect rather than resect" approach. *Ann. Thorac. Surg.* 86: 718–725. discussion 718-25.

5 Colli, A., Besola, L., Montagner, M. et al. (2018). Prognostic impact of leaflet-to-annulus index in patients treated with transapical off-pump echo-guided mitral valve repair with NeoChord implantation. *Int. J. Cardiol.* 257: 235–237.

6 Colli, A., Bizzotto, E., Manzan, E. et al. (2017). Patient-specific ventricular access site selection for the NeoChord mitral valve repair procedure. *Ann. Thorac. Surg.* 104: e199–e202.

7 Sievert H. NeoChord: Device design and clinical update. Paper presented at: Cardiovascular revascularization therapy (CRT) 2018; Washington.

8 Seeburger, J., Rinaldi, M., Nielsen, S.L. et al. (2014). Off-pump transapical implantation of artificial neo-chordae to correct mitral regurgitation: the TACT trial (Transapical artificial chordae Tendinae) proof of concept. *J. Am. Coll. Cardiol.* 63: 914–919.

9 Colli, A., Manzan, E., Aidietis, A. et al. (2018). An early European experience with transapical off-pump mitral valve repair with NeoChord implantation. *Eur. J. Cardiothorac. Surg.* 54 (3): 460–466.

10 von Bardeleben, R.S., Colli, A., Schulz, E. et al. (2018). First in human transcatheter COMBO mitral valve repair with direct ring annuloplasty and neochord leaflet implantation to treat degenerative mitral regurgitation: feasibility of the simultaneous toolbox concept guided by 3D echo and computed tomography fusion imaging. *Eur. Heart J.* 39: 1314–1315.

11 Colli, A., Besola, L., Bizzotto, E. et al. (2018). Edge-to-edge mitral valve repair with transapical neochord implantation. *J. Thorac. Cardiovasc. Surg.*

第 17 章

AltaValve™——经导管二尖瓣反流治疗技术

Katherine Kumar，Saravana Kumar
党梦秋　林心平　译　王建安　审校

17.1　临床需求

二尖瓣反流（mitral regurgitation，MR）是美国、欧洲和日本最常见的瓣膜疾病。据报道，在美国人群中，临床中度/重度 MR 的患病率约为 1.7%，随着年龄的增长，在年龄大于 75 岁的人群中约为 9.3%[1-2]。日本的研究提示高龄是中度/重度 MR 的主要风险因素之一，与前述发现一致[3-8]。老年是瓣膜疾病的独立危险因素，并且在老年人群中的风险呈上升趋势[1]。

MR 可由二尖瓣装置中任一部位病变引起［退行性二尖瓣反流（degenerative mitral regurgitation，DMR）］，或继发于左心室功能障碍或左心房扩大［功能性二尖瓣反流（functional mitral regurgitation，FMR）］。这是一种进行性疾病，若不治疗，可能导致心房颤动、肺动脉高压、心力衰竭和死亡。在 FMR 人群中，即使是轻微的反流也与死亡率显著增加相关[9-10]。在 DMR 患者中，一旦出现 MR 导致的严重症状，未进行二尖瓣修复或更换将会导致心力衰竭和心源性猝死[11]。据报道，经过保守治疗的有症状的重症 MR 患者的死亡率在 1 年时为 20%～36%，5 年时为 54%～65%[12-14]。因此，对于重度 MR 患者，手术治疗几乎是在所难免。

然而，在所有住院的有症状的重度 MR 患者中，有一半未进行手术，主要原因是高龄、左心室功能障碍或存在合并症[15]。基于人群的数据表明，在美国，仅有约 2% 的符合条件的患者接受了二尖瓣手术[16]，导致低风险和中等风险的患者得不到足够的治疗，部分原因在于患者存在虚弱和老年的情况不适合外科手术，以及患者自身不愿接受手术[17]。因此，对于不适合手术的脆弱的患者而言，微创方案在临床上具有显著的潜在优势。

经导管介入（修复或置换）技术为外科手术高危或禁忌的患者提供了治疗选择。在过去的 10 年中，出现了几种经导管二尖瓣修复和置换技术用于治疗这部分 MR 患者。使用最广泛的经导管二尖瓣修复器械是 MitraClip（Abbott Laboratories）。MitraClip 可以安全且成功地应用于不同年龄、手术风险和二尖瓣病理情况的患者人群[12, 18-26]，但它仍有几个局限。首先，它很少能完全消除 MR，MR 可能会持续或再次发生。在上市后研究中，尽管 86%～100% 接受 MitraClip 修复术的患者达到了 2+级或更低的 MR，但在 1 年随访时，在 10%～20% 的患者中观察到 3+或 4+级 MR。此外，由于 FMR 的问题主要在心室，仍未证实基于瓣叶的干预是否具有持久的疗效。在一项针对接受 MitraClip 修复术的 FMR 患者的上市后研究中，23.5% 的患者在 1 年时需要外科手术治疗二尖瓣功能障碍[12]。其次，MitraClip 仅能抓取两个瓣叶，因此适用性有限，限制了其在更多的瓣膜解剖结构及更多患者中的应用。

另一方面，经导管二尖瓣置换术（transcatheter mitral valve replacement，TMVR）器械有望通过一种设计解决多种病理和多种瓣膜解剖结构的问题，并且在降低 MR 方面有更可预测的结果。许多 TMVR 技术依赖于锚定和（或）主动接合自体二尖瓣和左心室，并受到二尖瓣瓣环动态变化的影响，包括瓣环钙化、解剖变异及其动态活动，所有这些都是对人工瓣膜锚定稳定性的挑战。此外，自体二尖瓣与主动脉瓣和左心室流出道（left ventricular outflow tract，LVOT）的接近增加了 LVOT 阻塞的风险，这限制了该技术在需要治疗的 MR 患者中的适用性。

4C 医疗技术公司（称为 4C Medical）开发了一种治疗 MR 的新技术。该植入物被称为 AltaValve™，是首个保留自体二尖瓣和左心室，采用瓣环上、仅心房固定方式的经导管 MR 治疗技术。该器械旨在消除现有 TMVR 技术的各种问题。AltaValve 置于自体二尖瓣瓣环之上并保留了自体瓣膜装置，避免了与二尖瓣瓣环的复杂性和动力学相关的问题，使其适用于更多患者且与患者 MR 的发生机制无关。这种方法可以促进左心室良性重构，同时消除与当前 TMVR 器械相关的并发症，如 LVOT 梗阻、器械栓塞和早期器械疲劳失功。与其他 TMVR 器械不同，AltaValve 也是唯一有可能植入既往接受过经导管二尖瓣修复术患者的器械。器械特征、解剖成像和早期人体实验的总结将在下文中进行讨论。

17.2 设备描述

17.2.1 工作原理

当二尖瓣不能正常关闭，就会出现 MR，造成血液逆流回左心房，导致流向身体的血流减少。图 17.1 展示了通过健康心脏的血流动力学示意图并将其与 MR 患者进行了比较。

AltaValve 是一种 TMVR 器械，其新颖的设计和瓣环上定位使其不同于传统的 TMVR 器械。传统的 TMVR 器械在二尖瓣瓣环中释放，将二尖瓣瓣叶完全打开并推向左心室壁，从而在功能上去除了二尖瓣。此外，传统的 TMVR 器械使用组织锚钉，例如钩、倒钩和（或）系带来减少器械栓塞或移位。相比之下，AltaValve 凭借其瓣环上位置保留了原生瓣膜的剩余功能，通过加大尺寸固定于左心房。与传统 TMVR 器械相比，AltaValve 原理的示意图如图 17.2 所示。

AltaValve 是一种可自膨胀的植入物，由单个支架和组织瓣叶组成。可使用经心尖或经房间隔输送系统将其植入左心房，支架自膨胀并将组织瓣膜定位在二尖瓣瓣环上方。组织瓣膜在舒张期打开，允许血液经瓣膜流向左心室，在收缩期关闭，有效地避免反流。图 17.3 为 AltaValve 组织瓣膜处于关闭位置时的效果图。AltaValve 的设计减少了传统 TMVR 器械相关的并发症，因而，与二尖瓣瓣环的复杂性及动态改变相关的常见问题迎刃而解，使其适用于更多 MR 患者人群。

17.2.2 设备结构

与经导管主动脉瓣置换术（transcatheter aortic valve replacement，TAVR）瓣膜类似，AltaValve 采用标准医疗器械材料设计制造。AltaValve 组件由支架、支架帽、组织瓣膜、织物裙边和缝线组成（表 17.1）。支架由镍钛合金制成，可在释放时自行膨胀，固定在左心房内，使组织瓣膜正常工作。植入物周围的织物裙边

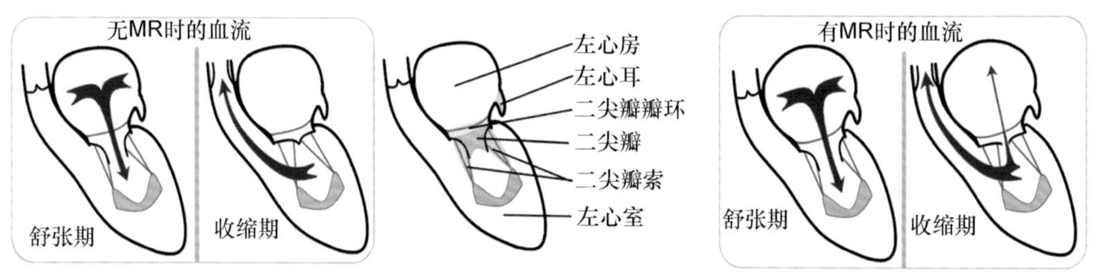

• **图 17.1** 人类心脏简图。左图：健康心脏的血液流动。中图：解剖标记。右图：慢性 MR 心脏的血液流动

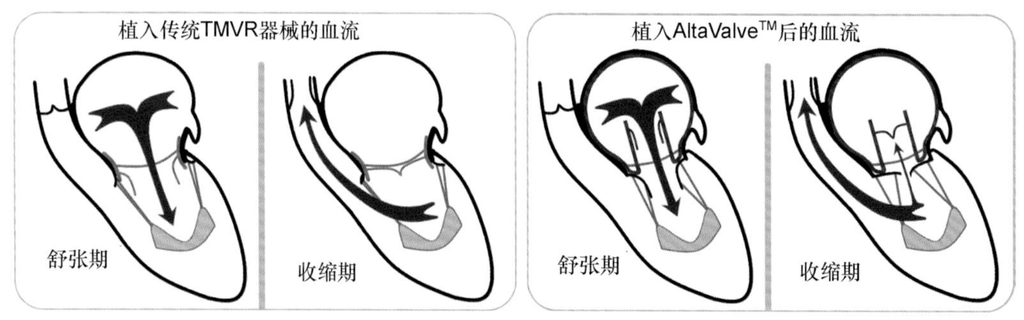

• **图 17.2** 左图：传统的 TMVR 器械在二尖瓣瓣环中释放，组织锚钉与左心房和（或）左心室中的组织紧密接合。右图：AltaValve 在左心房释放，并位于二尖瓣瓣环内，不影响自体二尖瓣和左心室结构

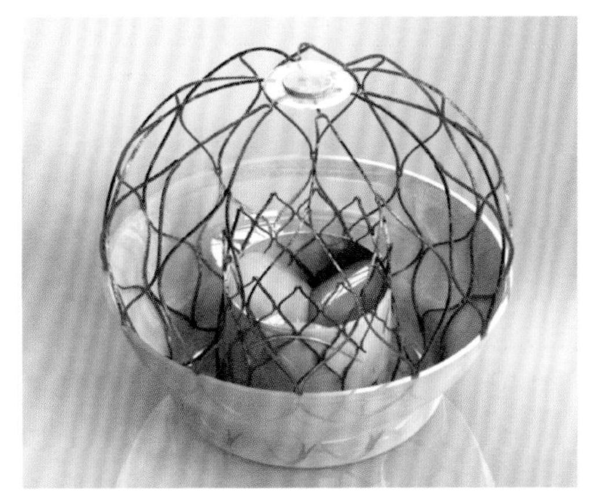

• 图 17.3 AltaValve 组织瓣膜处于关闭位置时的效果图（来源：Katherine Kumar，Saravana Kumar.）

表 17.1 用于制造 AltaValve 的材料

组件	材料
支架	镍钛合金
支架帽	钛合金
组织瓣膜	牛心包
织物裙边	聚对苯二甲酸乙二醇酯（PET）
缝线	超高分子量聚乙烯（UHMWPE）

有助于减少瓣周漏（paravalvular leakage，PVL）。

17.2.2.1 支架

支架由具有超弹性能的镍钛合金制成。该支架不仅能被压缩到输送系统，还能在释放后自膨胀至适当尺寸后锚定在左心房内，为组织瓣膜搭建支架，缓解瓣周漏，并保持左心房的顺应性。健康心脏的左心房具有高度兼容性，而慢性 MR 心脏的左心房因纤维化导致顺应性下降。因此，该支架设计了三个几何结构，以便采用适当加大尺寸（oversizing）的策略。图 17.4 突出显示了 AltaValve 支架的不同几何结构：外球、环形环和烟囱。

17.2.2.2 支架帽

支架帽包裹支架的撑杆端以形成与左心房顶部接触的平滑面。它由具有生物相容性的医用级钛合金制成。小的织物材料被缝合到支架帽顶部，以促进材料在左心房的内皮化。

17.2.2.3 组织瓣膜

组织瓣膜由三个牛心包组织（TAVR 领域广泛应用）制成的瓣叶组成。组织瓣膜的采购、化学处理和灭菌均采用成熟的技术。

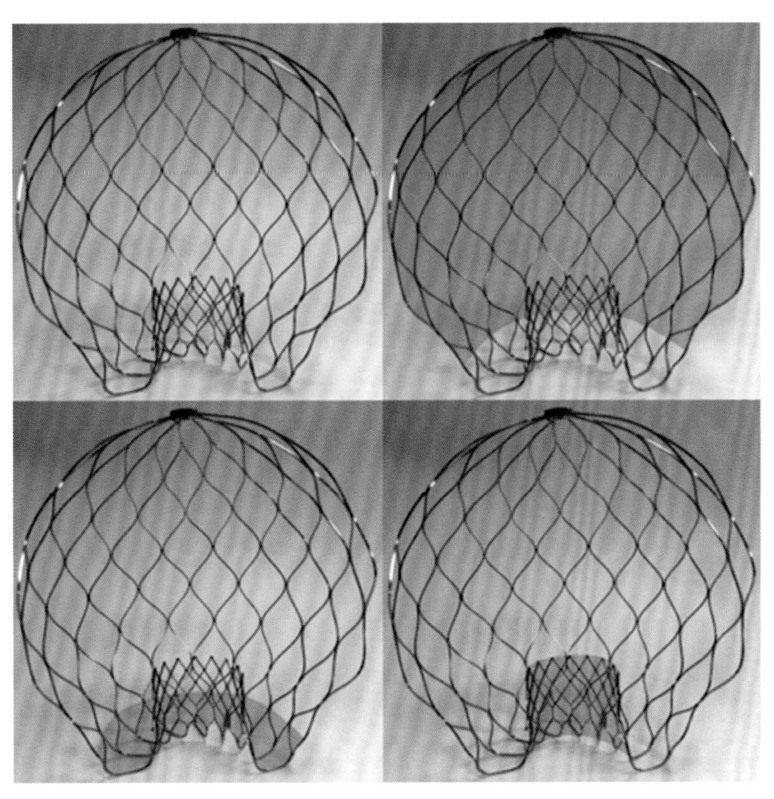

• 图 17.4 一体式支架的重要组成部分——外球、环形环和烟囱（来源：Katherine Kumar，Saravana Kumar.）

外球（右上图）：支架的几何结构较左心房尺寸更大以便于器械贴壁。

环形环（左下图）：形状与二尖瓣瓣环相贴合以减少瓣周漏。大的织物裙边在此处缝合以避免瓣周漏并促进内皮化和组织长入。

烟囱（右下图）：位于球体内部，用于支撑瓣叶。组织瓣膜在此处缝合以作为血液从心房流向心室的管道

17.2.2.4 织物裙边和缝线

将织物裙边缝合于支架帽，并环绕缝合在支架下 1/3，以促进组织长入并防止瓣周漏。织物裙边采用医用级聚对苯二甲酸乙二醇酯（PET）。该材料是 TAVR 领域常用的材料。织物材料与环形环的几何结构紧贴缝合，可最大程度地减少 AltaValve 植入后瓣中和瓣周的反流。使用超高分子量聚乙烯（UHMWPE）缝线将织物缝至支架上，这在外科和 TAVR 技术中也很常用。

17.2.3 输送系统

AltaValve 植入有两种输送系统，包括经心尖（transapical，TA）输送系统和经房间隔（transseptal，TS）输送系统。术前 CT 对于指导手术选择何种输送系统至关重要。对于经心尖入路途径，会进行胸廓切开术以暴露心尖。然后使用与 TAVR 或 TMVR 手术同样的经心尖入路标准来确定心尖穿刺部位。输送系统包含 TA 鞘管、扩张器和 TA 输送导管（34 Fr）。使用装载工具将 AltaValve 装入输送导管内。使用鞘管和扩张器，穿刺心尖部后将系统推进心室并穿过自体二尖瓣进入左心房。扩张器可与标准导丝同时使用，但在引入输送导管之前必须移除导丝和扩张器。在植入过程中，首先将支架的球形部分释放推出导管，直到其与心房顶部接触。然后进一步释放 AltaValve，直到瓣叶部分完全释放。需要注意的是，组织瓣膜部分在 TA 输送过程中最后展开，因此在释放过程中必须注意需将输送系统始终保持在二尖瓣的中心。AltaValve 植入后，在完全释放之前可完全重定位（和回收）。之后，可将输送系统从患者体内取出，最后缝合手术入路。

TS 输送系统与 TA 输送系统相似，另外还包括穿房间隔鞘管、扩张器、可控输送导管（目前为 30 Fr）、装载系统和固定装置。根据当前的技术标准，在右心房和左心房之间进行房间隔穿刺。将一根导丝穿过房间隔进入左心房，之后使用鞘管和扩张鞘穿过房间隔。然后取出扩张鞘，将输送导管插入鞘管并送至左心房。输送导管是完全可调弯的，在支架释放前使其位于二尖瓣瓣环的中心。然后使用主动机件缓慢释放 AltaValve 使其与二尖瓣瓣环和左心房贴合。可在植入物完全释放之前评估血流动力学功能和瓣周漏情况。植入物在释放后和从输送系统中完全释放之前可完全重新定位。

17.3 解剖成像和尺寸测量

影像学评估对于 TAVR 选择合适的器械、术前计划和器械性能的重要性无须赘述[27]。尽管 TMVR 应用尚无广泛的研究数据，但鉴于 MR 病理上具有更大的变异性，影像学评估的重要性亦是不言而喻。AltaValve 的设计原则是在左心房尺寸之上适当加大尺寸，以确保其定位和预期功能。因此，利用术前 CT 影像进行尺寸测量和评估对于手术的成功至关重要。虽然超声心动图有助于了解病情，但不建议将其作为 CT 测量的替代方法。

AltaValve 尺寸选择原则是在左心房的高度和宽度以及自体二尖瓣瓣环尺寸的基础上适当加大尺寸，如图 17.5 所示。每个指标的尺寸要求如下文所述。

- 左心房高度：适当增加高度可确保 AltaValve 保持与左心房顶部的贴合以避免器械移位。
- 左心房宽度：适当增加宽度可确保 AltaValve 与心房表面贴合以避免器械栓塞和（或）旋转。
- 二尖瓣：器械尺寸适当大于瓣环尺寸，可最大限度地减少 PVL，并保证器械与自体二尖瓣瓣环的同轴性。

既往有研究描述人体二尖瓣的解剖结构，并强调了瓣环的三维几何结构，以及慢性 MR 对其几何结构的影响。然而，关于左心房几何形状的 3D 测量的研究却很少。虽然最近有几项研究利用 CT 影像了解左心房的特定解剖学特征［例如左心耳（left atrial appendage，LAA）］，但目前只有少数基于超声心动图进行左心房测量的研究报告[28]。4C Medical 开发了专门的成像技术，用于分析 MR 的患者左心房的几

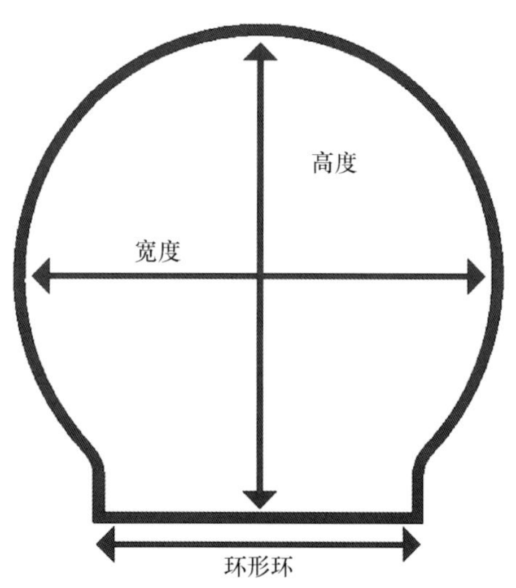

• **图 17.5** AltaValve 尺寸测量用于术前参考

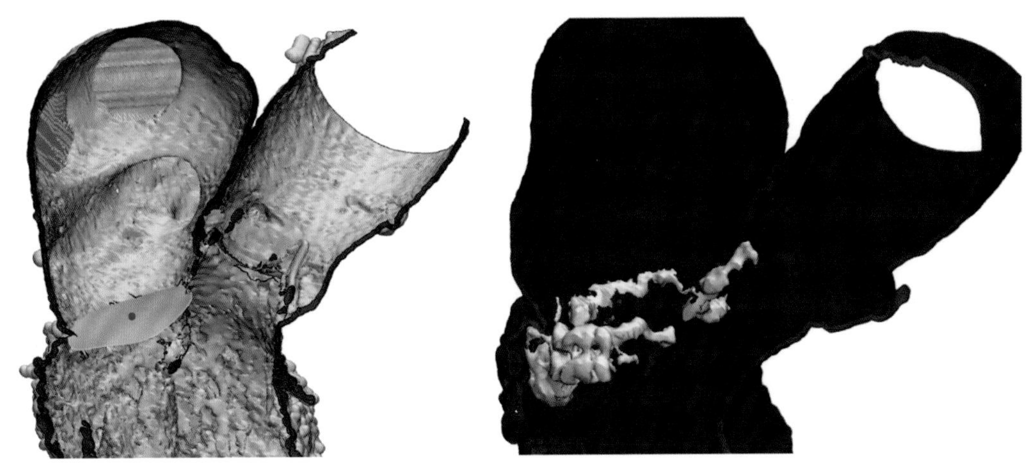

• **图 17.6** 没有钙化的慢性 MR 患者（左图）和重度二尖瓣瓣环钙化患者（右图）的左心房横截切面（自体二尖瓣瓣环叠于 CT 图像之上）。使用 Mimics Medical（Materialise, Inc.）软件用于图像的分割和分析（来源：Katherine Kumar, Saravana Kumar.）

何形状和顺应性，以帮助制订 AltaValve 植入物的尺寸选择策略。

图 17.6 显示了一名即将进行 TMVR 手术的重度 MR 患者的解剖结构图。左心房的高度、宽度和容积会根据 MR 的严重程度和持续时间发生变化。此外，MR 患者还可能发生瓣环和瓣叶钙化，在植入手术前了解钙化程度也非常重要。AltaValve 目前的设计提供了一系列外球尺寸，以适应左心房的多样性。这种尺寸选择策略在 TAVR 自膨式瓣膜的选择中很常见，其原理已被 AltaValve 借鉴。尽管外球尺寸不同，但装有 AltaValve 瓣叶的烟囱的工作直径始终为 27 mm。

左心房的 CT 分析结果显示，与健康的左心房相比，慢性 MR 患者的左心房的整体容积显著增加。50 例慢性 MR 患者的左心房容积大致为 90 ～ 525 ml。通过 CT 在心动周期中计算其中 25 例患者的左心房容积，其平均变化率为 4.3%。相较而言，健康猪的平均左心房容积变化率为 45%，但这个数据会随着 MR 进展（左心房扩大及左心房顺应性降低）开始变化。以上数据使用 Mimics 医疗软件（Materialise, Inc., Belgium）用于 CT 扫描，使用 3-matic 医疗软件（Materialise, Inc., Belgium）用于分析。

17.4 临床前和临床研究

17.4.1 动物研究

4C Medical 使用猪模型进行了一系列急性和慢性动物研究。动物研究旨在产品的开发工作，以及确认 AltaValve 植入物和输送系统的设计性能。这有助于进一步改进器械的设计，以保证人体内使用的安全性和有效性。

由于左心房的复杂性和动态变化特性，AltaValve 植入动物模型的过程具有一定的挑战性。具体而言，与人体解剖结构不同，猪的左心耳位于左心房顶部，可能会影响植入物的最终定位。此外，与慢性 MR 患者相比，健康的左心房形态是动态变化的。在整个心动周期中，左心房的容积变化率可高达 50%。为应对这些挑战，4C Medical 完成了一系列动物研究来构建稳定的 MR 动物模型以评估 AltaValve 植入物相关的长期研究结果。图 17.7 展示了 AltaValve 在自体二尖瓣上方的定位，以及在 30 天的动物研究后根据取出的猪心房所见的 AltaValve 和心房的对位关系。大体病理学和组织病理学检查一致证明，相对于原生二尖瓣，植入物在左心房解剖结构中的位置良好，LVOT 保持完全开放。心肌切片的组织病理学结果也证实没有血栓形成、器械栓塞、心内膜炎和显著的病理学改变情况。

在长期的研究过程中，AltaValve 的血流动力学性能也没有显著变化。由于猪的左心房是健康的，因此在大多数动物的慢性研究过程中，天然瓣周漏较少，而且长期的研究过程中心房继续正向重构，最终导致反流进一步降低，然而在维持 AltaValve 正常运行所需的自体瓣膜的最小 MR 方面，挑战依然存在。

17.5 人体临床研究

到目前为止，AltaValve 已在加拿大多个临床中心作为同情性使用用于治疗慢性 MR 患者（均使

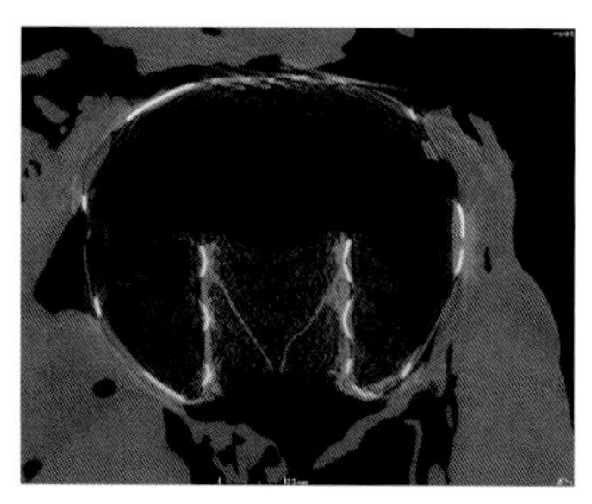
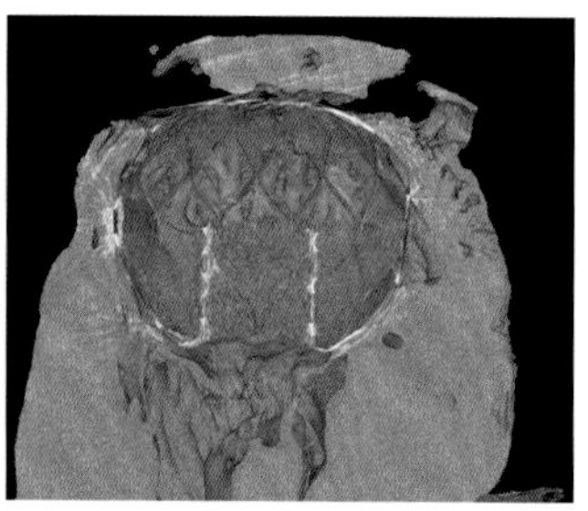
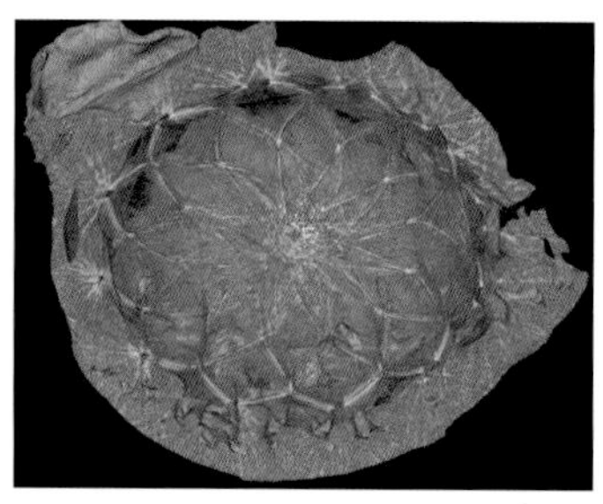

• 图 17.7 AltaValve 置入猪模型后取出的猪心房 CT 图像及照片。组织瓣膜位于自体二尖瓣上方，支架与左心房的贴壁对位良好[29]（来源：4C Medical Technologies，Inc.）

用经心尖输送系统）。这些患者为外科手术禁忌且不适合进行 MitraClip 手术的人群。由医生提出请求，加拿大卫生部通过特别准入计划批准了患者进行 AltaValve 植入术。所有病例均在标准超声心动图和 X 线透视引导下，在 30 min 内成功完成。患者术后仅存在微量的瓣周漏或无瓣周漏。下文提供了一个 AltaValve 的病例。

第一例 AltaValve 人体病例于 2018 年 9 月 5 日加拿大魁北克省拉瓦尔大学魁北克心肺研究所由 Josep Rodés-Cabau（介入心脏病学专家）和 Francois Dagenais（心脏外科医生）开展。接受 AltaValve 植入的是一名 77 岁的男性患者，该患者有冠状动脉旁路移植术、主动脉瓣置换术、慢性心房颤动和 LVEF 降低（30%）病史，尽管采用了最佳药物治疗，仍出现症状性（NYHA Ⅲ级）重度 MR（继发于二尖瓣后叶限制和瓣环扩张）。总手术时间（皮肤至皮肤）为 23 min，无手术并发症，患者在手术结束时拔管。术后 6 天的心脏 CT 证实了瓣膜位置良好，支架与左心房壁贴壁良好。术后 7 天的经胸超声心动图（TTE）显示无残留 MR，平均跨瓣压差为 2 mmHg，对自体二尖瓣和瓣膜下装置无影响，无 LVOT 梗阻。图 17.8 显示了术后 6 天使用 Mimics Medical（Materialise Inc.，Belgium）获得的 AltaValve 患者 CT 扫描结果。术后 90 天，TTE 显示无残留 MR 或瓣周漏，血流动力学可接受。该病例的经验在 2018 年 TCT 会议上进行了汇报并在 *JACC Interventions* 上发表[30]。AltaValve 在北美使用早期可行性研究（EFS）IDE 的临床研究正在准备之中。

17.6 小结

手术高危或手术禁忌的有症状的严重 MR 患者目前缺少有效的替代治疗。AltaValve 可以作为该患者群体的一种治疗选择，其结果可预测且持久，不仅能缓解症状，还有可能延长预期寿命。AltaValve 旨在解决目前 TMVR 技术存在的问题，并可为病情严重但未治疗的 MR 患者提供新的治疗选择。由于其独特的设计，AltaValve 解决了部分现有 TMVR 技术难题：

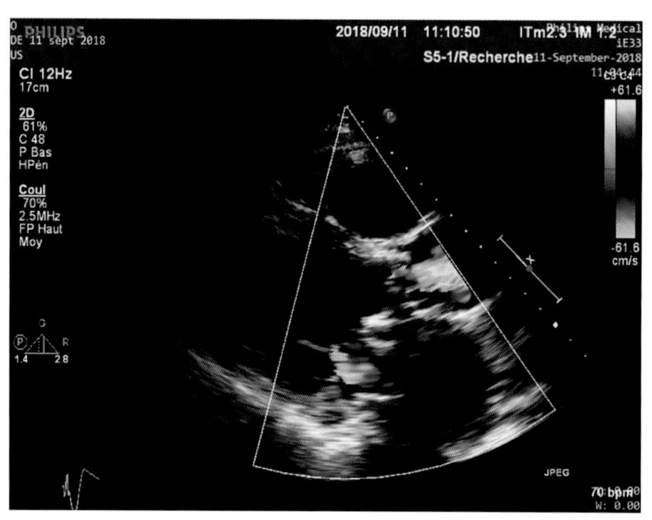

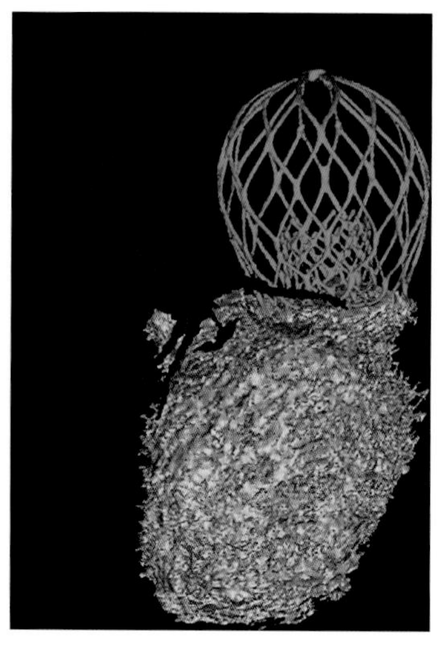

• 图 17.8 左图：超声心动图显示自体二尖瓣反流，在 AltaValve 处停止。右图：术后 6 天从 CT 扫描中重建的 AltaValve（来源：Katherine Kumar，Saravana Kumar.）

①它将 LVOT 阻塞的风险降至最低；②降低了对自体二尖瓣瓣环和（或）左心室解剖结构的损伤风险。此外，由于 AltaValve 置入机制在于过度膨胀（如同冠状动脉支架植入），并非使用钩、凸缘、系绳和其他刚性锚钉在自体二尖瓣瓣环和左心室内放置和固定，因此与其他 TMVR 技术相比，其损伤自体组织的可能性显著较小。随着 TMVR 的普及，AltaValve 的另一个独特优势更得以突显。相较于其他 TMVR 技术，AltaValve 可以植入先前已行二尖瓣修复的患者体内。总而言之，AltaValve 器械可显著减少或消除 MR、降低因心力衰竭而住院的比例、有效逆转心脏重构、改善生活质量和降低死亡率。

参考文献

1 Nkomo, V., Gardin, J., Skelton, T. et al. (2006). Burden of valvular heart diseases: a population-based study. *Lancet (London, England)* 368 (9540): 1005–1011.

2 Grasso, C., Capodanno, D., Tamburino, C., and Ohno, Y. (2015). Current status and clinical development of transcatheter approaches for severe mitral regurgitation. *Circ. J.* 79 (6): 1164–1171.

3 Hojo, Y., Kumakura, H., Kanai, H. et al. (2016). Lipoprotein(a) is a risk factor for aortic and mitral valvular stenosis in peripheral arterial disease. *Eur. Heart J. Cardiovasc. Imaging* 17 (5): 492–497.

4 Kajimoto, K., Sato, N., Takano, T., and Investigators of the Acute Decompensated Heart Failure Syndromes (ATTEND) Registry (2016). Functional mitral regurgitation at discharge and outcomes in patients hospitalized for acute decompensated heart failure with a preserved or reduced ejection fraction. *Eur. J. Heart Fail.* 18 (8): 1051–1059.

5 Yamaji, K., Shiomi, H., Morimoto, T. et al. (2016). Effects of age and sex on clinical outcomes after percutaneous coronary intervention relative to coronary artery bypass grafting in patients with triple-vessel coronary artery disease. *Circulation* 133 (19): 1878–1891.

6 Okura, H., Takada, Y., Yamabe, A. et al. (2011). Prevalence and correlates of physiological valvular regurgitation in healthy subjects. *Circ. J.* 75 (11): 2699–2704.

7 Ozasa, N.T.R., Abe, M., Shizuta, S. et al. (2006). Prevalence of mitral regurgitation and their impact on prognosis in patients with coronary artery disease undergone first percutaneous coronary intervention. *Circulation* 114 (Suppl 18): II_609–II_609.

8 Kim, S., Kuroda, T., Nishinaga, M. et al. (1996). Relationship between severity of mitral regurgitation and prognosis of mitral valve prolapse: echocardiographic follow-up study. *Am. Heart J.* 132 (2 Pt 1): 348–355.

9 Lamas, G., Mitchell, G., Flaker, G. et al. (1997). Clinical significance of mitral regurgitation after acute myocardial infarction. Survival and ventricular enlargement investigators. *Circulation* 96 (3): 827–833.

10 Grigioni, F., Enriquez-Sarano, M., Zehr, K. et al. (2001). Ischemic mitral regurgitation: long-term outcome and prognostic implications with quantitative Doppler assessment. *Circulation* 103 (13): 1759–1764.

11 Delahaye, J., Gare, J., Viguier, E. et al. (1991). Natural history of severe mitral regurgitation. *Eur. Heart J.* 12 (Suppl B): 5–9.

12 Giannini, C., Fiorelli, F., De Carlo, M. et al. (2016). Comparison of percutaneous mitral valve repair versus conservative treatment in severe functional mitral regurgitation. *Am. J. Cardiol.* 117 (2): 271–277.

13 Goel, S., Bajaj, N., Aggarwal, B. et al. (2014). Prevalence and outcomes of unoperated patients with severe symptomatic mitral regurgitation and heart failure: comprehensive analysis to determine the potential role of MitraClip for this unmet need. *J. Am. Coll. Cardiol.* 63 (2): 185–186.

14 Swaans, M., Bakker, A., Alipour, A. et al. (2014). Survival of transcatheter mitral valve repair compared with surgical and conservative treatment in high-surgical-risk patients. *JACC Cardiovasc. Interv.* 7 (8): 875–881.

15 Mirabel, M., B, I., Baron, G. et al. (2007). What are the characteristics of patients with severe, symptomatic, mitral regurgitation who are denied surgery? *Eur. Heart J.* 28 (11): 1358–1365.

16 Gammie, J., Sheng, S., Griffith, B. et al. (2009). Trends in mitral valve surgery in the United States: results from the Society of Thoracic Surgeons adult cardiac surgery database. *Ann. Thorac. Surg.* 87 (5): 1431–1437.

17 Wang, A., Grayburn, P., Foster, J. et al. (2016). Practice gaps in the care of mitral valve regurgitation: insights from the American College of Cardiology mitral regurgitation gap analysis and advisory panel. *Am. Heart J.* 172: 70–79.

18 Feldman, T., Kar, S., Rindaldi, M. et al. (2009). Percutaneous mitral repair with the MitraClip system: safety and midterm durability in the initial EVEREST (endovascular valve edge-to-edge REpair study) cohort. *J. Am. Coll. Cardiol.* 54 (8): 686–694.

19 Feldman, T., Mauri, L., Kar, S. et al. (2010). EVEREST II randomized clinical trial: a critical assessment of the safety data in patients treated with the MitraClip. *J. Am. Coll. Cardiol.* 56 (13) https://doi.org/10.1016/j.jacc.2010.08.115.

20 Whitlow, P., Feldman, T., Pedersen, W. et al. (2012). Acute and 12-month results with catheter-based mitral valve lea fl et repair: the EVEREST II (endovascular valve edge-to-edge repair) high risk study. *J. Am. Coll. Cardiol.* 59 (2): 130–139.

21 Attizzani, G., Ohno, Y., Capodanno, D. et al. (2015). Extended use of percutaneous edge-to-edge mitral valve repair beyond EVEREST (endovascular valve edge-to-edge repair) criteria: 30-day and 12-month clinical and echocardiographic outcomes from the GRASP (getting reduction of mitral insufficiency by Percut). *JAAC: Cardiovasc. Interv.* 8 (1 Pt A): 74–82.

22 Attizzani, G., Ohno, Y., Capodanno, D. et al. (2015). Gender-related clinical and echocardiographic outcomes at 30-day and 12-month follow up after MitraClip implantation in the GRASP registry. *Catheter. Cardiovasc. Interv.* 85 (5): 889–897.

23 Grasso, C., Capodanno, D., Scandura, S. et al. (2013). One- and twelve-month safety and efficacy outcomes of patients undergoing edge-to-edge percutaneous mitral valve repair (from the GRASP registry). *Am. J. Cardiol.* 111 (10): 1482–1287.

24 Ohno, Y., Attizzani, G., Capodanno, D. et al. (2014). Association of tricuspid regurgitation with clinical and echocardiographic outcomes after percutaneous mitral valve repair with the MitraClip system: 30-day and 12-month follow-up from the GRASP registry. *Eur. Heart J. Cardiovasc. Imaging* 15 (11): 1246–1255.

25 Pleger, S., Schulz-Schönhagen, M., Geis, N. et al. (2013). One year clinical efficacy and reverse cardiac remodelling in patients with severe mitral regurgitation and reduced ejection fraction after MitraClip implantation. *Eur. J. Heart Fail.* 15 (8): 919–927.

26 Maisano, F., Franzen, O., Baldus, S. et al. (2013). Percutaneous mitral valve interventions in the real world: early and 1-year results from the ACCESS-EU, a prospective, multicenter, nonrandomized

post-approval study of the MitraClip therapy in Europe. *J. Am. Coll. Cardiol.* 62 (12): 1052–1061.

27 Martino, L.D., Vletter, W., Ren, B. et al. (2015). Prediction of paravalvular leakage after transcatheter aortic valve implantation. *Int. J. Cardiovasc. Imaging* 31 (7): 1461–1468.

28 Borg, A., Pearce, K., Williams, S., and Ray, S. (2009). Left atrial function and deformation in chronic primary mitral regurgitation. *Eur. J. Echocardiogr.* 10 (7): 833–840.

29 R. Virmani, Pathologic Insights in Transcatheter Mitral Valve Therapies, 2018, Presented in February Miami Valve Meeting.

30 Nunes, F.-N., Dagenais, F., Bernier, M. et al. (2019). Transcatheter mitral valve replacement with a new supra-annular valve: first-in-human experience with the AltaValve system. *JACC Cardiovasc. Interv.* 12 (2): 208–209.

第 18 章

ARTO 经导管二尖瓣修复系统

Andrejs Erglis，Inga Narbute，Agnese Strenge，Samantha E. Greene

范嘉祺　何宇欣　译　王建安　审校

18.1　设备描述

多达 74% 的住院患者和 45% 的门诊患者被诊断为收缩性心力衰竭，其中合并有功能性二尖瓣反流（functional mitral regurgitation，FMR）的患者的死亡率高于无 FMR 的患者[1]。经皮治疗 FMR 是一种重要的治疗策略，但仍尚未满足成人结构性心脏病领域的临床需求。既往研究表明，FMR 患者二尖瓣隔侧（septal-lateral）径增加是导致瓣环扩大的主要原因[1-2]。ARTO 系统是一种独特的经血管途径治疗充血性心力衰竭相关二尖瓣反流的技术。ARTO 系统（图 18.1 和 18.2）[3] 通过缩短二尖瓣短轴（将间隔和侧壁向内移位）来重塑二尖瓣瓣环并改善瓣叶的闭合，即通过重建正常的解剖结构达到减少二尖瓣反流的目的。

名称和制造商：ARTO™ 系统；MVRx，Inc.，San Mateo，CA，USA。

审批状态：临床评价。

设备原理：基于左心房的二尖瓣修复术。

具体设计：自体二尖瓣前后瓣环缩短。

输送系统：静脉血管内输送。

设备大小：12 Fr 输送系统。

18.2　手术过程

全身麻醉后，在经食管超声心动图（transesophageal echocardiography，TEE）引导下进行手术。术前超声测量二尖瓣内径、心腔大小、二尖瓣反流和其他相关参数。简而言之，ARTO 系统的释放过程为在心大静脉（great cardiac vein，GCV）和左心房之间放置磁铁，通过磁力相吸形成导管“环”。

建立两个中心静脉入路用于放置 ARTO 系统。通常，在手术中，一名介入医生在右颈内静脉（right internal jugular vein，RJV）操作，另一名在右股静脉（right femoral vein，RFV）操作。手术开始，首先同时行冠状窦（coronary sinus，CS）静脉造影与左冠状动脉造影，以确定左回旋支（left circumflex coronary artery，LCX）和冠状窦之间的位置关系。ARTO 系统的主要释放步骤如图 18.3 所示。

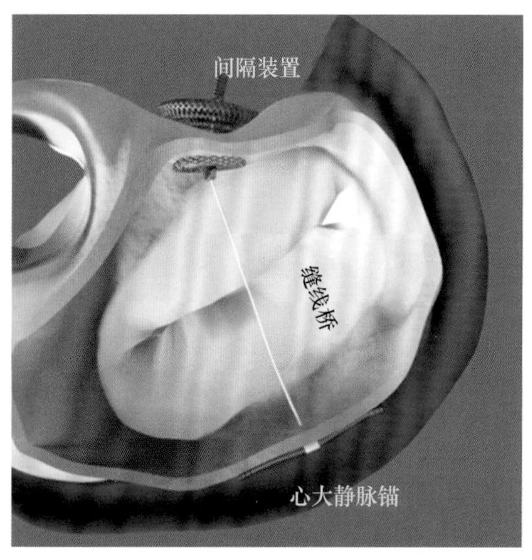

• **图 18.1**　ARTO 系统置于合适的位置

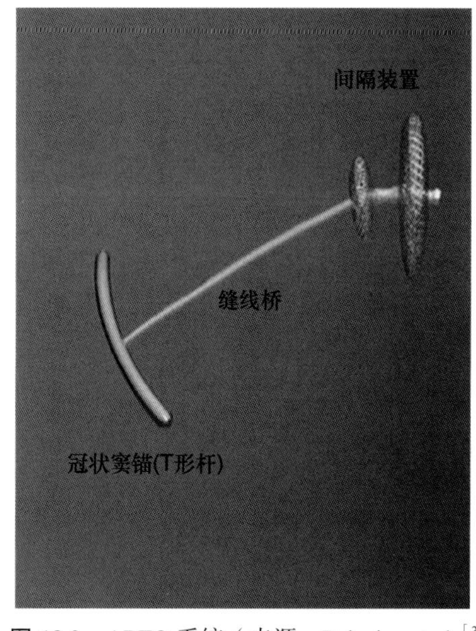

• **图 18.2**　ARTO 系统（来源：Palacios et al.[3]）

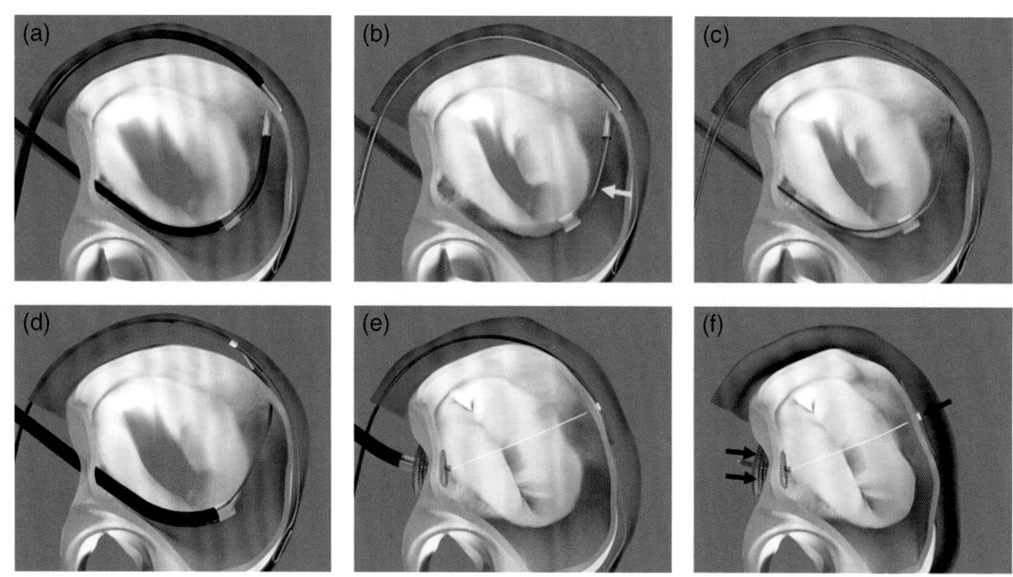

• **图 18.3** ARTO 系统释放过程。(**a**)心大静脉和左心房磁导管(MagneCath)置于二尖瓣后叶 P2 区后方并形成磁性连接。(**b**)环形导丝(箭头)进入心大静脉和左心房的磁性连接处。磁导管特定的形状和内腔可以保证环形导丝从心大静脉安全地通过心脏前壁到达左心房。(**c**)交换导管(ETC)通过环形导丝推入,直至其于右颈内静脉内消失,形成从右颈内静脉到右股静脉的环路。(**d**)在交换导管内推进整个缝线桥组件(SBA)直至在右股静脉内消失,释放 T 形杆和缝线桥组件。将 T 形杆输送导管(TBDC)推进至心大静脉的预期位置(P2)。(**e**)将间隔装置穿过室间隔至左心房后释放。间隔装置折叠于导引管(IT)内,整个组装器械装载于 12 Fr 输送鞘管的中心。(**f**)收紧缝线使二尖瓣瓣环前后径逐渐缩短(双箭头指向间隔锚,单箭头指向心大静脉锚)直到功能性二尖瓣反流明显减少

通过 7 Fr MP A2 或其他合适的血管造影导管将一根 0.035 英寸(约 0.089 cm)导丝推入冠状窦直至心大静脉,将 12 Fr 有磁性的心大静脉磁导管(great cardiac vein magnet catheter, GCVMC)(MVRx, Inc.)从右颈内静脉置入冠状窦。然后推进 12 Fr 心大静脉磁导管沿导丝到达二尖瓣后叶上方的位置(P2)。通过前室间静脉(anterior interventricular vein, AIV)或超声来定位最佳位置。

然后通过标准的房间隔穿刺进入左心房。将一根导丝推进左心房建立通路,并将 12 Fr 输送导管沿着导丝推进左心房。

下一步是放置并连接两个磁导管——左心房 MagneCath 导管(left atrial MagneCath catheter, LAMC)和心大静脉磁导管。穿刺右股静脉将左心房 MagneCath 导管通过 0.035 英寸导丝置入左心房,同时将心大静脉磁导管推进到位并旋转至与左心房 MagneCath 导管对齐。通过 X 线透视引导进行推进和旋转的操作。一旦两个磁导管实现磁性连接,推进环形导丝(loop guidewire, LGW)穿过心大静脉磁导管头端,形成从右颈内静脉到右股静脉的环路,然后刺穿心脏侧壁并进入左心房 MagneCath 导管带螺纹的头端。环形导丝继续向足侧推进,直至其在右股静脉处离开左心房 MagneCath 导管。然后小心取出左心房 MagneCath 导管,将两根导丝留在心大静脉磁导管中。

随后在腹股沟经环形导丝置入交换导管(exchange tube catheter, ETC),穿过侧壁的穿刺部位后继续推进,同时回撤心大静脉磁导管。一起推进交换导管、心大静脉磁导管和环形导丝,直至两根导管在右颈内静脉内消失。

然后在交换导管内推进缝线桥组件(suture bridge assembly, SBA)使其消失于右股静脉,释放 T 形杆(心大静脉锚)和缝线桥组件。将 T 形杆输送导管(T-bar delivery catheter, TBDC)推进至心大静脉的预期位置(P2)。

随后将间隔装置(septal device, SD)穿过房间隔后释放,先将间隔装置传送导丝(septal device delivery wire, SDDW)连接到间隔装置上,将缝线穿过间隔装置,直到缝线延长至间隔装置近端。导引管(introducer tube, IT)置于 SDDW 近端,间隔装置折叠于导引管内,整个组装器械装载于右股静脉 12 Fr 输送鞘管的中心,推送间隔装置穿过房间隔,进入左心房后释放。

从右股静脉收紧缝线缩短二尖瓣瓣环隔侧径以测试系统的有效性。超声用于评估缩短的隔侧径和反流

程度，并明确是否需要调整器械位置以尽可能减少反流。一旦确认位置，移出间隔装置传送导丝，永久植入间隔装置。

在完全打开锁扣的情况下，将延长导丝（extension wire，EW）头端推进穿过预装的锁扣和缝线锁定输送导管（suture lock delivery catheter，SLDC），继续推进直至缝线略微绷紧。在保证缝线有轻微张力的情况下，通过 12 Fr 输送鞘管将导管推进至间隔装置。在收紧缝线之前释放 T 形杆。将缝线桥组件连接到手柄的滑动条上。用拇指将滑动条缓慢向后滑动（缩短缝线桥长度）和（或）向前滑动（延长缝线桥长度）以调节位置。到达合适位置后松开滑动条。在超声引导下，通过滑动条调整位置（加长或缩短隔侧径）。重复上述步骤，直到获得满意的结果。在缝线收紧后留足时间进行观察，以确保稳定和长期的手术效果。检查手术过程中患者的反应并确保器械位置的正确。确认最终位置后，将锁扣锁定。释放锁扣后从鞘管中取出缝线锁定输送导管。

最后将缝合切割导管（suture cutting catheter，SCC）推入体内用于切割多余缝线，最终操作手柄撤出所有的导管。

18.3　ARTO 系统的临床经验

目前正在进行研究的 MAVERIC（二尖瓣修复）临床试验项目中采用了 ARTO 系统。MAVERIC 是一项前瞻性、多中心、单臂研究，旨在评价 ARTO 系统在二尖瓣反流相关的持续性心力衰竭患者中的器械安全性和有效性。主要纳入标准为纽约心脏协会（NYHA）心功能分级Ⅱ～Ⅳ级、FMR ≥ 2+级、左心室射血分数（left ventricular ejection fraction，LVEF）> 20% 并且≤ 50%，以及左心室舒张末期内径（left ventricular end-diastolic diameter，LVEDD）> 50 mm 并且≤ 75 mm。排除标准是妨碍 ARTO 手术可行性的一些临床因素。主要结局事件为安全性（30 天和 1 年主要不良事件——定义为死亡、卒中、心肌梗死、器械相关再次手术、心脏压塞和肾衰竭）和有效性（30 天和 1 年二尖瓣反流降低、左心室容积和功能状态），每年进行超声心动图检查和临床随访，直至术后 3 年结束。本研究的独特优势在于所有临床事件均由独立临床事件委员会（Clinical Events Committee，CEC）判定，且超声心动图由独立的核心实验室（CERC，Massy，France）进行分析。

本试验的前 11 名患者（Ⅰ期临床试验）由 A. Erglis 教授团队在一家医院进行入组（Pauls Stradiņš Clinical University Hospital，里加，拉脱维亚共和国）。心脏团队对患者进行了评估并认定其为外科手术高危。平均年龄为 60±11 岁，82% 为男性，左心室射血分数为 38%，81.8% 为心房颤动。其他特征包括既往心肌梗死（27.3%）、慢性阻塞性肺疾病（chronic obstructive pulmonary disease，COPD）（27.3%）、既往经皮冠状动脉介入治疗（percutaneous coronary intervention，PCI）（27.3%）和既往冠状动脉旁路移植术（coronary artery bypass graft，CABG）（18.2%）。30 天早期结果[4]展示出了非常好的数据，具有良好的学习曲线和很高的安全性，在第 30 天随访时无手术不良事件发生，生存率达 100%（表 18.1）。此外，ARTO 系统使前后径减少 16%（表 18.2），相应的二

表 18.1　MAVERIC Ⅰ期临床试验：3 年随访时的主要累积不良事件

经 CEC 判定的临床事件	30 天 $N = 11$ N（%）	1 年 $N = 10$ N（%）	2 年 $N = 8$ N（%）	3 年 $N = 7$ N（%）
安全性复合终点	1（9.1%）	2（18.2%）	4（36.4%）	5（45.5%）
死亡	0	0	2（18.2%）	3（27.3%）
心源性	0	0	2（18.2%）	2（18.2%）
非心源性	0	0	0	1（9.1%）
卒中	0	0	0	0
心肌梗死	0	0	0	0
器械相关心脏手术	0	1（9.1%）	1（9.1%）	1（9.1%）
心包填塞	1（9.1%）	1（9.1%）	1（9.1%）	1（9.1%）
肾衰竭	0	0	0	0

安全性复合终点：死亡、卒中、心肌梗死、器械相关心脏手术、心脏压塞、肾衰竭

表 18.2 超声心动图结果

参数	基线 $N = 11$	30 天 $N = 11$	1 年 $N = 10$	2 年 $N = 8$	3 年 $N = 7$
LVEDD（mm）	68.4±6.2	66.6±6.7	64.8±6.9	61.6±3.6	61.0±3.7
LVESD（mm）	59.3±6.1	56.6±7.6	55.5±7.4	51.3±5.9	49.0±7.1
LVEDVi（ml/m²）	119.5±27.7	103.8±20.2	97.8±24.9	90.4±26.7	93.9±29.4
LVESVi（ml/m²）	75.8±22.7	68.5±20.5	59.7±19.7	54.9±24.1	56.8±24.7
左心室射血分数（%）	37.6±7.4	35.2±8.3	41.2±6.7	41.7±10.6	41.8±9.9
LAVi（ml/m²）	78.8±17.0	66.9±15.3	60.3±20.2	66.3±25.8	58.8±18.3
前后径（mm）	45.0±3.2	38.7±3.8	39.5±3.4	39.7±3.3	39.3±2.8
反流容积（PISA）（ml）	45.4±14.1	19.5±9.6	24.0±10.7	23.3±10.3	18.2±12.8
EROA（PISA）（mm²）	30.3±10.4	13.5±6.7	15.9±8.1	16.3±10.5	11.8±8.0
缩流颈（mm）[a]	6.2±1.3	2.7±1.2	3.2±1.1	2.9±1.4	3.5±1.6

[a] 缩流颈宽度＜ 3 mm 计算为 2

尖瓣反流显著降低。非常有代表性的病例示例见图 18.4[4]。术前 FMR 为 3+～4+级的占 91%，30 天随访时，除 1 例患者（FMR 为 3+）外，所有患者的二尖瓣反流等级均＜ 2+（图 18.5a）。NYHA 分级从术前 82% 的患者是Ⅲ/Ⅳ级改善为 55% 的患者是Ⅱ级（图 18.5b）。在 30 天随访期内，发生了 1 例临床事件和 1 例无症状的心大静脉器械脱位。临床事件为心包积液，首次出现于术后第 5 天，到第 15 天心包积液量增多，引起呼吸困难。心包积液引流后无复发。在术后第 35 天的随访 CT 扫描中检测到心大静脉器械无症状性脱位进入左心房。患者于术后第 65 天接受了择期的二尖瓣置换术。左心房中的所有组织均愈合良好，无糜烂或损伤征象。该事件和脱位均被认为是导丝处理不当的结果，这也是学习曲线的一部分。

术后 1 年的安全性结果良好，死亡率为 0，除之前讨论的 2 例不良事件外，无任何其他不良事件报告（表 18.1）。此外，二尖瓣反流分级、二尖瓣瓣环尺寸、左心室容积和功能状态均较基线改善，与 30 天数值相比稳定。术前 91% 的患者 FMR 为 3+～4+级，1 年随访时 80% 的患者 FMR 为 1+～2+级，无 4+级患者（基线时 45% 的患者为 4+级）（图 18.5a）。二尖瓣瓣环前后径从基线时的 45.0±3.3 mm 降至第 1 年随访时的 38.9±2.7 mm。PISA 的 EROA 为 30.3±11.1 mm²，减小至 15.9±8.1 mm²，反流容积（PISA）从 45.4±14.4 ml 降至 1 年时的 24.9±10.7 ml。重要的是，左心室和心房容积也减少，提示良性重构。从基线到 1 年的左心室收缩末期容积指数（left ventricular end-systolic volume index，LVESVi）从 75.8±17.0 ml/m² 降至 59.5±20.0 ml/m²，左心室舒张末期容积指数（left ventricular end-diastolic volume index，LVEDVi）从 119.5±27.7 ml/m² 降至 97.8±24.9 ml/m²，左心房容积指数（left atrial volume index，LAVi）从 78.8±17.0 ml/m² 降至 60.3±20.2 ml/m²（表 18.2）。根据 NYHA 分级，基线时 81.8% 患者的心功能状态为Ⅲ/Ⅳ级，18.2% 的患者心功能为Ⅰ/Ⅱ级，1 年时改善至 60.0% 的患者心功能为Ⅰ/Ⅱ级（图 18.5b）。1 例患者在术后第 272 天因心力衰竭再次住院。可惜标准化的生活质量评分直到研究后期才开始评估，因此 MAVERIC 的Ⅰ期研究中无相关结果。

功能性二尖瓣反流分级、二尖瓣瓣环尺寸和功能状态的改善从 30 天维持到 1 年，而左心室容积在 30 天到 1 年时仍在持续改善，表明良性重构仍在继续（表 18.2）。2 例患者在术后第 1 年至第 2 年之间的随访中死亡。两例死亡均被判定为心源性死亡，与器械和手术无关。另一例死亡发生于随访的第 2 年至第 3 年间（表 18.1）。该死亡被判定为非心源性死亡，与器械或手术无关。第 1 年至第 3 年随访期间，未报告其他不良事件，另有 2 例因心力衰竭再住院的患者，LVEF 从基线到术后 3 年维持不变。

MAVERIC 的Ⅰ期试验的阳性结果促使研究扩大至欧洲和澳大利亚。目前欧洲的 4 个医学中心和澳大利亚的 4 个医学中心在进行入组，美国的 EFS 研究也已获准开始招募患者。欧洲和澳大利亚入组的前 45 例患者 1 年随访的数据即将发表。国际主要大

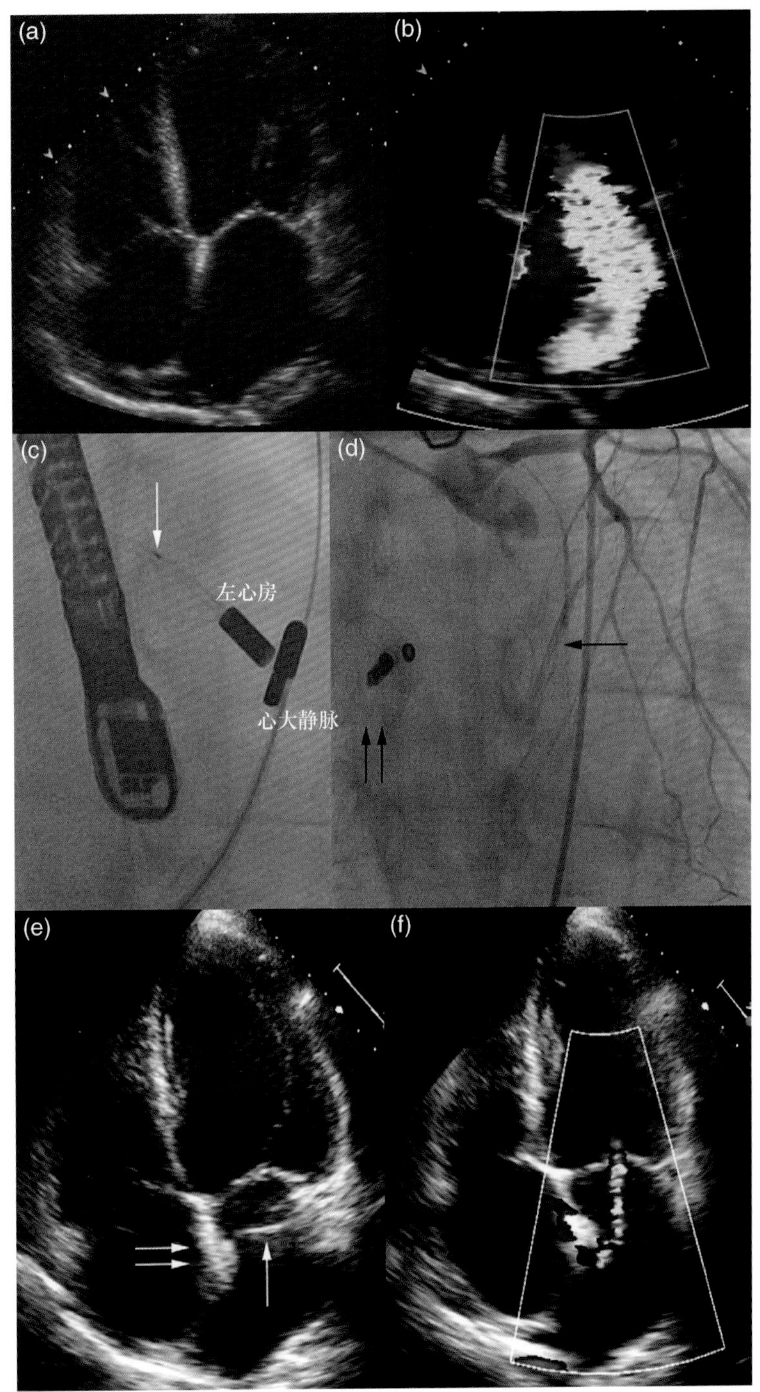

• **图 18.4**　一个 ARTO 系统治疗的病例[4]。(**a**）经胸超声心动图（TTE）四腔心切面显示基线情况——左心室扩大（非缺血性）伴二尖瓣瓣叶栓系和瓣环扩张。(**b**）TTE 四腔心切面彩色多普勒显示重度功能性二尖瓣反流（Nyquist 速度极限 64.0 cm/s)。(**c**）心大静脉和左心房磁导管（MagneCath）形成磁性连接。环形导丝（箭头）从心大静脉进入左心房。(**d**）在拉紧并锁定缝线后，ARTO 系统的最终数字减影血管造影（DSA）结果。单箭头指示心大静脉锚（T 形杆），双箭头指示间隔锚。左冠状动脉造影时可见左回旋支。(**e**）最终 TTE 四腔心切面显示心房侧二尖瓣瓣环缩短。单箭头指示缝线桥，双箭头指示间隔锚。(**f**）最终 TTE 四腔心切面彩色多普勒显示微量-轻度的功能性二尖瓣反流和二尖瓣瓣叶对合改善（Nyquist 速度极限 61.4 cm/s)（来源：Jason H. Rogers，Martyn Thomas，Marie-Claude Morice，Inga Narbute，Milana Zabunova，Thomas Hovasse，Mathieu Poupineau，Ainars Rudzitis，Ginta Kamzola，Ligita Zvaigzne，Samantha Greene，Andrejs Erglis.）

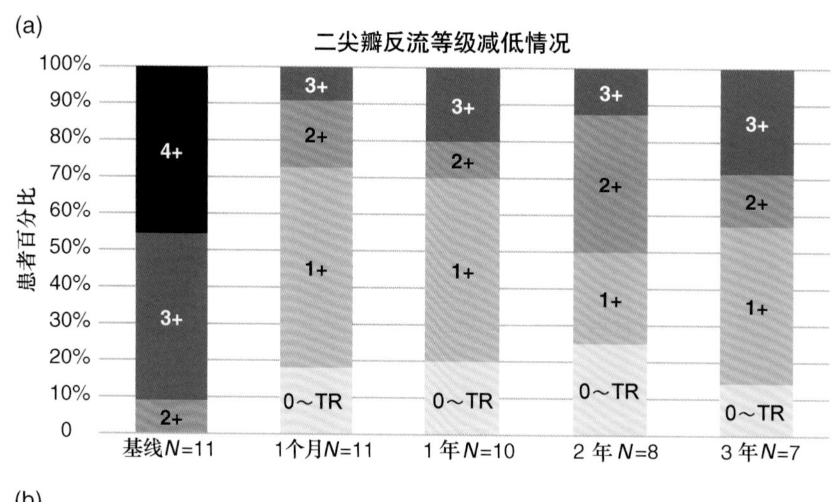

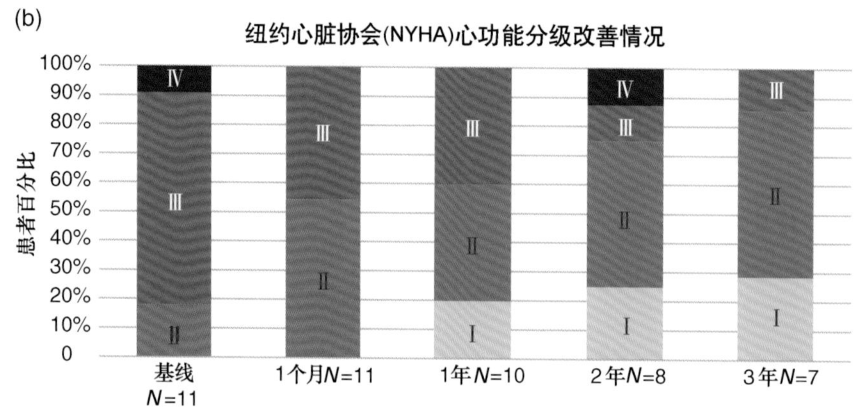

• **图 18.5** MAVERIC 的Ⅰ期试验 30 天至 3 年的研究结果。(**a**)二尖瓣反流等级减低情况。(**b**)纽约心脏协会(NYHA)心功能分级改善情况。TR，微量反流

会的口头报告提到了关于这 45 名患者的结果，提示 MAVERIC 的Ⅰ期研究结果验证了器械的安全性和有效性。

18.4 ARTO 系统的独特特征

ARTO 系统的独特性在于可根据特定解剖结构调整尺寸。静脉输送系统为 12 Fr 鞘管，手术期间无血流动力学不稳定或室性心律失常发生。器械释放涉及的步骤简单，大多心脏介入专家能熟练操作，因此该器械的使用不需要重新培训。患者在整个手术过程中的生命体征稳定，术者可随时停止或暂停手术。即使在器械的早期使用经验中，平均手术时间也相对较短(< 90 min)，多个中心能够在较短的时间(小于 1 h)内完成首例手术。此外，基于冠状窦的器械不同，左回旋支或其他冠状动脉没有出现即刻或长期压迫或损伤的情况[5-6]。植入器械时能立即观察到器械的有效性，在器械锁定和释放之前，可通过拉紧或放松缝线张力来调整系统。在释放植入物之前，ARTO 系统可在手术过程中的任何时间重新回收。与其他经导管治疗器械(如 MitraClip 或 Cardioband)不同，不存在房间隔缺损(atrial septal defect，ASD)和对自体二尖瓣瓣叶的损伤。最近有研究评价残余房间隔缺损对结局的影响，发现 MitraClip 术后> 20% 的患者发生了显著的房间隔缺损，会导致不好的临床结局[7-9]。最后，ARTO 系统器械的植入对未来的任何二尖瓣再治疗几乎无影响，因为有足够的空间用于未来介入的操作所需。这一点在临床前的模型中已被证明，更何况必需时还可以切断缝合线。

FMR 合并潜在的左心功能不全以及其他合并症，手术的并发症及死亡风险都会急剧增加，安全性对于任何治疗手术的推广都至关重要。与最佳药物治疗相比，FMR 患者到底能从经导管治疗中获益多少？让我们一起期待未来和正在进行的临床试验结果来回答这个问题。

参考文献

1 Robbins, J.D., Maniar, P.B., Cotts, W. et al. (2003). Prevalence and severity of mitral regurgitation in chronic systolic heart failure. *Am. J. Cardiol.* 91 (3): 360–362.

2 Timek, T.A., Dagum, P., Lai, D.T. et al. (2001). Pathogenesis of mitral regurgitation in tachycardia-induced cardiomyopathy. *Circulation* 104 (12 Suppl 1): I47–I53.

3 Palacios, I.F., Condado, J.A., Brandi, S. et al. (2007). Safety and feasibility of acute percutaneous septal sinus shortening: first-in-human experience. *Catheter. Cardiovasc. Interv.* 69 (4): 513–518.

4 Rogers, J.H., Thomas, M., Morice, M.C. et al. (2015). Treatment of heart failure with associated functional mitral regurgitation using the ARTO system: initial results of the first-in-human MAVERIC trial (mitral valve repair clinical trial). *JACC Cardiovasc. Interv.* 8 (8): 1095–1104.

5 Lipiecki, J., Siminiak, T., Sievert, H. et al. (2016). Coronary sinus-based percutaneous annuloplasty as treatment for functional mitral regurgitation: the TITAN II trial. *Open Heart* 3 (2): e000411.

6 Harnek, J., Webb, J.G., Kuck, K.H. et al. (2011 Jan). Transcatheter implantation of the MONARC coronary sinus device for mitral regurgitation: 1-year results from the EVOLUTION phase I study (clinical evaluation of the Edwards Lifesciences percutaneous mitral annuloplasty system for the treatment of mitral regurgitation). *JACC Cardiovasc. Interv.* 4 (1): 115–122.

7 Schueler, R., Öztürk, C., Wedekind, J.A. et al. (2015). Persistence of iatrogenic atrial septal defect after interventional mitral valve repair with the MitraClip system. *JACC Cardiovasc. Intv.* 8 (3): 450–459.

8 Rogers, J.H. and Smith, T. (2015). Iatrogenic atrial septal defect after MitraClip therapy. *J. Am. Coll. Cardiol. Intv.* 8 (9): 1270–1271.

9 Toyama, K., Rader, F., Kar, S. et al. (2018). Iatrogenic atrial septal defect after percutaneous mitral valve repair with the MitraClip system. *Am. J. Cardiol.* 121 (4): 475–479. PubMed PMID: 29268934. Epub 2017/12/23.eng.

第 19 章

Millipede 经导管二尖瓣成形术

Jason H. Rogers，Steven F. Bolling
范嘉祺　林心平　译　王建安　审校

19.1　背景

二尖瓣瓣环成形术是成功的二尖瓣修复术的重要一环。长期的慢性二尖瓣反流常会导致左心房和左心室扩大，随后二尖瓣瓣环扩张将会进一步加重二尖瓣反流。原发性二尖瓣反流的主要病因为瓣叶异常（如二尖瓣脱垂）导致的瓣膜功能障碍。外科修复通常为瓣叶折叠或切除术，必要时还可行腱索置换术。植入瓣膜成形环有助于二尖瓣反流修复的耐久性。在继发性二尖瓣反流中，主要是因为左心室功能障碍导致二尖瓣瓣叶受到腱索的栓系，进而影响前后瓣叶在收缩期的对合不良。对于合适的继发性二尖瓣反流患者（无左心室过大或二尖瓣瓣叶栓系），二尖瓣瓣环成形术可作为的独立的修复术。

经导管二尖瓣修复术可以通过仿效二尖瓣外科修复的“工具箱”功能，实现与外科手术相当的有效且持久的修复效果。很多患者有严重的基础疾病，因手术高危而未能行外科手术治疗。由此，经导管介入治疗技术应运而生[1]。Millipede 是第一个经股静脉成功用于治疗二尖瓣反流的半刚性全瓣环成形术。

19.2　Millipede 装置

Millipede 瓣膜成形环（Boston Scientific，Maple Grove，MN）是一种半刚性全瓣膜成形环，由激光切割和热定型的镍钛合金制成。瓣膜成形环的底部有 8 个螺旋形的不锈钢锚钉，可独立旋转并直接连接到自体二尖瓣瓣环。顶部有 8 个滑动项圈，可独立进行推进或回缩以调整环的周长和直径。拉紧滑动项圈后相邻的两个螺旋形的不锈钢锚钉会靠近（图 19.1）。通过选择性局部拉紧成形环顶部减少瓣环最大的扩张部分，最终达到瓣环定向成形的效果。三个基本步骤是定位、锚定和驱动（图 19.2）。在瓣膜成形环完全释放之前，该器械可以重新定位和回收。

19.3　Millipede 植入手术

之前已经公布了 Millipede 器械的首次人体试验（first-in-human）中的使用经验[2]。在该报告中，拟行瓣膜成形环治疗的患者入选标准如下：① 3+或 4+由缺血性或非缺血性引起二尖瓣瓣环扩张的继发性二尖瓣反流；②有症状的 NYHA Ⅱ级、Ⅲ级患者或可以活动的 NYHA Ⅳ级患者；③左心室收缩末期直径≤ 65 mm；④患者适合外科二尖瓣修复术。排除标准为：①左心室射血分数< 20%；②未接受治疗的严重冠状动脉疾病（coronary artery disease，CAD）或 30 天内接受了任何血运重建；③需要干预的主动脉瓣疾病；④肺动脉收缩压> 70 mmHg；⑤右心充血性心力衰竭；⑥任何的既往二尖瓣或三尖瓣手术史；⑦活动性感染或预期寿命< 12 个月。通过经胸和经食管超声心动图测量二尖瓣瓣环尺寸，并使用二尖瓣学术研究协会（Mitral Valve Academic Research Consortium，MVARC）的标准对二尖瓣反流进行定

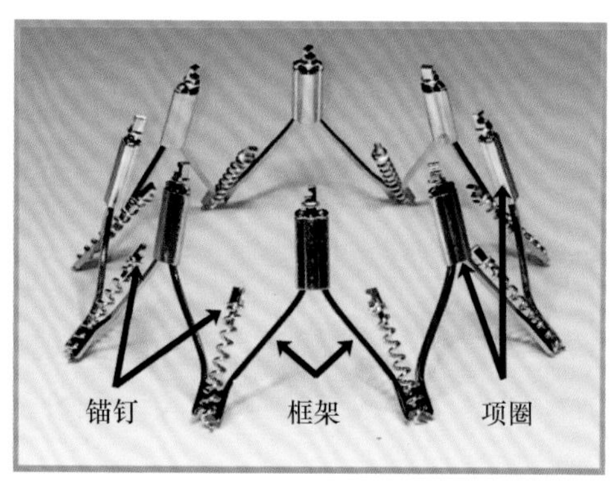

• **图 19.1**　经导管 Millipede 器械。Millipede 器械由一个镍钛合金框架、8 个连接至二尖瓣瓣环的螺旋形锚钉和 8 个滑动项圈（可驱动器械减小二尖瓣瓣环直径）组成（来源：Jason H. Rogers，Steven F. Bolling.）

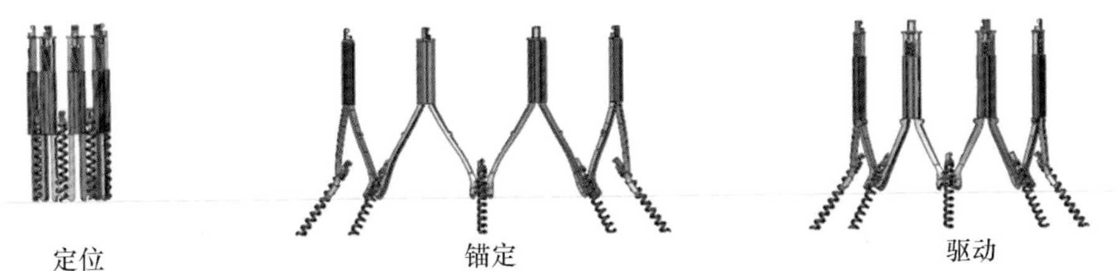

• **图 19.2**　经导管 Millipede 手术。首先，将瓣膜成形环定位于二尖瓣瓣环上。接下来，通过依次旋转 8 个螺旋形锚钉，打开瓣膜成形环并将其连接到二尖瓣瓣环上。最后，通过旋转器械顶部的项圈将二尖瓣瓣环缩小至所需的最终直径（来源：Jason H. Rogers，Steven F. Bolling.）

量评估[3]。通过心电门控心脏 CT 扫描，在术前和术后分析左心房和左心室舒张容积（Clinical Imaging Analytics，Guerneville，CA）。计划分别于术后 30 天、6 个月和 1 年进行随访。

19.4　外科 Millipede 植入

首次人体实验的 1 期试验包括 Millipede 外科植入、正中胸骨切开术、标准的气管插管和体外循环。1 期试验的目的是在经导管植入方法前验证植入器械的安全性和有效性。在外科开胸直视下，将器械置于二尖瓣瓣环上。将每个螺旋形锚钉旋至二尖瓣瓣环内（图 19.3）。然后旋转项圈以驱动器械，减小二尖瓣的直径直至术中“打水”试验未出现二尖瓣反流。在原计划的 Millipede 外科植入手术之前已进行了 3 例临时的外科瓣环成形术。随后 4 名患者在二尖瓣（$n=4$）和二尖瓣＋三尖瓣（$n=2$）位置接受了永久性瓣环成形治疗。

Millipede 首次人体试验系列研究的Ⅱ期研究包括经导管股动脉、经房间隔入路输送较小尺寸输送系统的成形环至二尖瓣瓣环（图 19.4）。手术在导管室全麻下进行。穿刺右侧股静脉入路，预埋两把 6 Fr 的 ProGlide（Abbott，Santa Clara，CA）。在二尖瓣瓣环平面上方 4 cm 处，采用标准技术在房间隔靠上、后的位置进行房间隔穿刺。通过一根 0.035 英寸（约 0.089 cm）导丝，将可调弯指引导管从右股静脉进入，穿过房间隔进入左心房。抽吸并冲洗指引导管，肝素华使活化凝血时间（activated clotting time，ACT）维持在 250 ～ 300 s。接下来，将 Millipede 环装载到 24 Fr 可调弯导管上，并通过指引导管推进。然后在 X 线透视和超声心动图引导下，将瓣膜成形环输送至高于瓣环、二尖瓣口上方中心的位置。在经食管超声心动图（TEE）和心腔内超声（intracardiac echocardiography，ICE）指引下将器械在二尖瓣瓣环上进行释放及锚定。ICE 可直接显示每个单独的锚钉连接。然后驱动成形环使二尖瓣瓣环缩小至所需的直径。通过冠状动脉造影确认回旋支通畅后，从输送导管中释放瓣膜成形环。先后退出输送导管及指引导管。在前 3 例经股静脉途径的病例中，使用了 10 mm Amplatzer 房间隔封堵器（Abbott，Santa Clara，CA）

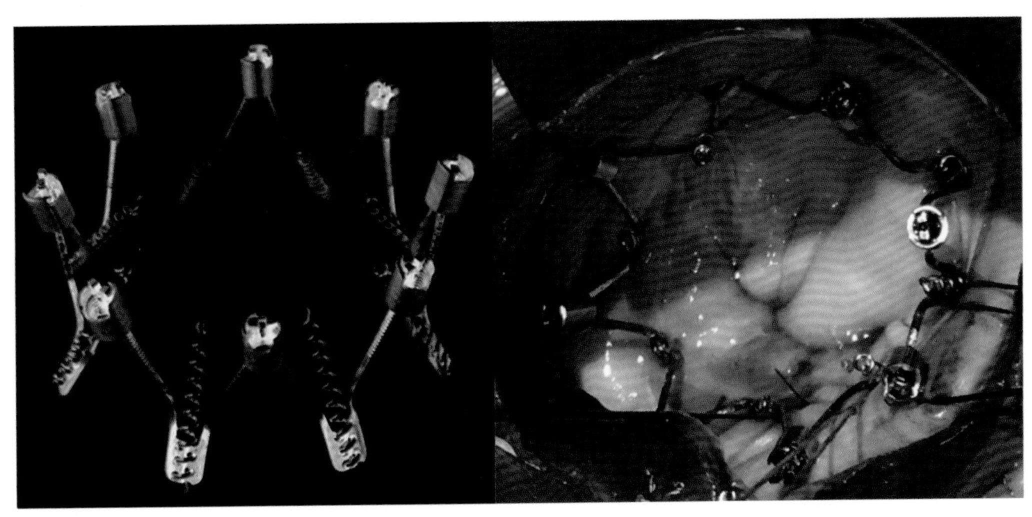

• **图 19.3**　外科手术植入 Millipede 环。Millipede 环（左）经外科手术置于二尖瓣瓣环上（右）（来源：Reproduced with permission from Rogers et al.[2]）

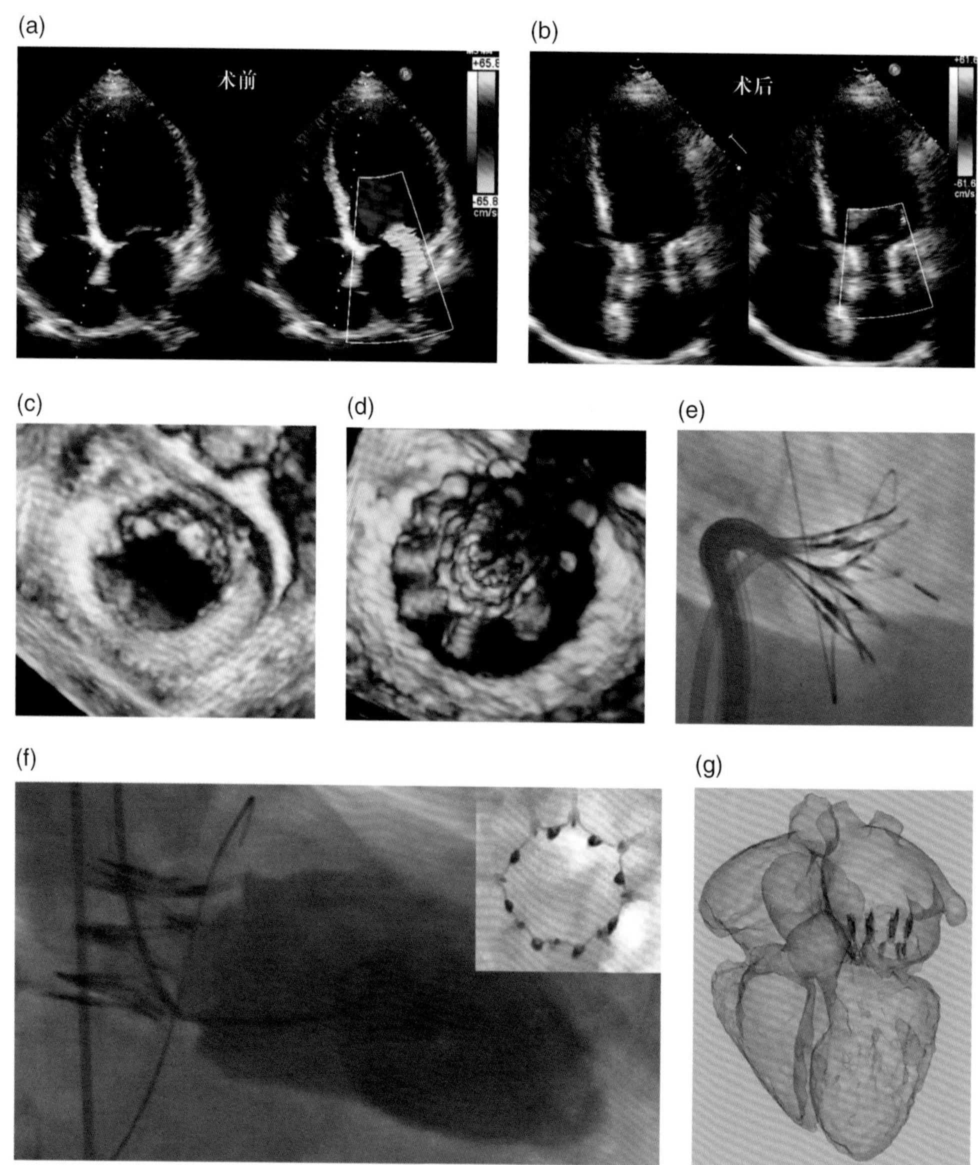

• **图 19.4** 经导管 Millipede 环。（**a**）术前经胸超声心动图显示 3+继发性二尖瓣反流。（**b**）Millipede 环植入后 30 天的经胸超声心动图显示无二尖瓣反流。（**c**）基线经食管超声心动图显示自体二尖瓣瓣环。（**d**）在完全释放和锚定之前，将 Millipede 维持在二尖瓣中心。（**e**）经股静脉经房间隔输送 Millipede 环的 DSA 图像。（**f**）Millipede 环植入后的 DSA 图像。（**g**）随访 30 天时心脏 CT 显示心脏内 Millipede 环的位置（蓝色）（来源：Reproduced with permission from Rogers et al. [2]）

用于封堵医源性房间隔缺损（atrial septal defects，ASD），以消除残余 ASD 的影响。使用之前预埋的 ProGlide 闭合股静脉。

19.5 Millipede 临床结果

在初始的临床报告中，7 名患者被纳入 Ⅰ 期（$n=4$）和 Ⅱ 期（$n=3$）研究，所有患者均接受了 Millipede 环植入术。接受治疗的患者平均年龄为 60.3 岁，在当地心脏团队指导下进行适当的药物治疗后，所有患者均符合二尖瓣瓣环成形术的纳入标准。Ⅰ 期研究的前 4 例患者接受了传统开胸手术方式的 Millipede 瓣膜成形环植入术。随后 Ⅱ 期研究的 3 例患者接受了经导管方式的 Millipede 瓣膜成形环植入术。患者的平均左心室射血分数（LVEF）为 42%±19%。无器械相关手术死亡、卒中或心肌梗死。

在所有接受 Millipede 环植入的患者中，通过 TTE 评估，二尖瓣瓣环隔侧径从基线时的 38.0±4.1 mm 减小至 30 天时的 25.9±4.9 mm，平均隔侧径降低了 31.8%（图 19.5）。

所有患者基线的二尖瓣反流等级为 3+或 4+，到 30 天时二尖瓣反流等级全达到了 0+或 1+（图

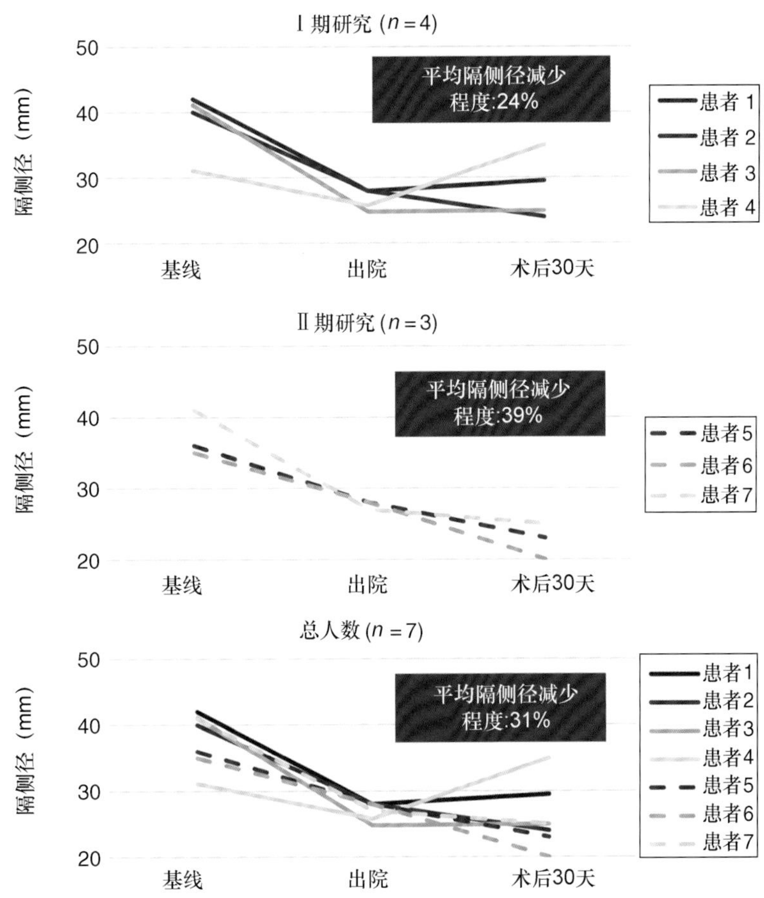

• **图 19.5** 二尖瓣瓣环隔侧径减少。Millipede 瓣膜成形环的植入方式：Ⅰ期为外科；Ⅱ期为经导管（来源：Rogers et al.[2]）

19.6）。在纽约心脏协会（NYHA）分级上也有明显的改善（图 19.7），左心室舒张容积也有减少（图 19.8）。30 天时左心室舒张容积从 182.4±54.3 ml 降至 115.3±98.8 ml（减少了 36.8%）（$n=7$）。基线时左心房容积为 172.7±67.2 ml，30 天时为 133.6±62.3 ml（$n=7$）。

19.6 临床意义

Millipede 瓣膜成形环是首个经皮、经股静脉和经房间隔入路的半刚性全瓣膜成形环。具有“全瓣环”和“环形瓣环”两种成形机制，可以减少二尖瓣瓣环内径、二尖瓣反流及左心室容积，并能改善 NYHA 分级。

外科瓣膜修复术中的二尖瓣瓣环成形术有两种功能。第一种是限制二尖瓣瓣环达到成形效果，通过偏小尺寸的成形环减小二尖瓣瓣环的前后径，可作为继发性二尖瓣反流的独立治疗方式。第二种是用于稳定瓣环，可提高首次二尖瓣反流修复术的耐久性[4]。

既往研究表明，完全（闭环）的刚性瓣膜成形环效果优于部分（开环）弹性成形环。因为刚性瓣膜成形环修复二尖瓣反流的复发率较低。Spoor 等回顾性分析了 289 例 LVEF ≤ 30% 的缺血性或特发性心肌病的二尖瓣反流患者，应用较小尺寸的全瓣膜成形环进行二尖瓣瓣环成形术以修复二尖瓣。170 例患者使用弹性全成形环，119 例患者使用 26 mm 或 28 mm 尺寸过小的刚性完成形环。弹性全环组（平均再次手术时间为 2.4 年）中 9.4% 的患者因二尖瓣反流显著复发而需要再次手术，而刚性全环组（平均再次手术时间为 4.0 年）的相应比例仅为 2.5%[5]。

Millipede 环的作用机制比较独特。该器械是一种半刚性环，可直接连接到整个二尖瓣瓣环上，使患者的二尖瓣前后径正常化。由于是环上器械，不会影响左心室流出道。隔侧径的正常化有助于改善瓣叶接合及缺血性二尖瓣反流[6]。根据目前的临床经验，Millipede 瓣膜成形环能够有效调节二尖瓣瓣环的隔侧径。研究显示，二尖瓣的平均隔侧径从 38.0 mm 减小至 25.9 mm（平均减少 31.8%）[2]。

Millipede 环也可与经导管缘对缘修复 MitraClip 同时使用[7]。瓣膜成形环植入还可以作成为后续经导管二尖瓣瓣环中瓣的“接口”。

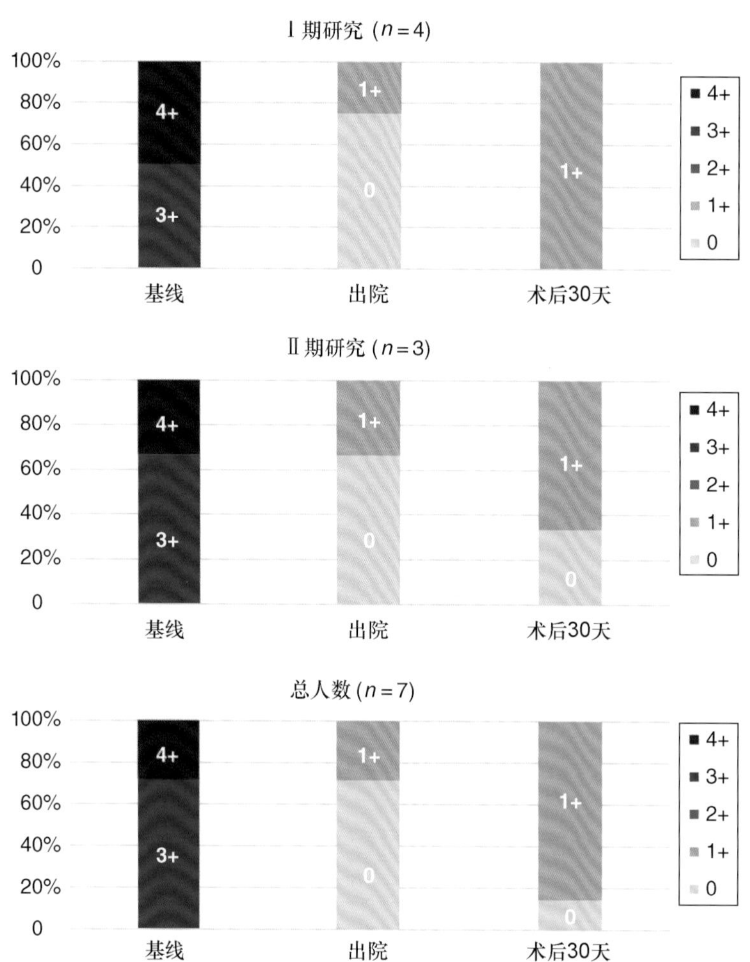

• **图 19.6** 二尖瓣反流分级。Millipede 瓣膜成形环的植入方式：Ⅰ期为外科，Ⅱ期为经导管（来源：Rogers et al.[2]）

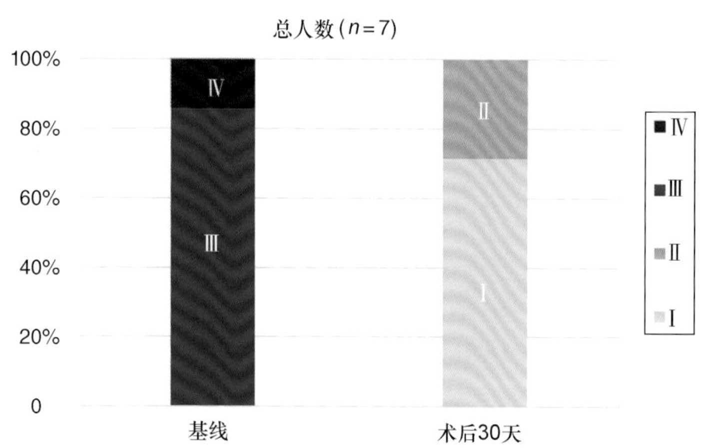

• **图 19.7** 纽约心脏协会（NYHA）功能分级（来源：Rogers et al.[2]）

19.7 小结

Millipede 二尖瓣成形环是第一种经导管半刚性全瓣膜成形环，通过经股静脉、经房间隔入路输送至二尖瓣瓣环。此外，器械、输送系统和术中成像技术仍在不断改善中，正在进行的临床试验将为我们揭示更多对 Millipede 器械的评价。

声明

Bolling 博士和 Rogers 博士为 Boston Scientific 公司的咨询顾问。

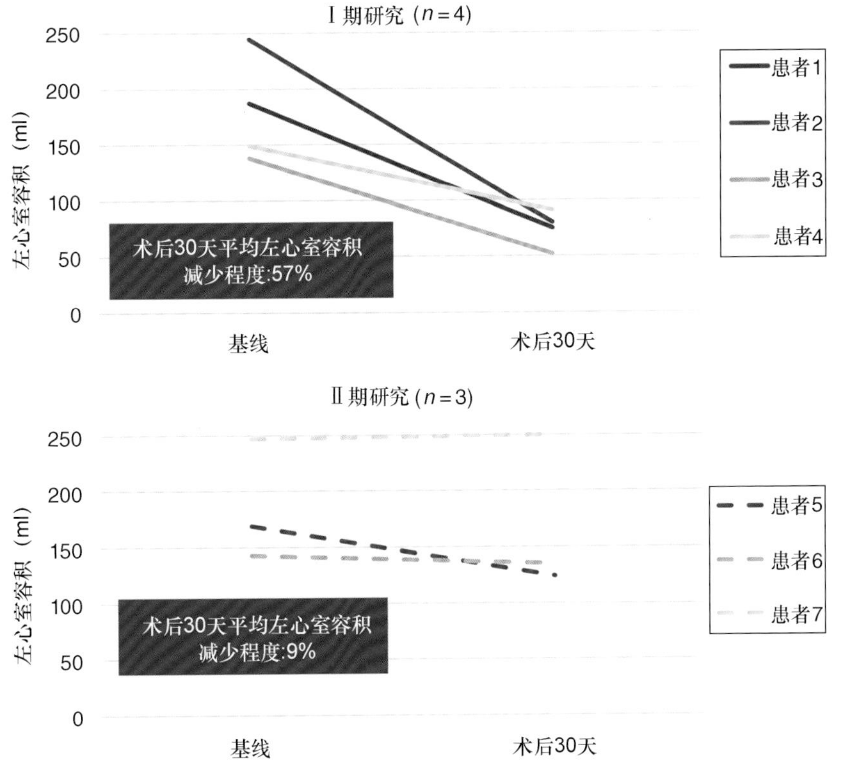

• **图 19.8** 左心室容积减少。Millipede 瓣膜成形环的植入方式：Ⅰ期为外科，Ⅱ期为经导管（来源：Rogers et al.[2]）

参考文献

1 Iung, B., Baron, G., Butchart, E.G. et al. (2003). A prospective survey of patients with valvular heart disease in Europe: The Euro Heart Survey on Valvular Heart Disease. *Eur. Heart J.* 24: 1231–1243.

2 Rogers, J.H., Boyd, W.D., Smith, T.W. et al. (2018a). Transcatheter annuloplasty for mitral regurgitation with an adjustable semi-rigid complete ring: Initial experience with the millipede IRIS device. *Struct. Heart* 2: 43–50.

3 Stone, G.W., Vahanian, A.S., Adams, D.H. et al. (2015). Definitions for transcatheter mitral valve repair and replacement: Part 1: Clinical trial design principles: A consensus document from the Mitral Valve Academic Research Consortium. *J. Am. Coll. Cardiol.* 66: 278–307.

4 Gillinov, A.M., Cosgrove, D.M., Blackstone, E.H. et al. (1998). Durability of mitral valve repair for degenerative disease. *J. Thorac. Cardiovasc. Surg* 116: 734–743.

5 Spoor, M.T., Geltz, A., and Bolling, S.F. (2006). Flexible versus nonflexible mitral valve rings for congestive heart failure: differential durability of repair. *Circulation* 114: I67–I71.

6 Timek, T.A., Lai, D.T., Tibayan, F. et al. (2002). Septal-lateral annular cinching abolishes acute ischemic mitral regurgitation. *J. Thorac. Cardiovasc. Surg.* 123: 881–888.

7 Rogers, J.H., Boyd, W.D., Smith, T.W.R. et al. (2018b). Combined mitraclip edge-to-edge repair with millipede IRIS mitral annuloplasty. *JACC Cardiovasc. Interv.* 11: 323–324.

第 20 章

经心尖以及经房间隔入路的经导管二尖瓣置换术技术和器械

James Edelman, Vinod H. Thourani
任凯达　王力涵　译　王建安　审校

20.1　引言

治疗功能性二尖瓣反流的经导管二尖瓣置换（transcatheter mitral valve replacement，TMVR）技术的开发目前方兴未艾。尽管美国食品药品监督管理局（FDA）尚未批准任何器械，但已有部分器械开发出，正处于早期可行性或关键临床试验中（表 20.1）。用于治疗二尖瓣的经导管介入器械的开发比用于主动脉瓣的经导管器械的开发更为困难。二尖瓣瓣环呈“D”形，在没有重度二尖瓣瓣环钙化（mitral annular calcification，MAC）的情况下，仅在纤维三角的前端有一个可供附着的区域。因为二尖瓣基本垂直于主动脉瓣和左心室流出道（LVOT），LVOT 有被植入的人工二尖瓣器械阻塞的风险，使得对二尖瓣的干预充满挑战。经皮股静脉入路需要两次急转弯才能进入二尖瓣。第一个需要从右心房转向穿过房间隔，第二个需要在左心房内转向二尖瓣。相比之下，经心尖（transapical，TA）入路保证了器械从左心室侧通过二尖瓣的同轴性。迄今为止，最成熟的 TMVR 技术采用了 TA 途径，因为其具有解剖优势和适应大型输送系统的能力。具有更小和更复杂的可控输送系统的新技术正在研发中，以期实现经股静脉 / 经房间隔（transseptal，TS）入路的 TMVR 操作。本章旨在阐释 TA 和 TS 技术，并在当前可用的 TMVR 技术背景下回顾每种方法的优点。

20.2　经心尖入路

TA 途径是目前 TMVR 中最常用的。它的优点有以下几点。首先，当入路点刚好位于真正心尖的外侧时，该途径保证了二尖瓣装置心室侧的同轴性（相较而言 TS 入路需直角转弯），这能提高导管和瓣膜的可操作性，降低输送系统的复杂性，降低扭矩无法传递的可能性，从而提高操作精度。其次，心尖入路增加了输送系统的可能尺寸，以适应第一代二尖瓣瓣膜。

表 20.1　早期可行性或关键临床试验中的经导管二尖瓣置换器械

	简介	输送系统尺寸	入路
Tendyne（Abbott Vascular）	系于心尖的自膨式“D”形瓣膜	34 F	经心尖
Intrepid（Medtronic Corporation）	环形自膨式瓣膜，带固定在二尖瓣瓣叶上的夹板	35 F	经心尖
Neovasc TIARA（Neovasc Inc.）	鞍形外框，带固定到前、后二尖瓣瓣环的翼片	36/40 F	经心尖
HighLife TMVR（HighLife Medical）	经动脉置入人工环，刚好位于二尖瓣瓣环下方。自膨式二尖瓣通过心尖放置在“环中瓣”	39 F	经心尖
EVOQUE（Edwards Lifesciences）	二尖瓣瓣环内的密封裙边、二尖瓣瓣叶和瓣环的锚钉	33 F/28 F	经房间隔
Caisson（LivaNova）	“D”形外框，框架的心房心室边缘在瓣环上方和下方接合	31 F	经房间隔
M3（Edwards Lifesciences）	球囊扩张瓣膜放置在“dock”内，“dock”是围绕二尖瓣瓣环下腱索的螺旋植入物	20 F	经房间隔

20.2.1 手术

术前心脏 CT 和术中经胸超声心动图（transthoracic echocardiography，TTE）可用于指导手术切口和心尖入路。CT 有助于确定心尖相对于胸壁的位置。TTE 既可确定胸壁与心尖之间的距离，也可近似确定心尖至二尖瓣的轨迹。肺功能试验中的第一秒用力呼气容积（FEV1）＞预测值的 40% 常用于预测术中转开胸手术的风险，但往往更低值的患者也能耐受 TMVR 术。

TA 入路用于 TMVR 或二尖瓣修复可在杂交导管室或手术室内进行，室内摆放体外循环等设备。为了手术的成功，仍然必须有最高质量的固定成像，而便携式 C 型臂透视成像质量往往并不足够。

患者插入单腔气管插管后置入经食管超声心动图（transesophageal echocardiogram，TEE）探头。左肺很少穿过心尖，因此不需要双腔插管。如果左肺穿过心尖，可以用海绵轻轻将其向后推入胸腔。麻醉团队放置外周动脉导管、中央静脉导管和肺动脉导管（如果左心室或右心室功能异常）以监测血流动力学并中心给药。除颤器电极放置在位于锁骨正下方的右前半胸和左后外侧半胸处，以保证清晰的透视视野。

在患者体位固定的情况下，使用 TTE 探头识别心尖和二尖瓣对齐的位置。标记合适的肋骨间隙和切口位置。

患者取仰卧位，常规手术铺巾（以备体外循环之需）。沿标记划开 5 ～ 8 cm 切口，一般在肋骨顶部下缘进行切口，以防止切口打开后输送系统沿左心室轴线向上移动。用电刀小心打开胸膜腔，注意不要损伤可能靠近胸膜的任何肺部组织。一旦进入胸膜腔，用手指保护胸廓内的组织。在皮肤切口内侧（注意不要损伤胸廓内血管）和外侧分开肋间肌，有利于增大后续操作的灵活性，因此，在不破坏肋骨的情况下，用牵开器打开肋骨间隙。

放置小型或中型软组织牵开器，例如 Alexis O 牵开器（Applied Medical，Rancho Santa Margarita，CA，USA）。通常不需要进一步的肋骨牵开。对于较大的桶状胸，因其从胸壁到胸尖的距离较远，需要小型、低坡度的肋骨牵开器，例如 Estech（AtriCure，Mason，OH，USA）。逐步打开肋骨及肋间软组织，避免折断肋骨（图 20.1）。

清除心包表面的脂肪后打开心包暴露心尖。采用弹力缝线将心脏拉向胸壁。应避开心外膜面的前降支。心尖穿刺的位置通常比经心尖的主动脉瓣置换术的穿刺部位更偏向外侧，可通过手指触诊心尖并同时查看 TEE 图像来确定理想的穿刺位置。

(a)

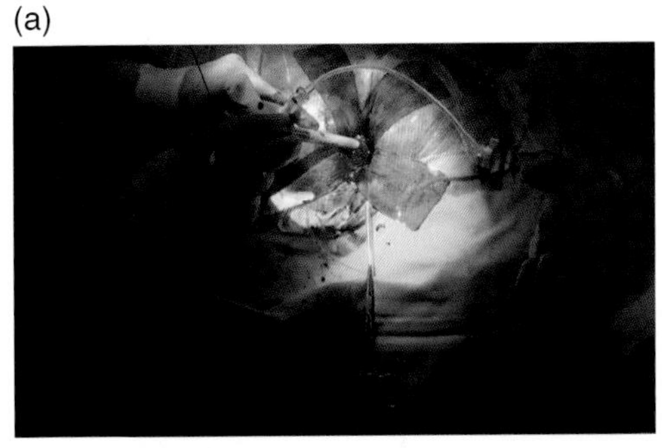

(b)

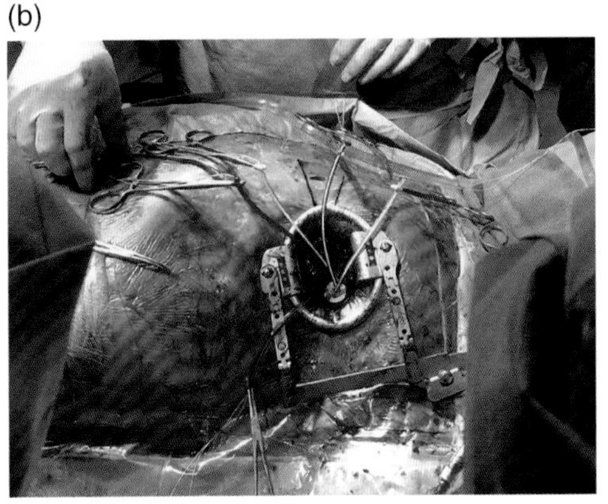

图 20.1 经心尖入路。软组织牵开器不加肋骨牵开器（**A**）和加上肋骨牵开器（**b**）以保证足够的心尖暴露并输送大口径输送系统（来源：James Edelman，Vinod H. Thourani.）

采用 3-0 普理灵缝线和较大（10 mm×15 mm）的脱脂棉纱布围绕心尖穿刺点做心肌的全层缝合，每针间距 15 ～ 20 mm。第二针与第一针垂直缝合。值得注意的是，缝线间的宽度应远超于心尖进鞘的直径，以防止撕裂心肌的范围超出缝线。移除缝针，将缝线的末端置于 Rommel 止血带上。

如果使用鞘管输送器械，一般采用的是 Seldinger 技术。经心尖进行穿刺，一般穿刺针进入左心室（而非室间隔或右心室）内会出现喷射样、鲜红色血液，置入导丝进行连续扩张后送入鞘管置于心尖部，给予肝素使 ACT（活化凝血时间）＞ 300 s。与此不同的是，NeoChord 二尖瓣修复系统不需要通过鞘管输送。刀片将左心室切开小口，并用弯血管钳进行适度扩张。

手术操作后需缝合心尖穿刺点以防止心肌撕裂及心尖破裂。先将收缩压降至＜ 100 mmHg。经心尖移出导管后，将预留的荷包缝线拉紧并用手指压住心尖穿刺点。对于超过轻微渗血的情况需额外的缝合止血。用 3-0 普理灵缝线平行缝合或荷包线在原有的缝线周围缝合，缝针时铺垫纱布。全层的缝合很重要，以避免缝线撕裂心肌。一旦渗血控制，给予鱼精蛋白或心尖部外用止血剂。

如果以上操作失败，心尖仍不能顺利闭合，则应迅速进行胸骨切开术和心脏停搏，体外循环不仅有利于心脏减压和心脏缝合，还能保证快速的血液再循环。

20.2.2 处于临床试验阶段的器械

20.2.2.1 Tendyne

Tendyne 瓣膜（Tendyne Holdings，LLC，Roseville，MN）是一种猪心包瓣膜，其位于两个镍钛合金自膨式支架内，并由位于心脏心外膜表面的心尖栓绳锚定。该瓣膜经心尖途径通过 34 F 输送鞘管输送，且可回收及重新定位。“D”形外支架设计，与二尖瓣瓣环的自然形状一致，弯曲的边缘位于后环[1]。

一项可行性研究报告纳入了 100 例患者（大部分为继发性二尖瓣反流），获得了良好的结果[2]：手术成功率为 96%（97 例患者中有 96 例接受了植入物）；30 天死亡率为 6%，1 年死亡率为 26%。3 例手术因 LVOT 阻塞、心尖入路不良和对线不良以及血流动力学不稳定而中止。1 年随访时，62 例患者中有 61 例二尖瓣反流消失。另外，SUMMIT 试验（NCT03433274）正在招募功能性或退行性二尖瓣反流患者，随机接受 Tendyne 器械或传统的二尖瓣手术。还有一项登记的可行性研究（NCT03539458）将招募无法手术的患者，研究 Tendyne 在重度二尖瓣反流合并重度二尖瓣瓣环钙化患者中的应用情况。

20.2.2.2 Intrepid

Intrepid（Medtronic，Galway，Ireland）瓣膜的设计特点是牛心包瓣膜安装在镍钛合金支架内，与 Tendyne 瓣膜类似，由内部支架和外层支架组件组成。该器械系统经经心尖途径入路，输送系统为 35 F，通过在瓣环下装置中加大瓣膜尺寸（oversizing）进行固定；外支架上的锚定摩擦元件能锚定自体二尖瓣瓣叶。

在 50 名存在外科手术高危或极高危的重度二尖瓣反流患者中，48 名患者成功植入了 Intrepid[3]。4 名患者发生围手术期死亡：3 名死于心尖穿刺部位出血，1 名死于器械错位。3 名在术后 30 天内死于心力衰竭。其余 42 例患者在 30 天时仍表现良好：无二尖瓣反流或为轻度二尖瓣反流，无左心室流出道阻塞或二尖瓣狭窄，射血分数降低，收缩末期直径增加，舒张期内径无明显变化。APOLLO 试验（NCT03242642）正在招募适合接受生物瓣膜二尖瓣置换的重度二尖瓣反流患者。将其随机分配至 Intrepid 瓣膜置换组或传统二尖瓣置换组；另外还有一组将招募手术禁忌的患者，以研究 Intrepid 植入的可行性。

20.2.2.3 CardiAQ

CardiAQ（Edwards，Irvine，CA，USA）瓣膜的设计特点为牛心包瓣膜安装在镍钛合金支架内，通过 33 F 输送系统经心尖或经房间隔入路，通过环形内密封的裙边和锚定组件固定在二尖瓣瓣叶和瓣环上，保留了瓣膜下装置[4]。可行性试验报告显示，3 例手术高危患者获得了极好的技术器械成功的效果，其中 2 例存活超过 30 天[5]。目前该器械公司已将经心尖入路途径的可行性试验暂停，并进行设计调整，将输送系统改为单一的经房间隔途径（参见“经房间隔途径”中的 EVOQUE）。

20.2.2.4 TIARA

TIARA（Neovasc Inc.，Richmond，British Columbia，Canada）瓣膜的设计特点为具有马鞍形的镍钛合金支架，以模拟天然的二尖瓣瓣环的几何结构[6]。瓣膜器械由 36 F 或 40 F 无鞘系统通过左心室心尖部输送。瓣膜利用径向力固定在瓣环上，生物瓣膜的前叶和后叶落在相应自身瓣叶的后面。心房面的大裙边用于预防二尖瓣瓣周漏。早期可行性试验显示，在超过 50 名患者中植入了 TIARA 瓣膜，植入成功率为 95%，无术中死亡[6]。TIARA-Ⅰ试验（NCT02276547）已接近完成招募，而 CE-mark TIARA-Ⅱ试验（NCT03039855）是一项国际性单臂试验，目前正在招募患者。

20.2.2.5 HighLife

HighLife（HighLife Medical，Paris，France）TMVR 由两部分组成，一个瓣膜假体和一个环形瓣环（SAI），后者环绕于二尖瓣环下结构（位于瓣环下方）。瓣膜的设计特点为 31 mm 牛心包镍钛合金自膨式瓣膜，器械通过 18 F 股动脉鞘输送 SAI 环。通过 39 F 输送系统将瓣膜经心尖置入 SAI 环和二尖瓣瓣环中，达到“环内瓣”的植入效果。二尖瓣前叶被 SAI 环捕获可有助于避免阻塞 LVOT。目前已有 2 例患者报告了良好的手术效果[7]。一项早期可行性试验（NCT04029337）

正在招募患者。

20.3 经房间隔途径

20.3.1 技术

经房间隔途径有许多不同的穿刺技术[8]。下面介绍目前比较推荐的一种方法。在经食管超声心动图（TEE）或心腔内超声心动图和 X 线透视的指导下进行房间隔穿刺。手术可在清醒镇静或全身麻醉及气管插管的情况下进行。选择合适的股静脉穿刺，最好在超声引导下行微创穿刺。右侧股静脉为首选，适合大多数房间隔穿刺针。左侧股静脉入路也是可行的，但难度更大，应尽可能避免。在股静脉中放置两个 Perclose 器械（Abbott Vascular，Abbott Park，IL，USA），以便在手术结束时进行经皮缝合，但也常用浅表的“8”字缝合。

常规使用 Baylis Medical TorFlex 系统（Montreal，Quebec，Canada）的 NRG 穿刺针穿刺房间隔。先使 0.032 英寸（约 0.081 cm）导丝从下腔静脉进入上腔静脉。将股静脉中的穿刺鞘更换为 TorFlex 导管，将其推入上腔静脉。将导丝更换为 NRG 针，始终将其保持在导管头端内。

在 X 线透视（前后位）和 TEE（或心脏内超声心动图）双腔切面的引导下，当 TorFlex 导管缓慢进入左心房的左后方时，将导管从上腔静脉撤回至房间隔（大致位于脊柱右侧），超声心动图上可看到房间隔的帐篷样隆起。房间隔穿刺尽量偏上方和后方进行，以保证与二尖瓣的距离足够。在双腔切面下确定位置后，通过短轴切面（主动脉瓣短轴切面），确定穿刺针的前后位置。对于 MitraClip(Abbott Vascular）或 PASCAL（Edwards Lifesciences，Irvine，CA，USA），应再切换至四腔心切面（TEE 全平面约 180° 或 0°），以测量穿刺点距离二尖瓣瓣环的“高度”。值得注意的是，“高度”不是指上部（指向上腔静脉），而是指后部（在左心房更高）。垂直于房间隔画线，穿过二尖瓣瓣环平面画线，二者间的距离应保证 45 mm 左右（图 20.2），这样的房间隔穿刺位置较好，可以保证器械导管在左心房中有更好的操作空间，以避免与二尖瓣瓣叶碰触。如果使用 SAPIEN 3（Edwards Lifesciences）TMVR 系统，穿刺点建议选择房间隔的下方和后方，以便于瓣膜输送系统穿过房间隔并进入二尖瓣瓣环。

一旦获得满意的位置，进行穿刺并将导管穿过房间隔并向前推进（图 20.3）。左心房中可观察到微气泡。沿穿刺针和扩张器推进锥形导管逐步穿过房间隔，然后取出穿刺针和扩张器。通常在鞘管内使用非创伤性 Goodale-Lubin 导管引导至左侧肺静脉。这个步骤必须非常小心，应在超声心动图上观察左心耳（通常较薄且易碎），避免左心耳穿孔。将 0.035 英寸（约 0.089 cm）Amplatz 超硬导丝通过导管置入肺静脉或将塑形导丝（如 Toray 导丝）放置在左心房中，然后在导丝引导下将输送导管或鞘管送入左心房。

房间隔穿刺除了 Baylis 射频系统以外，还可以使用 Brockenbrough TS 穿刺针。虽然这项技术已使用多年，有效性经过反复验证，但射频系统结合超声心动图引导可更精确地定位房间隔穿刺点，房间隔穿刺的位置对于二尖瓣介入治疗、左心耳封堵等操作均非常重要，且每次介入操作的位置也有所不同。另

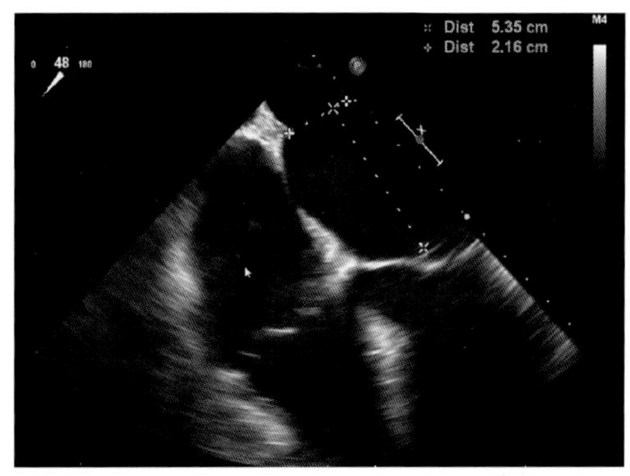

• **图 20.2** 测量二尖瓣瓣环距离穿刺点的高度。在穿刺点画一条平行于二尖瓣瓣环平面的线。该直线和二尖瓣瓣环平面之间测量的距离代表房间隔高度（来源：James Edelman，Vinod H. Thourani.）

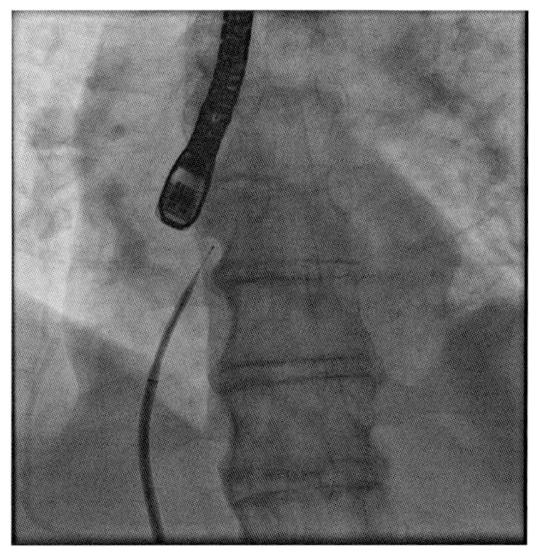

• **图 20.3** Baylis 射频针系统可精确穿过房间隔（来源：James Edelman，Vinod H. Thourani.）

外，穿刺还可以选择外科电刀笔，使用纯切割模式，接触 Brockenbrough 针的后端用于穿刺。如果想要更精确，可以在 Brockenbrough 针内或可调弯导管和扩张器（如 Agilis，Abbott Vascular）内将外科电刀笔接触 0.014 英寸（约 0.036 cm）导丝（如 Astato XS 20，Asahi，Nagoya，Japan）的背面。一旦 0.014 英寸导丝穿过房间隔，可在不进一步通电的情况下将其推进以形成轨道，导管 / 鞘管可在该轨道上推进至左心房[9]。

20.3.2 处于临床试验阶段的器械

20.3.2.1 Sapien M3

将 Sapien M3（Edwards）置于“dock”中，“dock”包绕二尖瓣瓣环下的腱索。最开始的大幅度转动会夹住腱索；后续小幅度旋转，锚定球囊膨胀瓣膜[10]。牛心包瓣膜置于 dock 中，二尖瓣瓣叶紧贴瓣膜外表面的编织布保证了密封的效果。在首次人体试验中，10 名患者中有 9 名达到了器械成功的效果，所有患者在 30 天时均存活[10]。

20.3.2.2 EVOQUE

EVOQUE TMVR 系统（Edwards）是新一代的 CardiAQ，具有相似的环形内密封裙边和框架。通过 28 F 鞘管经房间隔输送瓣膜。一项早期可行性研究（NCT02718001）正在招募手术高危的中重度和重度二尖瓣反流患者。

20.3.2.3 Caisson

CaissonTMVR 系统（LivaNova，London，UK）由两个镍钛合金支架组成：一个用作“D”形锚用于夹持二尖瓣瓣环，另一个容纳猪心包三叶瓣。通过 31 F 鞘管经房间隔输送瓣膜。PRELUDE 可行性试验（NCT02768402）已完成招募，但目前尚未报告研究结果。

20.4 结论

经导管二尖瓣技术发展迅速，可行性试验的早期临床结果令人鼓舞。经心尖途径最早开展研究，但经股静脉、经房间隔途径的技术发展将为患者带来更多获益。经导管二尖瓣技术为手术高危的患者提供了可行的治疗方案，该技术在手术低危的患者中表现如何，目前已有登记的相关临床试验，让我们一起拭目以待最终的研究结果。

参考文献

1 Muller, D.W.M., Farivar, R.S., Bae, R. et al. (2017). Transcatheter mitral valve replacement for patients with symptomatic mitral regurgitation: a global feasibility trial. *J. Am. Coll. Cardiol.* 69 (4): 381–391.

2 Sorajja, P., Moat, N., Badhwar, V. et al. (2019). Initial feasibility study of a new transcatheter mitral prosthesis. *J. Am. Coll. Cardiol.* 73 (11): 1250–1260.

3 Bapat, V., Walton, A., Duffy, S.J. et al. (2018). Early experience with new transcatheter mitral valve replacement. *J. Am. Coll. Cardiol.* 71 (1): 12–21.

4 Barbanti, M. and Tamburino, C. (2016). Transcatheter mitral valve implantation: CardiAQ. *EuroIntervention* 12 (Y): Y73–Y74.

5 Søndergaard, L., Brooks, M., Ihlemann, N. et al. (2015). Transcatheter mitral valve implantation via transapical approach: an early experience. *Eur. J. Cardiothorac. Surg.* 48 (6): 873–877; discussion 877–8.

6 Cheung, A. (2018). Early experience of TIARA transcatheter mitral valve replacement system. *Ann. Cardiothorac. Surg.* 7 (6): 787–791.

7 Barbanti, M., Piazza, N., Mangiafico, S. et al. (2017). Transcatheter mitral valve implantation using the HighLife system. *JACC Cardiovasc. Interv.* 10 (16): 1662–1670.

8 Alkhouli, M., Sarraf, M., Maor, E. et al. (2016). Techniques and outcomes of percutaneous aortic paravalvular leak closure. *JACC Cardiovasc. Interv.* 9 (23): 2416–2426.

9 Khan, J.M., Rogers, T., Eng, M.H. et al. (2017). Guidewire electrosurgery-assisted trans-septal puncture. *Catheter. Cardiovasc. Interv.* 91 (6): 1164–1170.

10 Webb, J.G., Murdoch, D.J., Boone, R.H. et al. (2019). Percutaneous transcatheter mitral valve replacement. *J. Am. Coll. Cardiol.* 73 (11): 1239–1246.

第 21 章

二尖瓣的瓣中瓣和环中瓣治疗

Norihiko Kamioka，Peter C. Block，Adam B. Greenbaum，Vasilis C. Babaliaros

任凯达　王力涵　译　王建安　审校

21.1　概述

二尖瓣疾病是美国最常见的瓣膜疾病，其患病率随年龄增加而增加（图 21.1）：小于 45 岁的患者为 0.7%，75 岁以上患者 13.2%[1-2]。因此，越来越多的证据支持在当前的老龄化时代，预计需要接受二尖瓣手术的患者数量将会急剧增加。1998—2005 年，二尖瓣修复和置换手术的总量分别增加了 201.2% 和 17.2%[3]。与置换相比，二尖瓣修复的增加幅度从 2000 年的 51% 上升至 2007 年的 69%[4]。此外，二尖瓣置换术中生物瓣膜的使用从 1998 年的 16.9% 增加到 2005 年的 36.5%[3]。

随着外科生物瓣的使用以及二尖瓣修复手术比例的增加，再加上老龄人口预期寿命的延长，在未来几年内，外科瓣膜或瓣膜成形环衰败的患者数量将增加。由于二尖瓣修复和二尖瓣置换术后 15 年二尖瓣再次手术发生率分别为 5.1% ～ 6.9% 和 37.2% ～ 50.0%[5-8]，许多患者将面临第二次二尖瓣手术[4, 9]。

二尖瓣生物瓣膜或瓣膜成形环衰败的治疗金标准为再次手术行二尖瓣置换。再次二尖瓣手术的手术死亡率往往较高（6.4% ～ 15.3%），主要原因是技术难度和患者自身的相关风险因素[10-14]。因此，约有一半重度症状性二尖瓣反流患者由于手术风险较高而无法进行手术[14-15]。近期经导管二尖瓣置换术（transcatheter mitral valve replacement，TMVR）[即经导管二尖瓣瓣中瓣置换术（transcatheter mitral valve-in-valve replacement，TMViV）和经导管二尖瓣环中瓣置换术（transcatheter mitral valve-in-ring replacement，TMViR）] 的发展为这些患者提供了新的治疗方案。

截至 2018 年夏季，市面上尚无针对外科生物瓣或瓣膜成形环衰败后的经导管瓣膜。因此，原本用于微创治疗主动脉瓣疾病的 SAPIEN 3 瓣膜（Edwards Lifesciences，Irvin，CA）是唯一经美国 FDA 批准的 TMViV 瓣膜和唯一市售的 TMViR 瓣膜。

TMVR 最初的手术方案类似于经心尖经导管主动脉瓣置换术（transcatheter aortic valve replacement，

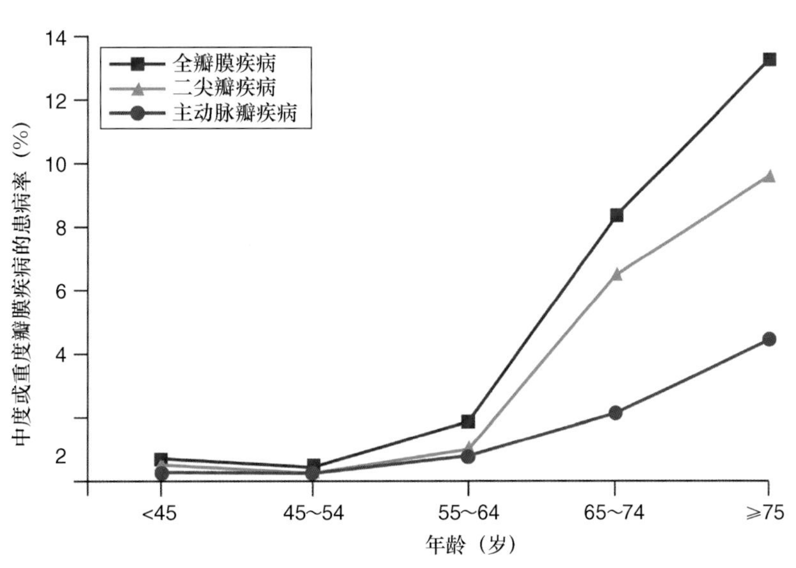

• **图 21.1**　瓣膜疾病的患病率（来源：Nkomo et al.[1]）

TAVR）。为了最大限度地精简手术并使其更有效、创伤更小和更安全，TMVR 技术在各方面都有不同的改进——从术前评估［瓣膜评估、超声心动图和多排计算机断层扫描（multidetector computed tomography，MDCT）］至手术入路（从经心尖至穿房间隔建立轨道到单独经房间隔）[16-19]。与经心尖手术相比，经房间隔技术缩短了住院时间并获得了相似的临床结局[20]。

21.2 临床证据

已有证据支持 TMVR 在生物瓣或瓣膜成形环衰败的外科手术高危患者中应用的可行性和有效性[21-34]。与 TMViV 相比，TMViR 更具挑战性，因为接合区域较短且非圆形，难以实现最佳的瓣膜同轴度。因此，两种手术的预后存在一些差异（表 21.1 和 21.2 以及图 21.2）。尽管两组手术相关的死亡率均较低（TMViV 1.1% ～ 3.0% *vs.* TMViR 0 ～ 1.4%），但 TMViV 治疗后的技术成功率高于 TMViR 治疗（TMViV 96.0% ～ 97.0% *vs.* TMViR 73.0% ～ 88.0%）[22, 28-30]。两组之间的长期死亡率也存在差异（1 年死亡率 TMViV 11.3% ～ 12.6% *vs.* TMViR 28.7%）。年龄和是否存在衰败的瓣膜成形环与 1 年全因死亡率独立相关[22]。

对于二尖瓣外科术后器械衰败的患者，再次行外科二尖瓣置换（surgical mitral valve replacement，SMVR）与 TMVR 之间孰优孰劣尚无定论。最近有研究比较了 TMViV 和再次 SMVR 的临床结局[29]。尽管美国胸外科医师协会对 TMViV 患者的死亡预测风险（STS-PROM）评分较高，但研究显示 TMViV 和再次 SMVR 组之间的 1 年死亡率没有差异（TMViV 11.3% *vs.* 再次 SMVR 11.9%，$P = 0.96$）。

TMVR 常见并发症包括瓣膜移位、瓣周漏（paravalvular leak，PVL）、左心室流出道（left ventricular outflow tract，LVOT）梗阻、瓣膜血栓形成和耐久性未知[26]。由于 TMViR 中的接合区较短，经导管二尖瓣的移位在 TMViR 后更常见，导致需要二次瓣膜释放的概率更高（TMViV 2.0% ～ 2.8% *vs.* TMViR 11.1% ～ 13.0%）[22, 28]。

LVOT 梗阻最初报道于外科二尖瓣置换术或修复术后[35]。二尖瓣学术研究协会（Mitral Valve Academic Research Consortium，MVARC）将 LVOT 梗阻定义为二尖瓣介入治疗后平均压差较基线增加≥ 10 mmHg[36]。然而，TMViR 后更易发生严重的 LVOT 梗阻（手术

表 21.1 TMVR 手术的基线特征

	术式	年	数量（ViR）	球囊扩张瓣膜的百分比	TS 途径的百分比	年龄（岁）	STS 评分（%）	LVEF（%）
二尖瓣 VIVID 登记研究[34]	ViV	2017	349	89.7[a]	18.5[a]	75±12	13.4±12.3	54±12
	ViR	2017	88	89.7[a]	18.5[a]	69±14	11.0±8.0	44±17
Yoon 等[22]	ViV	2017	176	94.3	35.2	73±13	9.3±7.0	55±11
	ViR	2017	72	79.2	27.8	71±10	8.1±6.2	46±17
Eleid 等[28]	ViV	2017	60	100	100	75±11	12.5±7.2	57±11
	ViR	2017	15	100	100	72±8	11.4±7.3	50±19
Urena 等[31]	ViV	2018	34	100	94.1	73（52 ～ 84）	20.6（12.5 ～ 39.6）	58±10
	ViR	2018	30	100	100	70（48 ～ 84）	13.7（7.2 ～ 30.2）	57±10
Kamioka 等[29]	ViV	2018	62	100	77.4	75±9	13±8	55±12
Frerker 等[32]	ViV/ViR	2016	24（10）	100	57.1	72±13	11.2±8.3	49±16
Wilbring 等[33]	ViV/ViR	2014	12（2）	100	0.0	75±5	11.6±3.1	45±17
Schäfer 等[21]	ViV/ViR	2014	12（4）	100	—	69±13	10.1±5.3	—
Bouleti 等[27]	ViV/ViR	2015	17（11）	100	100	61±24	18.3±21.8	55±12
Cheung 等[23]	ViV	2013	23	100	0.0	81±6	12.6±6.9	55±12
Descoutures 等[30]	ViR	2013	17	100	47.1	70±16	13.4±8.9	—

LVEF，左心室射血分数；STS，胸外科医师协会；TS，经房间隔；ViV，瓣中瓣；ViR，环中瓣

[a] ViV 与 ViR 的平均值

表 21.2　TMVR 研究的结局

研究	术式	平均压差（mmHg）	MR ≥中度（%）	LVOT 梗阻（%）	30 天死亡率（%）	卒中（%）
二尖瓣 VIVID 登记研究	ViV	5.9±2.7	2.6	2.3	7.7	2.9
	ViR	5.7±2.8	14.8	8.0	11.4	1.1
Yoon 等	ViV	5.8±2.7	6.8	2.3	5.7	2.3
	ViR	6.4±2.3	19.4	2.3	8.3	0
Eleid 等	ViV	6.3±2.9	1.6	5	5.0	—
	ViR	6.6±2.8	6.7	20	0	—
Urena 等	ViV	5.7	0	5.9	5.9	5.9
	ViR	6.9	10.7	13.3	6.7	0
Kamioka 等	ViV	6.4±2.4	7.1	3.6	3.2	0
Frerker 等	ViV/ViR	—	8.6	—	12.5	4.2
Wilbring 等	ViV	6.2±2.6	0	—	15.4[a]	0
	ViR	6.0±1.4	0	—	15.4[a]	0
Schäfer 等	ViV/ViR	5.2±2.3	—	—	0	8.3
Bouleti 等	ViV/ViR	8.1±2.6	5.8	17.6	5.9	0
Cheung 等	ViV	6.9±2.2	0	—	0	4.4
Descoutures 等	ViR	6.8±2.9	11.8	17.6	11.8	—

LVEF，左心室射血分数；LVOT，左心室流出道；MR，二尖瓣反流；ViV，瓣中瓣；ViR，环中瓣。
[a] TMViV 和 TMViR 的复合结果

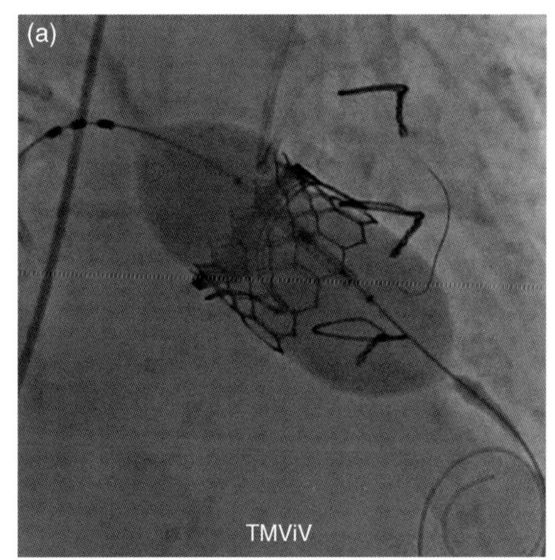

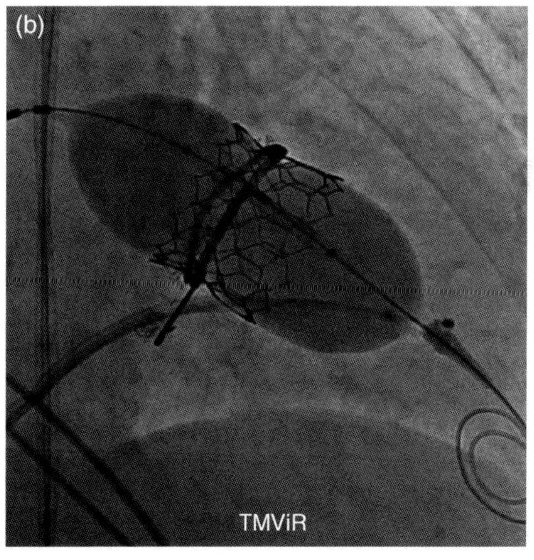

• **图 21.2**　经导管二尖瓣置换术。（**a**）经导管二尖瓣瓣中瓣置换术（TMViV）。（**b**）经导管二尖瓣环中瓣置换术（TMViR）（来源：Norihiko Kamioka，Peter C. Block，Adam B. Greenbaum，Vasilis C. Babaliaros.）

二尖瓣修复 1.0% ～ 2.0% *vs.* TMViV 2.3% ～ 5.0% *vs.* TMViR 2.3% ～ 20.0%）[22, 26, 28, 37-38]。TMViR 手术后，自体二尖瓣前叶覆盖新植入的瓣膜，其自身可阻塞 LVOT 或通过前叶收缩期的前向运动导致梗阻[39-40]。LVOT 梗阻的预测因素包括解剖因素（小 LVOT 和左心室腔、较小的主动脉-二尖瓣-瓣环成角、细长、厚或严重钙化的前叶以及瓣下的重度钙化）和器械相关因素（手术瓣膜或瓣膜成形环的类型和经导管心脏瓣膜的植入深度）[16, 39, 41]。

目前尚无指南或标准共识针对 TMVR 后的抗凝

治疗。TMVR 术后人工瓣膜血栓形成的发生率仍不清楚。既往的研究猜测瓣膜血栓形成的机制可能是术后抗凝不充分、低心房压力导致瓣膜打开、经导管心脏瓣膜扩张或生物瓣膜支架衰败导致瓣叶运动受限[42]。瓣膜血栓形成的高发生率（2%）表明所有接受 TMVR 的患者可能都需要全身抗凝治疗[28]。

尽管 TMViR 术后二尖瓣反流（中度）更常见（TMViR 6.7% ～ 19.4% *vs.* TMViV 0 ～ 6.8%）[4, 9, 23-26, 28]，但其与 TMViV 在术后二尖瓣跨瓣压差方面无差异（TMViV 5.1 ～ 6.9 mmHg *vs.* TMViR 6.3 ～ 6.6 mmHg）。与再次 SMVR 术后的超声心动图结果相比，尽管 TMVR 组 1 年时平均二尖瓣压差似乎略高，但 TMViV 术后 30 天的超声心动图结果相似。1 年随访时，两组之间的二尖瓣反流严重程度没有差异。据报告，术后二尖瓣跨瓣压差升高（≥ 10 mmHg）的主要预测因素为较小的原瓣膜尺寸（尺寸≤ 25 mm）[26]。

21.3 手术计划

既往的二尖瓣手术信息很重要。应回顾手术报告中衰败瓣膜或瓣膜成形环的类型和尺寸、伴随的手术以及并发症（表 21.3）。这包括是否切除或保留二尖瓣前叶，是否穿刺、闭合或修补房间隔以及是否结扎或切除左心耳。

常规术前检查包括标准血液检查、心电图、胸部 X 线检查、经胸超声心动图、冠状动脉造影（表 21.4）以及三维 MDCT 和经食管超声心动图（TEE）[16, 18-19, 43-46]。术前计划不仅包括确定手术入路和瓣膜尺寸，还需了解解剖结构和衰败类型以及预测 TMVR 的有效性[27, 45]。

超声心动图可用于术前解剖评估、术中指导和术后评估。在术前，超声心动图可以提示生物瓣膜衰败类型［即反流（经瓣膜或瓣周）、狭窄或混合病变］和确定是否存在手术禁忌证（例如由于瓣膜或瓣膜成形环脱离导致的瓣周反流，左心房或左心室血栓）[45]。瓣周反流本身并非禁忌证，但通常需要额外手术［即经导管瓣周漏封堵和（或）瓣膜 / 瓣环扩张］[47-48]。超声心动图还可以在术前评估入路（即左心房大小、心尖插管位置）。

MDCT 可用于评估手术入路（经心尖或房间隔）、衰败外科瓣膜或瓣膜成形环的真实内径和高度、二尖瓣瓣环装置（包括瓣叶长度）、左心室特征（大小和形状）、LVOT 梗阻的风险以及植入物的最佳投影角度（图 21.3）。二尖瓣瓣环大小和 LVOT 之间关系可能出现变化，这表明多相环测量对 TMVR 手术策略的制订至关重要[49-50]。MDCT 有助于识别左心室心尖部异常，如心肌纤维化或瘢痕组织。MDCT 还可用于指导心尖入路的最佳肋间隙定位。同时，MDCT 还提供冠状动脉解剖结构信息，以指导心尖入路避开重要的心外膜血管。重度二尖瓣反流患者二尖瓣同轴性最佳通路通常位于左心室心尖部的前方和后方，这也可通过 MDCT 进行预测[45]。另外，还可在经食管超声心动图（TEE）指导下，通过手指按压心肌的方法进一步确定了心室穿刺的最佳位置。

经心尖入路提供了良好的同轴性，在瓣膜植入过程中易于瓣膜器械的操作。然而，这种方法需要外科手术切开导致住院时间延长。因此，TMVR 手术目前更倾向于选择经皮经房间隔入路，以避免开胸或胸骨切开术以及左心室损伤。尤其对于射血分数降低、伴有严重慢性肺部疾病、曾多次胸骨切开术或胸壁结构不适合外科的患者，应首选经导管 / 经房间隔入路[20]。VIVID 登记研究的数据显示，经房间隔途径治疗的左心室功能障碍患者的心肌收缩改善比经心尖治疗的患者更显著[37]。另有研究表明，经房间隔 TMVR 与经心尖 TMVR 临床预后相似[22]。

在选择瓣膜尺寸时，需综合考虑瓣膜应用程序提供的瓣膜参数、制造商提供的瓣膜内径数据、MDCT 评估的衰败生物瓣膜的真实内径以及 MDCT 和 TEE 评估的二尖瓣瓣环结构[17, 19]。为优化锚定并将瓣周漏降至最低，目前建议经导管瓣膜尺寸至少超过原外科瓣膜的真实内径 10%[51]。TMVR 与再次 SMVR 术后的血流动力学结果相当[29]。然而，当之前放置的外科生物瓣膜内部直径小于 22 mm 时，容易出现较高的残余压差[52]。与主动脉瓣介入治疗不同，二尖瓣术后患者-瓣膜不匹配如何定义尚无定论，其对结局的影响存在争议。然而，大多数研究报告患者-瓣

表 21.3 既往手术的必要信息

1）制造商
2）标签名称
3）年限
4）尺寸
5）真实内径
6）不透射线标记的位置
7）伴随手术
8）刚性或半刚性（环）
9）是否可被撑破

表 21.4 TMVR 的影像学筛查

	TTE	2 D-TEE	3 D-TEE	MDCT	X 线透视
术前计划					
• 二尖瓣反流定量	+++	++	+++	不适用	+
• 瓣环尺寸	+	+	++	+++	不适用
• 瓣叶形态 / 衰败类型	++	+++	+++	++	不适用
• 瓣环和瓣叶钙化	++	++	+	+++	+
• 腱索	++	++	++	+	不适用
• 乳头肌结构	++	++	++	+++	不适用
• 左心室大小和功能	+++	++	不适用	++	++
• LVOT 解剖结构和梗阻风险	+	++	+++	+++	不适用
• 入路	++	+	+	+++	不适用
围手术期影像					
• 穿刺点定位	不适用	+++	+	不适用	+
• 推送与固定导丝	不适用	++	+++	不适用	++
• 推送及固定输送系统	不适用	+++	+++	不适用	++
• 器械释放	不适用	+++	+++	不适用	++
• 旋转同轴	不适用	+	+++	不适用	+
• 器械锚定（需要后扩）	不适用	+++	++	不适用	+
TMVR 后					
• 术后并发症					+
• 瓣膜功能 / 瓣周漏	++	++	+++	+	+
• 跨瓣压差	+++	+++	不适用	不适用	不适用
• LVOT 解剖结构	++	++	+++	+++	不适用
• LVOT 压力	+++	++	不适用	不适用	+++
• 器械位置	++	++	+++	+++	不适用
• 器械稳定性	+++	+++	++	++	+++
• 瓣叶活动性 / 血栓	+	+++	++	+++	不适用
• 支架断裂	不适用	不适用	不适用	+	+++

来源：Modified table（Blanke et al.[45] and Hamid et al.[19]）.

膜不匹配与较高的二尖瓣压差和 TMVR 前的收缩期肺动脉压相关[53-55]。

二尖瓣前叶和前叶下装置都可能导致 LVOT 梗阻，因此必须使用 MDCT 和 TEE 进行全面评估。TMVR 将二尖瓣流出道延伸至左心室，称为 neo-LVOT[56-57]。术前 MDCT 进行虚拟瓣膜植入有助于识别高 LVOT 梗阻风险患者[56]。另外，自体瓣叶在 TMVR 术后还可能出现脱垂的情况，延长的瓣叶可能会导致 TMVR 后急性二尖瓣反流，悬垂的自体瓣叶可能导致植入生物瓣瓣叶无法活动，并可能引起晚期 neo-LVOT 梗阻[41]。

21.4 手术

大多数 TMVR 是在全身麻醉下、由 TEE 指导下完成。经心尖 TMVR 的准备与 TAVR 相似。首先行左侧胸壁肋骨间隙小切口切开术，随后使用纱布加固的缝线预置左心室荷包，并在荷包内穿刺左心室尖部。然后将穿刺鞘管置入左心室，并在 X 线透视下将导丝穿过衰败的生物瓣膜或瓣膜成形环推进至

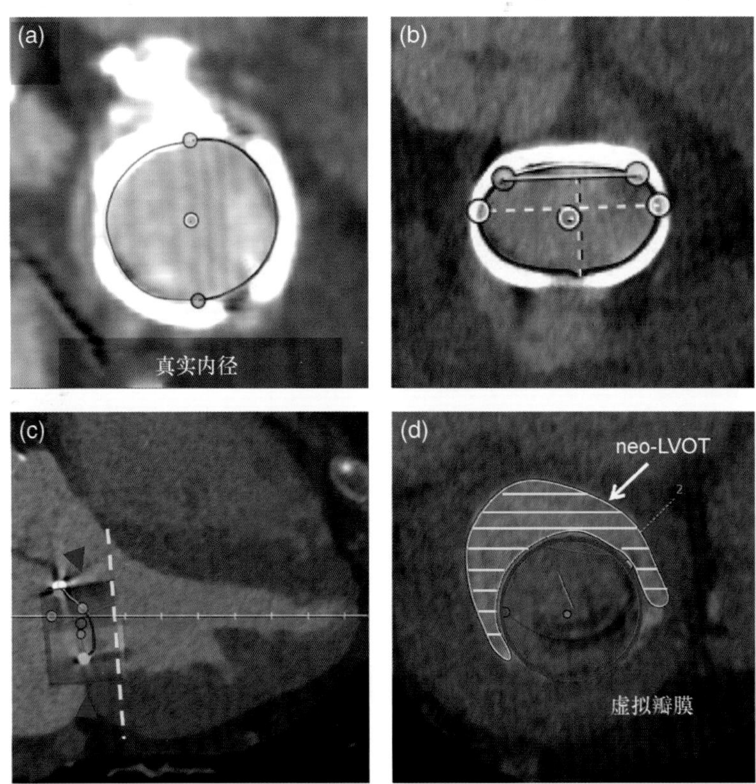

• **图 21.3** CT 用于指导术前计划。(**a**)外科生物瓣环的真实内径。(**b**)外科植入环的真实内径。(**c**)使用虚拟瓣膜(红色箭头之间)对左心室流出道(LVOT)(虚线:neo-LVOT)进行长轴评估。(**d**)neo-LVOT 短轴评估(阴影区)(来源:Norihiko Kamioka,Peter C. Block,Adam B. Greenbaum,Vasilis C. Babaliaros.)

肺静脉。将穿刺导丝更换为硬的"J"形导丝[例如,Amplatz Extra Stiff(Cook,Bloomington,IN)],然后利用标准输送系统将经导管心脏瓣膜(transcatheter heart valve,THV)(与 TAVR 相比瓣膜以相反方向预装)输送到位。在快速心室起搏过程中,在 X 线透视和 TEE 引导下植入 THV。

选择房间隔入路时,大多数病例使用右股静脉。手术开始前在在右股静脉中预置两把 Perclose ProGlide 器械(Abbott Vascular,Santa Rosa,CA),随后置入 14 Fr 或 16 Fr 鞘管。通过左股静脉将 5 Fr 临时起搏器送入右心室,以便在瓣膜释放时进行快速起搏。在 TEE 指导下使用房间隔可调弯导管(Agilis NxT medium curve,St. Jude Medical,St. Paul,Minnesota)和带电的 Astato XS 20 导丝(Asahi Intecc)在房间隔上部和后部位置进行房间隔穿刺,以保证穿刺部位与二尖瓣瓣环的距离。理想情况下建议在二尖瓣瓣环上方约 40 mm 处进行穿刺。穿刺完成后沿导丝将可调弯导管推入左心房。将鞘管置入左心房后,立即肝素化,随后使用一根预塑形的加硬导丝[例如 Confida(Medtronic,Minneapolis,MN),SAFARI(Boston Scientific,Marlborough,MA)]穿过二尖瓣进入左心室。通常在 THV 通过房间隔之前,使用 12 ~ 14 mm 球囊对房间隔进行扩张。对于严重二尖瓣狭窄,可再次使用相同的球囊在二尖瓣处进行预扩张。在完成房间隔扩张后,输送系统通过股静脉鞘进入下腔静脉。值得注意的是,输送系统表面"E"标志需要面朝后以保证系统向左心房弯曲。THV 的压握方向与 TAVR 相同,使用输送系统推进 THV 穿过房间隔,然后在心室快速起搏下缓慢充盈球囊植入 THV。

对于 TMViV,建议将经导管瓣膜与外科瓣膜袖带的底部对齐。对于 TMViR,建议在左心房和左心室内植入与瓣环位置相等的瓣膜[26]。TEE 和 DSA 透视检查均用于确定瓣膜位置并确定是否需要进行后扩张(即确保 THV 呈"喇叭形"或"锥形")。

经心尖 TMVR 术后,通过常用的外科手术方案闭合经心尖入路。经房间隔二尖瓣置换术后医源性房间隔缺损可用房间隔封堵器封堵[如 Amplatzer 间隔封堵器(St.Jude Medical,St.Paul,MN)、CARDIOFORM 间隔封堵器(GORE,Newark,DE)]。使用 TEE 评估即刻手术结果,包括瓣膜即刻功能。必须仔细评估三个方面:①新发 LVOT 梗阻;②瓣周漏;③瓣膜稳定性[57]。通过 TTE 和 TEE 评价术后并发症和新置入瓣膜的功能。

关于术中抗凝治疗，一旦建立通路，则立即静脉给予 200 IU/kg 肝素，使活化凝血时间达到 250 ～ 300 s，并在整个干预过程中滴定以维持该水平。治疗结束后，建议使用抗凝治疗，但目前尚无足够临床证据支持这一点。

21.5　陷阱和解决方案——POULEZ 和 LAMPOON

一些方案可用于治疗 TMVR 术后并发症。VIVID 登记研究报告约 7% 的 TMViV 术后发生器械错位[37]。为避免瓣膜错位或移位，适当的尺寸至关重要。一旦发生该并发症，则很难取出或重新定位瓣膜，大多数情况下需要外科手术取出。为了固定接合区并保证良好的同轴性，常使用额外的缝线以助于更快地输送系统打弯［在接合区短轴准备“U”形缝合以纠正二尖瓣置换时血管内的侧向偏转（POULEZ）］[58]。我们在 TMViR 和二尖瓣瓣环钙化手术中常使用这种改良方案。

LVOT 梗阻是 TMVR 的主要并发症。如果在 TMVR 后发生 LVOT 梗阻，则术后 30 天死亡率达到 88.9%[59]。目前已有几种技术可以避免这种情况，如瓣膜释放过程中的对吻球囊（kissing balloon）技术[60]、室间隔酒精预消融技术[61]和可控的二尖瓣前叶撕裂技术[35, 62-64]。室间隔酒精预消融术会牺牲一部分心肌，并有可能导致传导系统损伤和起搏器依赖性，并且不适用于室间隔较薄的患者。酒精消融术后还需要将 TMVR 手术时间延迟 4 ～ 6 周以保证有症状的患者完成心肌重构。也许防止 LVOT 梗阻更好的替代方法是可控性的撕裂二尖瓣前叶。所谓的 LAMPOON（故意撕裂二尖瓣前叶以防止 LVOT 梗阻）手术是一种经导管技术（图 21.4），通常可以在 TMVR 手术的同时完成该操作。进行 LAMPOON 时，需逆主动脉方向将导管放置在主动脉瓣上，其尖端紧靠二尖瓣前叶的底部，并将带电导线穿过瓣叶底部进入左心房。然后将导丝头端与第二根逆行性主动脉导管套住，该导管的头端穿过二尖瓣，在前叶周围形成一个环。回路用 Bovie 电流通电，然后回撤导管和导丝回路，沿长轴方向“切割”二尖瓣前叶。随后的 TMVR 扩大了前瓣叶中的狭缝，使左心室血流在收缩期畅通无阻地通过。

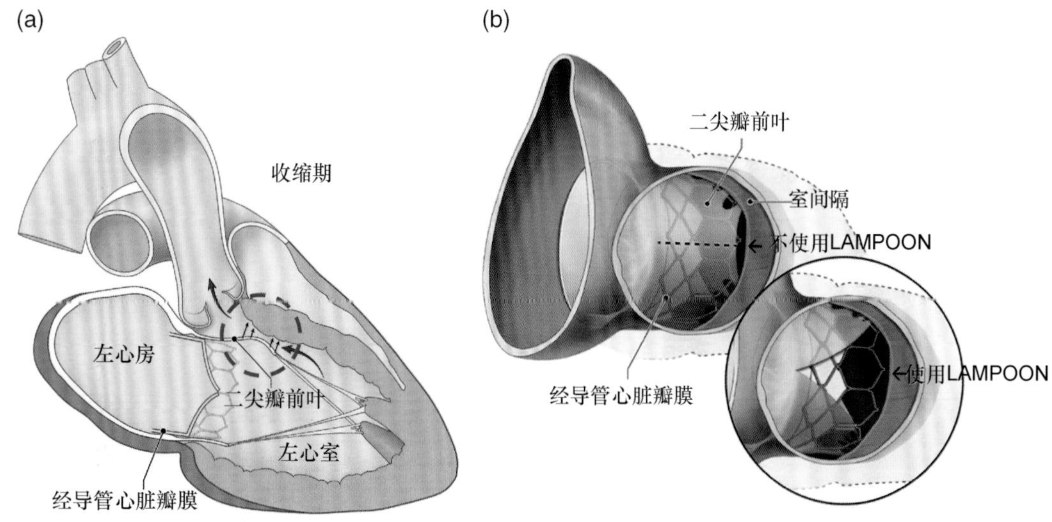

• **图 21.4**　LAMPOON。(**a**) LVOT 梗阻的机制。(**b**) 使用和不使用 LAMPOON 进行 TMVR 后的解剖结构比较（来源：Babaliaros et al.[62] and Khan et al.[63]）

参考文献

1 Nkomo, V.T., Gardin, J.M., Skelton, T.N. et al. (2006). Burden of valvular heart diseases: a population-based study. *Lancet* 368 (9540): 1005–1011. https://doi.org/10.1016/S0140-6736(06)69208-8.

2 Andell, P., Li, X., Martinsson, A. et al. (2017). Epidemiology of valvular heart disease in a Swedish nationwide hospital-based register study. *Heart* 103 (21): 1696–1703. https://doi.org/10.1136/heartjnl-2016-310894.

3 Barnett, S.D. and Ad, N. (2009). Surgery for aortic and mitral valve disease in the United States: a trend of change in surgical practice between 1998 and 2005. *J. Thorac. Cardiovasc. Surg.* 137 (6): 1422–1429. https://doi.org/10.1016/j.jtcvs.2008.08.071.

4 Gammie, J.S., Sheng, S., Griffith, B.P. et al. (2009). Trends in mitral valve surgery in the United States: results from the Society of Thoracic Surgeons adult cardiac database. *Ann. Thorac. Surg.* 87 (5): 1431–1439. https://

doi.org/10.1016/j.athoracsur.2009.01.064.
5 David, T.E., Armstrong, S., McCrindle, B.W., and Manlhiot, C. (2013). Late outcomes of mitral valve repair for mitral regurgitation due to degenerative disease. *Circulation* 127 (14): 1485–1492. https://doi.org/10.1161/CIRCULATIONAHA.112.000699.
6 Suri, R.M., Clavel, M.A., Schaff, H.V. et al. (2016). Effect of recurrent mitral regurgitation following degenerative mitral valve repair: long-term analysis of competing outcomes. *J. Am. Coll. Cardiol.* 67 (5): 488–498. https://doi.org/10.1016/j.jacc.2015.10.098.
7 Bourguignon, T., Bouquiaux-Stablo, A.L., Loardi, C. et al. (2014). Very late outcomes for mitral valve replacement with the Carpentier-Edwards pericardial bioprosthesis: 25-year follow-up of 450 implantations. *J. Thorac. Cardiovasc. Surg.* 148 (5): 2004–211.e1. https://doi.org/10.1016/j.jtcvs.2014.02.050.
8 Bourguignon, T., Espitalier, F., Pantaleon, C. et al. (2018). Bioprosthetic mitral valve replacement in patients aged 65 years or younger: long-term outcomes with the Carpentier–Edwards PERIMOUNT pericardial valve†. *Eur J Cardiothorac. Surg.* 0 (May): 1–8. https://doi.org/10.1093/ejcts/ezy029.
9 Siregar, S., de Heer, F., Groenwold, R.H.H. et al. (2014). Trends and outcomes of valve surgery: 16-year results of Netherlands Cardiac Surgery National Database. *Eur. J. Cardiothorac. Surg.* 46 (3): 386–397. https://doi.org/10.1093/ejcts/ezu017.
10 Akins, C.W., Buckley, M.J., Daggett, W.M. et al. (1998). Risk of reoperative valve replacement for failed mitral and aortic bioprostheses. *Ann. Thorac. Surg.* 65 (6): 1545–1552. https://doi.org/10.1016/S0003-4975(98)00301-4.
11 Akay, T.H., Gultekin, B., Ozkan, S. et al. (2008). Mitral valve replacements in redo patients with previous mitral valve procedures: mid-term results and risk factors for survival. *J. Card. Surg.* 23 (5): 415–421. https://doi.org/10.1111/j.1540-8191.2008.00630.x.
12 Vohra, H.A., Whistance, R.N., Roubelakis, A. et al. (2012). Outcome after redo-mitral valve replacement in adult patients: a 10-year single-Centre experience. *Interact. Cardiovasc. Thorac. Surg.* 14 (5): 575–579. https://doi.org/10.1093/icvts/ivs005.
13 Jamieson, W.R.E., Burr, L.H., Miyagishima, R.T. et al. (2003). Reoperation for bioprosthetic mitral structural failure: risk assessment. *Circulation* 108 (Suppl (90101)): II98–II102. https://doi.org/10.1161/01.cir.0000089184.46999.f4.
14 Mirabel, M., Iung, B., Baron, G. et al. (2007). What are the characteristics of patients with severe, symptomatic, mitral regurgitation who are denied surgery? *Eur. Heart J.* 28 (11): 1358–1365. https://doi.org/10.1093/eurheartj/ehm001.
15 Bach, D.S., Awais, M., Gurm, H.S., and Kohnstamm, S. (2009). Failure of guideline adherence for intervention in patients with severe mitral regurgitation. *J. Am. Coll. Cardiol.* 54 (9): 860–865. https://doi.org/10.1016/j.jacc.2009.03.079.
16 Urena, M., Himbert, D., Brochet, E. et al. (2017). Transseptal transcatheter mitral valve replacement using balloon-expandable transcatheter heart valves. *JACC Cardiovasc. Interv.* 10 (19): 1905–1919. https://doi.org/10.1016/j.jcin.2017.06.069.
17 Bapat, V. (2014). Valve-in-valve apps: why and how they were developed and how to use them. *EuroIntervention* 10: U44–U51. https://doi.org/10.4244/EIJV10SUA7.
18 Guerrero, M., Salinger, M., Pursnani, A. et al. (2017). Transseptal transcatheter mitral valve-in-valve: a step by step guide from preprocedural planning to postprocedural care. *Catheter. Cardiovasc. Interv.* https://doi.org/10.1002/ccd.27128.
19 Hamid, N.B., Khalique, O.K., Monaghan, M.J. et al. (2015). Transcatheter valve implantation in failed surgically inserted bioprosthesis review and practical guide to echocardiographic imaging in valve-in-valve procedures. *JACC Cardiovasc. Imaging* 8 (8): 960–979. https://doi.org/10.1016/j.jcmg.2015.01.024.
20 Eleid, M.F., Cabalka, A.K., Williams, M.R. et al. (2016). Percutaneous transvenous transseptal transcatheter valve implantation in failed bioprosthetic mitral valves, ring Annuloplasty, and severe mitral annular calcification. *JACC Cardiovasc. Interv.* 9 (11): 1161–1174. https://doi.org/10.1016/j.jcin.2016.02.041.
21 Schäfer, U., Bader, R., Frerker, C. et al. (2014). Balloon-expandable valves for degenerated mitral xenografts or failing surgical rings. *EuroIntervention* 10 (2): 260–268. https://doi.org/10.4244/EIJV10I2A42.
22 Yoon, S.-H., Whisenant, B.K., Bleiziffer, S. et al. (2017). Transcatheter mitral valve replacement for degenerated bioprosthetic valves and failed Annuloplasty rings. *J. Am. Coll. Cardiol.* 70 (9): 1121–1131. https://doi.org/10.1016/j.jacc.2017.07.714.
23 Cheung, A., Webb, J.G., Barbanti, M. et al. (2013). 5-year experience with transcatheter transapical mitral valve-in-valve implantation for bioprosthetic valve dysfunction. *J. Am. Coll. Cardiol.* 61 (17): 1759–1766. https://doi.org/10.1016/j.jacc.2013.01.058.
24 Cerillo, A.G., Gasbarri, T., Celi, S. et al. (2016). Transapical transcatheter valve-in-valve implantation for failed mitral bioprostheses: gradient, symptoms, and functional status in 18 high-risk patients up to 5 years. *Ann. Thorac. Surg.* 102 (4): 1289–1295. https://doi.org/10.1016/j.athoracsur.2016.03.051.
25 Seiffert, M., Conradi, L., Baldus, S. et al. (2012). Transcatheter mitral valve-in-valve implantation in patients with degenerated bioprostheses. *JACC Cardiovasc. Interv.* 5 (3): 341–349. https://doi.org/10.1016/j.jcin.2011.12.008.
26 Paradis, J.-M., Del Trigo, M., Puri, R., and Rodés-Cabau, J. (2015). Transcatheter valve-in-valve and valve-in-ring for treating aortic and mitral surgical prosthetic dysfunction. *J. Am. Coll. Cardiol.* 66 (18): 2019–2037. https://doi.org/10.1016/j.jacc.2015.09.015.
27 Bouleti, C., Fassa, A.A., Himbert, D. et al. (2015). Transfemoral implantation of transcatheter heart valves after deterioration of mitral bioprosthesis or previous ring annuloplasty. *JACC Cardiovasc. Interv.* 8 (1): 83–91. https://doi.org/10.1016/j.jcin.2014.07.026.
28 Eleid, M.F., Whisenant, B.K., Cabalka, A.K. et al. (2017). Early outcomes of percutaneous transvenous transseptal transcatheter valve implantation in failed bioprosthetic mitral valves, ring annuloplasty, and severe mitral annular calcification. *JACC Cardiovasc. Interv.* 10 (19): 1932–1942. https://doi.org/10.1016/j.jcin.2017.08.014.
29 Kamioka, N., Babaliaros, V., Morse, M.A. et al. (2018). Comparison of clinical and echocardiographic outcomes after surgical redo mitral valve replacement and Transcatheter mitral valve-in-valve therapy. *JACC Cardiovasc. Interv.* 11 (12): 1131–1138. https://doi.org/10.1016/j.jcin.2018.03.011.
30 Descoutures, F., Himbert, D., Maisano, F. et al. (2013). Transcatheter valve-in-ring implantation after failure of surgical mitral repair. *Eur. J. Cardiothorac. Surg.* 44 (1) https://doi.org/10.1093/ejcts/ezt155.
31 Urena, M., Brochet, E., Lecomte, M. et al. (2018). Clinical and haemodynamic outcomes of balloon-expandable transcatheter mitral valve implantation: a 7-year experience. *Eur. Heart J.*: 1–11. https://doi.org/10.1093/eurheartj/ehy271.
32 Frerker, C., Schmidt, T., Schlüter, M. et al. (2016). Transcatheter implantation of aortic valve prostheses into degenerated mitral valve bioprostheses and failed annuloplasty rings: outcomes according to access route and mitral valve academic research consortium (MVARC) criteria. *EuroIntervention* 12 (12): 1520–1526. https://doi.org/10.4244/EIJ-D-16-00209.
33 Wilbring, M., Alexiou, K., Tugtekin, S.M. et al. (2014). Pushing the limits – further evolutions of transcatheter valve procedures in the mitral position, including valve-in-valve, valve-in-ring, and valve-in-native-ring. *J. Thorac. Cardiovasc. Surg.* 147 (1): 210–219. https://doi.org/10.1016/j.jtcvs.2013.09.021.
34 Dvir D. Transcatheter Mitral Valve-in-Valve/Valve-in-Ring. In: TCT; 2017.
35 Esper, E., Ferdinand, F.D., Aronson, S., and Karp, R.B. (1997). Prosthetic mitral valve replacement: late complications after native

valve preservation. *Ann. Thorac. Surg.* 63 (2): 541–543. http://www.ncbi.nlm.nih.gov/pubmed/9033338.

36 Stone, G.W., Adams, D.H., Abraham, W.T. et al. (2015). Clinical trial design principles and endpoint definitions for Transcatheter mitral valve repair and replacement: part 2: endpoint definitions a consensus document from the mitral valve academic research consortium. *J. Am. Coll. Cardiol.* 66 (3): 308–321. https://doi.org/10.1016/j.jacc.2015.05.049.

37 Dvir, D. and Webb, J. (2016). Mitral valve-in-valve and valve-in-ring: technical aspects and procedural outcomes. *EuroIntervention* 12 (Y): Y93–Y96. https://doi.org/10.4244/EIJV12SYA25.

38 Lee, K.S., Stewart, W.J., Lever, H.M. et al. (1993). Mechanism of outflow tract obstruction causing failed mitral valve repair. Anterior displacement of leaflet coaptation. *Circulation* 88 (5 Pt 2): II24–II29.

39 Bapat, V., Pirone, F., Kapetanakis, S. et al. (2015). Factors influencing left ventricular outflow tract obstruction following a mitral valve-in-valve or valve-in-ring procedure, part 1. *Catheter. Cardiovasc. Interv.* 86 (4): 747–760. https://doi.org/10.1002/ccd.25928.

40 Said, S.M., Pislaru, S., Kotkar, K.D. et al. (2016). Left ventricular outflow tract obstruction after transcatheter mitral valve-in-ring implantation: a word of caution. *Ann. Thorac. Surg.* 102 (6): e495–e497. https://doi.org/10.1016/j.athoracsur.2016.03.039.

41 Greenbaum, A.B., Condado, J.F., Eng, M. et al. (2017). Long or redundant leaflet complicating transcatheter mitral valve replacement: case vignettes that advocate for removal or reduction of the anterior mitral leaflet. *Catheter. Cardiovasc. Interv.* https://doi.org/10.1002/ccd.27054.

42 Whisenant, B., Jones, K., Miller, D. et al. (2015). Thrombosis following mitral and tricuspid valve-in-valve replacement. *J. Thorac. Cardiovasc. Surg.* 149 (3): e26–e29. https://doi.org/10.1016/j.jtcvs.2014.10.075.

43 Thériault-Lauzier, P., Mylotte, D., Dorfmeister, M. et al. (2016). Quantitative multi-slice computed tomography assessment of the mitral valvular complex for transcatheter mitral valve interventions part 1: systematic measurement methodology and inter-observer variability. *EuroIntervention* 12 (8): e1011–e1020. https://doi.org/10.4244/EIJY15M11_09.

44 Blanke, P., Dvir, D., Cheung, A. et al. (2015). Mitral annular evaluation with CT in the context of transcatheter mitral valve replacement. *JACC Cardiovasc. Imaging* 8 (5): 612–615. https://doi.org/10.1016/j.jcmg.2014.07.028.

45 Blanke, P., Naoum, C., Webb, J. et al. (2015). Multimodality imaging in the context of transcatheter mitral valve replacement establishing consensus among modalities and disciplines. *JACC Cardiovasc. Imaging* 8 (10): 1192–1208. https://doi.org/10.1016/j.jcmg.2015.08.004.

46 Mak, G.J., Blanke, P., Ong, K. et al. (2016). Three-dimensional echocardiography compared with computed tomography to determine mitral annulus size before transcatheter mitral valve implantation. *Circ. Cardiovasc. Imaging* 9 (6) https://doi.org/10.1161/CIRCIMAGING.115.004176.

47 Kamioka, N., Corrigan, F., Iturbe, J.M. et al. (2018). Mitral bioprosthetic valve fracture. *JACC Cardiovasc. Interv.* 11 (3): e21–e22. https://doi.org/10.1016/j.jcin.2017.10.047.

48 Singh, G.D., Smith, T.W., Boyd, W.D. et al. (2015). Complete transcatheter treatment of degenerated bioprosthetic mitral regurgitation: transapical paravalvular leak closure followed by transseptal mitral valve-in-valve replacement. *JACC Cardiovasc. Interv.* 8 (14): e229–e231. https://doi.org/10.1016/j.jcin.2015.06.029.

49 Alkadhi, H., Desbiolles, L., Stolzmann, P. et al. (2009). Mitral annular shape, size, and motion in normals and in patients with cardiomyopathy: evaluation with computed tomography. *Invest. Radiol.* 44 (4): 218–225. https://doi.org/10.1097/RLI.0b013e3181994a73.

50 Levack, M.M., Jassar, A.S., Shang, E.K. et al. (2012). Three-dimensional echocardiographic analysis of mitral annular dynamics: implication for annuloplasty selection. *Circulation* 126 (11 Suppl. 1) https://doi.org/10.1161/CIRCULATIONAHA.111.084483.

51 Cheung, A., Webb, J., Verheye, S. et al. (2014). Short-term results of transapical transcatheter mitral valve implantation for mitral regurgitation. *J. Am. Coll. Cardiol.* 64 (17): 1814–1819. https://doi.org/10.1016/j.jacc.2014.06.1208.

52 Evin, M., Guivier-Curien, C., Rieu, R. et al. (2016). Mitral valve-in-valve hemodynamic performance: an in vitro study. *J. Thorac. Cardiovasc. Surg.* 151 (4): 1051–1059.e6. https://doi.org/10.1016/j.jtcvs.2015.11.039.

53 Aboul-Hassan, S.S., Stankowski, T., Marczak, J., and Cichon, R. (2018). Does patient–prosthesis mismatch have a negative impact on outcomes following mitral valve replacement? *Interact. Cardiovasc. Thorac. Surg.*: 1–8. https://doi.org/10.1093/icvts/ivx426.

54 Pibarot, P. and Dumesnil, J.G. (2007). Prosthesis-patient mismatch in the mitral position: old concept, new evidences. *J. Thorac. Cardiovasc. Surg.* 133 (6): 1405–1408. https://doi.org/10.1016/j.jtcvs.2007.01.059.

55 Magne, J., Mathieu, P., Dumesnil, J.G. et al. (2007). Impact of prosthesis-patient mismatch on survival after mitral valve replacement. *Circulation* 115 (11): 1417–1425. https://doi.org/10.1161/CIRCULATIONAHA.106.631549.

56 Blanke, P., Naoum, C., Dvir, D. et al. (2017). Predicting LVOT obstruction in transcatheter mitral valve implantation: concept of the neo-LVOT. *JACC Cardiovasc. Imaging* 10 (4): 482–485. https://doi.org/10.1016/j.jcmg.2016.01.005.

57 Eleid, M.F., Foley, T.A., Said, S.M. et al. (2016). Severe mitral annular calcification: multimodality imaging for therapeutic strategies and interventions. *JACC Cardiovasc. Imaging* 9 (11): 1318–1337. https://doi.org/10.1016/j.jcmg.2016.09.001.

58 Babaliaros, V., Greenbaum, A.B., Kamioka, N. et al. (2018). Bedside modification of delivery system for transcatheter transseptal mitral replacement with POULEZ system and SAPIEN-3 valve. *JACC Cardiovasc. Interv.* 11 (12): 1207–1209. https://doi.org/10.1016/j.jcin.2018.03.015.

59 Guerrero, M., Urena, M., Himbert, D. et al. (2018). 1-year outcomes of transcatheter mitral valve replacement in patients with severe mitral annular calcification. *J. Am. Coll. Cardiol.* 71 (17): 1841–1853. https://doi.org/10.1016/j.jacc.2018.02.054.

60 Rahhab, Z., Ren, B., de Jaegere, P.P.T., and Van Mieghem, N.M.D.A. (2018). Kissing balloon technique to secure the neo-left ventricular outflow tract in transcatheter mitral valve implantation. *Eur. Heart J.*: 4922636. https://doi.org/10.1093/eurheartj/ehy112.

61 Guerrero, M., Wang, D.D., Himbert, D. et al. (2017). Short-term results of alcohol septal ablation as a bail-out strategy to treat severe left ventricular outflow tract obstruction after transcatheter mitral valve replacement in patients with severe mitral annular calcification. *Catheter. Cardiovasc. Interv.* https://doi.org/10.1002/ccd.26975.

62 Babaliaros, V.C., Greenbaum, A.B., Khan, J.M. et al. (2017). Intentional percutaneous laceration of the anterior mitral leaflet to prevent outflow obstruction during transcatheter mitral valve replacement first-in-human experience. *JACC Cardiovasc. Interv.* 10 (8): 798–809. https://doi.org/10.1016/j.jcin.2017.01.035.

63 Khan, J.M., Rogers, T., Schenke, W.H. et al. (2016). Intentional laceration of the anterior mitral valve leaflet to prevent left ventricular outflow tract obstruction during transcatheter mitral valve replacement. *JACC Cardiovasc. Interv.* 9 (17): 1835–1843. https://doi.org/10.1016/j.jcin.2016.06.020.

64 Lee, R., Hui, D.S., Helmy, T.A., and Lim, M.J. (2018). Transapical mitral replacement with anterior leaflet splitting: a novel technique to avoid left ventricular outflow tract obstruction. *J. Thorac. Cardiovasc. Surg.* 155 (3): e95–e98. https://doi.org/10.1016/j.jtcvs.2017.10.059.

第 22 章

爱德华 SAPIEN 瓣膜植入自体二尖瓣瓣环钙化

Mayra Guerrero，Dee Dee Wang，Mackram Eleid，Charanjit Rihal，William O'Neill，Ted Feldman

蔡宗烨　何宇欣　译　王建安　审校

22.1 引言

重度二尖瓣瓣环钙化（mitral annular calcification，MAC）导致的症状性重度二尖瓣疾病通常发生于伴有多种合并症的老年患者，有很高的心血管死亡风险[1-3]。这类患者接受标准二尖瓣外科手术的风险通常较高[4-5]，因此很多患者没有接受标准的外科二尖瓣置换术。主动脉的经导管心脏瓣膜（transcatheter heart valves，THV）在经导管二尖瓣置换术（transcatheter mitral valve replacement，TMVR）中的使用已被用作外科手术的替代方案，主要经验来自球囊扩张式的爱德华系列 THV，尤其是 SAPIEN 3 瓣膜（Edwards Lifesciences，Irvine，CA）。首次病例报告采用了经心房[6-8]或经心尖入路[9-10]，随后采用了经房间隔入路[11-13]。虽然经验最多的是球囊扩张式（球扩式）瓣膜，但也有其他主动脉 THV 的少量病例报告，包括 Lotus（Scientific Corporation，Marlborough，MA）[14]和 Direct Flow（Direct Flow Medical，Inc.，Santa Rosa，CA）[15]以及正在进行临床试验的新型二尖瓣专用 THV，例如 Tendyne（Abbott Vascular，Santa Clara，CA）和 Intrepid（Medtronic Inc.，Redwood City，CA）。

22.2 解剖因素的考虑和尺寸选择

为了实现球扩式主动脉 THV 在 MAC 中成功经导管植入，需要考虑一些重要的解剖特征。首先，二尖瓣瓣环是非圆形的，而是复杂的立体马鞍形。因此，在植入圆形的主动脉 THV 后，可能会因瓣膜旁间隙导致的严重瓣周漏的发生。通过确定二尖瓣瓣环尺寸以确定 SAPIEN 瓣膜的最佳尺寸是极具挑战性的。由于非圆形的形状，根据直径或周长选择瓣膜尺寸可能并不准确。尽管仍无关于最佳尺寸确定方法的共识，但目前的建议是使用二尖瓣瓣环面积来选择瓣膜尺寸（类似于 TAVR）。适度加大尺寸有助于 TMVR 中瓣膜的锚定。SAPIEN 3 瓣膜最初设计用于治疗钙化性主动脉瓣狭窄（而非二尖瓣疾病），因此没有锚定机制。在不增加瓣环破裂风险的情况下，加大瓣膜尺寸的百分比尚未确定。一般来说，15% ～ 20% 的尺寸增加比例可能是合适的。但这只是个预估的相对值，因为在球囊扩张使瓣膜初步释放时，常会往球囊内注入超量的造影剂来扩开 THV 的心室侧边缘以降低左心房内的栓塞风险。这种超量的造影剂使球囊扩张更大，可能会使瓣膜最终的尺寸比预估的更大。

THV 锚定的另一个重要因素是钙化的模式。钙化的数量、分布和类型（比如干酪样钙化和非干酪样钙化）在锚定 SAPIEN 3 瓣膜方面起着重要作用。通常，钙化的量更多、分布更广有助于提供更多的锚定能力。如图 22.1 所示，在经房间隔入路的病例中，如果瓣膜尺寸适度加大且支架的心室侧边缘被扩开，或植入锚定缝线，那么环形钙化能保证充分的锚定。钙化占周长比例对于保证充足的锚定非常重要，该值的确切百分比仍不太清楚，但该值若小于 270°，可能无法保证充足的锚定。此外，其他因素也会影响没有完全 MAC 情况下的锚定，例如三角区钙化或人工主动脉瓣的存在，这可为锚定提供额外的前部支撑。对于经房间隔或经心尖的瓣膜植入自体二尖瓣瓣环钙化（ViMAC）手术，我们开发了基于心脏 CT 的评分系统，用于评估 MAC 严重程度并预测瓣膜的栓塞风

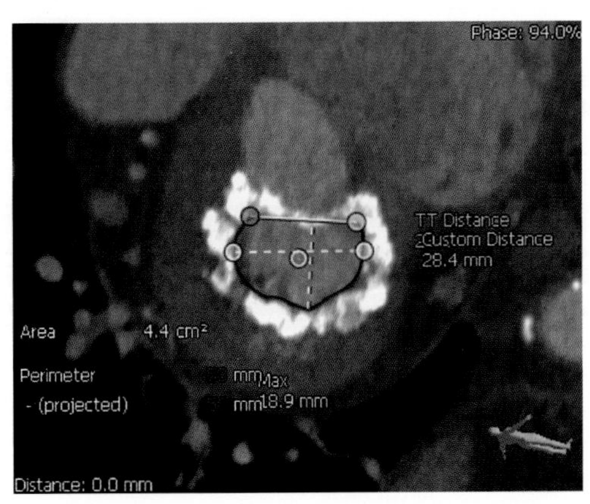

• **图 22.1** 二尖瓣瓣环的测量。基于心脏 CT 扫描图像，使用 3 mensio Structural Heart Mitral Workflow（8.1 版本）测量钙化的二尖瓣瓣环（来源：Pie Medical Imaging，Maastricht，The Netherlands.）

险，评分参数包括：平均钙化厚度（mm）、瓣环周向受累程度、一个或两个纤维三角区钙化以及一个或两个瓣叶钙化。各参数根据严重程度（最高总评分＝10）赋分，根据总分评出严重程度等级（轻度≤ 3 分，中度 4 ～ 6 分，重度≥ 7 分）。该评分系统在 TMVR 治疗 MAC 的全球登记研究中进行应用。在多变量分析中，MAC 评分≤ 6 分是瓣膜栓塞 / 移位的独立预测因子［OR 5.86（1.00 ～ 34.26），$P = 0.049$］。因此，该 MAC 评分有助于 MAC 患者的术前评估[16]。

需要考虑的其他解剖特征包括瓣膜下结构和周围结构，如与二尖瓣毗邻的左心室流出道（left ventricular outflow tract，LVOT）。二尖瓣前叶在瓣膜植入后会永久性地前移至 LVOT。如果 LVOT 空间不足，可能会导致严重甚至致命的 LVOT 梗阻。重度 MAC 患者常伴有钙化性主动脉狭窄。在 MAC 登记研究中的 3 个最大的 TMVR 中心，有超过 50% 的接受 TAVR 治疗 MAC 的患者有既往主动脉瓣置换术史[17-19]。合并或既往有主动脉狭窄的患者通常有左心室肥厚并伴有较小的左心室腔，这使得他们的 LVOT 梗阻风险极高。

22.3 输送入路类型

目前已经使用过的 THV 输送入路包括经心房、经心尖和经房间隔[17]。经房间隔入路是创伤最小的途径。然而，很多患者因不利的解剖结构（瓣膜栓塞、LVOT 梗阻或两者兼有）而存在较高的手术风险。经心尖入路的创伤更大，在术者不熟悉经房间隔技术的情况下作为备选。与经房间隔途径相比，经心尖入路可能保证 THV 在二尖瓣瓣环中有更好的同轴性。但是，在术前心脏 CT 的指导下，经房间隔入路也可以实现出色的同轴性。开放式经心房 TMVR 技术是创伤最大的技术，这可能是缺乏 MAC 的患者的最佳选择，因为操作者可以通过放置锚定缝线来降低瓣膜栓塞的风险。尤其是对于不适合进行酒精消融或二尖瓣前叶经皮撕裂的 LVOT 梗阻高风险患者，开放式的经心房途径可能是更好的选择。因为开放式手术可以通过直接切除二尖瓣前叶来降低 LVOT 梗阻的风险。然而，并非所有患者均适合这种侵入性方法。早期经验提示该技术存在一定的挑战性[20-22]，但随着患者选择和技术的改进，手术结果也得到了一定的改善[23]。

22.4 术前计划

使用多种成像技术详细分析患者的解剖结构是手术成功的关键。虽然经胸和经食管超声心动图是评估二尖瓣疾病严重程度、心脏结构功能和 LVOT 几何结构的常用工具，但是心脏 CT 已成为二尖瓣瓣环尺寸测量、LVOT 梗阻风险、手术入路和术前计划的必要手段。心脏 CT 的图像采集方案与 TAVR 方案略有不同[24-26]，需包括所有的心脏时相以便在瓣环较大时测量瓣环面积，并在收缩期 LVOT 面积较小时评估 LVOT 梗阻的风险。有多个软件包可用于后续分析，但这些软件存在一定的用户内及用户间的测量变异。关于是否使用心脏周期多期相的平均测量值，目前尚无共识。此外，目前尚无针对不同软件包的头对头比较，因此尚不清楚哪个软件包能提供最一致或最准确的估测结果。图 22.1 是瓣环测量的示意图。心脏 CT 还有助于确定左心室中 THV 支架框架的着陆区。CT 可用于识别左心室中的不透射线结构。在瓣膜释放过程中，瓣膜的支架在左心房侧缩短，球囊中的不透射线标记会移动。瓣膜支架的心室侧边缘在释放过程中较少移动，因此可作为识别左心室着陆区的标志（图 22.2）。在开放式经心房入路的术中，可以在肉眼直视下完成瓣膜释放，无须进行上述操作。一旦确定着陆区，添加虚拟瓣膜后确定 neo-LVOT 区域（图 22.3a，b）。另有章节提供相关的详细信息。

22.5 瓣膜植入技术

球扩式主动脉 THV 植入二尖瓣后容易在心房侧

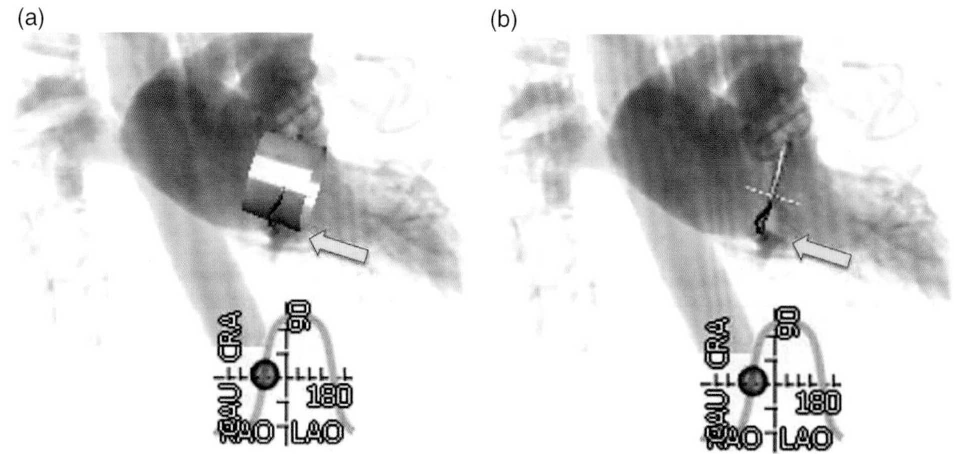

• **图 22.2** 着陆区。使用 3 mensio Structural Heart Mitral Workflow（8.1 版本）模拟瓣膜释放时的造影角度。（**a**）将虚拟瓣膜置于目标位置。在瓣膜释放时，瓣膜支架心室侧边缘的不透射线标记被标识为着陆区（黄色箭头）。（**b**）移除虚拟瓣膜以模拟瓣膜植入前的预期 X 线图像。黄色箭头表示 THV 的着陆区（来源：Pie Medical Imaging，Maastricht，The Netherlands.）

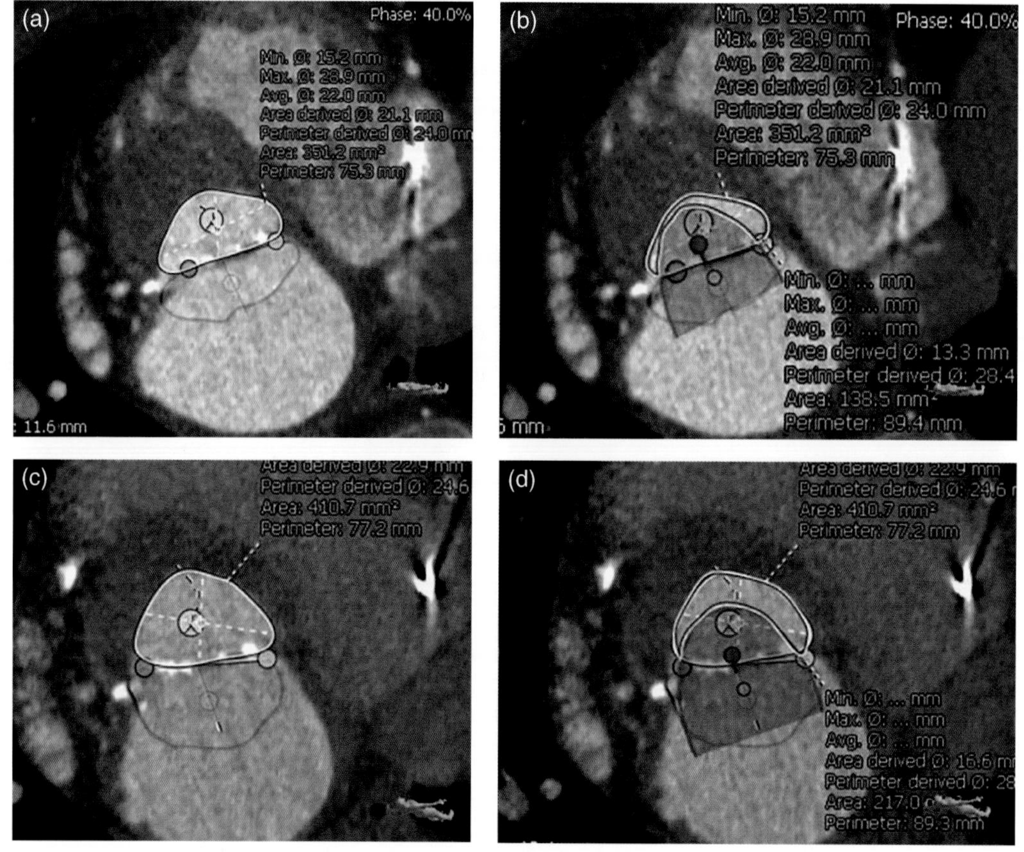

• **图 22.3** 使用 3 mensio Structural Heart Mitral Workflow（8.1 版本）估测左心室流出道（LVOT）。（**a**）LVOT 面积的短轴图（白色圆圈）。（**b**）放置虚拟瓣膜（粉色）后剩余 LVOT 面积的测量。LVOT 中的剩余空间为 neo-LVOT（白色）。（**c**）酒精室间隔消融术后 4 周测量 LVOT 面积（白色圆圈）。（**d**）酒精室间隔消融术后使用相同尺寸虚拟瓣膜的 neo-LVOT 面积（来源：Pie Medical Imaging，Maastricht，The Netherlands.）

发生瓣膜栓塞。对于经房间隔途径的 TMVR，扩开 THV 支架的心室边缘有助于降低瓣膜栓塞风险。对于经心房途径的 TMVR，术者可放置锚定缝线来降低栓塞风险，尤其是钙化的量和分布不足以保证锚定的情况。不管选择哪种手术入路，都建议术者缓慢释放瓣膜以便于调整瓣膜位置。在经房间隔和经心尖入路中，暂缓通气并使用快速起搏的方法能有助于稳定瓣膜位置。球扩式主动脉 THV 容易向心房侧移位或发生栓塞。建议尽可能覆盖钙化程度最高的瓣环部分用于瓣膜的锚定。另外，将瓣膜支架尽可能多地放置在心室侧（左心室 80%，左心房 20%）。即使 THV 向左心房侧移位数毫米也是相对安全的。然而，在 LVOT 梗阻高风险的患者中，建议更高的心房侧比例（左心室 60%，左心房 40%）可有助于降低梗阻风险。扩开支架框架的心室侧边缘有助于降低移位和栓塞风险，可通过在输送系统的球囊中加入超量的造影剂来实现。23 mm 的 SAPIEN 3 瓣膜常用的额外造影剂量为 2 ml，26 mm 的瓣膜为 3 ml，29 mm 的瓣膜为 4 ml。另外，还可以通过额外的球囊后扩来扩开瓣膜支架的心室侧边缘并改善瓣周漏。需平衡瓣膜支架过度扩张和膨胀不全之间的风险。

22.6 临床结局和并发症

与其他经导管二尖瓣技术一样，该技术早期也存在一定的挑战[27-30]。在用 TAVR 治疗 MAC（TMVR in MAC）的全球登记研究中，116 例患者的 30 天死亡率为 25%[20]。在随后的登记研究中发现死亡率稍有下降（图 22.4）。在美国胸外科医师协会 / 美国心脏病学会（STS/ACC）经导管瓣膜治疗（TVT）登记研究中，前 100 名患者的 30 天死亡率为 21.7%[19]。MITRAL 试验的初步结果发现，31 名受试者的 30 天死亡率为 16.6%[18]。最近一项单中心研究发现，连续 8 名接受经心房途径治疗的患者在 30 天内没有死亡并取得了良好的结果[23]。尽管数据有限，但患者选择和操作技术的提高能改善术后结局。在 MAC 全球登记研究中，TMVR 后半部分入组的患者死亡率有降低的趋势（31% *vs.* 19%），改为外科手术的比例在统计学上也从 7.6% 降至 0（$P = 0.04$）[20]。虽然更严格的患者筛选有利于术后结局，但这也意味着有许多的患者被排除在外，因此，对于这部分人群需要寻求其他的治疗方案。

22.7 LVOT 梗阻

TMVR 治疗 MAC 出现的最重要的致命并发症是 LVOT 梗阻，这限制了许多患者的治疗选择。在 MAC 全球登记研究中，11% 的 TMVR 患者发生 LVOT 梗阻伴血流动力学改变，是 30 天和 1 年死亡率的最强独立预测因子[20]。在经房间隔 TMVR 术后发生严重 LVOT 梗阻和血流动力学改变时，可行紧急的经皮酒精室间隔消融术以降低 LVOT 压差[31-32]。目前首选术前预防左心室流出道梗阻以改善预后。通过心脏 CT 评估 neo-LVOT 面积可以识别 LVOT 梗阻高风险的患者人群。目前对于预测梗阻的 neo-LVOT 阈值范围并不明确。有一项研究发现，心脏 CT 上的 neo-LVOT 面积≤ 189 mm^2 和心导管测量的 LVOT 压差相关[33]。另一项研究发现阈值为 170 mm^2[34]。因

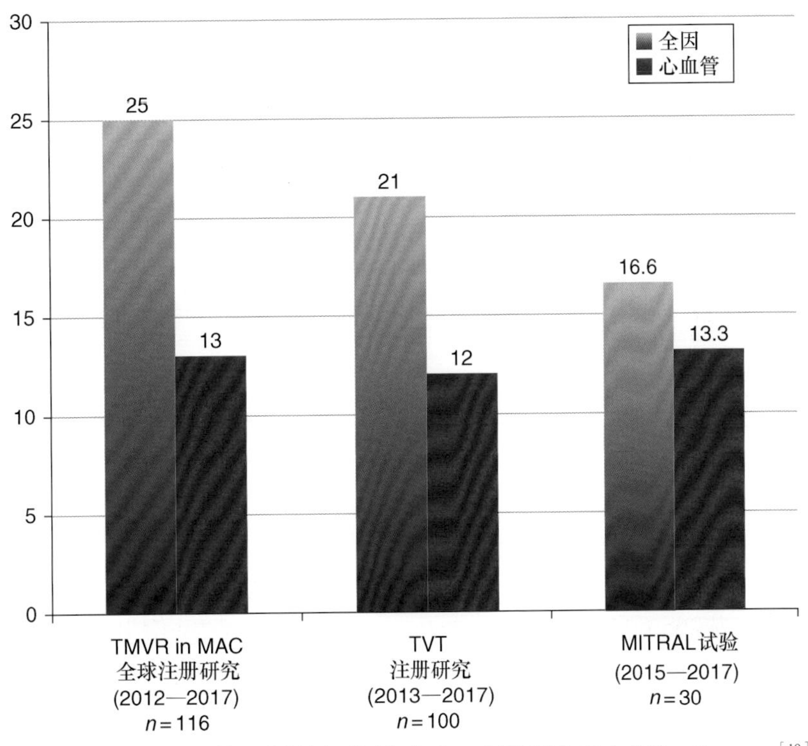

• **图 22.4** 瓣膜植入自体二尖瓣瓣环钙化术后 30 天的死亡率（来源：Guerrero[19].）

此，对于 neo-LVOT 面积≤ 189 mm^2 的患者，可建议在 TMVR 术前接受预防 LVOT 梗阻风险的手术。

在开放式经心房入路 TMVR 时，可以通过手术直接切除前叶的方式降低 LVOT 梗阻风险[23]。然而，并非所有患者适合这种侵入性术式。经皮前叶撕裂是另一种替代方法[35]，但该手术具有挑战性，也不一定有效。另外，还可以在 TMVR 前 3 ～ 4 周预先行酒精室间隔消融术，这种策略可成功降低解剖合适患者的 LVOT 梗阻风险。该方法能使室间隔基底部变薄，从而增加 neo-LVOT 的空间（图 22.3 c,d）[36]。尽管该方法仍有一定风险，但其良好的手术效果保证了经房间隔 TMVR 的安全性。该方法的主要优点在于，酒精消融术是介入心脏专家比较熟悉的技术，无需额外的广泛培训或特殊设备。值得一提的是，患者需行两次独立的手术（酒精消融和 TMVR），并在消融术后再次行 CT 扫描以重新评估 neo-LVOT。实际上，并非所有患者的病情都能稳定直至完成全部手术。此外，并非所有患者都有适合酒精消融的解剖结构。此外，酒精室间隔消融术本身存在风险且并非总是有效。

22.8 MAC 患者进行 TMVR 的临床试验

目前有几项使用 SAPIEN 3 瓣膜进行 TMVR 的早期可行性临床试验。MITRAL 试验（二尖瓣经导管瓣膜植入，NCT02370511）是一项由医师发起的经美国 FDA 批准的临床试验，用于评估三种患者人群，包括人工瓣膜植入 MAC、成形环和瓣中瓣（每组 30 名患者）[37]。目前已完成入组（约 50% 经房间隔，50% 经心房），在 2017 年的经导管心血管治疗科学研讨会上展示了初步的结果[18]。SITRAL 试验（在自体 MAC 中植入经导管瓣膜，NCT02830204）也是一项医师发起的经美国 FDA 批准的临床试验，仅通过开放式的经心房入路评价 SAPIEN 3 瓣膜在 MAC 中的应用[38]，该试验目前正在招募患者。LAMPOON 研究（撕裂二尖瓣前叶以预防经导管二尖瓣植入术期间的左心室流出道梗阻，NCT03015194）是另一项医师发起的经美国 FDA 批准的临床试验，评价撕裂二尖瓣前叶在降低人工瓣膜植入 MAC（ViMAC）/ 成形环（MViR）手术中 LVOT 梗阻风险方面的作用[39]，该试验入组了 30 名患者（15 名 ViMAC 和 15 名 MViR），发现使用 LAMPOON 是可行的，经房间隔 ViMAC 手术的 30 天死亡率为 13.3%[40]。

22.9 用于 MAC 的主动脉 THV 与专用的 TMVR 器械

专用的 TMVR 器械目前尚在研发中。在 MAC 患者人群中使用主动脉 THV 器械的理由如下：

球扩式主动脉瓣膜已在数十万患者中应用，在瓣膜性能方面有保证。专用的二尖瓣器械比球扩式主动脉瓣膜体积更大，THV 经房间隔输送难度更大，且 LVOT 梗阻的风险更大。主动脉 THV 的锚定机制取决于瓣环中的钙化情况，而这可能不利于专用的 TMVR 器械的锚定。另一方面，专用的“D”形 TMVR 器械可更好地贴合二尖瓣瓣环的几何形状以降低瓣周漏的风险。

尽管 Tendyne 二尖瓣系统（Abbott Vascular，Inc.，SantaClara，California）并非为治疗严重的 MAC 而设计，但该器械的使用已成功救治数名患者[41]。Tendyne 二尖瓣系统用于 MAC 受试者的可行性研究（NCT 03539458）已启动了早期的可行性临床试验[42]。此外，正在进行的 SUMMIT 关键试验（评估 Tendyne 二尖瓣系统治疗症状性二尖瓣反流的安全性和有效性的临床试验，NCT 03433274）和 APOLLO 关键试验（症状性重度二尖瓣反流患者接受 Medtronic Intrepid™ TMVR 系统的经导管二尖瓣置换术研究，NCT 03242642）都分别增加了一个 MAC 亚组。另外，经导管二尖瓣瓣膜植入（MITRAL）Ⅱ期关键试验（NCT 04408430）也已经启动，计划入组 100 名接受经房间隔 ViMAC 治疗的患者。

22.10 结论

在 MAC 患者中使用球扩式主动脉 THV 行 TMVR 正在成为外科手术高危患者的替代方案。在早期的经验中存在诸多挑战，但是随着患者的选择和手术技术的改善，患者的结局也得到了明显的改善。目前的相关数据有限，且仍处于器械超适应证使用的阶段。因此，我们应将更多的患者转诊至参与临床试验的研究中心，这对于积累更多研究数据以支持该治疗方案至关重要。

声明

Guerrero 博士接受了 Abbott Vascular 及 Edwards Lifesciences 公司的研究基金支持。

Feldman 博士为 Edwards Lifesciences 公司的员工。

参考文献

1 Benjamin, E.J., Plehn, J.F., D'Agostino, R.B. et al. (1992). Mitral annular calcification and the risk of stroke in an elderly cohort. *N. Engl. J. Med.* 327: 374–379.

2 Fox, C.S., Vasan, R.S., Parise, H. et al. (2003). Mitral annular calcification predicts cardiovascular morbidity and mortality: the Framingham heart study. *Circulation* 107: 1492–1496.

3 Fox, C.S., Larson, M.G., Vasan, R.S. et al. (2006). Cross-sectional association of kidney function with valvular and annular calcification: the Framingham heart study. *J. Am. Soc. Nephrol.* 17: 521–527.

4 Vohra, H.A., Whistance, R.N., Bezuska, L., and Livesey, S.A. (2011). Surgery for non-rheumatic calcific mitral stenosis. *J. Heart Valve Dis.* 20: 624–626.

5 Casarotto, D., Bortolotti, U., Thiene, G. et al. (1977). Rupture of the posterior wall of the left ventricle after replacement of the mitral valve: a description of 8 cases (author's translation). *G. Ital. Cardiol.* 7: 387–394.

6 Carrel, T.W.P., Reineke, S., Simon, R. et al. (2012). Worldwide first surgical implantation of a transcatheter valves stent in mitral position. *Cardiovasc. Med.* 15: 202–205.

7 Ferrari, E., Niclauss, L., Locca, D., and Marcucci, C. (2014). On-pump fibrillating heart mitral valve replacement with the SAPIEN XT transcatheter heart valve. *Eur. J. Cardiothorac. Surg.* 45: 749–751.

8 Wilbring, M., Alexiou, K., Tugtekin, S.M. et al. (2014). Pushing the limits-further evolutions of transcatheter valve procedures in the mitral position, including valve-in-valve, valve-in-ring, and valve-in-native-ring. *J. Thorac. Cardiovasc. Surg.* 147: 210–219.

9 Hasan, R., Mahadevan, V.S., Schneider, H., and Clarke, B. (2013). First in human transapical implantation of an inverted transcatheter aortic valve prosthesis to treat native mitral valve stenosis. *Circulation* 128: e74–e76.

10 Sinning, J.M., Mellert, F., Schiller, W. et al. (2013). Transcatheter mitral valve replacement using a balloon-expandable prosthesis in a patient with calcified native mitral valve stenosis. *Eur. Heart J.* 34: 2609.

11 Guerrero, M., Greenbaum, A., and O'Neill, W. (2014). First in human percutaneous implantation of a balloon expandable transcatheter heart valve in a severely stenosed native mitral valve. *Catheter. Cardiovasc. Interv.* 83: E287–E291.

12 Fassa, A.A., Himbert, D., Brochet, E. et al. (2014). Transseptal transcatheter mitral valve implantation for severely calcified mitral stenosis. *JACC Cardiovasc. Interv.* 7: 696–697.

13 Himbert, D., Bouleti, C., Iung, B. et al. (2014). Transcatheter valve replacement in patients with severe mitral valve disease and annular calcification. *J. Am. Coll. Cardiol.* 64: 2557–2558.

14 Lim, Z.Y., Boix, R., Prendergast, B. et al. (2015). First reported case of transcatheter mitral valve implantation in mitral annular calcification with a fully repositionable and self-expanding valve. *Circ. Cardiovasc. Interv.* 8: e003031.

15 Mellert, F., Sinning, J.M., Werner, N. et al. (2015). First-in-man transapical mitral valve replacement using the direct flow medical(R) aortic valve prosthesis. *Eur. Heart J.* 36: 2119.

16 Guerrero, M., Wang, D.D., Pursnani, A. et al. (2020). A Cardiac Computed Tomography-Based Score to Categorize Mitral Annular Calcification Severity and Predict Valve Embolization. *JACC Cardiovascular Imaging.*

17 Guerrero, M., Dvir, D., Himbert, D. et al. (2016). Transcatheter mitral valve replacement in native mitral valve disease with severe mitral annular calcification: results from the first multicenter global registry. *JACC Cardiovasc. Interv.* 9: 1361–1371.

18 Guerrero EA. 30-Day Outcomes of Transcatheter Mitral Valve Replacement in Patient with Severe Mitral Valve Disease Secondary to Mitral Annular Calcification of Failed Annuloplasty Rings. Data presented as Late Breaking Clinical Trial at Transcatheter Cardiovascular Therapeutics Scientific Symposium 2017 https://wwwtctmdcom/slide/30-day-outcomes-transcatheter-mv-replacement-patients-severe-mitral-valve-disease-secondary (last access 8-27-18) 2017.

19 Guerrero M. 30-Day Outcomes of Transcatheter Mitral Valve Replacement in Native Mitral Valve Disease with Severe Mitral Annular Calcification in the United States: Data from the STS/ACC TVT Registry. Data presented at EuroPCR 2018 https://wwwtctmdcom/slide/30-day-outcomes-transcatheter-mitral-valve-replacement-native-mitral-valve-disease-severe Last accessed 9-16-18, 2018.

20 Guerrero, M., Urena, M., Himbert, D. et al. (2018). 1-year outcomes of transcatheter mitral valve replacement in patients with severe mitral annular calcification. *J. Am. Coll. Cardiol.* 71: 1841–1853.

21 El Sabbagh, A., Eleid, M.F., Foley, T.A. et al. (2018). Direct transatrial implantation of balloon-expandable valve for mitral stenosis with severe annular calcifications: early experience and lessons learned. *Eur. J. Cardiothorac. Surg.* 53: 162–169.

22 Praz, F., Khalique, O.K., Lee, R. et al. (2018). Transatrial implantation of a transcatheter heart valve for severe mitral annular calcification. *J. Thorac. Cardiovasc. Surg.* 156: 132–142.

23 Russell, H.M., Guerrero, M.E., Salinger, M.H. et al. (2018). Open atrial transcatheter mitral valve replacement in patients with mitral annular calcification. *J. Am. Coll. Cardiol.* 72: 1437–1448.

24 Achenbach, S., Delgado, V., Hausleiter, J. et al. (2012). SCCT expert consensus document on computed tomography imaging before transcatheter aortic valve implantation (TAVI)/transcatheter aortic valve replacement (TAVR). *J. Cardiovasc. Comput. Tomogr.* 6: 366–380.

25 Narang, A., Guerrero, M., Feldman, T., and Pursnani, A. (2016). Computed tomography assessment for transcatheter mitral valve interventions. *J. Cardiovasc. Surg. (Torino)* 57: 360–371.

26 Guerrero, M., Salinger, M., Pursnani, A. et al. (2018). Transseptal transcatheter mitral valve-in-valve: a step by step guide from preprocedural planning to postprocedural care. *Catheter. Cardiovasc. Interv.* 92: E185–E196.

27 Sondergaard, L., Brooks, M., Ihlemann, N. et al. (2015). Transcatheter mitral valve implantation via transapical approach: an early experience. *Eur. J. Cardiothorac. Surg.* 48 (6): 873–877.

28 Sondergaard, L., De Backer, O., Franzen, O.W. et al. (2015). First-in-human case of transfemoral CardiAQ mitral valve implantation. *Circ. Cardiovasc. Interv.* 8: e002135.

29 Bapat, V., Buellesfeld, L., Peterson, M.D. et al. (2014). Transcatheter mitral valve implantation (TMVI) using the Edwards FORTIS device. *EuroIntervention* 10 (Suppl U): U120–U128.

30 Cheung, A., Stub, D., Moss, R. et al. (2014). Transcatheter mitral valve implantation with Tiara bioprosthesis. *EuroIntervention* 10 (Suppl U): U115–U119.

31 Guerrero, M., Wang, D.D., and O'Neill, W. (2016). Percutaneous alcohol septal ablation to acutely reduce left ventricular outflow tract obstruction induced by transcatheter mitral valve replacement. *Catheter. Cardiovasc. Interv.* 88 (6): E191–E197.

32 Guerrero, M., Wang, D.D., Himbert, D. et al. (2017). Short-term results of alcohol septal ablation as a bail-out strategy to treat severe left ventricular outflow tract obstruction after transcatheter mitral valve replacement in patients with severe mitral annular calcification. *Catheter. Cardiovasc. Interv.* 90 (7): 1220–1226.

33 Wang, D.D., Eng, M.H., Greenbaum, A.B. et al. (2017). Validating a prediction modeling tool for left ventricular outflow tract (LVOT) obstruction after transcatheter mitral valve replacement (TMVR). *Catheter. Cardiovasc. Interv.* 92 (2): 379–387.

34 Yoon, S.H., Bleiziffer, S., Latib, A. et al. (2019). Predictors of left ventricular outflow tract obstruction after transcatheter mitral valve replacement. *JACC Cardiovascular*

interventions 12: 182–193.
35 Babaliaros, V.C., Greenbaum, A.B., Khan, J.M. et al. (2017). Intentional percutaneous laceration of the anterior mitral leaflet to prevent outflow obstruction during transcatheter mitral valve replacement: first-in-human experience. *JACC Cardiovasc. Interv.* 10: 798–809.
36 Wang, D.D., Guerrero, M., Eng, M.H. et al. (2019). Alcohol septal ablation to prevent left ventricular outflow tract obstruction during transcatheter mitral valve replacement: first-in-man study. *JACC Cardiovascular interventions* 12: 1268–1279.
37 Guerrero M. MITRAL Trial (Mitral Implantation of TRAnscatheter vaLves) ClinicalTrials.gov Identifier NCT02370511 https://clinicaltrials.gov/ct2/show/NCT02370511.
38 Smith R. Surgical Implantation of TRAnscatheter vaLve in Native Mitral Annular Calcification (SITRAL) Study. https://clinicaltrials.gov/ct2/show/NCT02830204?term=surgical+implantation+of+transcatheter+valves&rank=1 (last access 8-27-18).
39 Lederman RJ. LAMPOON Study: Intentional Laceration of the Anterior Mitral Leaflet to Prevent Left Ventricular Outflow Tract Obstruction During Transcatheter Mitral Valve Implantation. https://clinicaltrials.gov/ct2/show/NCT03015194?term=lampoon&rank=1 (last access 8-27-18).
40 Khan, J.M., Babaliaros, V.C., Greenbaum, A.B. et al. (2019). Anterior leaflet laceration to prevent ventricular outflow tract obstruction during transcatheter mitral valve replacement. *Journal of the American College of Cardiology* 73: 2521–2534.
41 Sorajja, P., Gossl, M., Bae, R. et al. (2017). Severe mitral annular calcification: first experience with transcatheter therapy using a dedicated mitral prosthesis. *JACC Cardiovasc. Interv.* 10: 1178–1179.
42 Feasibility Study of the Tendyne Mitral Valve System for Use in Subjects with Mitral Annular Calcification. https://clinicaltrials.gov/ct2/show/NCT03539458 (last access 10-20-18).

第 23 章

Tendyne 经导管二尖瓣置换术

Alison Duncan
蔡宗烨　何宇欣　译　刘先宝　审校

23.1 引言

二尖瓣反流（mitral regurgitation，MR）是心脏瓣膜病的主要原因[1]，但一半以上的中至重度二尖瓣反流患者由于年龄较大或伴随合并症而不能接受传统的二尖瓣手术[2-3]。因为不需要体外循环或胸骨切开术，经导管二尖瓣修复和置换术得以飞速发展。经导管 MitraClip（Vascular，Santa Clara，California）二尖瓣修复术是一种经过验证的经导管治疗方法，适用于手术风险较高的二尖瓣反流患者[4]，但某些患者可能因为解剖或技术原因而不符合这种手术的要求。经导管二尖瓣植入术（TMVI）是一项新兴的替代技术[5-7]。其中，唯一具有欧盟批准（CE）标志且迄今为止成功经验最多的器械是 Tendyne 器械（Tendyne Holdings，LLC，Roseville，Minnesota—Abbott Vascular，Santa Clara，California 的子公司），是专门设计用于植入自体二尖瓣瓣环的器械。本章主要介绍 Tendyne TMVI 系统的发展历史、术前计划和纳入标准、植入技术、围手术期和早期临床结果以及长期随访和器械耐久性的相关内容。

23.2 Tendyne TMVI 器械

2005 年，Ma 等报道了在无体外循环条件下通过左心房入路实施经导管二尖瓣置换术的首次试验性治疗[8]。2007 年，George Lutter[9] 团队首次报告了经心尖二尖瓣植入术，他们在 10 头猪中成功植入了带瓣膜的自膨式镍钛合金支架，术后血流动力学正常，没有出现左心室流出道梗阻。最初的镍钛合金支架框架（EUROFLEX，Pforzheim，Germany）包括心室侧的支架部分、覆盖聚四氟乙烯（PTFE）包膜的心房侧部分（Zeus，Inc.，Orangeburg，SC，USA）。牛心包三叶瓣或猪主动脉瓣缝合于支架的心室侧部分，由 4 个单独的新腱索组成的心室固定系统连接支架心室侧边缘。在接下来的 7 年中，该团队在经食管超声心动图（transesophageal echocardiography，TEE）引导下经心尖入路二尖瓣成功植入搏动的猪心脏中，并且随访长达 2 个月，证实了该器械的可行性[10-14]。随着器械的发展，Tendyne 最初的心房侧部分（防止支架向左心室移位）由最初的星形轮缘设计改进为更符合自体瓣环解剖的“D”形设计，心室侧和心房侧部分之间的角度从 90° 增加至 110° 以降低瓣周漏（paravalvular leak，PVL）风险。另外，该器械还新增了系绳和心尖垫片。

23.2.1 当前的 Tendyne 器械设计

最新的 Tendyne 器械是一种完全可以重定位、重回收、带有自膨胀式支架的三瓣生物瓣膜。器械内框架上缝有猪心包三瓣瓣叶（图 23.1a）。镍钛合金外框架形成“D”形的解剖结构主体，带有沿框架支脚的隆起的轮缘（proud cuff），以保证与主动脉瓣-二尖瓣的连续贴合。外框架覆盖猪心包（猪心包在缝合到内外框架前在缓冲戊二醛溶液中进行交联反应和脱细胞处理）及聚对苯二甲酸乙二醇酯（PET）织物轮缘（cuff）以贴合自体瓣环保证密封性。密封的外框架的间隔径为 29 ~ 41 mm，连合间径为 34 ~ 50 mm，因此能够适应不同尺寸的自体二尖瓣瓣环。外框架与内镍钛合金内框架相连。附有瓣膜的内框架目前有两种尺寸，有效瓣口面积为 2.2 cm^2（小尺寸）及 3.0 cm^2（标准尺寸）。内框架也覆盖有猪心包。内、外框架共同构成一个自膨式瓣膜，连接到系绳上，系绳由超高分子聚乙烯的编织纤维制成。系绳连接左心室心尖心外膜表面的心尖垫片，从而稳定瓣膜。心尖垫片由聚二醚酮构成，上面覆盖有 PET 织物以促进细胞长入。系绳可用于调整二尖瓣瓣环内的瓣膜位置。该系统包含一个心尖垫片的定位系统用于调整系绳张力，

(a) Tendyne器械

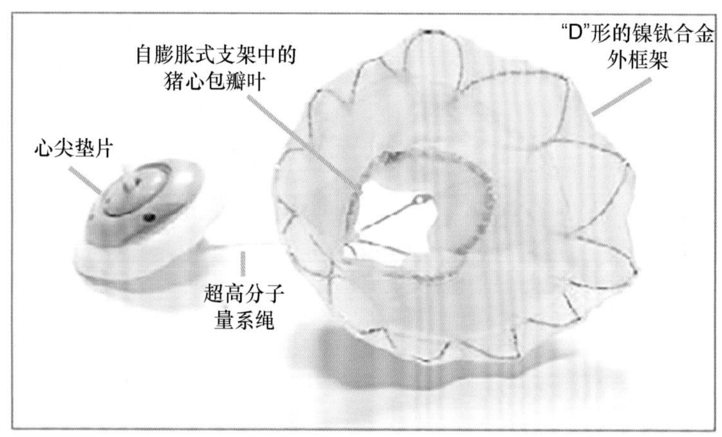

(b) Tendyne心尖垫片定位系统

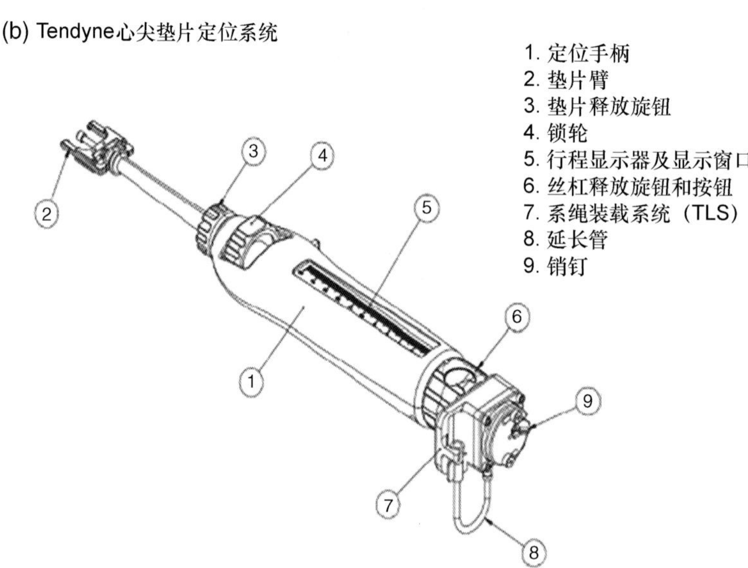

• **图 23.1** Tendyne 器械。(**a**) Tendyne 生物人工二尖瓣系统由镍钛合金自膨胀式内框架（内有猪心包瓣叶）和镍钛合金外框架组成，通过超高分子量系绳连接至心尖垫片。(**b**) 系绳张力调节工具（来源：Dr. Alison Duncan.）

以防瓣膜在释放前移位（图 23.1b）。另外，Tendyne 器械上还有一个调整角度的旋转头和一个用于驱动销钉穿过系绳的锁轮。锁轮还可以通过解锁和重新锁定销钉来调节系绳上的张力。

23.3 患者筛查和术前影像学检查

23.3.1 患者选择

Tendyne TMVI 器械用于治疗退行性（原发性）和功能性（继发性）二尖瓣反流。介入治疗的适应证是：3 级或 4 级二尖瓣反流、在接受指南指导的药物治疗后（包括心脏再同步化治疗）仍有呼吸困难症状［纽约心脏协会（NYHA）心功能分级≥Ⅱ级］，以及心脏团队（由心脏科医生、心胸外科医师、麻醉师和影像学专家组成）根据已发布的指南确定患者不适合常规手术治疗。如果患者的二尖瓣解剖结构从技术上考虑无法通过成熟的经导管修复技术（如 MitraClip）有效地降低二尖瓣反流量，也可以考虑使用 Tendyne TMVI。临床试验中纳入患者的排除标准包括：左心室舒张末期直径＞ 70 mm，经胸超声心动图（TTE）评估左心室射血分数＜ 30%，重度二尖瓣狭窄，重度二尖瓣瓣环钙化，左心房或左心室血栓，二尖瓣或主动脉瓣手术史，经导管二尖瓣介入术史，肺动脉收缩压≥ 70 mmHg，重度三尖瓣反流，右心衰竭，3 个月内心脏再同步治疗，或 30 天内急性心肌梗死[15-16]。这些患者的结局需要进一步评估[17-18]。重度二尖瓣瓣环钙化或既往生物主动脉瓣置换术史的患者会接受一对一的 Tendyne TMVI 适应证评估，这些患者亚群的早期临床结局令人鼓舞[19-20]。

23.3.2　解剖筛查

拟行 Tendyne TMVI 的所有患者均需进行术前筛选，包括全面的 TTE 检查、二维（2D）和三维（3D）TEE 及心脏多排螺旋 CT（multidetector computerized tomography，MDCT）。在 TTE 检查中，应注意记录左心室大小和功能、左心房大小、左心室流出道大小、二尖瓣反流的发生机制以及二尖瓣前叶收缩期前向运动（systolic anterior motion，SAM）。3D TEE[21]对于定量评估二尖瓣瓣环几何结构、MAC 程度、主动脉瓣–二尖瓣平面成角、2D 和 3D 左心室流出道大小、二尖瓣前瓣长度和运动（图 23.2）以及评估室间隔基底部的收缩性很重要。心电门控、全期相的增强 MDCT 可用于测量二尖瓣瓣环面积、周长、间侧径和连合间径、二尖瓣瓣环钙化（MAC）程度、主动脉瓣–二尖瓣平面成角、左心室长度、LVOT 大小和二尖瓣瓣环的左心房间距（图 23.3）[22-25]。这些数据用于指导 TMVI 器械的选择，选择的器械尺寸应适当大于二尖瓣瓣环大小。一旦确定了 TMVI 器械尺寸，可以通过虚拟瓣膜植入结合多平面来预测 LVOT 梗阻

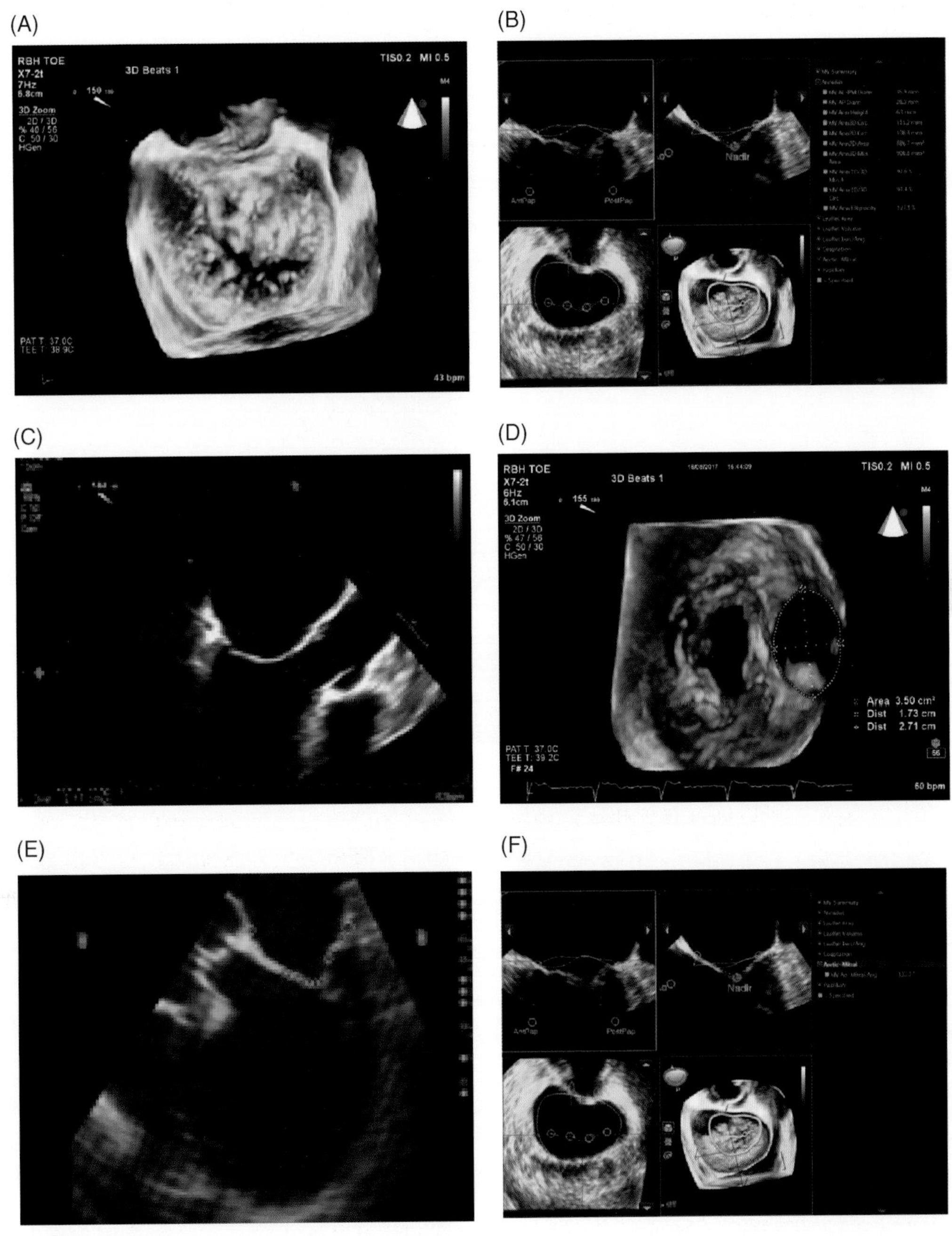

• **图 23.2**　围手术期经食管超声心动图示意图。（**A**）正面的二尖瓣三维视图，评估二尖瓣瓣环钙化并确认二尖瓣反流程度。（**B**）二尖瓣瓣环几何结构的三维测量方法，包括前后径和连合间径、面积、周长和鞍形高度。（**C**）二维测量 LVOT 直径。（**D**）三维成像用于测量二尖瓣瓣环面积。（**E**）二尖瓣前叶的长度。（**F**）三维成像的主动脉瓣–二尖瓣平面成角（来源：Dr. Alison Duncan.）

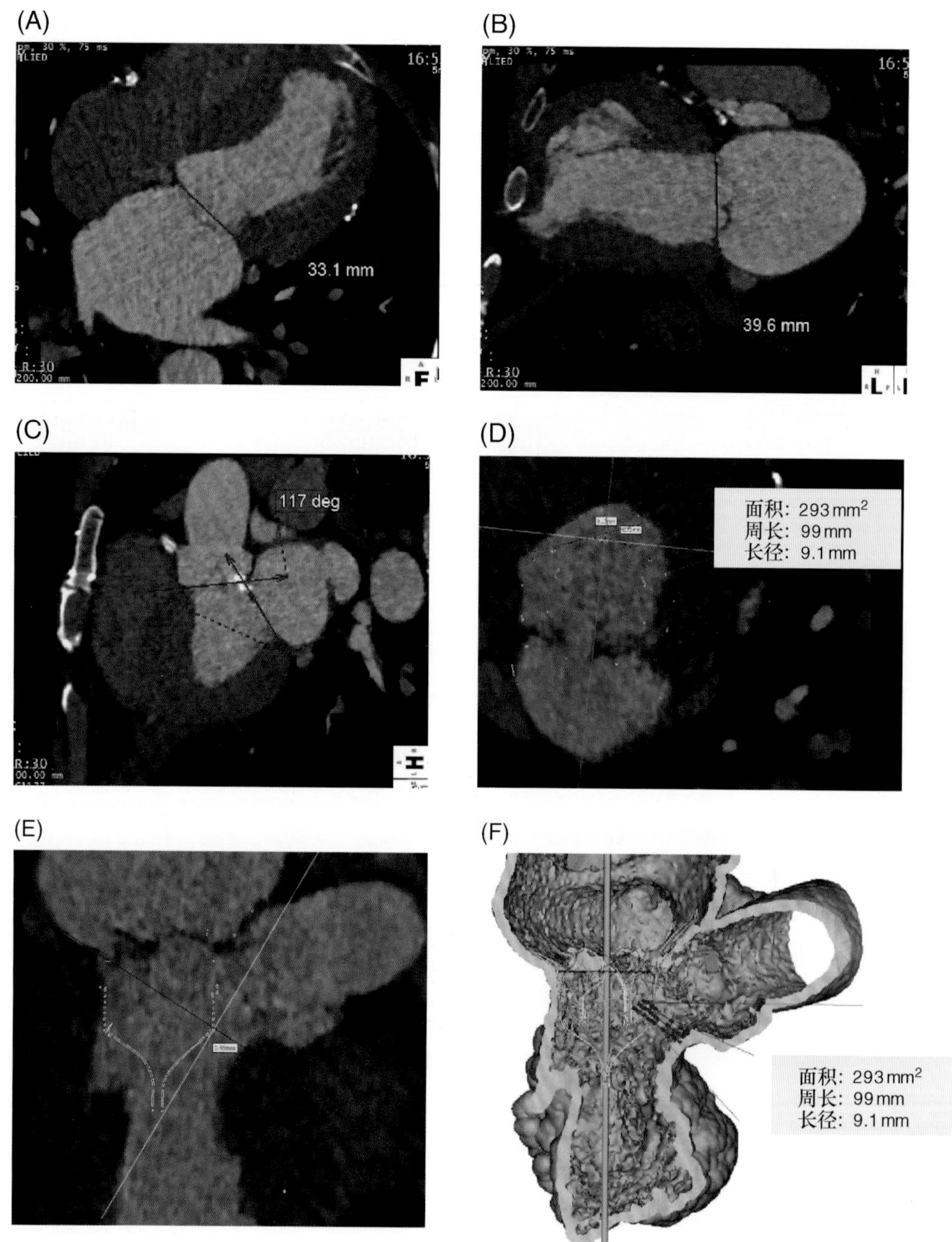

• **图 23.3** 围手术期多排螺旋 CT 计划和器械模拟。（**A**）前后径。（**B**）连合间径。（**C**）主动脉瓣-二尖瓣平面成角。CT 图像模拟选择器械尺寸后，通过短轴（**D**）、长轴（**E**）和容积补偿成像（**F**）模拟出新的 LVOT（neo-LVOT）（来源：Dr. Alison Duncan.）

的风险[26]（图 23.3f）。

23.4 植入技术

23.4.1 经心尖入路

在全身麻醉下，在实时二维 X 线透视和 3D TEE 的引导下，经心尖小切口植入 Tendyne 器械[27-28]。快速心室起搏和体外循环并非必要。通过术前 MDCT（根据二尖瓣轨迹和左心室心外膜表面的横断点）[29]、多平面 CT 重建（图 23.4）和围手术期 TTE（显示真正的左心室心尖部与主动脉的关系）确定二尖瓣瓣环着陆区同轴入路的最佳心尖穿刺点。在 3D TEE 指导下，通过“手指测试”再次确认通往二尖瓣的心尖穿刺点（图 23.5a）。

23.4.2 器械进入左心房

在左心室心尖留置荷包缝线后建立经心尖入路，然后将一根 0.035 F 的软导丝插入左心房（图 23.5b，c）。沿导丝将头端球囊导管推进至左心房内，以确保

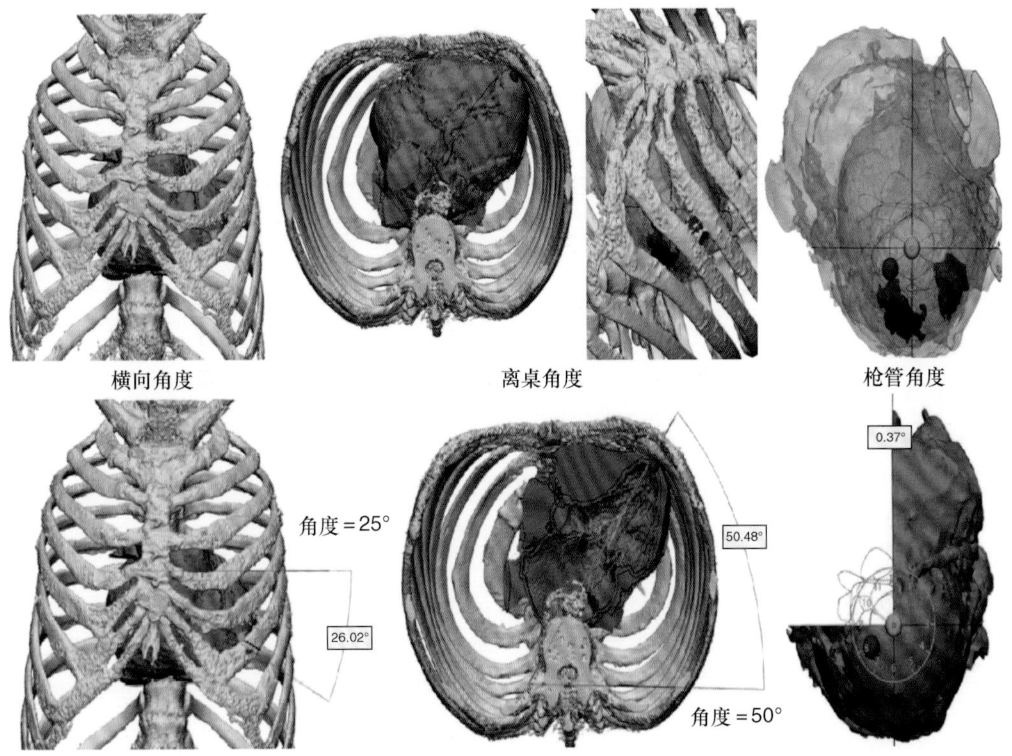

• **图 23.4**　经心尖入路和投照角度。一旦选择了合适的 Tendyne 装置类型和尺寸，胸部 CT 重建图像有助于选择合适的心尖穿刺点及 Tendyne 输送鞘的角度以保证人工瓣膜与二尖瓣瓣环的同轴性（来源：Dr. Alison Duncan.）

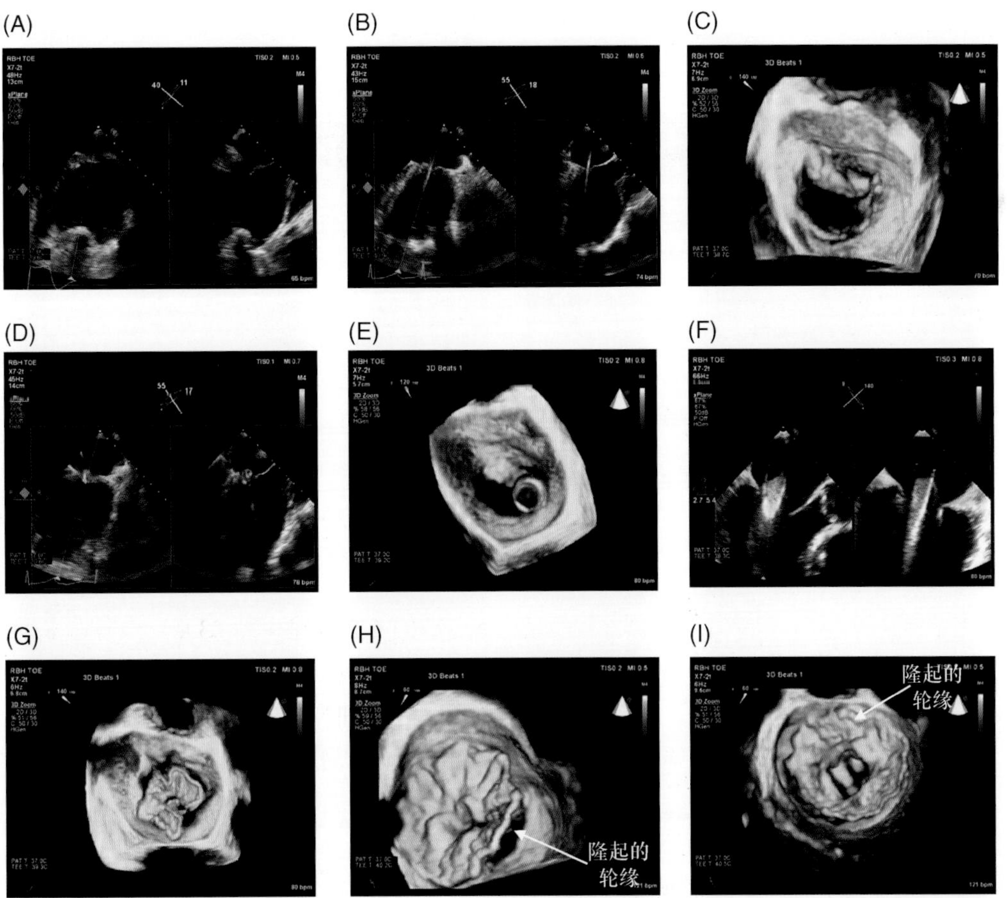

• **图 23.5**　Tendyne 手术过程。（**A**）在 TEE 的 X-plane 双平面上通过"手指测试"确认心尖部穿刺点。（**B**）将 0.035 Fr 导丝插入左心房。（**C**）在 3D TEE 上确认位置。（**D**）使用头端球囊导管以避免瓣膜下装置缠绕。（**E**）通过软导丝将 34 Fr 的鞘管推进左心房。（**F**）在 X-plane 双平面成像下将器械推出鞘管。（**G**）镍钛合金外框架释放 85% 左右。（**H**）确认"D"形外框架和心房侧轮缘的正确定位（轮缘位于 4 ～ 5 点钟方向）。（**I**）必要时可旋转器械进行最后优化（来源：Dr. Alison Duncan.）

导丝不会缠绕于二尖瓣下结构（图 23.5d）。然后沿导丝将 36 Fr 的鞘管推进左心房（图 23.5e）。将输送系统推进鞘管（图 23.5f），鞘管采用滑动锁定系统以减少失血量。通过鞘管将器械压入左心房中，直至镍钛合金外框架释放至 85% 左右（图 23.5g）。然后确定外框架和心房侧轮缘的正确位置，必要时通过旋转装置进行位置的优化（图 23.5h，i）。

23.4.3 瓣环内器械展开

将器械撤回至左心室的瓣环内位置（轻触返回的操作）。这时应该使用 TEE 检查来确认器械位置，并在排除瓣周漏和左心室流出道梗阻后完全释放 Tendyne（图 23.6a）。

23.4.4 固定心尖垫片和调节系绳张力

将心尖垫片插入系绳上方的适当位置，并通过系绳装载系统（tether load system，TLS）调节系绳的张力。在 TEE 引导下优化器械的位置，评估器械的方向和功能、主动脉根部几何结构、主动脉瓣功能以及左心室后壁运动和功能。最后，将销钉（pin）穿过系

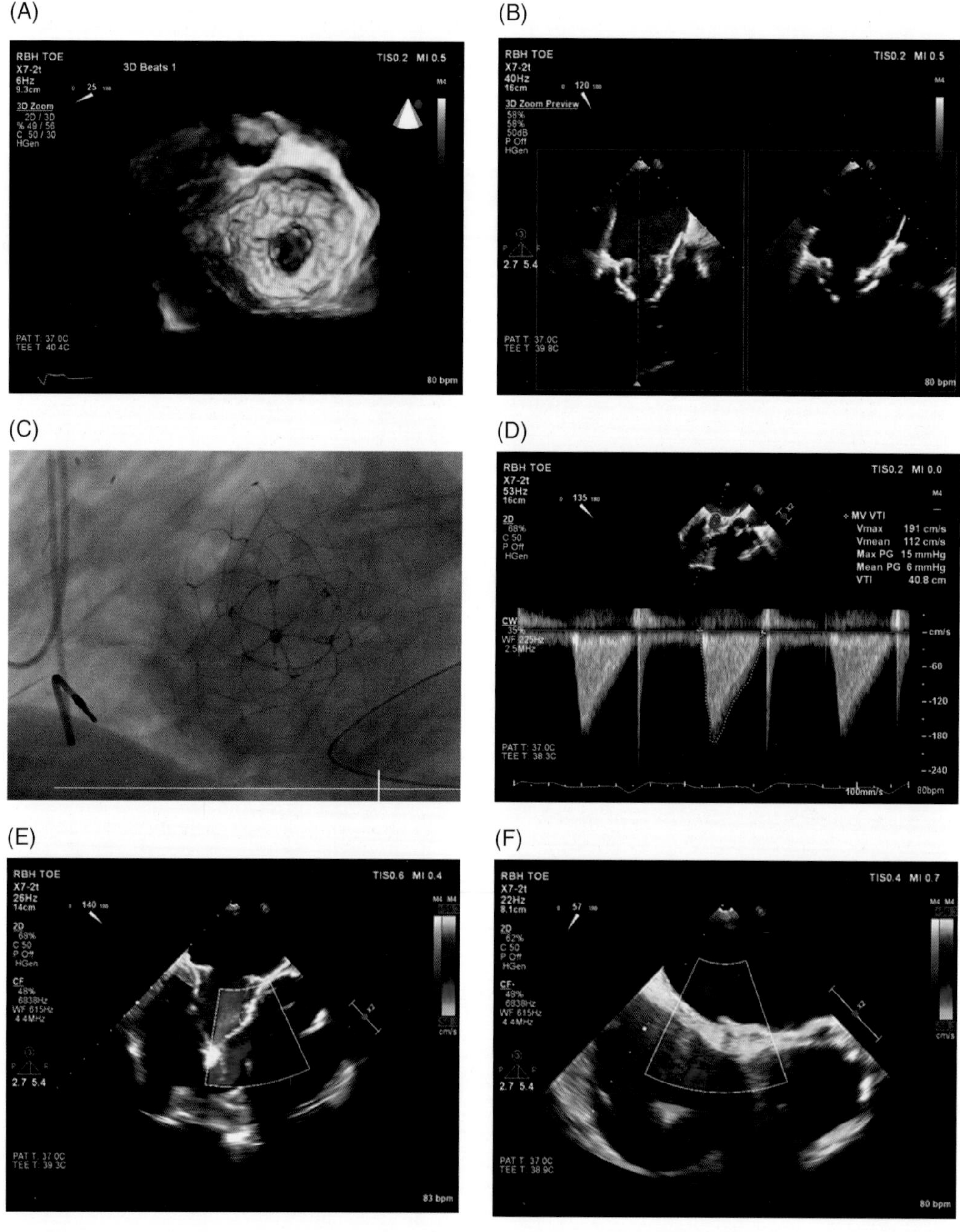

• **图 23.6** 最终器械释放。在 3D 的正面 TEE 图像（**A**）、X-plane 平面成像（**B**）和造影检查（**C**）上调整 Tendyne 的最终位置。（**D**）平均跨瓣压差为 6 mmHg，提示无二尖瓣狭窄。（**E**）彩色多普勒显示 LVOT 的血流加速。（**F**）彩色多普勒显示无瓣周漏（来源：Dr. Alison Duncan.）

绳，将其固定到位。

23.4.5 器械位置和功能确认

在 3D TEE 指导下，确认瓣膜是否定位正确（隆起的轮缘应对准前方的主动脉，图 23.6a）及稳固（心房侧贴合且无抬起或晃动）。可通过造影确认瓣膜方向是否正确（图 23.6c）。当心尖用心尖垫片固定之后，应重复 TEE 检查以最终确认器械的功能状态（图 23.6d）并排除 LVOT 梗阻（图 23.6e）和瓣周漏（图 23.6f）。即使在完全释放后，只要不切断左心室心尖部系绳，Tendyne 器械仍可完全回收和重新定位。

23.5 临床结局

2013 年 2 月 19 日在巴拉圭进行了首次人体 Tendyne 植入术[30]：2 名患者接受了 Tendyne 植入，监测了 2 h 再取出 Tendyne 瓣膜，后根据研究方案进行了外科二尖瓣置换术。第 1 例患者为 57 岁男性，NYHA 分级Ⅳ级，为 P2 脱垂导致重度原发性二尖瓣反流；第 2 例患者为 55 岁女性，NYHA 分级Ⅲ级，为风湿性和黏液性瓣膜疾病引起的重度原发性二尖瓣反流。植入 Tendyne 器械后，2 例患者的血液动力学迅速改善，左心房和肺动脉收缩压降低；患者均未出现冠状动脉或左心室流出道梗阻，二尖瓣瓣环、瓣叶和瓣下结构无经导管操作相关的损伤，且 2 例患者的术后过程和恢复情况均良好。

根据这项早期的临床经验，2014 年秋季，3 名患者根据同情性使用方案在英国接受了 Tendyne 植入治疗[27]。这些患者均有显著的合并症和重度二尖瓣反流，NYHA 分级Ⅲ～Ⅳ级，因心力衰竭需要多次住院。Tendyne 治疗后无死亡、卒中、血管并发症或出血事件，所有患者术后的二尖瓣反流微乎其微，三尖瓣反流和肺动脉收缩压显著降低，所有患者 30 天时的症状均得到显著改善。另有 2 名患者也通过英国的同情性使用方案成功接受了 Tendyne 植入治疗[21]。这 5 例患者均未发生手术相关性死亡，仅有 1 例患者因围手术期 LVOT 梗阻而植入了支架。回顾发现该例是 LVOT 梗阻高危患者——该患者的二尖瓣前叶相对较长、左心室流出道直径较小、室间隔基底部收缩性强。Tendyne 植入后 1 年，1 例患者死于与不依从抗凝治疗相关的脑血管意外并发症，1 例患者因轻微瓣周漏而发生溶血但无临床后遗症，1 例患者在短暂抗凝治疗后出现暂时性的器械血栓形成（框架而非瓣叶）。该例患者后重新开始华法林治疗，复查 TTE 和 MDCT 报告时已无瓣叶增厚或血栓证据，左心室心尖系绳部位亦无变形。在最近的 5 年随访中，所有存活患者的症状得到持续的改善，NYHA 分级降低，器械功能稳定且无移位，中心性二尖瓣反流完全消除，无新发瓣周漏或 LVOT 梗阻，平均左心室每搏量持续增加，三尖瓣反流和肺动脉收缩压持续改善。

在同情性治疗患者经验的基础上，一项较大的评估 Tendyne 有效性和安全性的全球可行性试验[16]后续开展。该试验于 2014—2016 年在美国、欧洲和澳大利亚的 8 个研究中心招募了 30 名外科手术高危患者。美国胸外科医师协会（STS）风险预测死亡率平均值为 7.3%，所有患者 NYHA 心功能分级均 ≥Ⅱ级。大多数（90%）患者有继发性二尖瓣反流，58.6% 的患者左心室射血分数＜50%。器械植入成功率为 93%。成功植入后，除 1 例患者［轻度（1+）残留二尖瓣反流］外，所有患者均无残留二尖瓣反流。植入器械的患者均未出现 LVOT 梗阻。随访 30 天，成功植入并且无心血管死亡、卒中和器械功能障碍的比例为 87.0%；与基线相比（47% 的患者为 NYHA Ⅱ），NYHA 心功能分级得到显著改善（75% 的患者为 NYHA 心功能分级Ⅰ级或Ⅱ级，TTE 评估的二尖瓣反流和左心室容积也显著改善（图 23.7）。

在一项全球可行性研究的后续研究中，首批 100 名参加国际 CE 认证研究的患者结果于 2019 年发表[31]。这些患者为经过非随机队列入组，经心脏团队评估认为不适合外科手术，平均年龄为 75 岁，平均 STS 评分 7.8%，平均左心室射血分数 46%，89% 的患者有继发性二尖瓣反流。97% 的病例器械植入成功，无介入术中死亡、转外科手术或需要机械循环支持的病例。3 例患者放弃了器械植入（2 例由于 LVOT 梗阻和瓣膜对位不佳而取出器械，第 3 例由于存在严重的肺水肿而取出器械）。30 天时的存活率为 94%（表 23.1），98.7% 的残留二尖瓣反流微乎其微。1 年生存率为 72%，98% 的残留二尖瓣反流微乎其微。大多数患者在 Tendyne TMVI 治疗 1 年后症状和生活质量得到显著改善，88.5% 的患者 NYHA 分级为Ⅰ/Ⅱ级，6 min 步行距离增加（基线 245.8±130.1 m 至 12 个月时 299.8±134.7 m，$P = 0.011$），81.3% 的患者 Kansas City 问卷评分增加＞5 分（图 23.8）。

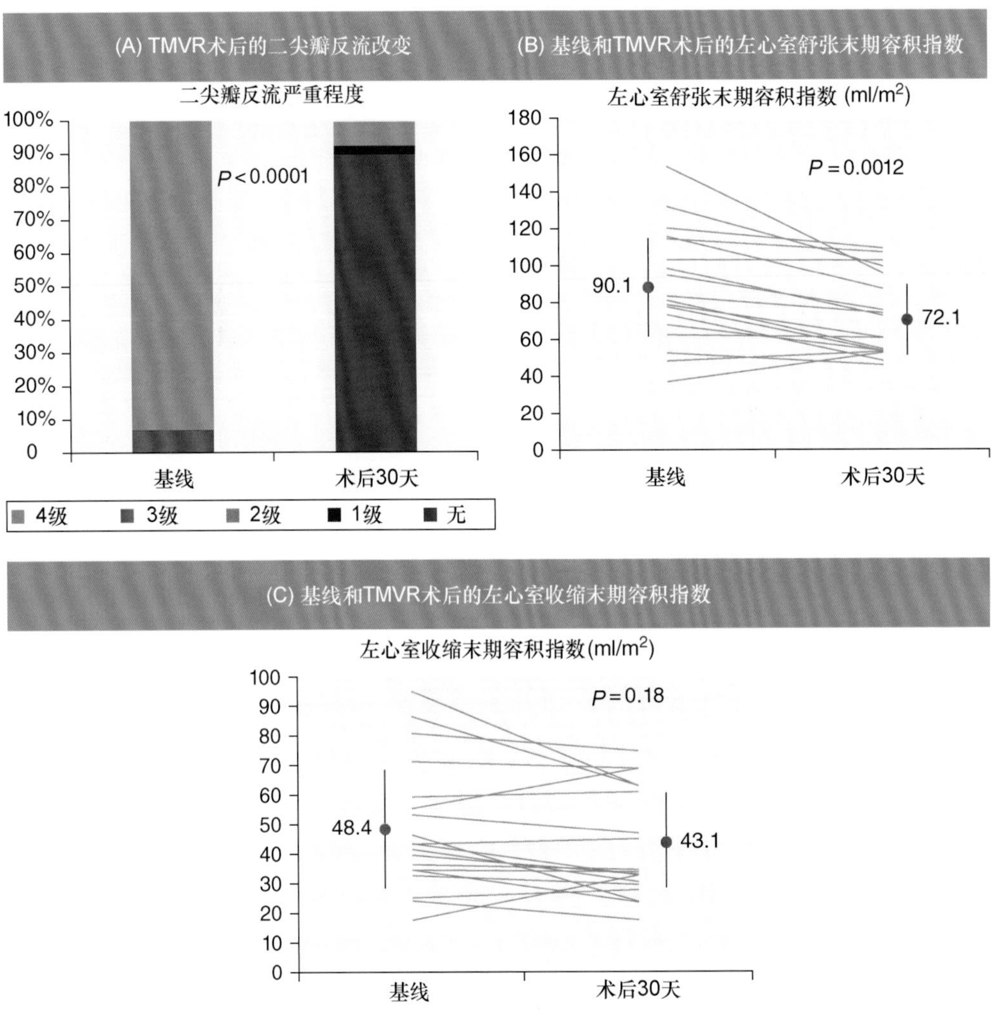

• **图 23.7** Tendyne 植入术后 30 天的超声随访结果。植入 Tendyne 后二尖瓣反流严重度（**A**）和舒张末期容积（**B**）显著降低，2 例植入失败的患者有残留 4 级二尖瓣反流。（**C**）收缩末期容积无变化（来源：Muller et al. JACC 2017.）

23.6 未来的挑战

来自单中心试验、全球可行性研究和 CE 认证研究的早期报告令人鼓舞：Tendyne 系统俨然是一种安全且技术上可行的经导管介入手段，适用于传统外科瓣膜修复或置换术高危的重度二尖瓣反流患者，几乎可以消除所有患者的二尖瓣反流。CE 认证研究（Tendyne 于 2020 年 1 月获得 CE 认证，因此不再入组）已招募了 180 多名患者，接受治疗的患者将随访至术后 5 年。

在美国，一项正在进行的关键性随机试验纳入了 1010 名患者，比较外科二尖瓣置换术和 Tendyne 在继发性二尖瓣反流患者中的应用效果（SUMMIT 试验）[32]，目前已入组了 100 多名患者。这项大型研究的 1 年主要终点包括全因死亡率、心血管住院、卒中或二尖瓣再介入 / 再次手术的临床复合终点，旨在评估 Tendyne TMVI 手术的各种表现——安全性和有效性、长期临床结局、器械耐久性和瓣膜相关并发症风险。

为了在临床实践中推广，未来的研究需要提供更多的数据支持 Tendyne 在各种类型二尖瓣病变中的应用。为此，一项 Tendyne-in-MAC 的前瞻性、单臂、多中心的可行性研究目前正在招募，该研究拟纳入 30 例患者[33]。未来的研究需要对 TMVI 与药物治疗组或替代干预组进行比较，以明确 Tendyne 对于复杂二尖瓣解剖结构、异质性病因二尖瓣反流的特殊意义和治疗价值。目前正在进行的经导管二尖瓣修复或置换器械相关临床研究数量不断攀升，二尖瓣反流患者的个体化器械选择将成为一项日益复杂的多学科挑战，其中心脏团队的角色将越来越重要。

表 23.1　100 例患者在 Tendyne 植入后 1 年随访时的临床事件

	30 天	1 年
全因死亡率	6（6）	26（26）
心血管死亡率	4（4）	22（22）
致残性卒中	2（2）	3（3）
短暂性脑缺血发作	0（0）	3（3）
心肌梗死	2（2）	4（4）
心力衰竭再住院	12（12）	31（31）
二尖瓣再介入[a]	1（1）	4（4）
BARC 2、3、5 出血事件	20（20）	32（32）
器械特异性不良事件	4（4）	12（12）
生物瓣膜功能障碍	0（0）	0（0）
溶血	1（1）	3（3）
栓塞	0（0）	0（0）
血栓	1（1）	6（6）
腐蚀、移位、异位植入	2（2）	4（4）
断裂	0（0）	0（0）
心内膜炎	1（1）	2（2）
新发心房颤动	4（4）	4（4）
新发永久性起搏器植入	4（4）	7（7）

数值为 *n*（%）。

[a] 1 例是经皮瓣周漏修复术，3 例是增加系绳张力的手术（TMVI 术后 ＜ 40 天）。

BARC，出血学术研究协会。

来源：Sorajja et al. JAC 2019.

23.7　结论

对于外科修复和置换术高危的重度二尖瓣反流患者，使用 Tendyne 器械行经导管二尖瓣置换俨然是一种安全的、微创的、技术上可行且持久的替代治疗方法。器械一旦成功释放，即可完全缓解大多数二尖瓣反流，达到即刻和持续的心脏生理学和患者症状的改善效果。

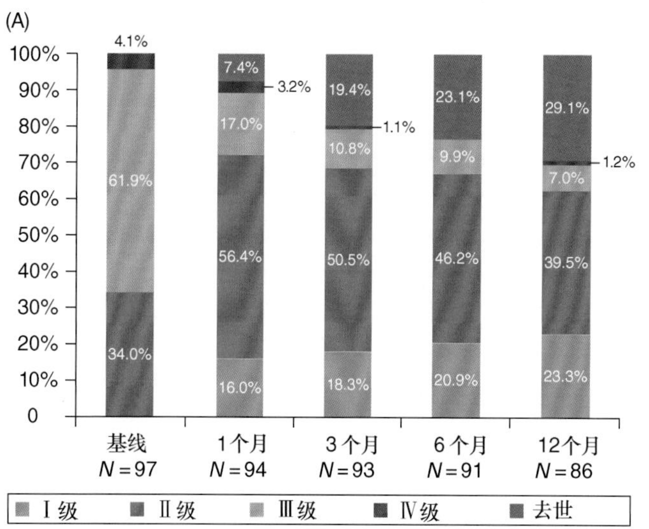

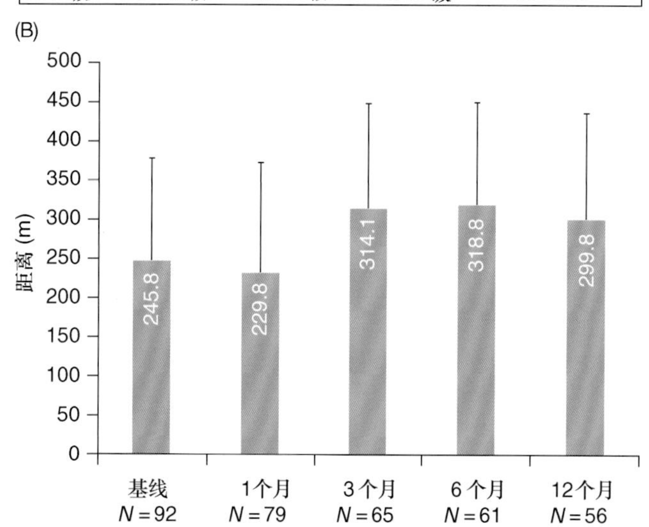

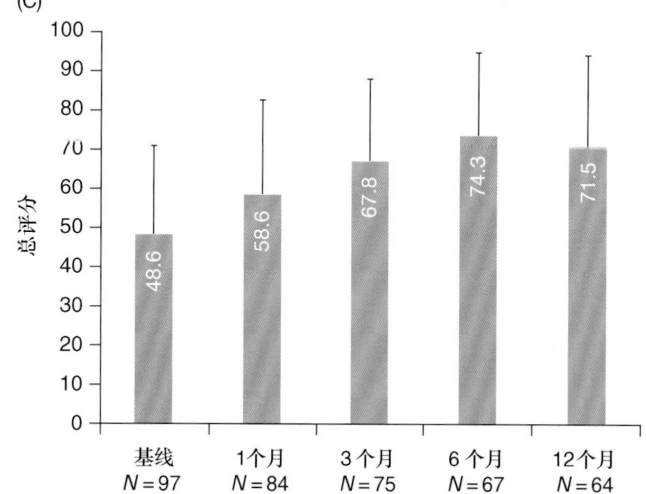

• **图 23.8**　Tendyne 术后 1 年的临床结局。（**A**）存活患者的 NYHA 分级降低；（**B**）6 min 步行距离增加；（**C**）生活质量（KCCQ 评分）显著改善（来源：Sorajja et al. JAC 2019.）

参考文献

1 Nkomo, V.T., Gardin, J.M., Skelton, T.N. et al. (2006). Burden of valvular heart diseases: a population-based study. *Lancet* 368: 1005–1011.

2 Iung, B., Baron, G., Butchart, E.G. et al. (2003). A prospective survey of patients with valvular heart disease in Europe: the euro heart survey on Valvular heart disease. *Eur. Heart J.* 24: 1231–1243.

3 Mirabel, M., Iung, B., Baron, G. et al. (2007). What are the characteristics of patients with severe, symptomatic, mitral regurgitation who are denied surgery? *Eur. Heart J.* 28: 1358–1365.

4 Feldman, T., Kar, S., Elmariah, S. et al. (2015). Randomized comparison of percutaneous repair and surgery for mitral regurgitation: 5-year results of EVEREST II. *J. Am. Coll. Cardiol.* 66: 2844–2854.

5 Cheung, A., Webb, J., Verheye, S. et al. (2014). Short-term results of transapical transcatheter mitral valve implantation for mitral regurgitation. *J. Am. Coll. Cardiol.* 64: 1814–1819.

6 Bapat, V., Lim, Z.Y., Boix, R., and Pirone, F. (2015). The Edwards Fortis transcatheter mitral valve implantation system. *EuroIntervention* 11: W73–W75.

7 Abdul-Jawad Altisent, O., Dumont, E., Dagenais, F. et al. (2015). Initial experience of transcatheter mitral valve replacement with a novel transcatheter mitral valve: procedural and 6-month follow-up results. *J. Am. Coll. Cardiol.* 66: 1011–1019.

8 Ma, L., Tozzi, P., Huber, C.H. et al. (2005). Double-crowned valved stents for off-pump mitral valve replacement. *Eur. J. Cardiothorac. Surg.* 28: 194–198.

9 Lozonschi, L., Quaden, N., Edwards, N. et al. (2008). Transapical mitral valved stent implantation. *Ann. Thorac. Surg.* 86: 745–748.

10 Lutter, G., Quaden, R., Osaki, S. et al. (2009). Off-pump transapical mitral valve replacement. *Eur. J. Cardiothorac. Surg.* 36: 124–128.

11 Lozonschi, L., Bombien, R., and Osaki, S. (2010). Transapical mitral valved stent implantation: a survival series in swine. *J. Thorac. Cardiovasc. Surg.* 140: 422–426.

12 Lutter, G., Quaden, R., Iino, K. et al. (2010). Mitral valved stent implantation. *Eur. J. Cardiothorac. Surg.* 38: 350–355.

13 Attmann, T., Pokorny, S., and Lozonschi, L. (2011). Mitral valved stent implantation: an overview. *Minim. Invasive Ther. Allied Technol.* 20: 78–84.

14 Iino, K., Boldt, J., Lozonschi, L. et al. (2012). Off-pump transapical mitral valve replacement: evaluation after one month. *Eur. J. Cardiothorac. Surg.* 41: 512–517.

15 Lutter, G., Pokorny, S., Frank, D. et al. (2013). Transapical mitral valve implantation: the Lutter valve. *Heart Lung Vessel.* 5 (4): 201–206.

16 Muller, D., Farivar, R., Jansz, R. et al. (2017). Transcatheter mitral valve replacement for patients with symptomatic mitral regurgitation a global feasibility trial. *J. Am. Coll. Cardiol.* 69 (4): 381–391.

17 Dahle, G., Helle-Valle, T., Beitnes, J.O. et al. (2019). Single-Centre first experience with transapical transcatheter mitral valve replacement with an apical tether: factors influencing screening outcomes. *Interact. Cardiovasc. Thorac. Surg.* https://doi.org/10.1093/icvts/ivy343. [Epub ahead of print].

18 Niikura, H., Gössl, M., Kshettry, V. et al. (2019). Causes and clinical outcomes of patients who are ineligible for Transcatheter mitral valve replacement. *JACC Cardiovasc. Interv.* 12 (2): 196–204.

19 Sorajja, P., Gössl, M., Babaliaros, V. et al. (2019 Sep 17). Novel transcatheyer mitral valve prosthesis for patients with severe mitral annular calcification. *J Am Coll Cardiol.* 74 (11): 1431–1440. https://doi.org/10.1016/j.jacc.2019.07.069.

20 Taramasso, M., Sorajja, P., Dahle, G. et al. (2020 Jul 28: EIJ-D-19-00947. doi: https://doi.org/10.4244/EIJ-D-19-00947). Transapical transcatheter mitral valve implantation in patients with prior aortic valve replacement: a feasibility report. *EuroIntervention* Online ahead of print.

21 Duncan, A., Daqa, A., Yeh, J. et al. (2017). Transcatheter mitral valve replacement: long-term outcomes of first-in-man experience with an apically tethered device- a case series from a single centre. *EuroIntervention* 13 (9): e1047–e1057.

22 Blanke, P., Dvir, D., Cheung, A. et al. (2014). A simplified D-shaped model of the mitral annulus to facilitate CT-based sizing before transcatheter mitral valve implantation. *J. Cardiovasc. Comput. Tomogr.* 8 (6): 459–467.

23 Blanke, P., Naoum, C., Webb, J. et al. (2015). Multimodality imaging in the context of transcatheter mitral valve replacement: establishing consensus among modalities and disciplines. *JACC Cardiovasc. Imaging* 8 (10): 1191–1208.

24 Murphy, D.J., Ge, Y., Don, C.W. et al. (2017). Use of cardiac computerized tomography to predict neo-left ventricular outflow tract obstruction before transcatheter mitral valve replacement. *J. Am. Heart Assoc.* 6 (11): e007353.

25 Leipsic, J. and Blanke, P. (2019). Predicting left ventricular outflow tract obstruction after transcatheter mitral valve replacement: from theory to evidence. *JACC Cardiovasc. Interv.* 12 (2): 194–195.

26 Kohli, K., Wei, Z.A., Yoganathan, A.P. et al. (2018). Transcatheter mitral valve planning and the neo-LVOT: utilization of virtual simulation models and 3D printing. *Curr. Treat. Options Cardiovasc. Med.* 20 (12): 99.

27 Moat, N., Duncan, A., Lindsay, A. et al. (2015). Transcatheter mitral valve replacement for the treatment of mitral regurgitation: in-hospital outcomes of an apically tethered device. *J. Am. Coll. Cardiol.* 65: 2352–2353.

28 Quarto, C., Davies, S., Duncan, A. et al. (2016). Transcatheter mitral valve implantation: 30-day outcome of first-in-man experience with an apically tethered device. *Innovations* 11: 174–178.

29 Blanke, P., Park, J.K., Grayburn, P. et al. (2017). Left ventricular access point determination for a coaxial approach to the mitral annular landing zone in transcatheter mitral valve replacement. *J. Cardiovasc. Comput. Tomogr.* 11 (4): 281–287.

30 Lutter, G., Lozonschi, L., Ebner, A. et al. (2014). First-in-human off-pump transcatheter mitral valve replacement. *JACC Cardiovasc. Interv.* 7 (9): 1077–1078.

31 Sorajja, P., Moat, N., Badhwar, V. et al. (2019). *J. Am. Coll. Cardiol.* 73: 1250–1260.

32 Clinical Trial to Evaluate the Safety and Effectiveness of Using the Tendyne Mitral Valve System for the Treatment of Symptomatic Mitral Regurgitation (SUMMIT) – ClinicalTrials.gov Identifier: NCT03433274

33 Feasibility Study of the Tendyne Mitral Valve System for Use in Subjects with Mitral Annular Calcification – ClinicalTrials.gov Identifier: NCT03539458

第 24 章

TIARA 经导管二尖瓣置换系统

Anson Cheung

陈毓文　王力涵　译　刘先宝　审校

24.1　引言

经导管治疗已成为结构性心脏病的重要治疗策略。在老年人中，二尖瓣疾病，尤其是二尖瓣反流（mitral regurgitation，MR）非常普遍，且通常未得到充分治疗[1-2]。这种现象是多因素的，包括诊断不足、延迟转诊或不转诊，以及一些患者缺乏合适的治疗选择。患者常合并充血性心力衰竭，并最终导致心血管死亡。外科二尖瓣修复和置换术曾是二尖瓣疾病患者的唯一选择。尽管患者的围手术期和长期结局较好，但只有一小部分患者适合手术。针对外科手术高危的患者，目前各种经导管二尖瓣修复或置换技术正在蓬勃发展。Neovasc TIARA 经导管二尖瓣置换术（transcatheter mitral valve replacement，TMVR）系统（Neovasc，Inc.，Richmond，BC，Canada）即为其中之一。

24.2　Neovasc TIARA TMVR 系统

TIARA TMVR 系统由两个部分组成：TIARA 人工瓣膜和输送导管。该系统主要用于治疗功能性二尖瓣反流（functional mitral regurgitation，FMR），也适用于解剖结构合适的其他病因的 MR（包括退行性、风湿性和二尖瓣修复失败）。牛三叶瓣 TIARA 人工瓣膜由符合解剖形态的镍钛合金自膨式支架组成，具有独特的锚定结构（图 24.1）。鞍形的外框架与自体二尖瓣瓣环的几何形状相似，其心房侧部分有一独特设计，心房与主动脉交界处呈一定倾斜角度，不仅能使心房侵占的风险降至最低，还能充分覆盖心房以防止瓣周漏（paravalvular leak，PVL）。无须通过加大尺寸（oversizing）的方式固定瓣膜，当然，可以适度扩大尺寸并利用产生的径向力保证最佳植入效果。两个前翼片固定在主动脉-二尖瓣纤维三角上，一个后翼片锚定在二尖瓣瓣环后侧的肌性支架上以保证垂直方向上的固定[3-5]。为了适应不同的二尖瓣瓣环尺寸，有两种尺寸的 TIARA 瓣膜（35 mm 和 40 mm）可选，其他尺寸正在研发中。

TIARA 瓣膜通过左心室植入，使用 36 Fr 或 40 Fr 无鞘输送导管经心尖植入。通过简单的旋钮实现瓣膜的释放和重回收。经静脉经房间隔的输送系统目前正在研发中。

24.3　TIARA TMVR 的适用人群

二尖瓣结构的复杂性及其毗邻结构对所有 TMVR 器械构成了重要挑战。此外，二尖瓣瓣环尺寸个体化差异也成为了筛选 TMVR 治疗适用人群的一大难题。多模态成像是确保患者解剖结构合适的重要手段。临床上，中度以上 MR、有显著症状且其他治疗策略效果不理想的患者是潜在的 TIARA TMVR 适用人群。对所有患者进行的检查包括冠状动脉造影、经胸超声心动图、经食管超声心动图（TEE）和心脏 CT。排除标准包括伴随严重合并症，左心室射血分

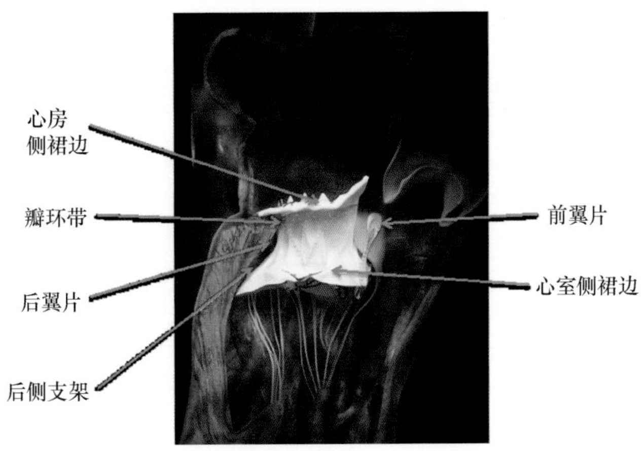

• **图 24.1**　Neovasc TIARA TMVR 人工瓣膜（来源：Anson Cheung.）

数（LVEF）＜ 20%、严重右心室功能障碍和不可逆肺动脉高压。

根据 2014 年 AHA/ACC 心脏瓣膜病指南分类标准，经中心实验室判读，超声心动图评估为大于中度的症状性 MR（分期 D）。

全心动周期的心脏 CT 用于测量二尖瓣瓣环尺寸和左心室流出道（left ventricular outflow tract，LVOT），评估瓣环钙化程度和其他瓣膜下结构。虚拟瓣膜植入用于预测 LVOT 梗阻风险并模拟解剖匹配度。心脏收缩末期测得的预测 neo-LVOT（新的 LVOT）面积 $\geq$ 1.8 cm^2 被认为对 TIARA 植入是安全的[6]。一旦患者被认为是 TIARA 植入的合适人选，则进行额外的 CT 分析，包括经心尖入路的最佳切口部位和植入角度。

24.4 TIARA TMVR 植入病例

一名 61 岁女性患者，曾在 2012 年发生下壁心肌梗死，接受了右冠状动脉支架植入术，并发展为严重的缺血性心肌病，NYHA 分级为Ⅵ级，在过去 6 个月内因心力衰竭失代偿入院治疗 3 次，接受最佳药物治疗和心脏再同步治疗。经胸超声心动图（transthoracic echocardiography，TTE）显示 LVEF 25%，伴有重度 FMR，左心室舒张末期内径（end-diastolic diameter，LVEDD）为 61 mm，肺动脉压力升高至 50 mmHg。其他重要病史包括轻度肝硬化和以心肾综合征为基础的慢性肾功能不全。患者拒绝心脏移植。外科二尖瓣置换术的 STS 评分和 EuroSCORE Ⅱ风险评分分别为 4.5% 和 9.1%。由于二尖瓣前后叶接合长度不足，心脏团队认为该患者不适合 MitraClip。根据加拿大的特殊准入计划，经过详尽的筛选后，该患者最终接受了 35 mm TIARA TMVR 手术（图 24.2a，b）。

TIARA TMVR 手术由心脏团队在杂交手术室中进行。术前 CT 确定了理想的切口部位和植入时的透视角度。在左前胸做一小切口并予荷包缝合。给予肝素后行心尖穿刺。在 X 线透视和 TEE 指导下，将“J”形导丝推入直至穿过二尖瓣后交换为 0.035 英寸（约 0.089 cm）的 Amplatz 超硬导丝（Boston Scientific Corp.，Indianapolis，USA）。TEE 有助于指导导丝操作过程中避免缠绕瓣膜下结构。TIARA TMVR 输送系统沿导丝送入左心房，随后释放 TIARA 的心房侧翼片。通过 3D TEE 可以很容易看到“D”形的 TIARA 心房侧裙边，与自体二尖瓣瓣环贴合。向心室侧同轴牵引可将心房侧裙边固定于二尖瓣瓣环上，并继续释放心室侧翼片。在释放侧心室翼片之前可进行 TIARA 的完全回收和重新定位。将整个器械完全推出鞘管即完成了最终释放（图 24.3a ~ d）。在没有体外循环的情况

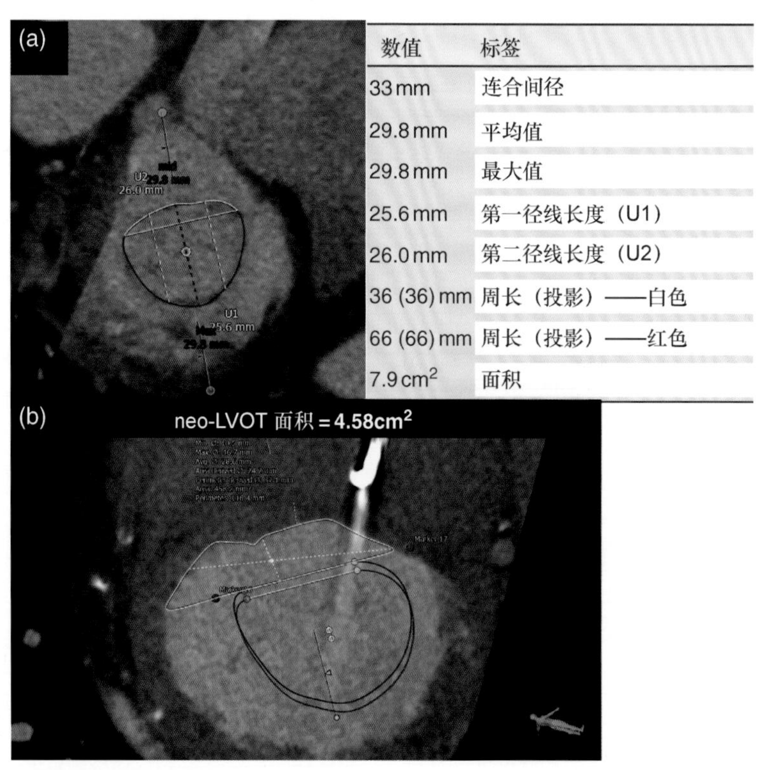

• **图 24.2** （**a**）通过门控心脏 CT 测量二尖瓣瓣环周长和面积。（**b**）neo-LVOT 面积测量，以确保植入后无 LVOT 梗阻（来源：Anson Cheung.）

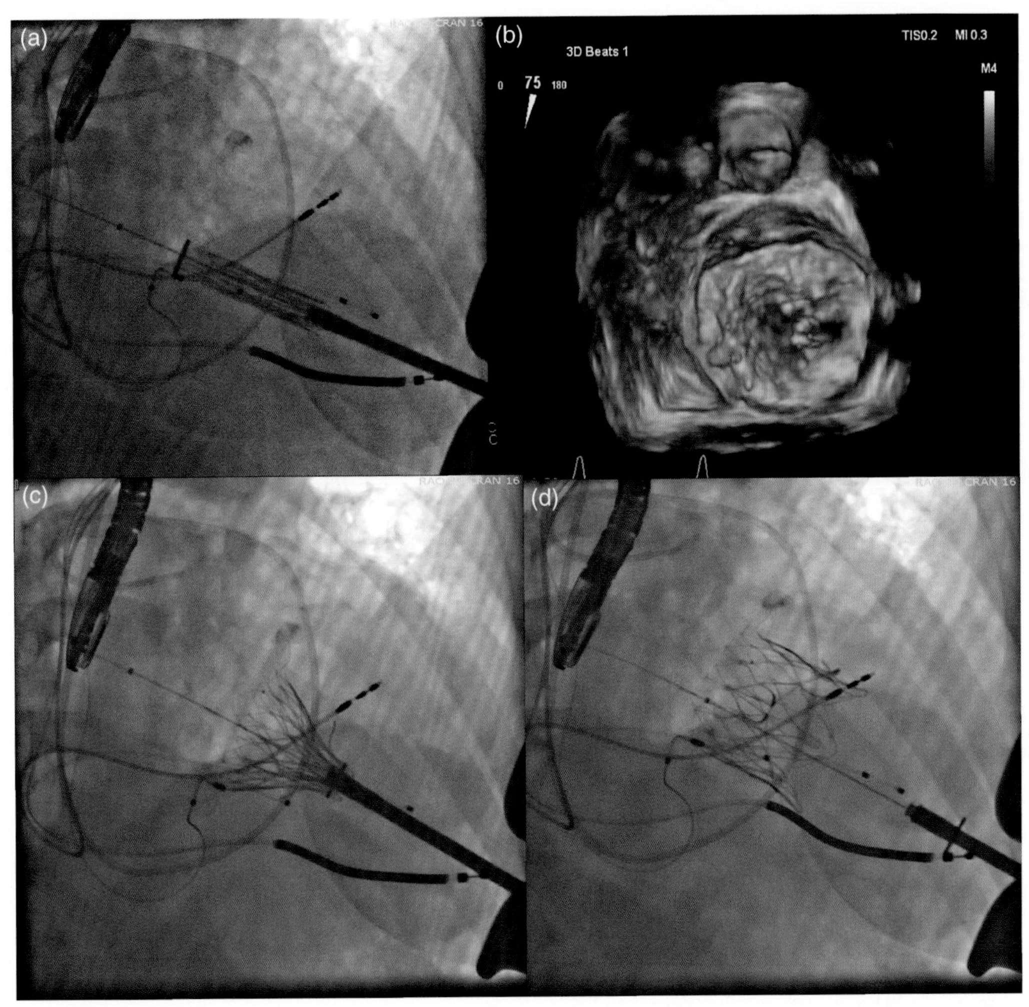

• 图 24.3 （a）输送系统穿过自体二尖瓣进入左心房。（b）在 3D TEE 指导下，TIARA 器械心房侧裙边推出鞘管并与自体二尖瓣瓣环对齐。（c）心房侧裙边固定于二尖瓣瓣环后继续释放心室侧翼片。（d）完全展开和释放 TIARA 瓣膜（来源：Anson Cheung.）

下，整个手术过程中患者血流动力学保持稳定。有创压力监测和 TEE 证实器械锚定良好，跨瓣压差极小，为 2 mmHg，无 LVOT 梗阻，无 PVL。患者在手术室拔管，住院时间无并发症。这例早期患者术后临床症状显著改善，NYHA 分级降为 I 级，在 TIARA 植入后的 4.5 年内无其他心力衰竭住院事件。所有随访 TTE 显示，人工瓣膜功能正常，血流动力学良好。术后 CT 显示 TIARA 器械固定良好，无支架断裂迹象（图 24.4）。

24.5　临床证据更新

TIARA TMVR 的首次人体临床应用于 2014 年在加拿大温哥华成功完成[7]。随后，在加拿大、意大利、德国、瑞士和以色列的同情准入计划下完成了超过 50 例的 TIARA 植入并进行了两项临床试验，即 TIARA-Ⅰ和 TIARA-Ⅱ。早期临床结果令人满意，植入成功率为 95%，无术中死亡。对于伴有严重合并症和极差心室功能的极高风险患者亚组，其 30 天死亡率仅为 10%。

TIARA-Ⅰ早期可行性试验是一项在加拿大、美国和比利时进行的多中心临床试验，旨在评估 TMVR 在 STS 评分＞8% 的有症状的重度 MR 患者中的安全性。次要结局包括人工瓣膜性能、不良事件和长达 1 年的临床结局。该研究于 2014 年由 ZNA Middelheim 医院的 Stefan Verheye 医生团队在比利时首次注册并开展。TIARA-Ⅰ研究的入组正在进行中并即将完成。

TIARA-Ⅱ CE 认证试验是一项在欧洲进行的多中心试验，由意大利米兰 San Rafaelle 医院的 Paolo Denti 医生团队首次注册，德国、意大利、英国和以色列的多个研究中心共同参与并在积极进行入组。

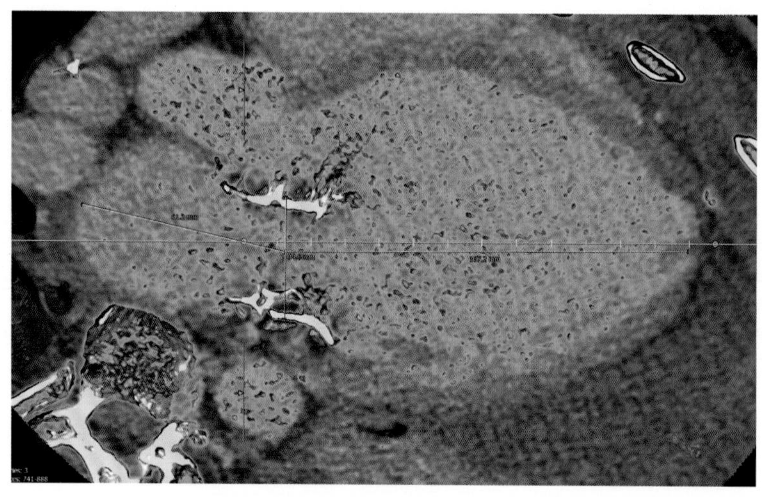

• **图 24.4** TIARA 植入 18 个月后的心脏 CT 显示，TIARA 固定良好，无支架断裂征象（来源：Anson Cheung.）

24.6 结论

MR 的患病率呈上升趋势，许多患者深受其害。由于对该病的认识不足，患者往往不能得到及时的转诊和治疗。为进一步满足临床需求，经导管二尖瓣介入治疗为众多患者带来福音。经导管二尖瓣修复术和置换术在技术和应用上均获得了不同程度的成功。

TIARA 经导管二尖瓣置换系统专为 MR 患者设计，操作上具有简单、可重复和安全等优势。通过经心尖途径完成手术，具有非常好的早期临床结果。不仅能完全消除 MR，对血流动力学的影响亦是微乎其微，能保证足够的瓣口面和较低的跨瓣压差。同情准入计划 TIARA-Ⅰ和 TIARA-Ⅱ临床试验目前尚在进行中。后续发布的临床试验结果将为 TMVR 治疗二尖瓣关闭不全提供更多重要的临床指导证据。

参考文献

1 Nkomo, V.T., Gardin, J.M., Skelton, T.N. et al. (2006). Burden of valvular heart diseases: a population-based study. *Lancet* 368: 1005–1011.

2 Enriquez-Sarano, M., Akins, C.W., and Vahanian, A. (2009). Mitral regurgitation. *Lancet* 373: 1382–1394.

3 De Backer, O., Piazza, N., Banai, S. et al. (2014). Percutaneous transcatheter mitral valve replacement: an overview of devices in preclinical and early clinical evaluation. *Circ. Cardiovasc. Interv.* 7: 400–409.

4 Banai, S., Jolicoeur, E.M., Schwartz, M. et al. (2012). Tiara: a novel catheter-based mitral valve bioprosthesis: initial experiments and short-term pre-clinical results. *J. Am. Coll. Cardiol.* 60: 1430–1431.

5 Banai, S., Verheye, S., Cheung, A. et al. (2014). Transapical mitral implantation of the Tiara bioprosthesis: pre-clinical results. *JACC Cardiovasc. Interv.* 7: 154–162.

6 Blanke, P., Naoum, C., Dvir, D. et al. (2016). *JACC Cardiovasc. Imag.* https://doi.org/10.1016/j.jcmg.2016.01.005.

7 Cheung, A., Webb, J., Verheye, S. et al. (2014). Short-term results of transapical transcatheter mitral valve implantation for mitral regurgitation. *J Am Coll Cardiol.* 64: 1814–1819. https://doi.org/10.1016/j.jacc.2014.06.1208.

第 25 章

Caisson 经导管二尖瓣置换系统

Mathew R. Williams，Cezar S. Staniloae

陈毓文　蒋巨波　译　刘先宝　审校

25.1 引言

二尖瓣是一种将左心房与左心室分开的复杂结构。从解剖学角度来看，二尖瓣由以下部分组成：①二尖瓣瓣环；②前叶和后叶；③乳头肌和腱索。二尖瓣与左心室流出道（left ventricle outflow tract，LVOT）毗邻，且紧邻回旋支动脉和冠状窦。二尖瓣瓣环为非圆形，呈高度动态变化的马鞍形或“D”形以承受较大的闭合张力。瓣环的前部是“D”的直线部分，它通过主动脉瓣-二尖瓣帘与主动脉瓣、心脏纤维骨架相连。瓣环的后部是“D”的弯曲部分（即马鞍形的下部），是瓣环刚性较小的部分，靠近回旋支动脉和冠状窦[1]（图 25.1）。

二尖瓣复杂的瓣膜形状及介于左心房和左心室之间的地理位置为生物瓣膜的植入带来重大挑战。

通常，任何生物瓣膜都需要牢固的锚定和密封性能以最大限度地降低瓣膜栓塞和瓣周漏的风险。因此，理想的 TMVR 器械设计应充分考虑到二尖瓣的解剖和生理学特点。理想的 TMVR 入路是经房间隔途径。植入的瓣膜应与不同尺寸的“D”形二尖瓣瓣环相匹配。无论是哪种二尖瓣疾病病因，TMVR 都能有效改善二尖瓣反流程度。在生理上，植入的瓣膜应尽可能降低 LVOT 梗阻、瓣膜血栓形成和溶血的潜在风险。Caisson 经导管二尖瓣置换系统能满足上述大部分要求。

25.2 Caisson 经导管二尖瓣置换系统组件

Caisson 经导管二尖瓣置换系统有三个主要组成部分：①锚定装置；②瓣膜；③两阶段输送系统。它还包括一个回收系统，用于回收锚定装置和瓣膜。下文将进行详细描述。

25.2.1 锚定装置

锚定装置（图 25.2）由激光切割的自膨式镍钛合金组成，用于将 Caisson 瓣膜固定在自体二尖瓣瓣环上。该装置具有“D”形的结构设计，4 个瓣环下“支脚”（2 个连合区支脚和 2 个后瓣环支脚）可以嵌入自体瓣膜瓣环下的凹槽处。另外，它还有三个“心房侧固定组件”（前后均有）用于自体瓣膜上方的固定。这种“支脚＋固定组件”的设计能确保锚定装置在自体瓣环内的固定。锚定装置还包括拱形的瓣膜缝合面。最后，处理二尖瓣前叶收缩期前向运动（systolic anterior motion，SAM）的组件还能捕获自体二尖瓣的前叶以最大限度地减少 LVOT 梗阻的风险。这种“支脚＋固定组件”的连锁设计不仅能为瓣膜提供接合的平台，也有助于输送过程中瓣膜的精确定位。锚定装置表面覆有聚酯纤维和 ePTFE 管，以促进组织向内生长达到愈合和内皮化的效果。

25.2.2 瓣膜

Caisson 瓣膜（图 25.3）是一种自膨式人工瓣膜，

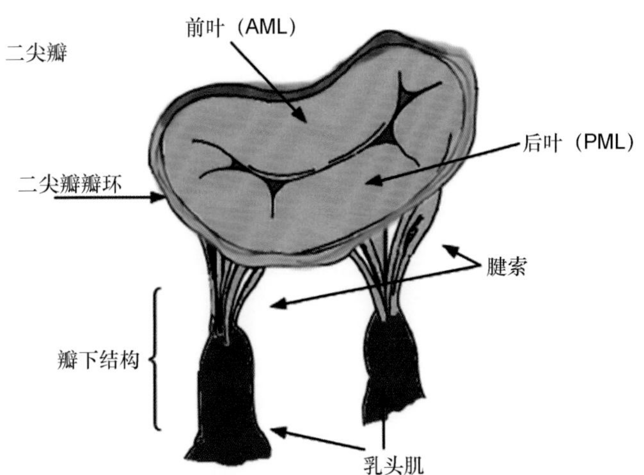

• **图 25.1**　二尖瓣的解剖结构（来源：From Carpentier et al.[1]. © 2010 Elsevier.）

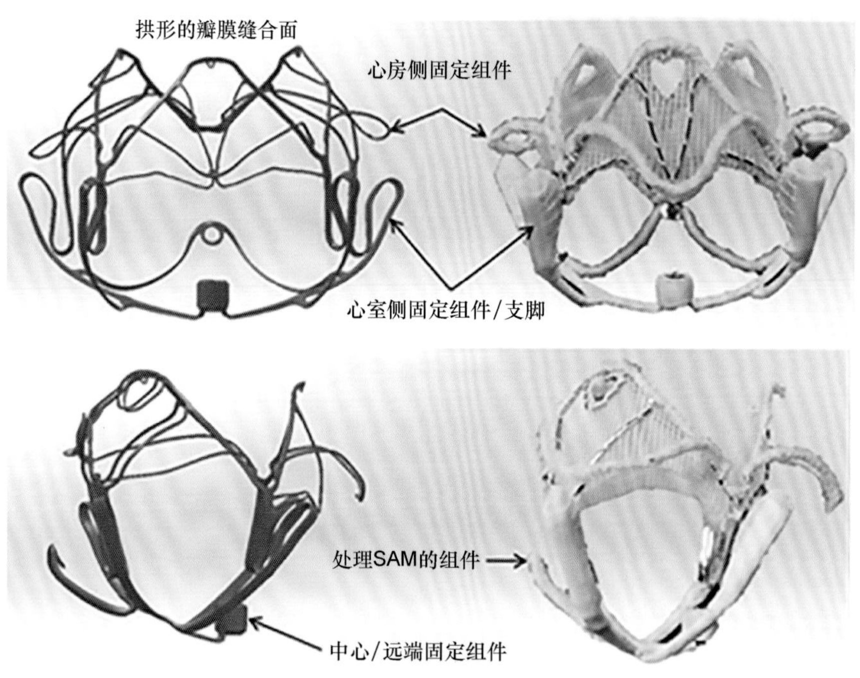

• **图 25.2** 锚定装置的设计示意图。上图显示了锚定装置的拱形结构以及心房侧和心室侧的固定功能。下图显示处理 SAM 的功能。SAM，收缩期前向运动

由猪心包组织制成，缝合在激光切割的镍钛合金框架上，保存在戊二醛中。Caisson 瓣膜呈三叶的“D”形，以匹配自体二尖瓣瓣环的轮廓。瓣叶和“D”形外框架包套均由猪心包组织制成。瓣叶为扇形或弓形设计，类似瓣叶形状，瓣叶连合区略微隆起以提高瓣膜耐久度。该设计与外科的二尖瓣生物瓣膜非常相似。外框架包套可保证密封性。该瓣膜较短，以最大限度地改善血流动力学并避免心房血流受阻。目前，有三种可用的 Caisson 瓣膜尺寸（36A、42A 和 42B）。

25.2.3 输送系统

输送系统由可调弯的两阶段系统组成，用于输送锚定装置和瓣膜。输送鞘管内径为 28 Fr，同样具有可调弯的特点。锚定装置和输送系统相互独立且都有可调弯的功能。锚定装置和瓣膜输送系统如图 25.4 所示。

25.2.4 回收系统

锚定装置和瓣膜的回收系统相互独立，必要时便于移除器械的任一部分。

25.3 手术过程

手术入路采用右股静脉-房间隔途径。从输送鞘管推入一根 0.035 英寸（约 0.089 cm）加硬导丝至左心房，随后置入指引导管。将指引导管调弯，使其头端指向自体二尖瓣。接下来，将预装的锚定装置通过指引导管输送至左心房，同时用调弯功能调整锚定装置的方向，使其头端位于自体二尖瓣平面并在前后侧（A-P）和内外侧（M-L）方向居中，定位完成后在自体瓣膜内释放锚定装置。释放成功后将锚定装置输送系统撤出。随后将瓣膜装载到瓣膜输送系统中，通过指引导管输送至左心房，调整输送系统的头端至相应位置并在锚定装置内释放瓣膜。如果植入过程出现问题，锚定装置和瓣膜均可完全回收。最后，处理 SAM 的组件将自体二尖瓣前叶固定在远离 LVOT 的位置。在成功展开和释放锚定装置和瓣膜后，撤出输送系统和指引导管。

专用的锚定装置 / 瓣膜回收配件可用于完全拆除锚定装置和瓣膜。如有需要，可将锚定装置 / 瓣膜回收配件连接至锚定装置 / 瓣膜输送系统，从而达到移除锚定装置或瓣膜的目的。

25.3.1 影像在瓣膜尺寸测量和手术指导中的作用

25.3.1.1 门控 CT 的作用

瓣膜置换术前需进行心电门控的胸部增强 CT 扫描。通过测量瓣环周长、连合间径和前后径确定自体

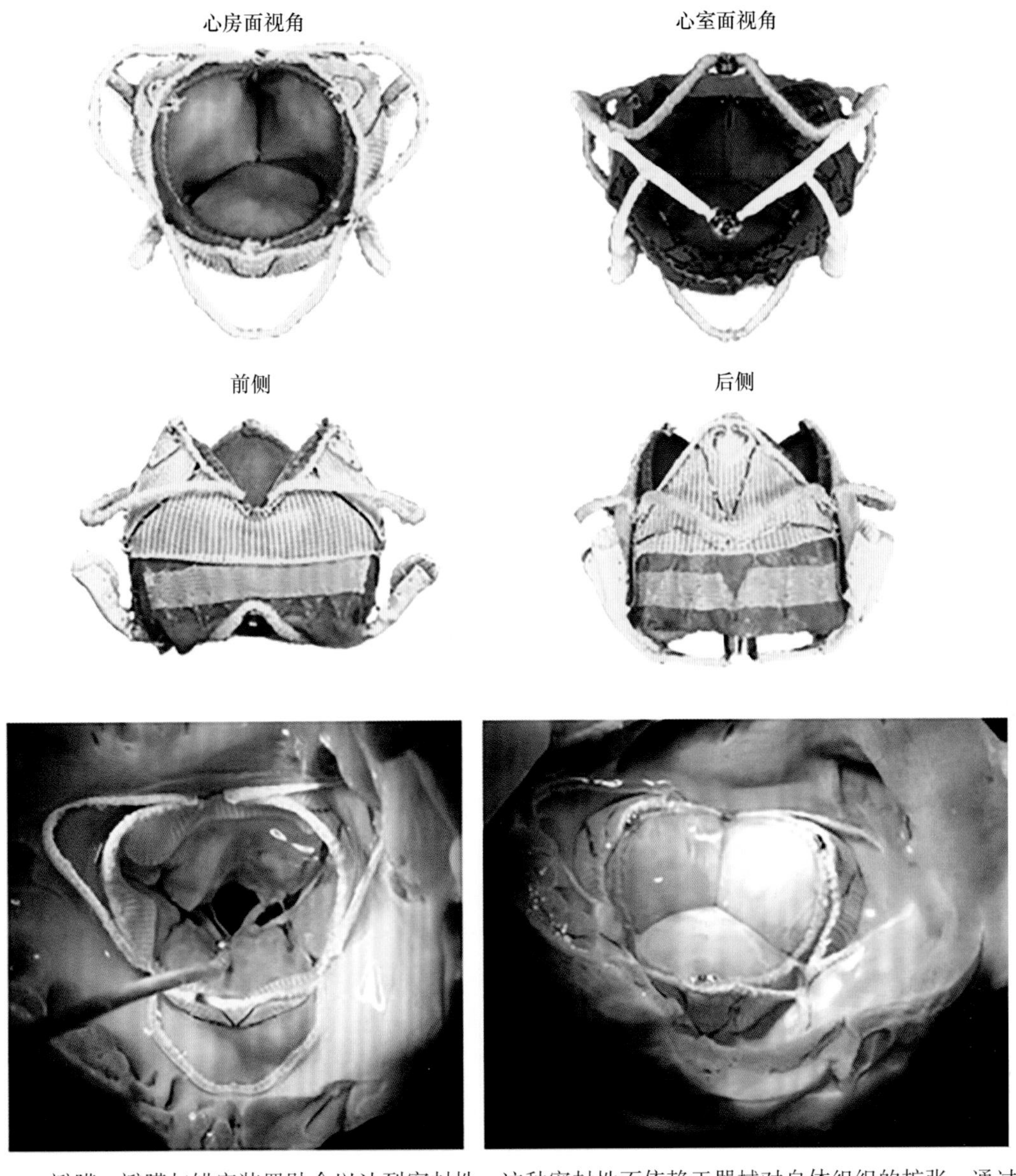

• **图 25.3** Caisson 瓣膜。瓣膜与锚定装置贴合以达到密封性。这种密封性不依赖于器械对自体组织的扩张。通过瓣膜组件的组装、锚定装置外包的心包组织和覆盖的聚酯纤维在自体瓣环周边保证有效的密封性。上图从不同的视角展示了在体外的瓣膜形态。下图展示了植入心脏内的瓣膜形态（来源：Mathew R. Williams，Cezar S. Staniloae.）

瓣膜的尺寸，这对选择合适的器械至关重要。图 25.5 显示了典型的 CT 测量。由于锚定装置的固定主要依赖于轴向力而非径向力，因此瓣膜的最大部分需固定于瓣环的心房侧，较小部分固定于 LVOT。锚定装置的尺寸过大可能会导致 LVOT 梗阻，而尺寸过小可能会导致装置移位或瓣周漏。为了评估人工瓣膜和 LVOT 之间的关系，可在 CT 分析中直接导入虚拟瓣膜以估测新 LVOT（neo-LVOT）。该测量技术可以对 LVOT 梗阻风险进行详细且准确的预测。此外，测量每个乳头肌头端到二尖瓣瓣环几何中心的距离，可用于进一步评估锚定装置和瓣下结构的关系。通常根据连合间径、前后径和瓣环周长选择人工瓣膜尺寸。目前有三个瓣膜尺寸可选，连合间径范围为 30 ～ 42 mm，前后径范围为 26 ～ 34 mm。

25.3.1.2 经食管超声心动图在术中的引导作用

经食管超声心动图（TEE）引导在经皮二尖瓣置换术中的重要地位不容小觑。具体程序步骤详见下文。

首先，在 TEE 指导下行房间隔穿刺。穿刺点位置应选择房间隔的后上方。然后在 TEE 指导下调整锚定装置输送系统方向，使其指向二尖瓣瓣环。确定两个连合区支脚和两个后瓣环支脚的定位，然后将锚

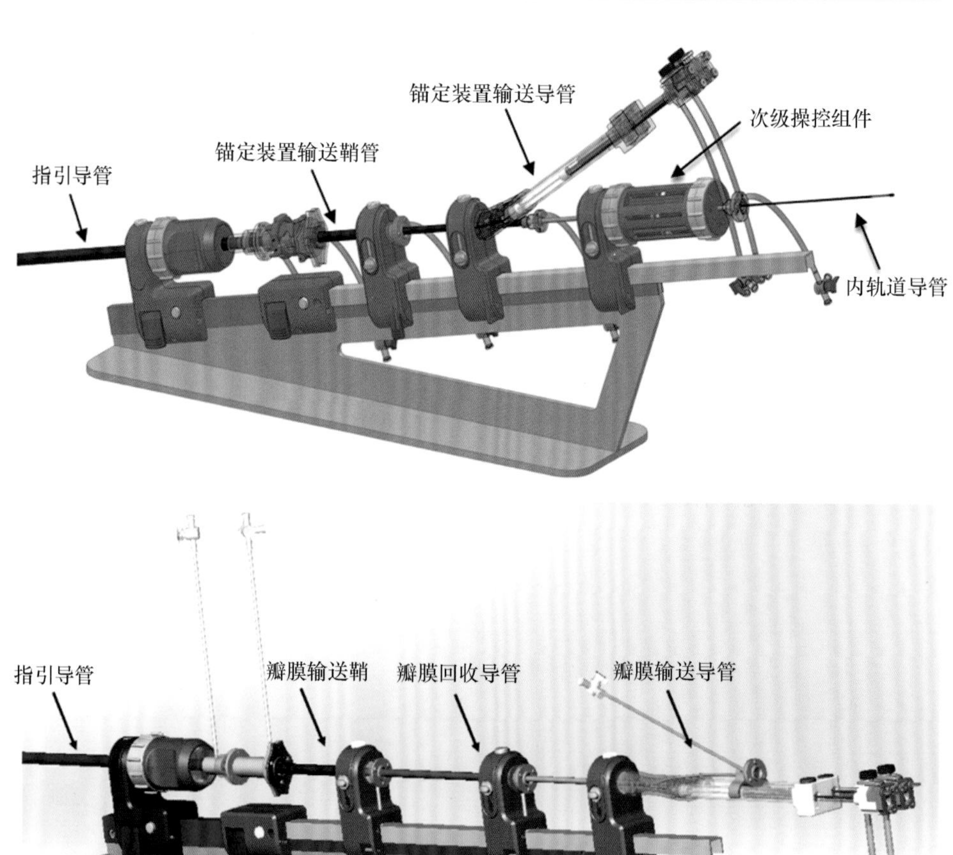

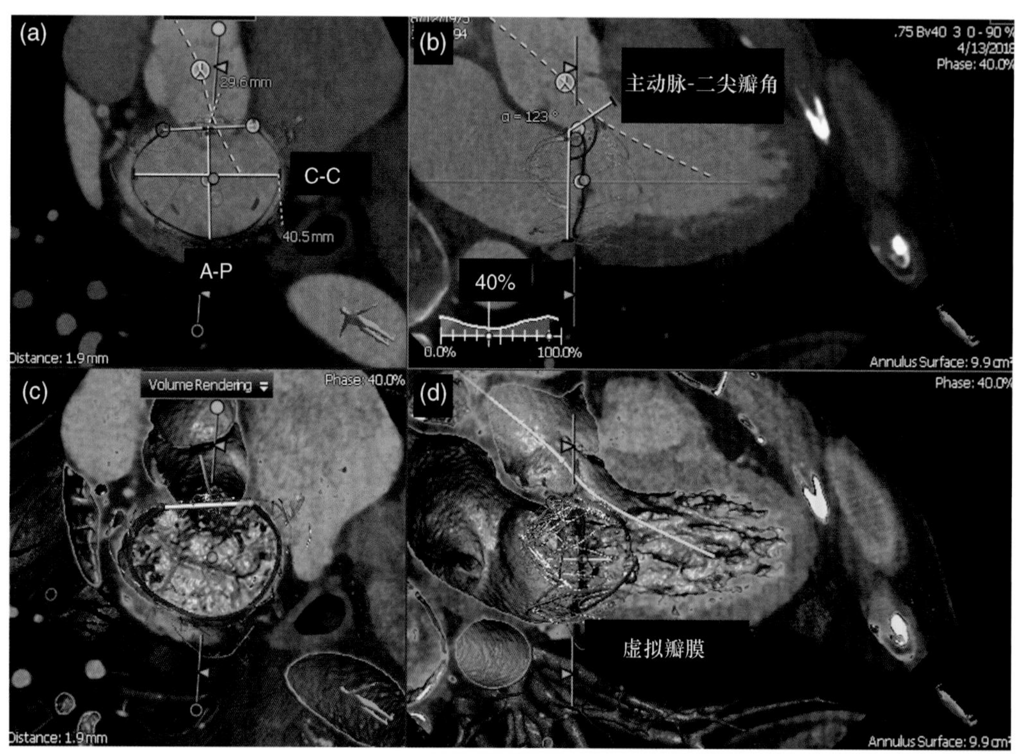

• 图 25.4 锚定装置和瓣膜输送系统。上图显示了锚定装置输送系统，该系统安装在轨道支架上，为指引导管和锚定装置输送提供了牢固支撑。下图显示了移除锚定装置输送系统后安装在同一轨道支架上的瓣膜输送系统

• 图 25.5 典型 CT 测量。本图中的 CT 测量值：C-C＝连合间径；C-C＝40.5 mm；A-P＝前后径；A-P＝29.6 mm；主动脉-二尖瓣角＝123°；neo-LVOT＝200.9 mm^2（来源：Mathew R. Williams，Cezar S. Staniloae.）

定装置送入心室，TEE 再次确定支脚的位置后释放锚定装置。随后通过 TEE 评估瓣膜和锚定装置的关系并调整瓣膜方向。确定瓣膜的定位后，在 TEE 指导下将其推进固定于锚定装置内，然后评估瓣膜功能。此时仍能对瓣膜进行回收和调整，瓣膜释放后则不能再回收和调整。

25.4 Caisson 研究的现状

从 2015 年 6 月开始，M.R.Williams 医生就开始进行 FIM 研究。作为 PRELUDE 临床试验的一部分，目前已发表相关的临床数据。该研究旨在评估 Caisson TMVR 系统治疗症状性重度二尖瓣反流的安全性和有效性。这是一项前瞻性、非随机、单臂、可行性试验，计划入组 20 例 3 级或 4 级二尖瓣反流和左心室射血分数> 25% 的手术高风险患者。排除标准包括瓣环过度钙化、重度二尖瓣狭窄、瓣膜融合粘连、严重右心室功能障碍、重度三尖瓣反流和重度肺动脉高压。研究的主要终点是 30 天内主要不良事件，包括死亡、卒中、心肌梗死和再次手术。截至撰写本文时，已有 14 名受试者入组。此外，1 名受试者入组了加拿大的 INTERLUDE 研究，1 名受试者接受了加拿大的特殊关怀项目治疗。这 16 位受试者来自 7 个中心，其中 69% 的受试者为女性，平均年龄为 79.3±7.4 岁，STS 评分为 8.9%±3.5%。53.3% 的患者是功能性二尖瓣反流，平均左心室射血分数为 45.0%±12.2%。在 16 例受试者中，12 例治疗成功——无瓣膜栓塞，即刻瓣膜功能良好，平均瓣膜压差为 3.39±0.91 mmHg。在末次随访时，12 例受试者中的 8 例受试者无残留二尖瓣反流。瓣膜植入后未观察到 LVOT 梗阻。进一步的结果将在 PRELUDE 研究完成后公布（M.R.Williams，EuroPCR 2018）。

25.5 结论

Caisson 经导管二尖瓣置换系统尚处于研发阶段，但早期疗效良好。尽管复杂的二尖瓣解剖结构给手术带来了重大挑战，但经房间隔瓣膜置换系统具有非常完善的设计，能满足目前对完全经皮二尖瓣置换器械的要求。当前可行性研究的完成和未来大型临床试验将确定 Caisson 系统在快速崛起的经导管二尖瓣置换领域中的地位。

参考文献

1 Carpentier, A., Adams, D., and Filsoufi, F. (2010). *Carpentier's Reconstructive Valve Surgery: From Valve Analysis to Valve Reconstruction*. Saunders/Elsevier.

第 26 章

CardiAQ-Edwards 和 EVOQUE 瓣膜系统

Howard C. Herrmann，Wilson Y. Szeto，Frank E. Silvestry

吕菲　蒋巨波　译　刘先宝　审校

26.1 引言

经导管二尖瓣置换（transcatheter mitral valve replacement，TMVR）治疗二尖瓣反流的目的是避免胸骨切开术、体外循环等侵入性操作带来的风险，同时能获得与外科手术相当或更好的结果[1]。MitraClip 等经导管修复技术具有极佳的安全性，但不如外科修复术有效[2]。一项小型随机试验显示，外科二尖瓣修复术和二尖瓣置换术治疗二尖瓣反流的临床结果相似，但二尖瓣修复术后二尖瓣反流复发更频繁[3]。

与经导管主动脉瓣置换（transcatheter aortic valve replacement，TAVR）相比，TMVR 的发展速度较慢，这是由于二尖瓣解剖结构和尺寸更具复杂性，给器械的设计和瓣膜的输送、定位、固定和密封性带来了较大挑战。当前大多数人工瓣膜设计使用自膨胀生物瓣膜，通过瓣环和 / 瓣叶锚定，同时利用裙边减少反流。由于二尖瓣瓣环尺寸较大，最初均采用经心尖输送系统，后续经过不断的改进，目前已研发出经房间隔输送系统，部分器械已进入临床试验阶段[4]。在本章中，我们将介绍 CardiAQ-Edwards 和 EVOQUE 瓣膜的发展过程、初步临床结果、现状和未来方向。

26.2 器械简介

Arshad Quadri 博士研发了最初的 CardiAQ TMVR 系统（CardiAQ Valve Technologies，Irvine，CA）[5]，具有经心尖途径和经股-房间隔途径两种输送系统。它由自膨式镍钛合金框架、三个牛心包瓣叶、聚酯织物裙边和条带以及聚酯泡沫塑料涂层的锚组成。器械的流出道部分呈锥形，以防止新左心室流出道（neo-left ventricular outflow tract，neo-LVOT）梗阻（图 26.1）。

对称的三瓣叶设计使得瓣膜在植入过程中无须旋转调整方向。瓣膜通过瓣环和瓣环上结构共同定位。支架尺寸适用于瓣环直径 36 ～ 39.5 mm 的二尖瓣。塑料涂层的锚用于固定瓣膜并能保留腱索等二尖瓣瓣下装置。聚酯织物裙边可最大限度地减少瓣周漏。此瓣膜最初采用的是 33 Fr 输送系统[5]。

26.3 首例经股途径病例

在丹麦哥本哈根 Rigshospitalet 医院，Lars Sondergaard 医生团队实施了首例经股 CardiAQ TMVR 手术[6]。患者是一名 86 岁男性，因瓣环扩张伴后叶活动受限

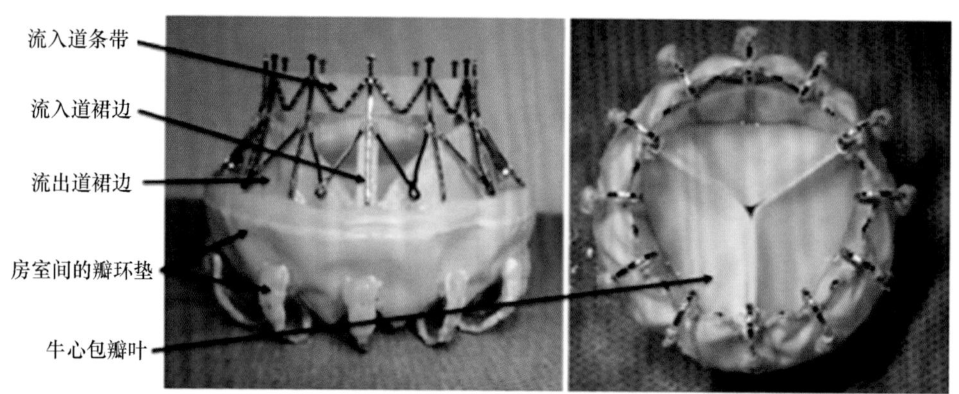

• 图 26.1　第一代 CardiAQ 生物瓣膜（来源：Reprinted from Sondergaard et al.[5] with permission from Europa Digital and Publishing.）

引起严重的继发性二尖瓣反流，左心室功能障碍（射血分数 40%），STS 评分 31.9%。

手术在全身麻醉下进行。分别完成两次房间隔穿刺，第二个穿刺点偏下方用于放置圈套器，引导输送系统穿过二尖瓣瓣环。股动脉内的圈套器抓捕股静脉穿房间隔导丝远端，然后外撤圈套器将导丝引导出股动脉，从而建立动静脉环路，成为器械输送轨道[6]。

通过心室造影和经食管超声心动图（TEE）辅助瓣膜的定位和释放。在确认人工瓣膜位置、功能后释放瓣膜。然后，用 16 mm 房间隔封堵器对房间隔缺损进行封堵。在第一例植入手术使用了体外循环，保证了手术过程中血流动力学稳定。术后人工瓣膜功能正常，但患者在术后 68 h 死于全身感染，可能由体外循环所致[6]。这一经验促成了经心尖入路的第二代 CardiAQ 的设计。

26.4 经心尖途径的初步经验

在 2014 年 5 月至 2015 年 6 月，10 例外科手术高危或禁忌的患者进行了第二代 CardiAQ 瓣膜（图 26.2）植入。9 例病例采用经心尖途径，其中 3 例由 Sondergaard 团队完成[8]。

在左胸第 5 肋间做一小切口并在左心室心尖部位的荷包内穿刺左心室，导丝通过二尖瓣至右上肺静脉建立通路。然后在 X 线透视和超声心动图引导下，推入 32 Fr 输送系统，确认定位后释放瓣膜。撤出输送系统后，关闭心尖穿刺点。

其中，2 例病例短暂使用了体外循环，以促进心尖部创口的闭合[8]。3 例病例达到了人工瓣膜准确定位和释放、二尖瓣反流消失的效果。2 例病例症状改善，术后 14 天出院，1 例病例术后第 3 天死于肺炎。

26.5 第二代经房间隔途径的瓣膜系统

Ussia 等报道了不用体外循环支持的经房间隔途径植入第二代瓣膜的经验[7]。研究者改进了 Sondergaard 首次使用的双房间隔穿刺技术，使得 2 名患者在术后能立即拔管并恢复良好，分别于术后第 10 天和第 4 天成功出院。

26.6 新一代 CardiAQ 设计和当前案例

Edwards Lifesciences，Inc.（Irvine，CA）在收购 CardiAQ 瓣膜技术后对器械做了改进和优化，并在美国 FDA 批准后进行了早期可行性临床研究（http://Clinicaltrials.gov identifier NCT 02718001）。该器械具有输送系统更小、瓣膜更短、衔接过程可控的特点（图 26.3）。

具体病例如下：一位 89 岁女性，胸闷气促数月，轻度活动如步行 50 m 和爬楼梯即可出现症状（NYHA 心功能分级Ⅲ级）。患者的合并症包括高血压、慢性心房颤动和慢性肾病（Ⅲ期，肾小球滤过率＝ 39 ml/min）。冠状动脉造影检查显示无明显冠状动脉狭窄。外科二尖瓣置换术 STS 评分为 9.9%。

经胸和经食管超声心动图提示该病例为瓣环扩张引起的重度继发性二尖瓣反流，左心室功能保留（LVEF 60%，左心室舒张末期和收缩末期大小分别为 4.4 cm 和 2.8 cm）。二尖瓣反流严重程度的定量参数如下：缩流颈宽度为 0.7 cm，二尖瓣反流反流容积为 62 ml，有效反流口面积为 0.39 cm^2（图 26.4）。心

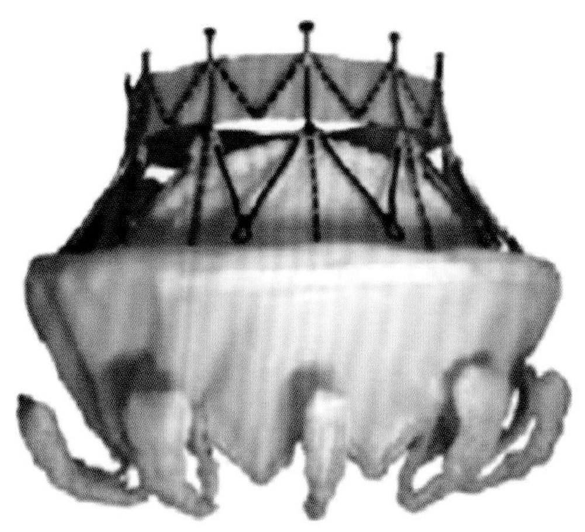

• 图 26.2 第二代 CardiAQ 瓣膜（来源：Reprinted from Ussia et al.[7] with permission from Europa Digital and Publishing.）

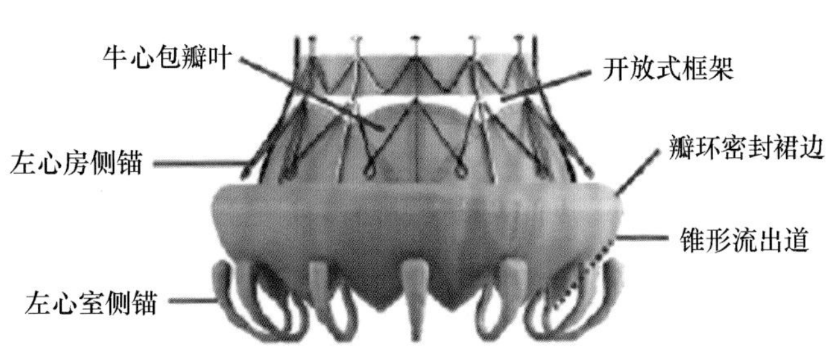

• 图 26.3 CardiAQ-Edwards TMVR 瓣膜（来源：Reprinted from Barbarti and Tanburino[9] with permission from Europa Digital and Publishing.）

(a)

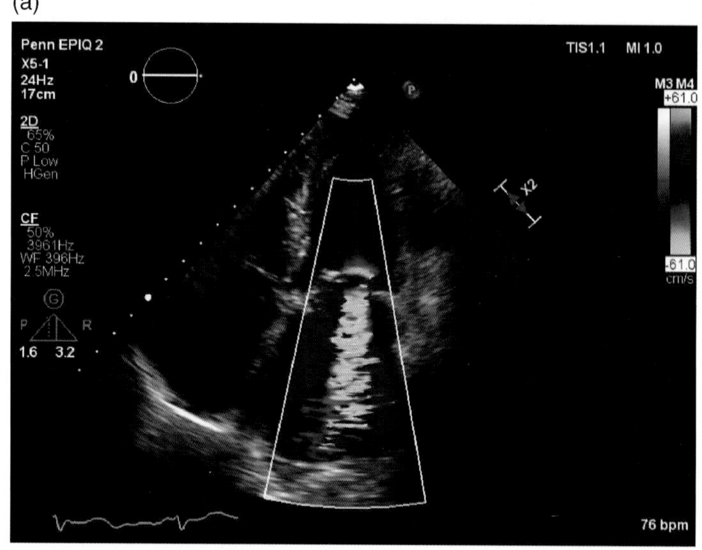

(b)

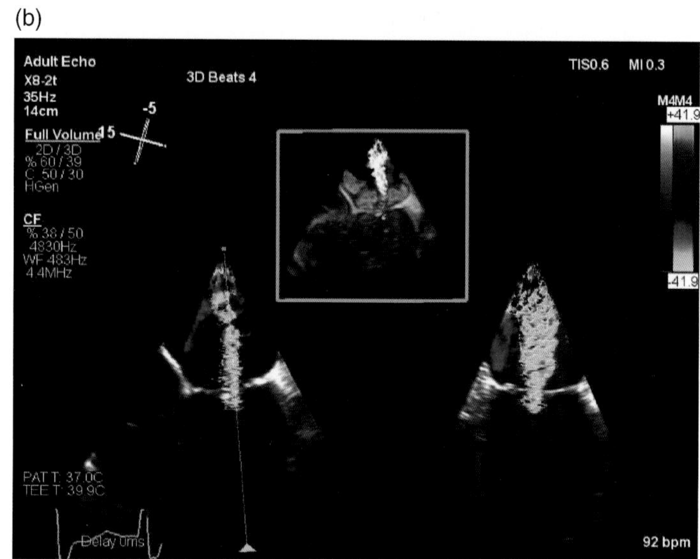

• **图 26.4** 术前的经胸超声心动图（**a**）和经食管超声心动图（**b**）提示该病例为重度二尖瓣反流（来源：Howard C. Herrmann，Wilson Y. Szeto MD，Frank E. Silvestry.）

脏 CT 评估提示瓣膜尺寸适合 TMVR 治疗。

手术在杂交手术室中进行，术中全程全身麻醉并由实时三维经食管超声心动图引导。房间隔穿刺点需保证与二尖瓣瓣环平面有足够的距离，位置相对靠后（图 26.5a）。然后送入 Confida 导丝（Medtronic，Inc. Inc.，Minneapolis，MN），将其穿过二尖瓣，导丝头端在左心室心尖部形成卷曲（图 26.5b）。通过右股静脉入路送入 tulip 圈套器至左心室心尖部，抓捕 Confida 导丝以保证器械推入过程有足够的支撑力（图 26.5c）。

回撤鞘管使左心室侧锚嵌入乳头肌和瓣叶之间，初步释放 CardiAQ-Edward 瓣膜。随后继续回撤鞘管，同时进行调弯和旋转确保瓣叶完全被捕获。整个过程在实时三维经食管超声心动图指导下完成。确定足够的瓣叶被捕获后，继续回撤鞘管，最终释放左心房侧锚及瓣膜。撤出输送系统后，房间隔缺损用 25 mm 封堵器（W. L. Gore and Associates，Inc.，Flagstaff，AZ）进行封堵。最后，通过超声心动图和 X 线透视再次确认瓣膜位置正确，无明显残留二尖瓣反流，无新 LVOT（neo-LVOT）梗阻（图 26.6）。患者在 24 h 内拔管，症状缓解明显，口服抗凝药物治疗，并在术后第 10 天被送至康复机构。

26.6.1 EVOQUE TMVR 的演变

基于 CardiAQ 的初步经验，通过优化患者选择、器械设计迭代、可调弯输送系统研发、穿房间隔入路，EVOQUE 二尖瓣置换装置目前在美国进行早期可行性评估。该器械具有类似 CardiAQ 的锚定系统，通过瓣环、瓣叶及腱索固定的同时不破坏原有的二尖瓣解剖结构。它有一层裙边减少瓣周漏，同时心房侧和心室侧的瓣架更短以减少新发 LVOT 梗阻等并发症。瓣膜使用牛心包瓣叶，并经过

(a)

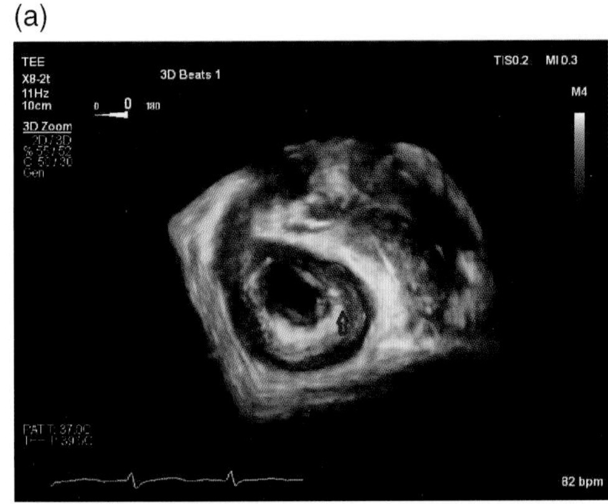

(b)

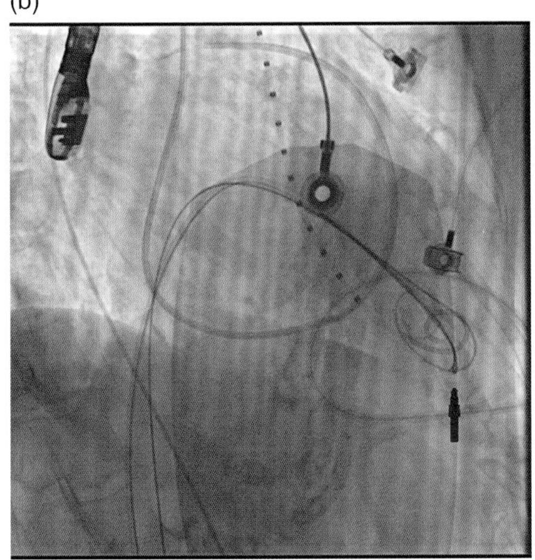

(c)

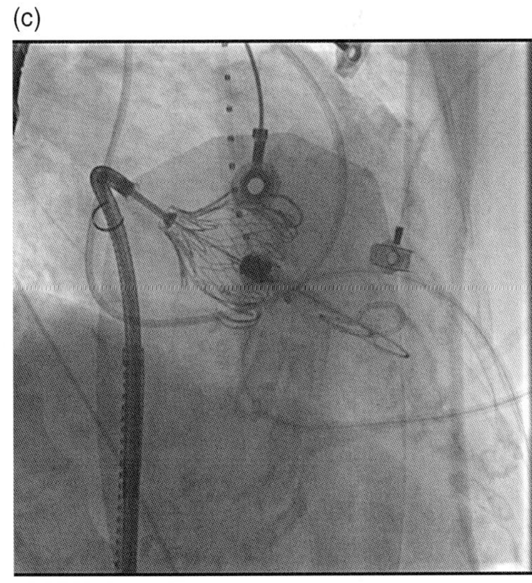

• **图 26.5**　手术图像展示。(**a**) 房间隔穿刺位置。(**b**) 圈套器放置位置。(**c**) 释放前的人工瓣膜位置。其他详细信息请参见正文（来源：Howard C. Herrmann，Wilson Y. Szeto MD，Frank E. Silvestry.）

(a)

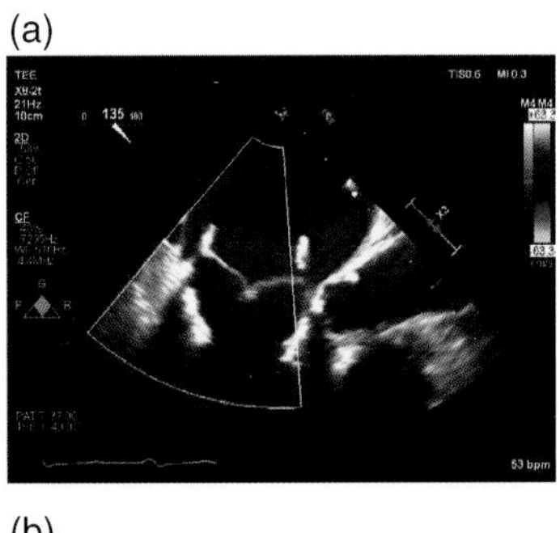

(b)

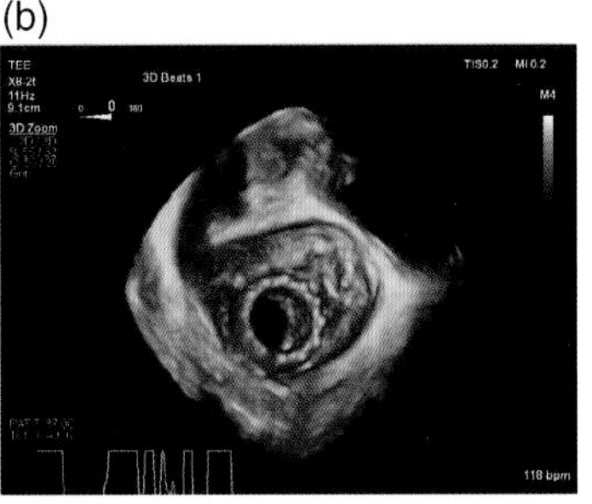

(c)

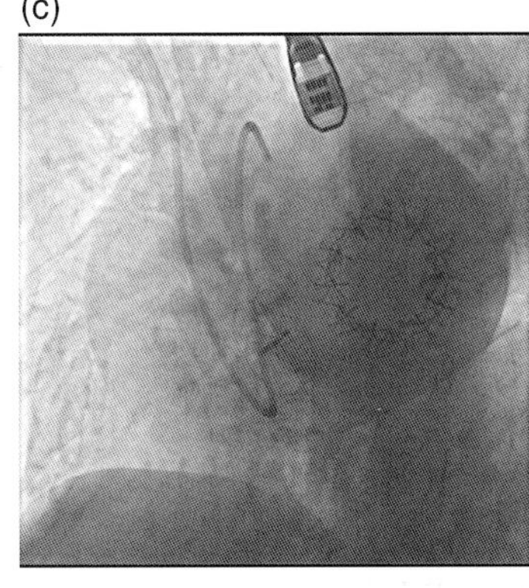

(d)

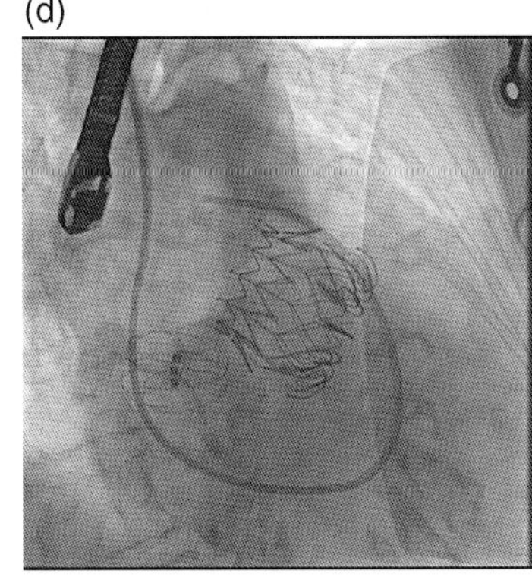

• **图 26.6**　经导管二尖瓣置换术后的 CardiAQ-Edwards 瓣膜形态超声心动图图像（**a**，**b**）和 X 线透视图像（**c**，**d**）（来源：Howard C. Herrmann，Wilson Y. Szeto MD，Frank E. Silvestry.）

Edwards Lifesciences 专利技术进行组织处理。目前有两种尺寸瓣膜（直径 44 mm 和 48 mm），两种尺寸瓣膜均能通过 28 Fr 输送器经房间隔途径进行输送，具有更好的可操作性，不仅能多平面调弯，还能自由调整瓣膜深度。固定装置可以使操作更简单。该器械的首次人体经验已经开始并在不断积累临床经验。

26.7 讨论

使用 CardiAQ 的初步经验反映了该领域中的诸多挑战。最初纳入的患者大多为有多种合并症的手术高危患者，手术入路大多为具有侵入性的经心尖途径。目前的临床研究目标是招募更多适合手术（尽管不是低危）的受试者入组。这些患者的手术结果可能会更好，但Ⅱ期研究仍可能面对这样的一个事实——大部分继发性 / 功能性二尖瓣反流患者会在接受药物治疗后，不会因为二尖瓣反流而发生短期死亡。只有不断地改进 TMVR 技术（如简化手术、减少循环支持、改进瓣膜结构及提高可操作性），减少相关的并发症，才能体现 TMVR 相较于药物治疗的优势和价值。事实上，器械和手术的不断迭代（比如圈套器的使用）已经显著改善了术后的临床结果。最后，在使用 CardiAQ-Edwards 和 EVOQUE 等瓣膜之前需进行个体化的术前评估——必须充分地评估患者年龄、虚弱程度、合并症、治疗目标（包括患者偏好）、特殊的瓣膜解剖结构以及每种器械的安全性和有效性。

参考文献

1 Herrmann, H.C. and Maisano, F. (2014). Transcatheter therapy of mitral regurgitation. *Circulation* 130: 1712–1722.

2 Feldman, T., Foster, E., Glower, D. et al. (2011). Percutaneous repair or surgery for mitral regurgitation. *N. Engl. J. Med.* 364: 1395–1406.

3 Goldstein, D., Moskowitz, A.J., Gelijns, A.C. et al. (2016). Two-year outcomes of surgical treatment of severe ischemic mitral regurgitation. *N. Engl. J. Med.* 374: 344–353.

4 Herrmann, H.C. and Mack, M.J. (2019). Transcatheter Therapies for Valvular Heart Disease. In: Braunwald's Heart Disease: A Textbook of Cardiovascular Medicine, 2-Volume Set, 11th Edition (eds. D.P. Zipes, P. Libby, R.O. Bonow, et al.), 1464–1473. Elsevier Inc.

5 Sondergaard, L., Ussia, G.P., Dumonteil, N., and Quadri, A. (2015). The CardiAQ Transcatheter mitral valve implantation system. *EuroIntervention* 11: W76–W77.

6 Sondergaard, L., DeBacker, O., Franzen, O.W. et al. (2015). First-in-human case of Transfemoral CardiAQ mitral valve implantation. *Circ. Cardiovasc. Interv.* 8: 1–5.

7 Ussia, G.P., Cammalleri, V., Mehta, J.L. et al. (2017). Transcatheter mitral valve replacement with a novel self-expandable prosthesis: single institutional experience procedural outcomes and follow-up. *J. Cardiovasc. Med.* 18: 415–424.

8 Sondergaard, L., Brooks, M., Ihlemann, N. et al. (2015). Transcatheter mitral valve implantation via transapical approach: an early experience. *Eur. J. Cardiothorac. surgery* 48: 873–878.

9 Barbarti, M. and Tanburino, C. (2016). Transcatheter mitral valve implantation: CardiAQ. *Eurointervention* 12: Y73–Y74.

第 27 章

Intrepid 瓣膜系统

Eberhard Grube，Jan-Malte Sinning

吕菲　蒋巨波　译　刘先宝　审校

27.1　背景

外科二尖瓣修复或置换是二尖瓣反流（mitral regurgitation，MR）治疗的金标准。研究表明，半数以上症状性重度 MR 患者未能接受手术[1-2]。这些患者的 5 年死亡率高达 50%，在诊断为重度 MR 后 90% 的存活患者在 5 年内会因心力衰竭至少住院一次[1-2]。

在过去的 10 年内，基于不同外科术式衍化而来的经导管二尖瓣修复技术如雨后春笋般涌现，主要用于治疗外科手术高危或手术禁忌的原发性 MR 患者。目前共有 5 种经导管二尖瓣修复器械获欧盟批准，但广泛应用于临床的主要还是 MitraClip。MitraClip 通过经皮缘对缘瓣叶修复改善 MR，在一项大型随机研究中证明了其安全性和有效性[3]，然而在另一项随机研究中，MitraClip 与药物治疗相比未能显示出明显的优势[4]。

经导管二尖瓣置换术（transcatheter mitral valve replacement，TMVR）与经导管二尖瓣修复术相比具有潜在的优势。TMVR 可更广泛地应用于二尖瓣疾病患者，包括原发性和继发性 MR。TMVR 相较于外科手术具有较小的侵入性[5]。

TMVR 的难点在于二尖瓣解剖结构的诸多特点：①复杂性：二尖瓣毗邻的解剖结构众多，包括左心房、左心室、房间隔、左心耳等；②不稳定性：二尖瓣的钙化较少，有效瓣口面积大且跨瓣压差高；③可变性：瓣叶呈不规则的形状。二尖瓣关闭不全是一类异质性较高的疾病，可以由二尖瓣装置本身或任何二尖瓣周边结构的功能障碍引起。根据严重程度和病因的不同，MR 可有不同的分型。MR 随时间进展，心室发生重构，产生不同形态几何结构，导致研发一款通用经导管二尖瓣置换器械，适合治疗所有二尖瓣病变解剖类型有着极大的挑战。此外，TMVR 器械研发的另一项主要挑战是如何保证与外科二尖瓣置换相当的瓣膜稳定性。与经导管主动脉瓣置换术（transcatheter aortic valve replacement，TAVR）通过管状钙化结构固定瓣膜不同，TMVR 需要将瓣膜固定在无钙化的“D”形二尖瓣瓣环上，后者会随着心动周期及疾病情况不断变化。

27.2　Intrepid 瓣膜特点

Intrepid 瓣膜系统（Medtronic，Minneapolis，Minnesota）由自膨式镍钛合金的人工瓣膜和经心尖的输送系统组成。输送系统由一根 35 Fr 心尖导引鞘管（带扩张器）和一根液压驱动的输送导管组成（图 27.1）。人工瓣膜的弹性圆形外支架（有 3 种尺寸：43 mm、46 mm 或 50 mm）用于固定，能够适应不同的二尖瓣解剖结构，外支架心房侧附有柔软的裙边以保证超声引导瓣膜植入时的可视性。圆形内支架（27 mm）容纳三叶的牛心包瓣膜。

为了保证瓣膜的稳定性，Intrepid 瓣膜设计了类似“香槟软木塞状”（窄颈宽身）的锚定方式，能为支架提供足够的径向支撑力[6]。在加大尺寸（oversizing）的基础上，外支架的裙边设计用于嵌入二尖瓣瓣环下的空间（图 27.2 和 27.3）。外支架心房侧部分较柔软，能很好地和自体二尖瓣瓣环贴合；外支架心室侧部分相对更硬且宽于自体瓣环。另外，外支架上还有小的防滑楔贴合自身瓣叶。双支架的结构设计能保证内支架在整个心动周期内保持圆形，而不受外支架及瓣环的形状和运动的影响。一体化、对称的设计使得 Intrepid 瓣膜在释放时无须进行旋转定位，从而大大降低了器械植入的操作难度。

瓣膜高度为 17 ～ 18 mm，能尽可能减少左心室流出道（LVOT）梗阻的风险。可通过心脏增强 CT 评估二尖瓣瓣环尺寸以指导人工瓣膜的选择[7-8]。建议人工瓣膜的尺寸应大于自体二尖瓣瓣环周长、连合

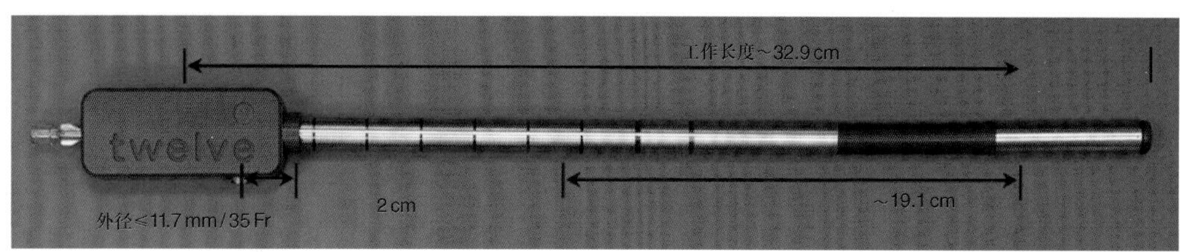

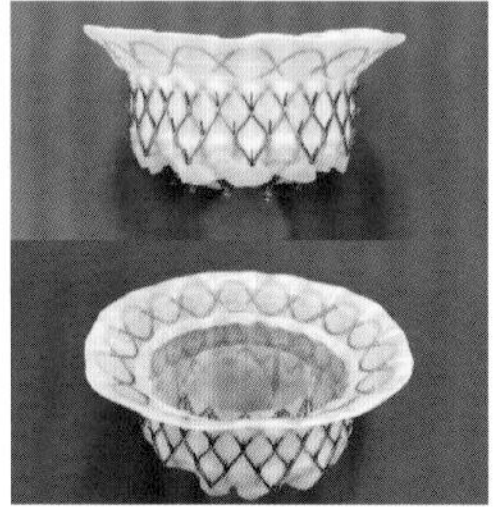

• **图 27.1**　Intrepid 双支架瓣膜系统和输送系统。Intrepid 试验用的器械没有获得 CE 认证和 FDA 批准，只能在临床研究中使用（来源：Eberhard Grube.）

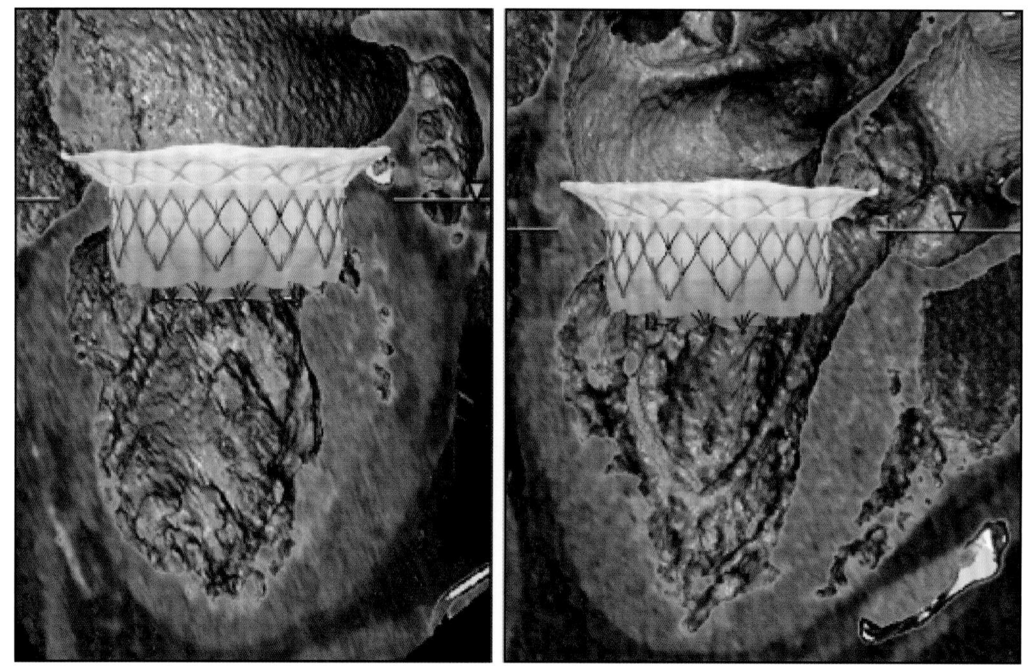

• **图 27.2**　Intrepid 瓣膜在瓣环下定位（来源：Eberhard Grube.）

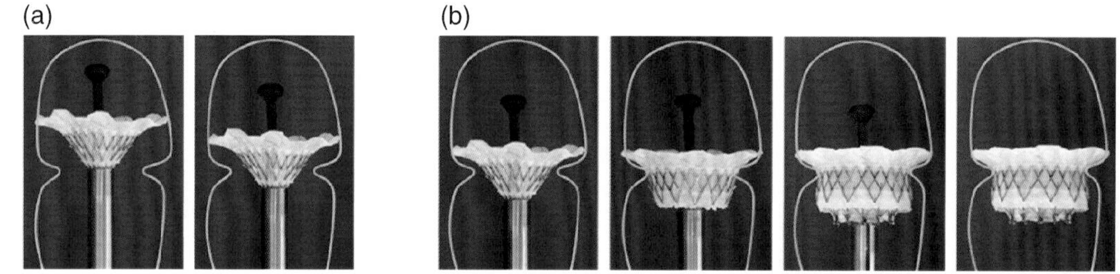

• **图 27.3**　（**a**）心房侧裙边展开并保证瓣环的同轴性。（**b**）导管回撤和瓣膜释放（来源：Eberhard Grube.）

间径和隔侧径的 10%～30%，以尽可能降低 LVOT 阻塞风险。

通常，预测的新 LVOT（neo-LVOT）应大于 1.3 cm^2 才能植入瓣膜（译者注：原文中的“＜”应为“＞”）

手术需要全身麻醉，在经食管超声心动图（TEE）

和 X 线透视指导下进行。手术过程总结见表 27.1[9]。

27.3 临床经验

在澳大利亚、欧洲和美国的 14 个中心进行了 Intrepid 瓣膜的一项预试验，前 50 名连续入组患者的结果目前已公布[10]。患者入组时间为 2015 年 5 月至 2017 年 7 月。关键的入选标准为：年龄 > 18 岁、症状性重度 MR、无或极轻微二尖瓣钙化、自体二尖瓣结构尺寸适合 Intrepid™ 以及左心室射血分数（LVEF）≥ 20%。

关键的排除标准为重度肺动脉高压（肺动脉收缩压 ≥ 70 mmHg）、需要冠状动脉血运重建、血流动力学不稳定、其他瓣膜需要外科治疗、重度肾功能不全（血清肌酐 > 2.5 mg/dl）和既往二尖瓣手术或干预史。

所有患者均接受经食管超声心动图和心电门控心脏增强 CT 的综合术前影像评估，以明确是否适合 TMVR 治疗，测量心脏收缩末期 LVOT 以评估 LVOT 梗阻风险[11]。

表 27.1 瓣膜植入过程

分步	程序
1	依据术前心脏 CT 评估，在建立标准经心尖入路（左胸小切口）后，推进输送系统穿过二尖瓣
2	在 X 线透视下释放左心房裙边，二维及三维 TEE 指导下调整裙边使其与二尖瓣环同轴，同时确认植入区域
3	输送系统回撤至瓣环上的预期位置，瓣膜部分释放，直到左心房侧裙边完全展开（图 27.3）
4	固定环展开
5	瓣膜完全释放，移除输送器，关闭切口

步骤 3 ～ 5 在快速心室起搏下进行。在释放过程中，快速起搏的平均持续时间为 30 s

来源：Modified from Regueiro et al.[9]

共有 166 名患者进入筛查阶段，32 名患者因非解剖结构原因被排除[11]。在其余 134 例患者中，84 例患者因自体二尖瓣瓣环过大 / 过小或 LVOT 梗阻问题被排除，最终 50 例患者被认定为适合 TMVR 而纳入研究（图 27.4）。表 27.2 列出了患者的基线特征。

8 例（16%）患者为原发性 MR，36 例（72%）为继发性 MR，6 例（12.0%）患者为原发性合并继发性 MR。47 例（95.9%）患者为重度 MR，剩余 2 例患者为中度 MR。17 例（34%）患者有轻度及以上二尖瓣瓣环钙化。

总体而言，基线平均 LVEF 为 43%±12%（范围：20% ～ 70%）；49 例患者中仅 15 例（30.6%）患者的 LVEF > 50%。

1 例患者由于入路部位出血而未接受 TMVR 手术。其余 49 例患者中有 48 例（98.0%）成功植入瓣膜；手术相关数据详见表 27.3。所有患者在出院前均复查了经胸超声心动图。

只有 1 例患者瓣膜植入失败，主要原因在于瓣膜尺寸计算错误导致瓣膜移位。2 例患者预防性置入主动脉内球囊反搏（intra-aortic balloon pump，IABP）。3 例患者术中置入 IABP 辅助循环。1 例患者由于诱导麻醉过程中肺动脉高压明显加重，术前接受了体外膜肺（extracorporeal membrane oxygenation，ECMO）。还有 2 例患者由于心尖修补的出血问题也接受了 ECMO。

该研究中位随访时间为 173 天（Q1，Q3：54 天，342 天）。30 天内有 7 例（14.0%）死亡［3 例死于术中或术后即刻的入路部位出血，1 例死于瓣膜移位，

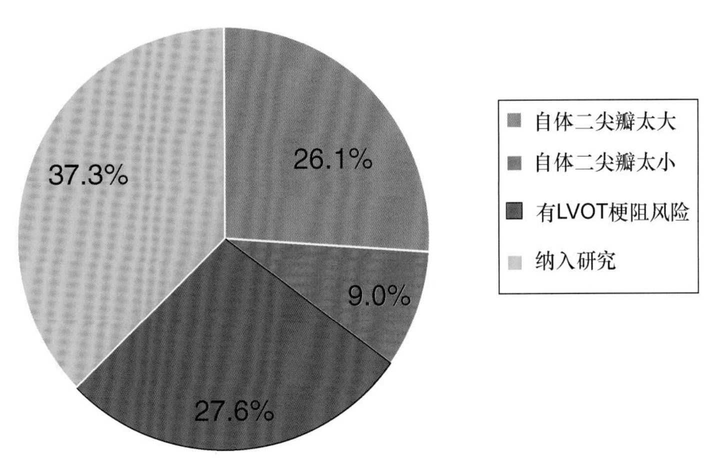

• **图 27.4** 解剖学排除因素

表 27.2 患者特征（$n = 50$）

年龄（岁）（平均值 ± 标准差）	72.6±9.4
男性	29（58.0%）
治疗地点	
美国	23（46.0%）
美国境外	27（54.0%）
NYHA 心功能分级	
Ⅱ级	7（14.0%）
Ⅲ级	35（70.0%）
Ⅳ级	8（16.0%）
二尖瓣置换术 STS（%）	6.4±5.5
EuroSCORE Ⅱ（%）	7.9±6.2
过去一年内因心力衰竭住院≥ 1 次的患者	29（58.0%）
慢性阻塞性肺疾病	21（42.0%）
糖尿病	25（50.0%）
体重指数（kg/m^2）	28.7±5.9
心房颤动	29（58.0%）
既往卒中	8（16.0%）
冠状动脉疾病	34（68.0%）
外周动脉疾病	11（22.0%）
既往心肌梗死	22（44.0%）
既往 PCI	21（42.0%）
≥ 1 次开胸手术	22（44.0%）
既往冠状动脉搭桥手术	19（38.0%）
既往主动脉瓣置换	5（10.0%）
中到重度三尖瓣反流	22（44.9%）
ICD 或永久起搏器植入	21（42.0%）
虚弱	16（32.0%）
恶性肿瘤	15（30.0%）
免疫抑制治疗	2（4.0%）
贫血（男性血红蛋白< 13.0 g/dl，女性< 12.0 g/dl）	22（44.0%）
肝功能不全（谷丙转氨酶≥ 40 U/L）	4（9.5%）
肺动脉高压（肺动脉收缩压 55 ～ 70 mmHg）	20（40.0%）

3 例死于术后早期（< 30 天）的难治性心力衰竭]。4 例患者死于手术 30 天后（54 ～ 122 天），其中 3 例死于心搏骤停，1 例死于突然摔倒导致的颅内出血。手术 4 个月后未再出现死亡病例。在后期死亡的病例中，通过尸检或前一个月复查超声心动图的结果均未发现人工瓣膜退变。

5 例患者由于术后即刻出血需要再次手术治疗——1 例患者为心尖部轻度出血，局部缝合 1 针后即控制出血，其余 4 例为胸壁出血。所有不良事件见表 27.4。

表 27.3 手术数据

中位数（Q1，Q3）或 n（%）	$n = 50$
手术时间（min）	100（80，124）
释放时间（min）	14（12，17）
起搏时间（s）	29（23，36）
透视时间（min）	7.5（5.1，9.8）
手术中止	1（2.0%）
TMVR 成功植入	48/49（98.0%）
瓣膜功能障碍或失败	0/48（0）
转换为开胸二尖瓣置换	0（0）
IABP 置入	5（10.0%）
ECMO 置入	3（6.0%）

随访期间，患者术后 LVEF 显著降低（43.6%±12.1% *vs.* 36.2%±10.2%，$P < 0.0001$），左心室收缩末期直径显著增加（基线时 4.8±1.0 cm *vs.* 随访时 5.1±0.9 cm，$P = 0.0007$）。

在 30 天随访中（$n = 42$），79% 患者有轻度或无心力衰竭症状（NYHA 心功能分级Ⅰ级或Ⅱ级）（$P < 0.0001$ *vs.* 基线）。6 min 步行距离无显著变化（248±104 m *vs.* 268±110 m，$P = 0.31$），明尼苏达州心力衰竭生活问卷评分有显著改善（56±27 *vs.* 32±22，$P = 0.011$）。

27.4 讨论

Intrepid 瓣膜的独特设计使其具有植入成功率高和瓣膜性能卓越的优势。三瓣叶的对称设计使得瓣膜植入和锚定过程无需进行旋转定位，内外支架的双重结构设计能确保在整个心动周期中内支架瓣膜功能不受影响。这些设计使得 Intrepid 适用于多种二尖瓣解剖结构。较短的瓣膜支架使得 Intrepid 适用于之前被认为是禁忌的情况，如既往主动脉瓣置换史的患者，以及左心腔较小的女性患者（因其可能存在更高的 LVOT 梗阻风险）。

得益于较短的瓣架，Intrepid 研究中的所有手术病例均未发生 LVOT 阻塞。相较而言，据报道，TMVR 环中瓣技术的急性 LVOT 梗阻发生率为 8.2%[12]。在存在严重二尖瓣瓣环钙化的情况下，其发生率达 9.3%[13]。在首个全球多中心注册研究中，32 个中心的 64 名患者采用球囊扩张式瓣膜进行 TMVR 手

表 27.4 早期和晚期不良事件

n（%）	0～30 天（*n*＝50）	＞30 天（*n*＝41）
死亡	7（14.0%）	4（9.8%）
致残性卒中	0（0）	0（0）
非致残性卒中	2（4.0%）	1（2.4%）
心肌梗死	0（0）	0（0）
急性肾损伤，3 期	5（10.0%）	0（0）
出血再次手术	5（10.0%）	0（0）
新发心房颤动	7（14.0%）	2（4.9%）
心内膜炎	1（2.0%）	1（2.4%）
器械栓塞、溶血或血栓形成	0（0）	0（0）
因心力衰竭再次住院	4（8.0%）	8（19.5%）

术，其中 6 名患者（9.3%）在瓣膜释放后发生了急性 LVOT 梗阻导致循环崩溃。这些患者的平均最大 LVOT 压差为 72 mmHg（范围 39～100 mmHg），6 名患者中有 5 名患者在术后 4 天内死亡。

2018 年 TCT 大会上发表了 Intrepid 研究的亚组分析[11]结果。该研究推断预试验中预测术后新发 LVOT 梗阻风险的标准可能会高估真实的风险。根据该标准，在心脏收缩末期测得的术前 CT 参数，进一步估算得到的是最小的 LVOT 面积。换言之，该标准提高了研究的纳入门槛，较多患者因预测的术后 LVOT 梗阻风险较高而未被纳入。因此，该研究最终没有术后 LVOT 梗阻的病例[10]。然而，一些被排除的患者实际上是可以接受 TMVR 治疗的。

因此，Bapat[11]认为 CT 应在收缩期多时相和收缩早期测量 LVOT，这能更好地预测 LVOT 梗阻风险。心脏射血主要在收缩期前 1/3 阶段，在收缩期早期测量 LVOT 值可能最准确。根据新的标准，更多患者将能纳入试验（从收缩末期测量的 37.3% 变为收缩早期测量的 55.2%）（图 27.5）。

Intrepid 外支架设计使其能快速释放［释放的中位时间为 14 min，而 Tendyne（Abbott，Abbott，Roseville，MN，USA）为 33 min］。Intrepid 研究中无器械栓塞发生，仅 1 例出现瓣膜移位，而在 Tendyne 全球可行性研究中，30 例患者中 2 例发生了瓣膜功能障碍（1 例血栓形成和 1 例溶血）[14]。在手术耗时方面，与 Tendyne（中位时间 136 min，73～197 min）相比，Intrepid 的耗时更短（中位时间 100 min，80～124 min）。

Stanazai 等[15]认为 Intrepid 相较于 Tendyne 有更高的出血风险（Intrepid：18%，5 例因出血再次手术；Tendyne：10%，无因出血再次手术的病例），可能与当前 Intrepid 瓣膜设计的潜在缺陷相关。Tendyne TMVR 系统具有心尖的固定垫片，可保证更快止血，而 Intrepid 没有相应的装置来协助止血。

根据 Bapat 等的研究[10]，因胸壁出血而需要再次手术的发生率较高，部分原因在于过于积极的抗凝治疗。Intrepid 技术目前需要通过胸廓小切口建立经心尖入路，因此胸壁创口的止血非常重要。经股动脉、经房间隔途径的新 TMVR 系统正在研发中，以期能避免胸廓切开和心尖入路产生的各种并发症。

Intrepid 的初步经验[5]反映了 TMVR 技术的主要优势和潜在局限性。该系统具有较高的瓣膜植入成功率和较好的瓣膜性能，但围手术期死亡率和并发症风险相对较高。这些可能与手术入路（经心尖）、学习曲线和患者选择（合并症＋继发性 MR 伴低 LVEF）相关。

一项 Intrepid 全球多中心、前瞻性、随机对照研究——APOLLO 研究[16-17]（图 27.6）（NCT03242642：

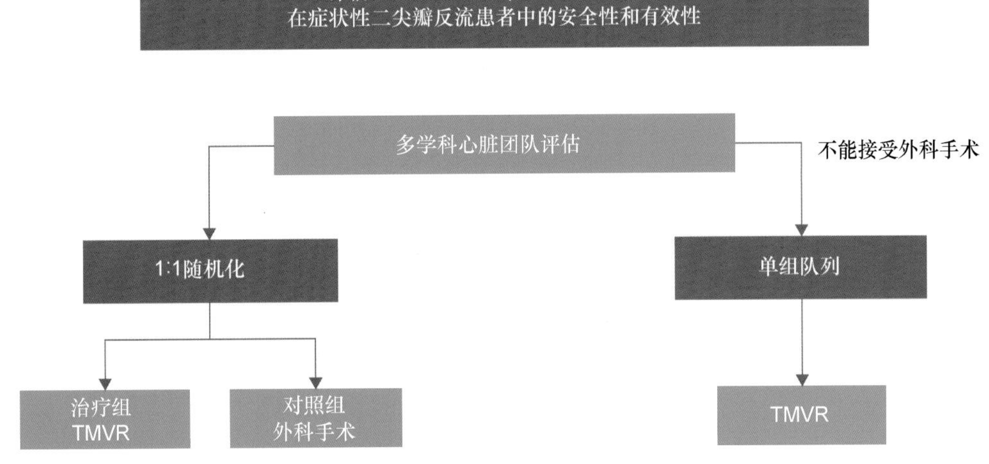

• **图 27.5** APOLLO 试验的研究设计

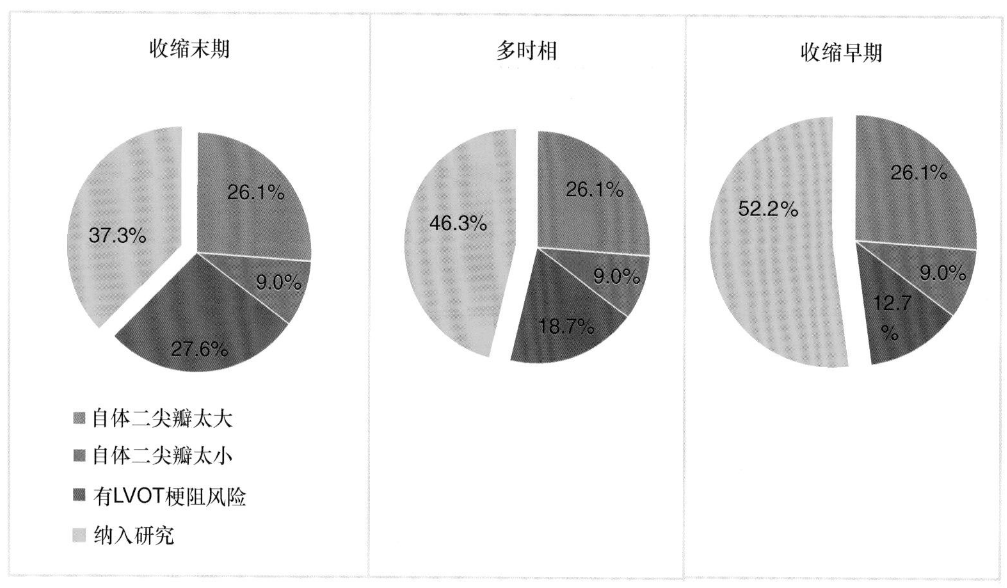

• **图 27.6** 适合 TMVR 治疗的患者群预期会更多

Transcatheter Mitral Valve Replacement With the Medtronic Intrepid TMVR System in Patients With Severe Symptomatic Mitral Regurgitation—APOLLO)，正在积极招募中度-重度或重度症状性 MR 患者接受 Intrepid 经导管二尖瓣置换治疗。目标入组 1380 名患者，预计将于 2020 年底完成。

本试验的主要终点是比较 TMVR 与外科二尖瓣置换术的 1 年全因死亡、卒中、再次手术（或再介入）和因心血管住院的发生率。

APOLLO 的结果将进一步加深我们对 TMVR 的理解，并揭示 Intrepid 能否在更广泛的患者人群中应用。

参考文献

1 Mirabel, M., Lung, B., Baron, G. et al. (2007). What are the characteristics of patients with severe, symptomatic, mitral regurgitation who are denied surgery? *Eur. Heart J.* 28: 1358–1365.

2 Goel, S.S., Bajaj, N., Aggarwal, B. et al. (2014). Prevalence and outcomes of unoperated patients with severe symptomatic mitral regurgitation and heart failure: comprehensive analysis to determine the potential role of MitraClip for this unmet need. *J. Am. Coll. Cardiol.* 63: 185–186.

3 Stone, G.W., Lindenfeld, J.A., Abraham, W.T. et al. (2018). Transcatheter mitral-valve repair in patients with heart failure. *New Eng. J. Med.*, online September 23. doi:https://doi.org/10.1056/NEJMoa1806640.

4 Obadia, J.-F., Messika-Zeitoun, D., Leurent, G. et al. (2018). Percutaneous repair or medical treatment for secondary mitral regurgitation. *New Eng. J. Med.*, online August 27. doi:https://doi.org/10.1056/NEJMoa1805374.

5 Maisano, F., Alfieri, O., Banai, S. et al. (2015). The future of transcatheter mitral valve interventions: competitive or complementary role of repair vs. replacement? *Eur. Heart J.* 36: 16.

6 Meredith, I., Bapat, V., Morriss, J. et al. (2016). Intrepid transcatheter mitral valve replacement system: technical and product description. *EuroIntervention* 12: 78–80.

7 Blanke, P., Divr, D., Cheung, A. et al. (2015). Mitral annular evaluation with CT in the context of transcatheter mitral valve replacement. *J. Am. Coll. Cardiol. Img.* 8: 612–615.

8 Blanke, P., Naoum, C., Dvir, D. et al. (2017). Predicting LVOT obstruction in transcatheter mitral valve implantation: concept of the neo-LVOT. *J. Am. Coll. Cardiol. Img.* 10: 482–485.

9 Regueiro, A., Granada, J.F. et al. (2017). Transcatheter mitral valve replacement insights from early clinical experience and future challenges. *J. Am. Coll. Cardiol.* 69 (17): 2175–2192.

10 Bapat, V., Rajagopal, V., Medur, C. et al. (2018). Early experience with new transcatheter mitral valve replacement. *J. Am. Coll. Cardiol.* 71 (1): 12–21.

11 Bapat V. Novel Multiphase Assessment for Predicting Left Ventricular Outflow Tract Obstruction in Patients Undergoing Transcatheter Mitral Valve Replacement. Results from the Intrepid Global Pilot Study – oral abstract presented at TCT Congress. September 21, 2018.

12 Paradis, J.M., Del Trigo, M., Puri, R., and Rodés-Cabau, J. (2015). Transcatheter valve-in-valve and valve in- ring for treating aortic and mitral surgical prosthetic dysfunction. *J. Am. Coll. Cardiol.* 66: 2019–2037.

13 Guerrero, M., Dvir, D., Himbert, D. et al. (2016). Transcatheter mitral valve replacement in native mitral valve disease with severe mitral annular calcification: results from the first multicenter global registry. *J. Am. Coll. Cardiol. Intv.* 9: 1361–1371.

14 Muller, D.W.M., Farivar, R.S., Jansz, P. et al. (2017). Transcatheter mitral valve replacement for patients with symptomatic mitral regurgitation a global feasibility trial. *J. Am. Coll. Cardiol.* 69 (4): 381–391.

15 Stanazai, Q. and Alkhouli, M. (2018). The intrepid adventure of early transcatheter mitral valve replacement. *J. Thorac. Dis.* 10 (9): S999–S1002.

16 http://www.medtronic.com/us-en/healthcare-professionals/clinical-trials/apollo-intrepid-tmvr.html

17 https://clinicaltrials.gov/ct2/show/NCT03242642?recrs=a&cond=apollo&age=12&rank=3

第 28 章

撕裂二尖瓣前叶预防流出道梗阻

Jaffar M. Khan，Vasilis C. Babaliaros
周道　胡波　译　刘先宝　审校

28.1　引言

左心室流出道（left ventricular outflow tract，LVOT）梗阻是经导管二尖瓣置换术（transcatheter mitral valve replacement，TMVR）常见的灾难性并发症。它是TMVR的主要死亡原因，也是手术治疗失败的主要原因。

28.1.1　TMVR 导致 LVOT 梗阻的机制

TMVR后LVOT梗阻有两种机制（图28.1）。第一种是TMVR器械侵占LVOT空间造成的“固定”阻塞，这形成了一种可导致高压力梯度的狭长的新LVOT（neo-LVOT）。第二种是“动态”阻塞，由新LVOT中产生的伯努利压力引起的二尖瓣前叶收缩期前向运动引起。

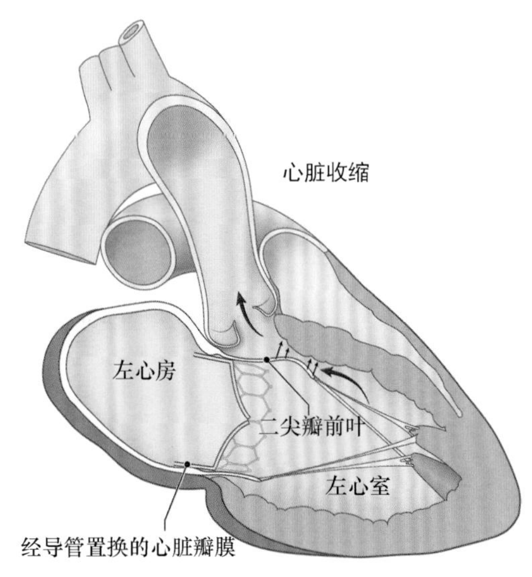

• **图 28.1**　TMVR导致LVOT阻塞的机制。经导管植入的人工瓣膜将二尖瓣前叶向室间隔推移，使新LVOT变得狭长，导致LVOT“固定”阻塞。收缩时，狭窄的LVOT导致产生伯努利压力，将二尖瓣前叶向室间隔方向拖动，造成“动态”阻塞。LVOT，左心室流出道

28.1.2　LVOT 梗阻的预测因素

术前时间分辨的CT对于TMVR术前准备至关重要。可以用模拟虚拟瓣膜来预测新LVOT的面积，新LVOT的面积与发生LVOT梗阻的风险密切相关，当新LVOT的面积小于170～190 mm^{2}时，LVOT梗阻的预测风险较高[1-2]。

目前尚无标准化方法来预测“动态”阻塞风险。在CT上测量的二尖瓣前叶较长和超声心动图上观察到的冗长的腱索被认为是危险因素。目前缺乏预测二尖瓣前叶长度截点的证据，但有专家共识建议，二尖瓣前叶长度大于24 mm时发生LVOT梗阻的风险增加[3]。

28.1.3　LVOT 梗阻的防治

二尖瓣置换术的手术方法是切除二尖瓣前叶、保留腱索[4]。参照外科手术的标准，撕裂二尖瓣前叶预防流出道梗阻（Laceration of the Anterior Mitral Leaflet to Prevent Outflow Obstruction，LAMPOON）是一种在TMVR前即刻进行的经导管技术，用于撕裂二尖瓣前叶，同时保留腱索[5-6]（图28.2）。在部分病例中，TMVR术后也可使用LAMPOON方法处理二尖瓣瓣叶收缩期前移引起的LVOT阻塞[7]。

28.2　LAMPOON 技术

该技术通过导管和导丝的引导在TMVR术前即刻使用射频能量进行经导管二尖瓣前叶中线处的撕裂（图28.3）。该手术需要经食管超声心动图和X线透视指导，最好在全身麻醉下进行。LAMPOON手术的入路是通过两个6～7 Fr股动脉鞘管进入。手术是用导丝穿过二尖瓣前叶基底部，使用圈套器回收导丝，并撕裂瓣叶。患者是否适用TMVR和LVOT梗

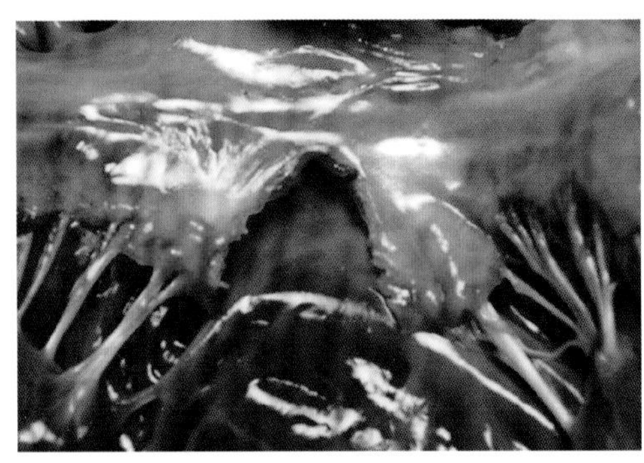

• 图 28.2 LAMPOON 后的动物尸检。LAMPOON 术后对猪心脏进行尸检，显示二尖瓣前叶中线处全长度撕裂，而腱索保留（来源：Jaffar M. Khan，NHLBI.）

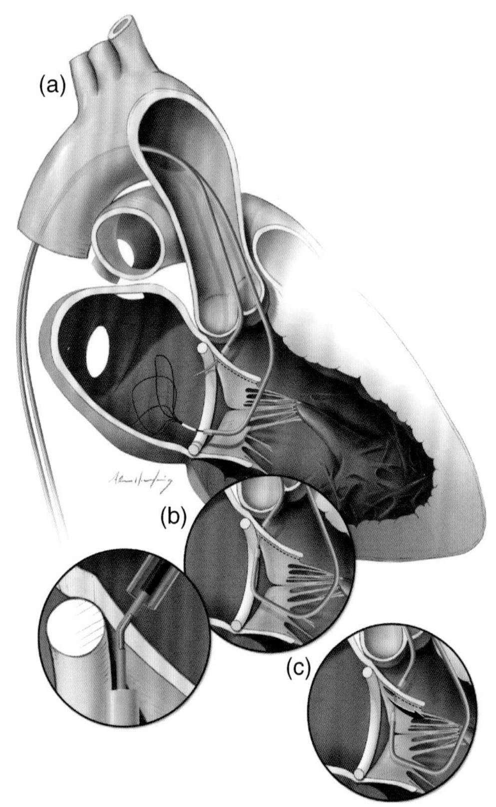

• 图 28.3 LAMPOON 技术。(**a**) 两个指引导管分别逆行输送至左心室流出道和左心房的二尖瓣前叶两侧。将一根导丝通电，穿过二尖瓣前叶的中心和基底部，并推送到左心房的圈套器中。(**b**) 导丝中轴局部弯曲并裸露（银色），以形成位于二尖瓣前叶的撕裂面。(**c**) 在通电过程中牵拉导管和导丝，沿着中线撕裂二尖瓣前叶

阻的风险需要仔细的术前 CT 评估。

28.2.1 TMVR 和 LAMPOON 的 CT 评估

由术前心电门控的全心动周期增强 CT 检查解决的关键问题是：①瓣膜是否可以牢固锚定？②是否会发生瓣周漏？③是否会发生 LVOT 梗阻？ CT 还可以为 LAMPOON 和瓣膜释放提供最佳投射角度。

可以使用专用的二尖瓣 CT 分析软件测量预测新 LVOT 情况，于心脏收缩中期在二尖瓣瓣环（心室：心房为 70：30 处）放置模拟的虚拟瓣膜。在与 LVOT 轴垂直的平面内，测量室间隔和虚拟瓣膜形成的最小面积，作为预测的新 LVOT 面积[8]（图 28.4a，b）。即使行二尖瓣前叶切除，裙边仍然会阻碍血流，因此下一步需模拟出虚拟瓣膜的覆盖裙边，并测量裙边-新 LVOT[9]（图 28.4c，d）。接下来，测量二尖瓣前叶从底部到尖端的长度。如果存在新 LVOT 较小或者二尖瓣前叶冗长而导致梗阻的风险，可使用 LAMPOON；但对于裙边-新 LVOT 面积过小的极端情况，LAMPOON 是不可行的。

LAMPOON 和 TMVR 的术中 X 线透视的最佳投射角度由 CT 评估决定。“短轴”和“三腔心”切面视图是 LAMPOON 手术输送导丝的最佳视图，而瓣膜释放可选择与二尖瓣瓣环平面垂直的视图。

28.2.2 LAMPOON 的设备

除大多数导管室提供的常规标准设备外，以下是 LAMPOON 的基本设备：

- 指引导丝输送的 7 Fr JL 3.5 P（后弯）指引导管。
- 用于指引圈套器的 6 Fr JL 3.5 指引导管。
- 用于瓣叶穿刺的 0.014 英寸（约 0.036 cm）300 cm Astato XS 20 CTO 导丝（Asahi Intecc，Japan）。
- 用于隔绝 Astato 导丝的 145 cm PiggyBack 导丝转换器（Teleflex，NC）。
- 18 ~ 30 mm Atrieve 圈套器（可用 18 ~ 30 mm EN 圈套器、30 mm 鹅颈圈套器替代）。
- 5% 葡萄糖溶液及 2×60 ml 注射器和延长导线用于电绝缘和冲管。

28.2.3 第 1 步：放置圈套系统

建立经房间隔的动脉静脉轨道可以为左心房内的圈套器导管提供引导和锚定，同时为 LAMPOON 导管系统轨迹测试提供保障。在超声心动图引导下进行常规的 TMVR 房间隔穿刺，将可调弯鞘管定位在左心房中，并向二尖瓣口偏转。在这之后，充盈球囊-楔形导管，并将其推送跨过二尖瓣至二尖瓣前叶周围，再穿过主动脉瓣。经房间隔鞘从一区向另一区偏转以完成充盈的球囊-楔形导管进行轨迹测试。将一根柔软的 0.014 英寸 300 cm 导丝推送通过球囊-楔形导管，并从股动脉套入 JL 导管。指引导丝在外面形

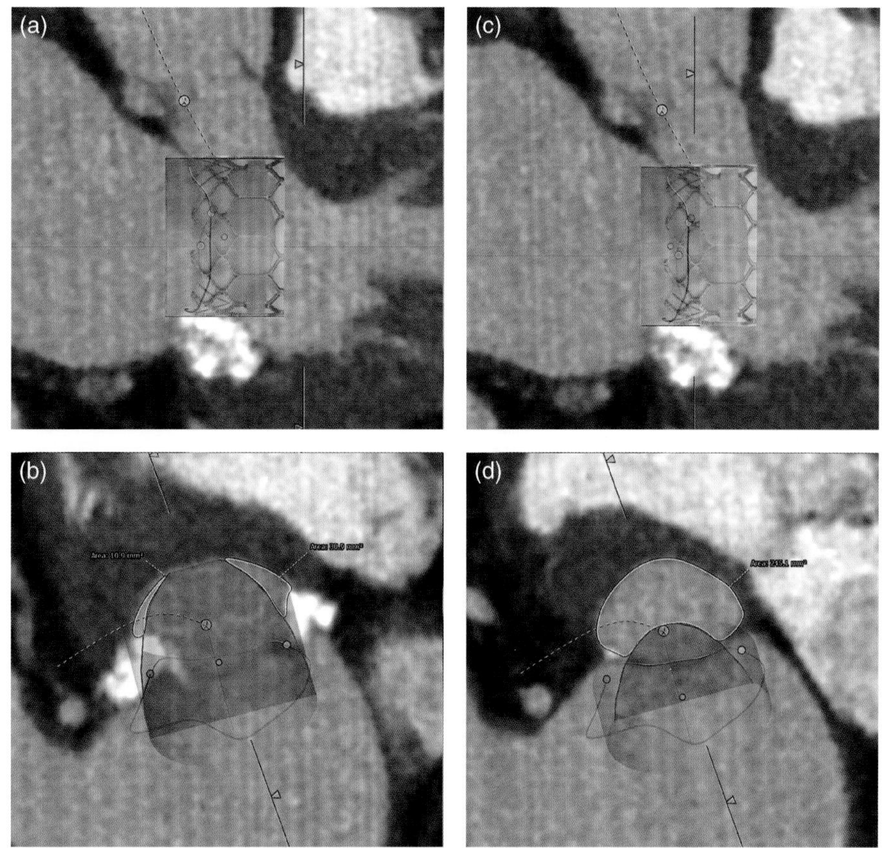

• **图 28.4**　预测的新 LVOT 和裙边-新 LVOT。（**a**）将虚拟瓣膜放置在垂直于二尖瓣瓣环的预计位置。（**b**）从与 LVOT 垂直的平面上，测量虚拟瓣膜和室间隔所形成的最小面积，这是预测的新 LVOT 面积。（**c**）仅保留虚拟瓣膜的覆盖裙边。（**d**）再次进行新 LVOT 测量以给出裙边-新 LVOT 面积。LVOT，左心室流出道（来源：Jaffar M. Khan，NHLBI.）

成导轨，并将 JL 导管沿轨道推送至左心房。将一个圈套器定位在二尖瓣流入道的导管头端。

28.2.4　第 2 步：穿瓣叶

将 JL 导管后弯从第二根股动脉鞘管推送，穿过主动脉瓣进入 LVOT。在超声心动图引导下，旋转导管，使导管顶端紧靠二尖瓣中央的 A2 区，位于二尖瓣前叶的顶端（图 28.5a）。将 0.014 英寸加硬导丝（Astato XS 20，Asahi，Japan）套在绝缘聚合物护套（PiggyBack 导丝转换器，Teleflex，NC）中，推进到鞘管头端。刮除导丝的后端以去除聚四氟乙烯涂层，夹在外科电笔上。电切刀设置为 30 W“纯切割”模式。轻柔地推进导丝穿过聚合物护套，确保良好地垂直触碰二尖瓣前叶。在短暂通电状态下导丝穿过二尖瓣前叶进入左心房，用已放置好的圈套器将其圈套。

28.2.5　第 3 步：撕裂瓣叶

当导丝头端在左心房中被圈套器捕获后，通过局部剥脱、用电切刀折弯导丝中轴的方式形成一个瓣叶的撕裂缘。当导丝头端暴露在外时，将导丝弯曲处推进到瓣叶体部直至穿孔并跨在二尖瓣前叶上（图 28.5b）。对在导管中绝缘的导丝回路用 5% 葡萄糖冲洗以进一步绝缘。在施加稳定的张力后，将导丝通电，沿正中线撕裂前叶。用逆行导管将撕裂处与 LVOT 自然对齐，使撕裂处瓣叶在心脏收缩时可以贴合，防止在 LAMPOON 和 TMVR 的间隔内瞬时发生大量二尖瓣反流。这样可以使原生二尖瓣瓣叶在置换的二尖瓣瓣膜释放后从 LVOT 处展开，避免血流受阻（图 28.6）。最后，撤出 LAMPOON 系统，并使用常规推荐方法进行 TMVR。

28.3　其他方式的 LAMPOON 手术

28.3.1　顺行经房间隔 LAMPOON 术

TMVR 常规行房间隔穿刺，将两根导丝通过鞘管穿过房间隔，将鞘管抽出，并沿两根导丝将两根可调弯鞘管输送至左心房。将一根球囊导管通过二尖

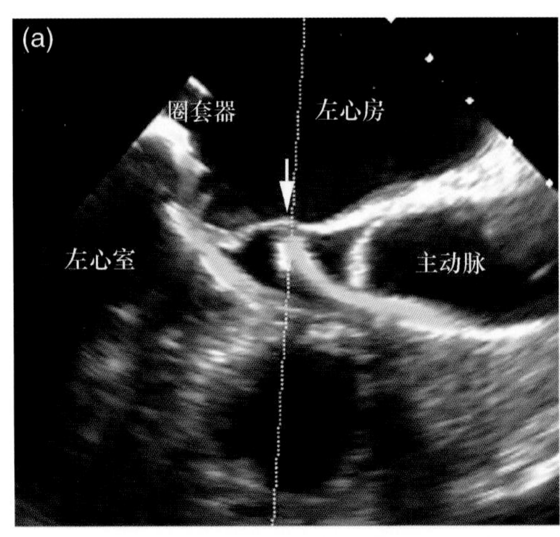

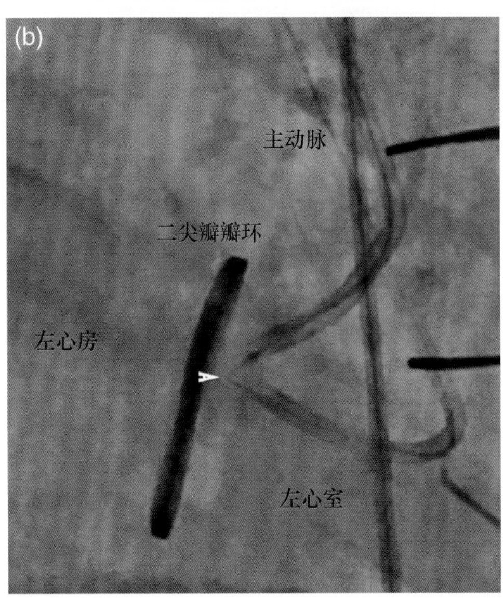

• **图 28.5** LAMPOON 手术。(**a**) 经食管超声心动图显示二尖瓣 A2 区基底部的指引导管（白色箭头）和左心房内装有圈套器的第二根指引导管。(**b**) 右前斜足位透视投射显示裸露弯曲的导丝（白色箭头）跨在二尖瓣生物瓣环正下方的二尖瓣前叶上（来源：Jaffar M. Khan，NHLBI.）

瓣和主动脉瓣，将一根导丝通过球囊导管从股动脉牵引出来形成环路。将一根额外的背形指引导管沿轨道输送至 LVOT 中，圈套器压缩于该导管内。在经食管超声心动图的引导下将第二根鞘管置于心房侧二尖瓣前叶的基底部中间。导丝通过该鞘管通电，穿过二尖瓣前叶进入 LVOT 中的圈套器，就形成了二尖瓣前叶的一个撕裂缘。通过导轨将圈套器导管沿 LVOT 对齐并将导丝导管尖端置于 A2 区顶端，进而引导瓣叶沿中线撕裂。与前相同，完成瓣叶撕裂并撤除 LAMPOON 系统，其中一个可调弯鞘管继续用于输送 TMVR 导丝，之后正常进行 TMVR。

28.3.2 顺行经心尖 LAMPOON 术

在某些情况下，如果 TMVR 必须要通过经心尖入路，或存在主动脉机械瓣且逆行经股动脉入路不可行时，可以通过经心尖入路进行 LAMPOON。将导管通过经心尖鞘管放置在二尖瓣前叶的两侧。用导丝从瓣叶 LVOT 侧穿过进入左心房并回收圈套器，常规进行瓣叶撕裂。注意，为实现二尖瓣前叶中线撕裂，需将经心尖轨道对齐前叶中线。

28.3.3 补救式 LAMPOON 术

该技术可用于 TMVR 术后因出现二尖瓣前叶收缩期前向运动（systolic anterior Motion，SAM）导致 LVOT 梗阻的情况，或 TMVR 前已植入生物瓣膜或完整的外科成形环[10]。通过一根经房间隔鞘管输送球囊导管穿过二尖瓣和主动脉瓣，将一根局部剥脱、塑弯的 300 cm 0.014 英寸的导丝通过该鞘管，使用经股动脉的圈套器对其进行捕获，并从股动脉取出。瓣叶的撕裂缘定位于 A2 尖端。通过拉动导丝的两端以撕裂瓣叶。因此撕裂是从二尖瓣前叶的尖端向基底部进行的，会将二尖瓣从前叶尖端撕裂至经导管植入的心脏瓣膜边缘。如果术前预防性撕裂二尖瓣前叶，那么撕裂缘将止于植入瓣膜的框架内或二尖瓣成形环处。该术式进行的瓣叶撕裂可能会损伤主动脉-二尖瓣幕帘，因此，对于不完整的外科成形环或自体二尖瓣瓣环进行预防性地瓣叶撕裂是不可取的。

28.4 LAMPOON 辅助 TMVR 的临床证据

LAMPOON 已在美国国家心脏、肺和血液研究所资助下进行了一项多中心、前瞻性的器械临床研究豁免（IDE）试验。该研究在美国的 5 家医疗中心入组了 30 名因生物成形环（$n = 15$）或自体二尖瓣瓣环钙化（$n = 15$）导致 LVOT 梗阻风险过高，因而存在 TMVR 禁忌的受试者。该研究未排除重度二尖瓣前叶钙化的患者，大多数（73%）女性处于疾病终末期。LAMPOON 穿过瓣叶及瓣叶撕裂的成功率为 100%，在离开导管室时，30 例患者中有 29 例（97%）无 LVOT 梗阻，30 天生存率为 93%，没有患者发生与 LAMPOON 相关的死亡和卒中事件。该研究中使用 SAPIEN 3 瓣膜进行 TMVR 仍存在较高的并发症风险，如瓣周漏（23%）、溶血（23%）和跨瓣压差 $\geqslant$ 5 mmHg（60%）。

在经导管二尖瓣置换治疗二尖瓣瓣环钙化（mitral annular calcification，MAC）注册研究中，使

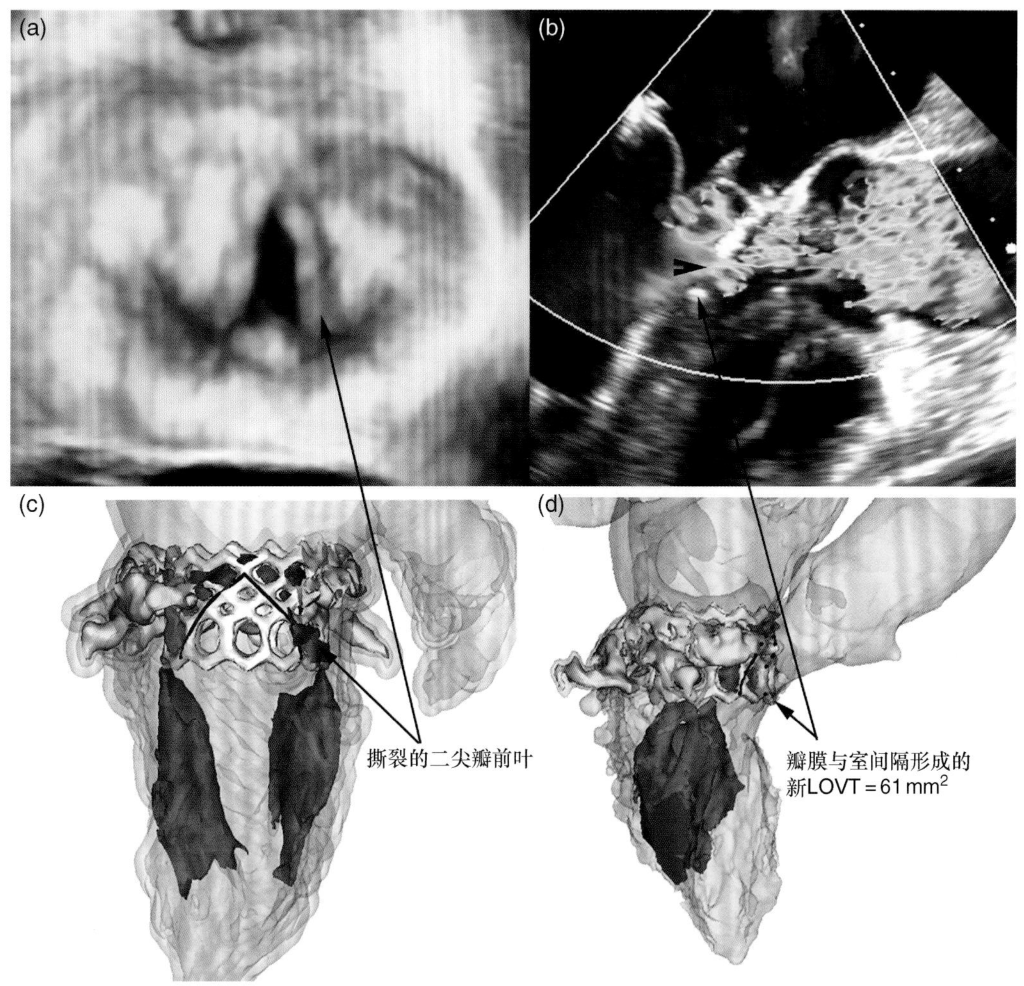

• **图 28.6**　LAMPOON 术预防 LVOT 梗阻。(**a**) 3D 经食管超声心动图"外科视野"显示二尖瓣前叶沿中线撕裂。(**b**) TMVR 后的多普勒超声心动图显示经导管心脏瓣膜框架一直延伸至室间隔，但二尖瓣前叶撕裂后仍有血流通过支架框架（黑色箭头）。(**c**) 和 (**d**) CT 重建图像显示 TMVR（白色）后撕裂的二尖瓣前叶（棕色）与 LVOT 分离，二尖瓣瓣环钙化显示为蓝色。LVOT，左心室流出道；TMVR，经导管二尖瓣置换术（来源：Jaffar M. Khan，NHLBI.）

用 LAMPOON 术后仍发生 LVOT 梗阻的患者的 30 天存活率为 38%。如果采用经外科经心房瓣叶切除预防 LVOT 梗阻，30 天生存率为 73%。

28.5　未来方向

在术前筛查中，LVOT 梗阻风险是使用 TMVR 手术禁忌的主要原因，目前 LAMPOON 与这些器械的兼容性尚未得到测试。从理论上讲，LAMPOON 可以预防甚至治疗与 SAM 相关的 LVOT 梗阻。一项使用 Tendyne 瓣膜的研究对瓣膜植入前的预防性使用 LAMPOON 技术进行了报道 [11]。对于新发 LVOT 梗阻，TMVR 术前需要行二尖瓣前叶撕裂术以开发更多的空间以保证血流通过。

LAMPOON 技术也可以将 MitraClip 术或 Alfieri 缝合术后的夹合处从前叶中释放出来，将双孔瓣膜转换为单孔瓣膜，进而可以完成 TMVR [12]。该技术在经导管主动脉瓣置换术中已得到应用，以预防手术导致的冠状动脉阻塞（BASILICA）[13]。

28.6　结论

LAMPOON 是一种适用于多种解剖结构、撕裂二尖瓣前叶的经导管技术。LAMPOON 在经过筛查的患者中可有效预防 TMVR 引起的 LVOT 梗阻。在早期可行性研究中，LAMPOON 似乎是安全的，不会导致额外的卒中或死亡。LAMPOON 有多种手术方式，这增强了介入心脏病医师处理复杂的结构性心脏病的能力。

参考文献

1 Wang, D.D., Eng, M.H., Greenbaum, A.B. et al. (2018). Validating a prediction modeling tool for left ventricular outflow tract (LVOT) obstruction after transcatheter mitral valve replacement (TMVR). *Catheter. Cardiovasc. Interv.* 92: 379–387.

2 Yoon, S.H., Bleiziffer, S., Latib, A. et al. (2019). Predictors of left ventricular outflow tract obstruction after Transcatheter mitral valve replacement. *JACC Cardiovasc. Interv.* 12: 182–193.

3 Greenbaum, A.B., Condado, J.F., Eng, M. et al. (2018). Long or redundant leaflet complicating transcatheter mitral valve replacement: case vignettes that advocate for removal or reduction of the anterior mitral leaflet. *Catheter. Cardiovasc. Interv.* 92: 627–632.

4 David, T.E. (1986). Mitral valve replacement with preservation of chordae tendinae: rationale and technical considerations. *Ann. Thorac. Surg.* 41: 680–682.

5 Khan, J.M., Rogers, T., Schenke, W.H. et al. (2016). Intentional laceration of the anterior mitral valve leaflet to prevent left ventricular outflow tract obstruction during Transcatheter mitral valve replacement: pre-clinical findings. *JACC Cardiovasc. Interv.* 9: 1835–1843.

6 Babaliaros, V.C., Greenbaum, A.B., Khan, J.M. et al. (2017). Intentional percutaneous laceration of the anterior mitral leaflet to prevent outflow obstruction during transcatheter mitral valve replacement: first-in-human experience. *JACC Cardiovasc. Interv.* 10: 798–809.

7 Khan, J.M., Trivedi, U., Gomes, A. et al. (2019). Rescue' LAMPOON to treat transcatheter mitral valve replacement-associated left ventricular outflow tract obstruction. *JACC Cardiovasc. Interv.* 12: 1283–1284.

8 Blanke, P., Naoum, C., Dvir, D. et al. (2016). Predicting LVOT obstruction in transcatheter mitral valve implantation: concept of the neo-LVOT. *JACC Cardiovasc. Imaging* https://doi.org/10.1016/j.jcmg.2016.01.005.

9 Khan, J.M., Rogers, T., Babaliaros, V.C. et al. (2018). Predicting left ventricular outflow tract obstruction despite anterior mitral leaflet resection: the "Skirt NeoLVOT". *JACC Cardiovasc. Imaging* 11: 1356–1359.

10 Khan, J.M., Trivedi, U., Gomes, A. et al. (2019). "Rescue" LAMPOON to treat transcatheter mitral valve replacement-associated left ventricular outflow tract obstruction. *JACC Cardiovasc. Interv.* 12 (13): 1283–1284.

11 Khan, J.M., Lederman, R.J., Devireddy, C.M. et al. (2018). LAMPOON to facilitate Tendyne transcatheter mitral valve replacement. *JACC Cardiovasc. Interv.* 11: 2014–2017.

12 Khan, J.M., Lederman, R.J., Sanon, S. et al. (2018). Transcatheter mitral valve replacement after transcatheter electrosurgical laceration of Alfieri STItCh (ELASTIC): first-in-human report. *JACC Cardiovasc. Interv.* 11: 808–811.

13 Khan, J.M., Dvir, D., Greenbaum, A.B. et al. (2018). Transcatheter laceration of aortic leaflets to prevent coronary obstruction during Transcatheter aortic valve replacement: concept to first-in-human. *JACC Cardiovasc. Interv.* 11: 677–689.

第 29 章

辅助经导管二尖瓣置换术的室间隔酒精消融

Marvin H. Eng，Tiberio Frisoli，Dee Dee Wang，James C. Lee，Pedro A. Villablanca Spinetto，Janet Wyman，William W. O'Neill

周道　胡波　译　刘先宝　审校

29.1　引言

经导管二尖瓣置换术是近年的一项创新手术，是在外科换瓣或是修复术后瓣膜衰败需进行瓣膜置换的背景下开创的。鉴于患者的高龄和手术高风险，介入心脏病学专家将经导管主动脉瓣置换术的经验迁移至二尖瓣，使用球囊扩张瓣膜进行经导管二尖瓣置换[1]。最终，经导管二尖瓣置换术的适应证扩展至严重二尖瓣瓣环钙化的二尖瓣退行性变患者[2]。在使用经导管瓣膜置换治疗二尖瓣疾病时，发生了令术者措手不及的左心室流出道（left ventricular outflow tract，LVOT）梗阻，这使介入领域暂停了经导管二尖瓣置换术（transcatheter mitral valve replacement，TMVR）的推广。

LVOT 梗阻通常发生在梗阻性肥厚型心肌病（hypertrophic obstructive cardiomyopathy，HOCM）的自然病程中或发生在二尖瓣修复术后。在外科二尖瓣修复时，二尖瓣对合处几何形状的改变以及冗余的前叶可导致二尖瓣前叶收缩期前向运动（systolic anterior motion，SAM），进而导致 LVOT 梗阻。SAM 的独立预测因子包括：二尖瓣瓣叶顶端接合部位向室间隔移位、瓣叶长度超过对合处，高血流动力学状态且左心室功能正常（LVEF > 60%）、左心室小、舒张期二尖瓣前叶与室间隔接触以及“S”状室间隔的形态[3-6]。最初的二尖瓣修复手术研究显示，9%（6/65）的 LVOT 梗阻是由 SAM 引起的，后续的一些研究报道了这些患者有较高的早期死亡率[7-9]。

任何对二尖瓣前叶的妨碍都会改变 LVOT 的大小（图 29.1）。LVOT 前壁主要由室间隔肌部组成，部分由室间隔膜部组成。LVOT 的后壁大部分是由二尖瓣前叶组成，还有一部分后壁由二尖瓣前叶和后叶在后内交界处融合而成[10]。在二尖瓣位置进行瓣膜置换会导致二尖瓣前叶向左心室流出道移位，产生一个新的解剖结构，即“新 LVOT”（neo-LVOT）。在某些左心室小或左心室肥厚的患者中，二尖瓣前叶和置换的瓣膜可能会阻碍血流从 LVOT 通过，有时可导致灾难性的左心室流出道梗阻（图 29.2）。

严格筛查解剖结构是确定是否适合行 TMVR 的关

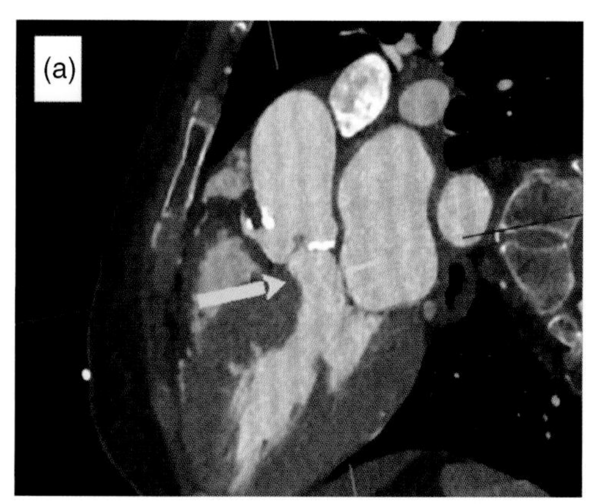

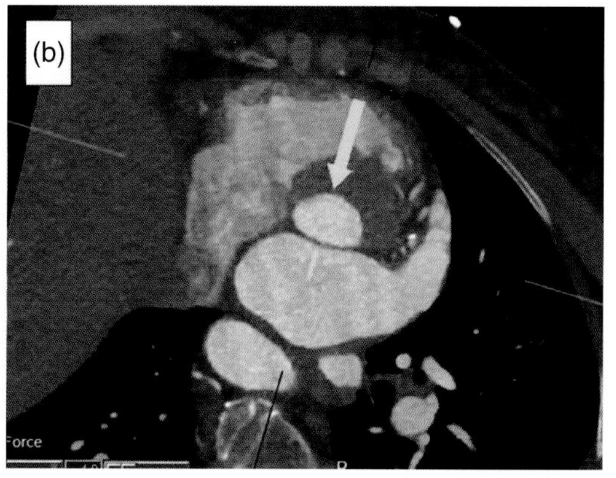

• **图 29.1**　左心室流出道（LVOT）的解剖结构。(**a**) 心脏长轴视图，显示 LVOT 的纵向切面。室间隔基底部（大箭头）和二尖瓣前叶（小箭头）分别形成 LVOT 的前边界和后边界。(**b**) LVOT 的短轴视图。同样，室间隔基底部（大箭头）和二尖瓣前叶（小箭头）分别形成 LVOT 的前边界和后边界。人工瓣膜将二尖瓣前叶推向室间隔基底部使其移位可能会侵占 LVOT，并可能阻塞血流（来源：Marvin H. Eng.）

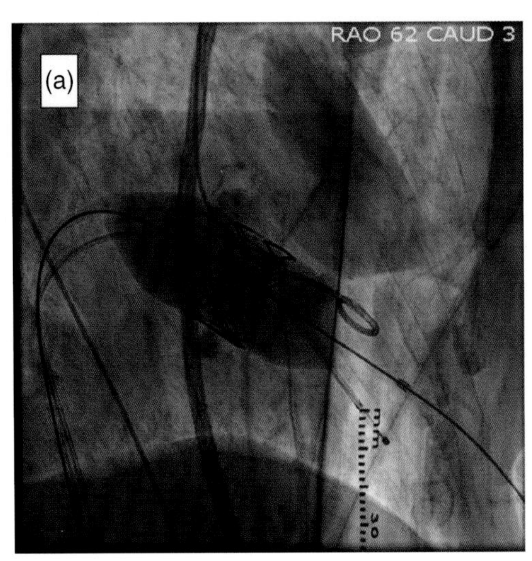

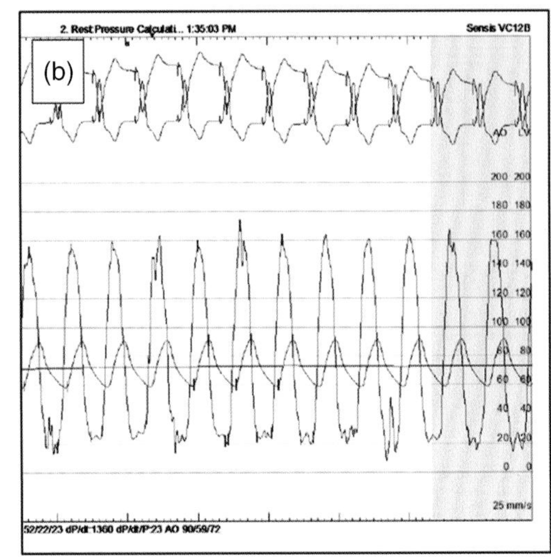

• **图 29.2** 在二尖瓣瓣环钙化的患者中行经导管二尖瓣置换术导致严重左心室流出道梗阻。(**a**)在二尖瓣瓣环内植入 Edwards SAPIEN XT 29 mm 的球囊扩张瓣膜。(**b**)左心室流出道严重梗阻，峰值压差和平均压差分别为 62 mm 和 44 mm（来源：Marvin H. Eng.）

键。筛查方案由对外科术后瓣膜衰败、二尖瓣瓣环钙化（mitral annular calcification，MAC）进行 TMVR 的经验发展而来。通过使用 CT 进行 3D 图像重建，模拟在二尖瓣瓣环内植入瓣膜并预测残余的新 LVOT。目前有一些商业软件提供多平面重建和虚拟瓣膜模拟的功能，包括 Mimics（Materialise、Plymouth、MI）、3 mensio（Bilthoven，Netherlands）、Circle（Calgary，Canada）和 TeraRecon（Foster City，CA）。虽然每个软件包都有各自的优点，但我们中心在使用 Mimics 进行新 LVOT 分析方面的经验最多。有研究通过多平面重建和 3D 建模证实了术前预测的新 LVOT 和 TMVR 术后的新 LVOT 之间的高度相关性（R^2 = 0.8169，P < 0.0001）[11]。在一个 38 例患者的病例系列研究中，7 例患者发生了 LVOT 压力梯度增加，受试者工作曲线（receiver operator curve，ROC）分析发现新 LVOT 面积≤ 189.4 mm^2 用于预测 TMVR 引发 LVOT 梗阻具有 100% 的灵敏性和 96.8% 的特异性。根据二尖瓣学术研究联合会（Mitral Valve Academic Research consortium，MVARC）的定义，LVOT 梗阻为 LVOT 压力梯度≥ 10 mmHg[12]。鉴于左心室流出道梗阻的风险及当前的瓣膜尺寸，适合 TMVR 的患者偏向于心室扩张较大者，因此只有一部分筛选过的患者才能考虑进行 TMVR。

改良左心室流出道是最近的创新概念，可以选择改良二尖瓣前叶或室间隔。一项正在进行的通过经皮切割前叶（LAMPOON）的研究在 2018 年完成了入组，而除改良瓣叶外的另外一种方法是处理室间隔心肌[13]。经皮室间隔酒精（乙醇，ETOH）消融在介入治疗中应用已有超过 20 年，并已被用于瓣膜植入术后左心室流出道梗阻的抢救治疗[14-15]。对新 LVOT 的改善可以通过引起室间隔运动减少、无法运动、甚至有时矛盾运动来实现，室壁运动异常的程度在一定程度上取决于心肌的厚度和注射的酒精量。在室间隔消融术后 8 周需要复查 CT，以确保新 LVOT 得到明显改善（图 29.3）。

29.2 技术技巧

室间隔酒精消融术（alcohol septal ablation，ASA）的过程第一步是冠状动脉造影，确定需要消融的间隔支血管。由于输注酒精期间心脏传导阻滞的发生率较高，因此需要常规置入临时起搏器。术中建议使用强支撑指引导管，以便于将 OTW（over-the-wire）球囊扩张导管输送至间隔支中。手术通常使用 0.014 英寸（约 0.036 cm）冠状动脉导丝，我们中心使用的一些首选导丝包括 SION Blue（Abbott Vascular，Santa Clara，CA）和 Whisper 导丝（Abbott Vascular，Santa Clara，CA）。选择导丝之后，沿导丝将 OTW 球囊扩张导管输送至导管位于间隔支近端。球囊尺寸必须大于间隔支血管，通常应使用直径为 1.5 ～ 2.0 mm 的、较短的（约 9 mm）OTW 球囊。球囊充盈后，通过球囊注入造影剂，以确认造影剂没有回流到左前降支主干。确保近端完全闭塞后，通过球囊注入 1∶5 稀释的 DEFINITY（Lantheus，North Billerica，MA）超声造

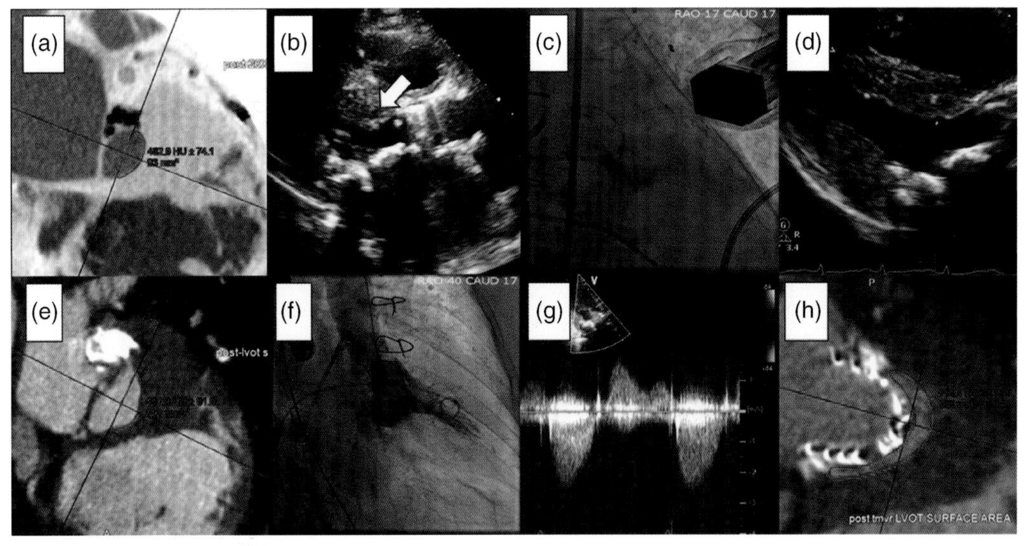

• **图 29.3**　1 例预计左心室流出道（LVOT）梗阻的重度二尖瓣瓣环钙化患者的室间隔减容治疗。（**a**）门控 CT 预测残余的“新 LVOT”面积为 92 mm^2，提示 TMVR 术后可能发生 LVOT 梗阻。（**b**）术前 LVOT 的胸骨旁长轴视图显示室间隔前部较厚（箭头所示）。（**c**）用充气的 1.5 mm 冠状动脉成形球囊在间隔支第一段（1st septal perforator，S1）选择性地注射造影剂证实血管闭塞。这证实了近端血管的完全闭塞，确保之后的酒精注射不会回流到主支血管中。（**d**）术后超声心动图显示 LVOT 中室间隔厚度一定程度的减少。（**e**）CT 预测术后新 LVOT 的面积轻度增加：112 mm^2。尽管该数值低于可导致 LVOT 梗阻的临界预测值 189.4 mm^2，但由于患者反复心力衰竭发作入院，主管医生还是进行了 TMVR 手术。（**f**）成功将 Edwards SAPIEN 3（Edwards Lifesciences，Irvine，CA）球囊扩张瓣膜植入钙化的二尖瓣瓣环中。（**g**）TMVR 术后 LVOT 多普勒流速为 2.3 m/s，最大压差为 8.7 mmHg。（**h**）TMVR 后 CT 使用双斜位平面测量新 LVOT 面积为 188 mm^2（来源：Marvin H. Eng.）

影剂，同时在超声心动图的引导确保所选择的间隔支是拟消融心肌的供血血管。有时，近端间隔支不供应近端室间隔，反而可能更多地供应右室间隔、间隔中段。因此，确定所选择的间隔支对应的供血心肌至关重要。

如果 DEFINITY 造影剂渗透至基底部室间隔，应随后进行酒精注射。通过充盈的 OTW 球囊注入 100% 无水酒精，动作需轻柔缓慢，确保其不会损害其余的血管，注入酒精的速度不得超过 0.5 ml/min，注射速度必要必要时可更慢。注射期间需要对左心室和右心室进行连续实时的超声心动图监测，如果在注射过程中观察到气泡，则应减慢酒精输注速度，否则会有酒精造成弥漫性心肌损伤的风险。通常，我们使用 1 ～ 3 ml 酒精来进行改善 LVOT 面积的室间隔减容治疗，并且一旦心电图出现传导异常，就立即停止注射酒精。Euro-ASA 多中心欧洲注册研究的回顾性数据显示，注射的无水酒精剂量与压力梯度降低之间存在直接关联[16]。然而，当无水酒精注射超过 3 ml 后，使用不同剂量无水酒精与压力梯度改善没有差异；此外，不仅更高剂量的无水酒精对 LVOT 压力梯度改善很少，其最大剂量时还容易导致更高的心脏传导阻滞发生率［比值比（odds ratio，OR）1.19，95% 置信区间（confidence interval，CI）1.05 ～ 1.35；$P < 0.006$］[16]。

消融完成后，将一根 0.014 英寸的冠状动脉导丝推进至球囊末端，清除导管内的酒精柱。随后快速将导管和导丝从导引导管中取出，并回抽至少 5 ～ 10 ml 血液，以确保不出现酒精误注射的情况。最后进行血管造影，确保左前降支分支通畅和所处理的间隔支近端闭塞。由于临时起搏器取出后有时可能会出现右心室穿孔，术后仍需留置一段时间。

29.3　安全性

对于非 HOCM 患者，用于室间隔减容的 ASA 的安全性和有效性仍未量化评估。根据一些 ASA 治疗 HOCM 的研究结果推断，心脏传导阻滞和起搏器植入是最常见的并发症（表 29.1）。约 43% 的患者出现一过性或完全性房室传导阻滞，8.9% ～ 23.0% 的患者术后需要植入永久起搏器[17-23]。如前所述，较高剂量的酒精注射更容易发生心脏传导阻滞[16]。由于这种情况比较常见，术者通常会置入临时起搏器，有时会穿透右心室游离壁。一项单中心的研究报道心脏压塞的发生率高达 3.5%[19]。此外，消融期间可以出

表 29.1 代表性经皮室间隔酒精消融术的单中心和多中心注册研究

作者	年	*n*	平均 ETOH（ml）	心脏传导阻滞（%）	室性心律失常（%）	死亡（%）	心肌穿孔（%）	心脏压塞（%）
Jensen 等	2013	470	2.5±1	10	1.5	1.1（住院）	1	NS
Nagueh 等	2011	874	2.9±1.5	8.9	4.5	0.7（即时）	NS	0.5
Noseworthy 等	2009	89	NS	NS	10	NS	NS	NS
Sorajja 等 [a]	2008	138	1.8（0.5 IQR）（中位数）	20	0.7	1.4		3.5
Sorajja 等 [b]	2012	177	1.8（0.5 IQR）（中位数）	20.3	1.7	1.1	NS	3.3
Veselka 等	2013	421	1.5	8	2.9	0.7	NS	0.4
Veselka 等	2016	1275	2.2±0.9	12	1.6	1	NS	NS
ten Cate 等	2010	91	3.5±1.5	4	12	2	NS	1.1
Fernandes 等	2008	629	2.6±1.0	8.2	NS	1	NS	NS

NS＝未描述，IQR＝四分位。

“a” 和 “b” 均为同一中心（梅奥诊所）发布的系列。

[a] 1998—2006 年，[b] 1998—2010 年

现室性心律失常，有时足以引起心脏骤停。由于封闭不充分而意外地将酒精渗透到左前降支是最可怕、最致命的并发症，可能会导致非致命性远端心肌梗死，甚至死亡[16, 22]。也有研究报道室间隔消融的其他罕见并发症包括室间隔穿孔和脑卒中[20]。冠状动脉介入治疗相关的并发症也可发生，如穿刺部位的血管并发症和冠状动脉夹层[20]。

植入二尖瓣瓣膜而人为诱发心肌梗死的长期风险目前仍待进一步研究。一项比较消融术和心肌切除术的小样本前瞻性欧洲注册研究发现，与心肌切除术相比，ASA 在 5 年内复合终点（心脏性猝死未遂或死亡）发生率较心肌切除术增加了约 5 倍（心肌切除术 4% *vs.* ASA 33%，log-rank $P = 0.01$）[22]。Cox 比例风险分析显示，ASA 是复合终点的独立预测因子，倾向性评分校正的风险比（hazard ratio，HR）为 6.1（CI 1.4 ～ 27.1，$P = 0.02$）[22]。然而，另一个单中心的欧洲注册研究发现酒精消融术后 5 年内每年心脏性猝死发生率较低，仅为 0.5%[17]。此外，一项纳入 1275 例患者的欧洲回顾性注册研究发现，ASA 术后年死亡率为 1.16/100 人年（95%CI 1.29 ～ 1.9），提示 ASA 术后事件发生率较低。除此之外，有多项研究提示术后残余 LVOT 压力梯度与长期死亡率增加相关［HR 1.04（95%CI 1.01 ～ 1.07），$P = 0.004$］，提示酒精消融术后需避免残余 LVOT 压力梯度[19]。

HOCM 的发病率为 1/500，但 ASA 仅限于药物效果欠佳的病例，并且在一些不适合进行心肌切除术的患者中才进行 ASA 治疗[24]。由于治疗适用范围有限，ASA 是一种较少见的手术。美国国家住院患者样本数据库的分析发现，245 家医疗中心有 66.9% 进行了不超过 10 例 ASA 手术[25]。当按手术量将医院分为三等份时，最低手术量比最高手术量的医院的死亡率高出 3 倍以上（2.3% *vs.* 0.6%，$P = 0.2$）[25]。因此，只有具有丰富经验的术者和一定手术量的医疗机构才可尝试 ASA，这一数据强调了用于改良 LVOT 的 ASA 应仅适用于部分经验丰富的优秀医疗中心。

29.4 有效性

ASA 的主要作用是对作为 LVOT 前壁的室间隔基底部进行靶向消融。尽管超声造影确定了合适的消融靶点区域，多样的冠状动脉间隔支分布、手术操作和酒精输注都影响着消融的效果。对 24 例患者平均注射 1.7±0.4 ml 酒精后，MRI 显示 25% 的患者存在非透壁组织坏死，25% 的患者最近端室间隔基底部得以保留[26]。大多数梗死灶延伸至室间隔下部和累及右心室的心室中部水平。约 16±7 g 肌肉被消融，占心肌的 8%±4%[26]。多变的间隔支分布限制了经皮 ASA 的适用性，因此，可能也需要考虑其他室间隔消融的方法。

29.5 结论

老年患者有较高的退行性二尖瓣病变的发生率，其中部分患者不适于二尖瓣修复而需要进行二尖瓣置换，他们可能需要进行 LVOT 改良术才能成为 TMVR 的适用患者。用无水酒精进行室间隔基底部消融是一项全球介入心脏病学专家都很熟悉的技术，对于经验丰富的术者，手术并发症发生率相当低。ASA 改良 LVOT 主要用于救治 LVOT 严重梗阻的患者，但也有少数中心已将 ASA 用于扩大 LVOT 面积，以适用于 TMVR 手术。以此目的进行 ASA 的研究数据即将公布，但 HOCM 中的既往研究表明，使用 ASA 扩大 LVOT 的普适性有限，这是因为单独消融室间隔基底部不等于能保证充足的 LVOT。如果将来瓣膜能有更小的覆盖区域，那么未来的 TMVR 可能不再有 ASA 的需要，但在此之前，不断迭代改进的 ASA 方案仍需考虑，不管是直接的心肌消融术，还是可能发生 LVOT 梗阻的极端情况下同时进行室间隔消融和前叶改良手术。

参考文献

1 Cheung, A., Webb, J.G., Barbanti, M. et al. (2013). 5-year experience with transcatheter transapical mitral valve-in-valve implantation for bioprosthetic valve dysfunction. *J. Am. Coll. Cardiol.* 61: 1759–1766.

2 Guerrero, M., Urena, M., Himbert, D. et al. (2018). 1-year outcomes of transcatheter mitral valve replacement in patients with severe mitral annular calcification. *J. Am. Coll. Cardiol.* 71: 1841–1853.

3 Manabe, S., Kasegawa, H., Fukui, T. et al. (2012). Morphological analysis of systolic anterior motion after mitral valve repair. *Interact. Cardiovasc. Thorac. Surg.* 15: 235–239.

4 Manabe, S., Kasegawa, H., Fukui, T. et al. (2013). Influence of left ventricular function on development of systolic anterior motion after mitral valve repair. *J. Thorac. Cardiovasc. Surg.* 146: 291–5.e1.

5 Miura, T., Eishi, K., Yamachika, S. et al. (2011). Systolic anterior motion after mitral valve repair: predicting factors and management. *Gen. Thorac. Cardiovasc. Surg.* 59: 737–742.

6 Loulmet, D.F., Yaffee, D.W., Ursomanno, P.A. et al. (2014). Systolic anterior motion of the mitral valve: a 30-year perspective. *J. Thorac. Cardiovasc. Surg.* 148: 2787–2793.

7 Khalpey, Z., Shernan, S.K., Nascimben, L., and Aranki, S.F. (2013). Partial anterior leaflet valvuloplasty to avoid systolic anterior motion after mitral valve repair. *Ann. Thorac. Surg.* 95: 1462–1463.

8 Lin, C.S., Chen, K.S., Lin, M.C. et al. (1991). The relationship between systolic anterior motion of the mitral valve and the left ventricular outflow tract Doppler in hypertrophic cardiomyopathy. *Am. Heart J.* 122: 1671–1682.

9 Said, S.M., Schaff, H.V., Greason, K.L. et al. (2017). Reoperation for mitral paravalvular leak: a single-Centre experience with 200 patients†. *Interact. Cardiovasc. Thorac. Surg.* 25: 806–812.

10 Walmsley, R. (1979). Anatomy of left ventricular outflow tract. *Br. Heart J.* 41: 263–267.

11 Wang, D.D., Eng, M.H., Greenbaum, A.B. et al. (2017). Validating a prediction modeling tool for left ventricular outflow tract (LVOT) obstruction after transcatheter mitral valve replacement (TMVR). *Catheter. Cardiovasc. Interv.*

12 Stone, G.W., Adams, D.H., Abraham, W.T. et al. (2015). Clinical trial design principles and endpoint definitions for transcatheter mitral valve repair and replacement: part 2: endpoint definitions: a consensus document from the mitral valve academic research consortium. *Eur. Heart J.* 36: 1878–1891.

13 Babaliaros, V.C., Greenbaum, A.B., Khan, J.M. et al. (2017). Intentional percutaneous laceration of the anterior mitral leaflet to prevent outflow obstruction during transcatheter mitral valve replacement: first-in-human experience. *JACC Cardiovasc. Interv.* 10: 798–809.

14 Guerrero, M., Wang, D.D., Himbert, D. et al. (2017). Short-term results of alcohol septal ablation as a bail-out strategy to treat severe left ventricular outflow tract obstruction after transcatheter mitral valve replacement in patients with severe mitral annular calcification. *Catheter. Cardiovasc. Interv.* 90: 1220–1226.

15 Sigwart, U. (1995). Non-surgical myocardial reduction for hypertrophic obstructive cardiomyopathy. *Lancet* 346: 211–214.

16 Veselka, J., Jensen, M.K., Liebregts, M. et al. (2016). Long-term clinical outcome after alcohol septal ablation for obstructive hypertrophic cardiomyopathy: results from the Euro-ASA registry. *Eur. Heart J.* 37: 1517–1523.

17 Jensen, M.K., Prinz, C., Horstkotte, D. et al. (2013). Alcohol septal ablation in patients with hypertrophic obstructive cardiomyopathy: low incidence of sudden cardiac death and reduced risk profile. *Heart* 99: 1012–1017.

18 Sorajja, P., Valeti, U., Nishimura, R.A. et al. (2008). Outcome of alcohol Septal ablation for obstructive hypertrophic cardiomyopathy. *Circulation* 118: 131–139.

19 Sorajja, P., Ommen, S.R., Holmes, D.R. et al. (2012). Survival after alcohol Septal ablation for obstructive hypertrophic cardiomyopathy. *Circulation* 126: 2374–2380.

20 Nagueh, S.F., Groves, B.M., Schwartz, L. et al. (2011). Alcohol septal ablation for the treatment of hypertrophic obstructive cardiomyopathy. A multicenter North American registry. *J. Am. Coll. Cardiol.* 58: 2322–2328.

21 Noseworthy, P.A., Rosenberg, M.A., Fifer, M.A. et al. (2009). Ventricular arrhythmia following alcohol Septal ablation for obstructive hypertrophic cardiomyopathy. *Am. J. Cardiol.* 104: 128–132.

22 ten Cate, F.J., Soliman, O.I.I., Michels, M. et al. (2010). Long-term outcome of alcohol septal ablation in patients with obstructive hypertrophic cardiomyopathy. *Circ Heart Fail.* 3: 362–369.

23 Fernandes, V.L., Nielsen, C., Nagueh, S.F. et al. (2008). Follow-up of alcohol Septal ablation for symptomatic hypertrophic obstructive cardiomyopathy: the Baylor and Medical University of South Carolina experience 1996 to 2007. *J. Am. Coll. Cardiol. Intv.* 1: 561–570.

24 Maron, B.J., Gardin, J.M., Flack, J.M. et al. (1995). Prevalence of hypertrophic cardiomyopathy in a general population of young adults. Echocardiographic analysis of 4111 subjects in the CARDIA study. *Circulation* 92: 785–789.

25 Kim, L.K., Swaminathan, R.V., Looser, P. et al. (2016). Hospital volume outcomes after septal myectomy and alcohol septal ablation for treatment of obstructive hypertrophic cardiomyopathy: us nationwide inpatient database, 2003–2011. *JAMA Cardiol.* 1: 324–332.

26 Valeti, U.S., Nishimura, R.A., Holmes, D.R. et al. (2007). Comparison of surgical septal myectomy and alcohol septal ablation with cardiac magnetic resonance imaging in patients with hypertrophic obstructive cardiomyopathy. *J. Am. Coll. Cardiol.* 49: 350–357.

第 30 章

直接经心房切除二尖瓣前叶预防流出道梗阻

Fabien Praz，Isaac George
朱钢杰　胡波　译　刘先宝　审校

30.1　引言

晚期二尖瓣狭窄和（或）反流合并严重的瓣环钙化仍是外科手术的一大挑战。事实上，这种沿着二尖瓣纤维瓣环沉积的钙化既会对二尖瓣修复手术造成阻碍，又因缝合困难，成为二尖瓣置换手术的一大挑战。在传统的二尖瓣置换手术中，瓣环重建通常需要连同整体脱钙处理一起进行。为此，各类改良的外科术式应运而生，如选择性的节段性脱钙[1]、心房成形术、前叶移位术，以及自体或异体补片成形术[2-3]。然而，这些改良术式将增加体外循环的时间，也将显著增加相关风险，比如碎屑栓塞、回旋支损伤和房室传导阻滞等。而在需要采取特殊手术策略的干酪样钙化病例中，此类风险将进一步增加。其他手术方法，如针状引流、局限性病灶切除联合补片封堵缺口，通过保留碎片的方式可以防止组织碎片引起的弥漫性栓塞[4-5]。

直接经心房入路的术式自从 2012 年由 Carrel 和 Coworkers 提出之后[6]，经过相关技术和术前规划的改进，已经成为合适患者的替代术式。

30.2　直接经心房入路的优势

由于左心室流出道梗阻（left ventricular outflow tract obstruction，LVOTO）和栓塞高风险，多达 70% 的二尖瓣瓣环钙化（mitral annular calcification，MAC）患者不适合行经心尖和经房间隔的经导管二尖瓣置换术。

左心室小心腔、左心室肥厚、不合适的主动脉-二尖瓣角度、较长的二尖瓣前叶，或者室间隔肥厚的患者都有 LVOTO 的风险。而如果二尖瓣瓣环过大或临界，或瓣环为非环形钙化，则容易出现瓣叶栓塞。

虽然预先行二尖瓣前叶撕裂术（LAMPOON）[7]，以及预先[8]或补救性[9]行室间隔化学消融，可以用以应对可能出现或者已经存在的 LVOTO，但直接经心房入路的术式是唯一一种获得批准的可以安全和完整切除二尖瓣前叶治疗 LVOTO 的方法。此术式结合经导管二尖瓣置换术，几乎可以完全消除 LVOTO 的风险，包括高风险的患者人群[10]。仅在瓣膜植入位置过低，或者植入的瓣膜尺寸过大，导致瓣膜装置的裙边暴露于左心室流出道的情况，才可能出现临床上显著的 LVOTO。此外，由于室间隔肥厚或者持续存在 LVOTO 风险，需要行外科的室间隔心肌切除术，也可以经心房入路完成。

为了防止栓塞，额外增加瓣膜装置与心房壁或者瓣叶组织的缝合，可以获得最佳的锚定。而锚定牢固程度可以直接通过手动方式测试和检查。

瓣下组织的广泛钙化，可能也会阻碍瓣膜输送系统的推送，从而影响瓣膜装置的到位和释放。这种相对少见的情况，也适合经心房入路的术式。选择性地切除钙化的腱索和乳头肌，以使与瓣膜瓣架相互作用的不利影响最小化，有利于瓣膜装置的输送和到位。

此外，经心房入路的术式通过胸骨正中切口，允许同时进行主动脉瓣或者三尖瓣的手术，以及冠状动脉血运重建手术。这种情况需要在术前经心脏团队讨论决定。表 30.1 比较了不同术式治疗合并二尖瓣瓣环钙化的症状性二尖瓣病变的优缺点。

30.3　患者选择和经导管瓣膜装置尺寸选择

30.3.1　二尖瓣瓣环尺寸测量

虽然传统的经胸超声心动图和三维经食管超声心动图是评估二尖瓣病变严重程度的重要工具[11-13]，但对于合并瓣环钙化的二尖瓣患者，两者由于无法全

表 30.1　不同手术入路对于合并严重二尖瓣瓣环钙化患者治疗的比较

手术入路	优势	局限性
经房间隔入路	静脉置管 创伤小、恢复快	左心室流出道梗阻风险 瓣膜定位和释放的操作可控性较小 瓣膜装置通过房间隔有难度 房间隔入路与二尖瓣瓣环不同轴 残余瓣周漏或瓣膜栓塞的风险 遗留房间隔缺损 无法同一入路行主动脉瓣植入
经心尖入路	入路与二尖瓣瓣环同轴 可同时行主动脉瓣置换	左心室流出道梗阻风险 瓣膜释放的操作可控性较小 瓣膜装置卡住腱索，或者操作受瓣下结构影响的风险 残余瓣周漏和瓣膜栓塞高风险 手术创伤可能导致较高的围手术期死亡率 在左心室射血分数下降的患者中应用受限
经心房入路	直视下测量瓣膜尺寸 良好的瓣膜定位和释放 左心室流出道梗阻风险小 使用新技术时，残余瓣周漏和瓣膜栓塞的风险小 可同时行主动脉瓣和三尖瓣手术，以及冠状动脉搭桥术 如果需要，可同时行室间隔心肌切除术	手术创伤可能导致较高的围手术期死亡率 通常需要体外循环和心搏骤停 十字钳夹时间延长 钙化组织脱落导致栓塞的风险

面显示钙化导致瓣环测量不准确。心脏增强 CT，因其高分辨率，已经成为全面评估二尖瓣解剖结构的基本工具。一般采用的方法包括追踪钙化的内边界，而将主动脉-二尖瓣幕排除在外，以避免高估瓣膜尺寸[14]。为此，采用的成像方法包括舒张末期的多平面重建（图 30.1a）和三次样条插值（图 30.1b）。瓣膜尺寸的选择通常基于二尖瓣瓣环的面积，再加上经验性的偏大 20%。由于重度二尖瓣瓣环钙化患者钙化的不规则，追踪每个钙化灶的描记方法存在高估二尖瓣瓣环周长的风险。因此，根据主动脉瓣尺寸选择表选择二尖瓣瓣膜尺寸时，基于瓣环面积的方法，具有更好的重复性。根据瓣环形状（通常为椭圆形），患者的瓣环最大直径不超过瓣膜标准直径 3 ～ 4 mm，即可安全地采用经心房入路的技术。更重要的是，经心房入路可以在直视下，基于球囊扩张情况，决定最终的二尖瓣瓣膜尺寸（图 30.1c），特别是在 CT 测量的瓣膜尺寸差异较大时。

30.3.2　通过瓣膜植入模拟评估左心室流出道梗阻的风险

瓣膜植入模拟能够使瓣膜植入后的影响可视化，并预测瓣膜植入后左心室流出道的面积（图 30.1d ～ f）。虽然目前相关的数据很少，但一项纳入 38 例患者的研究提示，经导管二尖瓣置换术后瓣口面积≤ 189.4 mm^2 可预测有创的二尖瓣峰值跨瓣压差增加 10 mmHg[15]。然而，目前尚无大样本研究证实这种基于特定个体解剖结构的术后二尖瓣瓣口面积临界值与有意义血流动力学改变之间的相关性。

根据我们的经验，在经心尖或者经房间隔术式中，被认为左心室流出道梗阻高风险的患者都可以安全地行直接经心房入路。在一项纳入 26 例患者的近期多中心经验性调查研究提示，术后左心室流出道面积均值为 135±64 mm^2（范围 42 ～ 268 mm^2），相应的左心室流出道面积相对值减少了（61%±15%）（同一层面的术后左心室流出道面积 / 术前左心室流出道面积），提示左心室流出道梗阻高风险。尽管在这项研究中所有患者的术后左心室流出道面积均偏小，但只有一例明确瓣膜尺寸过大的患者在术后出现了显著的主动脉瓣跨瓣压差升高（30 mmHg）[10]。

30.4　植入技术

30.4.1　首次人体试验和早期经验

2012 年开展了首例经心房入路经导管二尖瓣植入术。这是一例计划行常规二尖瓣置换术的症状性混合性二尖瓣疾病（中度二尖瓣狭窄合并重度二尖瓣反流）的患者，由于合并二尖瓣瓣环钙化，改为经心

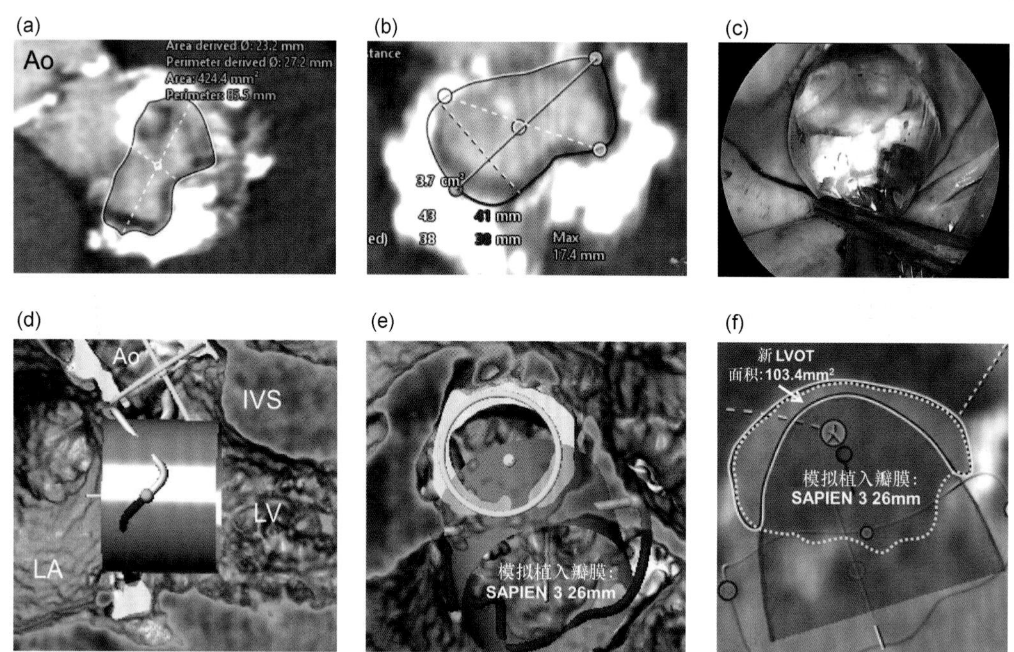

• **图 30.1** 二尖瓣瓣环的测量和瓣膜植入后左心室流出道面积的预测。(**a**)使用 CT 多平面重建测量二尖瓣瓣环。短轴是通过双平面调整获得的与钙化瓣环平行的解剖平面。描记内边界，并将主动脉-二尖瓣幕排除在外。(**b**)使用三次样条方法对同一患者进行测量。利用长轴上的半自动旋转以及短轴上的调整，确定瓣环的边界。(**c**)术中利用球囊确定瓣膜尺寸。用标称体积的球囊紧贴瓣环。瓣膜一般选择比球囊大一号的尺寸。(**d**)在一名已接受过主动脉瓣置换的患者中，利用 CT 重建的 3D 模型模拟二尖瓣植入。对于经心房入路的技术，80% 的瓣膜装置位于心房侧，20% 位于心室侧。(**e**)植入的主动脉瓣膜视角，显示模拟植入的二尖瓣瓣膜突入左心室流出道。(**f**)在最明显突出的层面，测量模拟植入后的左心室流出道。黄色虚线显示原本的左心室流出道（出于教学目的，两条线并不完全重叠）。Ao，主动脉；LA，左心房；LV，左心室；IVS，室间隔（来源：Fabien Praz，Isaac George.）

房入路。采取胸骨正中切口和标准心脏停搏后，二尖瓣通过左心房切口暴露。在切除了部分二尖瓣前叶和后叶后，瓣口对于行外科生物瓣植入仍然过小，而改为直视下行爱德华 SAPIEN XT 瓣膜的植入。通过 24 mm 球囊扩张测量，二尖瓣瓣膜选择了 26 mm。SAPIEN XT 瓣膜常规的内置于爱德华 Ascendra 经心尖输送系统中。SAPIEN XT 瓣膜先送入左心室，再缓慢回撤至钙化的二尖瓣瓣环，直至完全释放。尽管术中用手无法移动瓣膜装置，但瓣膜装置仍用 4 条缝线进一步固定于瓣环周围的心房组织，以防止瓣膜移位导致左心室流出道梗阻。术中用生理盐水检测是否存在瓣周漏。检测到的瓣周漏用缝线缝合。最终患者术后的二尖瓣平均跨瓣压差为 2 mmHg，合并轻度瓣周漏，并于术后第 8 天出院[6]。

瓣周漏一般与溶血无关，但早期瓣周漏是后期病情恶化和死亡的主要预测因子。因此，尽量减少瓣周漏的策略是合理的。

30.4.2 预防瓣周漏的策略

多种改良方法通过减少瓣周漏以增加手术成功率。在二尖瓣瓣环钙化患者中，瓣周漏通常与不规律的钙化导致瓣膜装置支架不能完全贴合二尖瓣瓣环有关。首先，有一些瓣膜装置通过增加瓣膜装置流入道处的外裙边来改善瓣周漏，如 LOTUS[16] 或者 SAPIEN 3[17-18]。

其次，我们建议瓣膜植入前在瓣膜装置流入道缝上毡条并沿着瓣叶组织添加缝线[19]。经导管瓣膜装置的准备工作包括在瓣膜装置支架底部缝上 0.75 ～ 1.0 cm 的软毡条（图 30.2a），并将上述瓣膜倒置安装于经股动脉的输送系统（NovaFlex ＋ / Commander），或是常规安装于经心尖的输送系统（Ascendra/Certitude）。由于瓣膜接缝平面为最狭窄处，理想情况下植入后瓣膜装置的接缝平面应避免位于左心室流出道，而应朝向假定的三角区。同时，由于瓣环的钙化，手术针线通常难以穿透瓣环组织，因此，垫片缝线应沿着瓣环缝在瓣膜组织而不是瓣环组织上（图 30.2b）。然而，手术过程中应避免对二尖瓣及其附近结构过多的操作或清除，以防止过多钙化碎片脱落导致的全身栓塞。为了优化瓣膜定位和对位，其他改进措施还包括通过去除部分腱索和乳头肌为瓣膜充分扩张而留出足够的心室空间，在瓣环处预埋指引缝线指导瓣膜装置的定位，缓慢的球囊充气，主

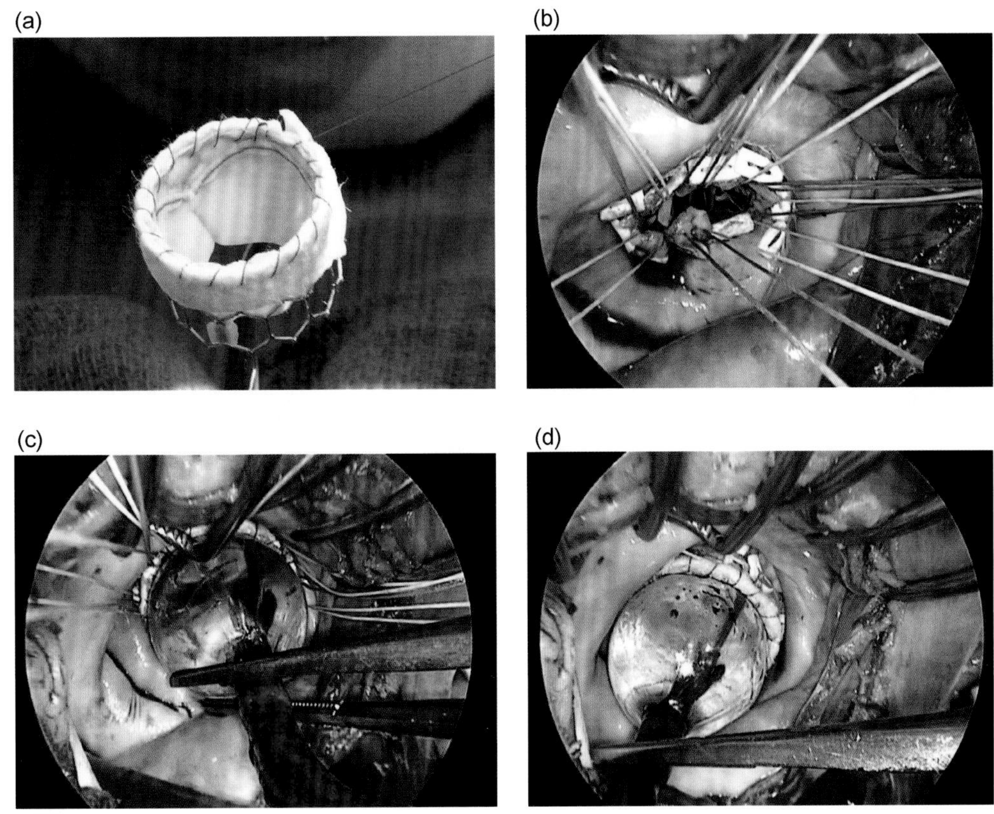

• **图 30.2**　防止瓣周漏的策略。（**a**）将毡条固定于爱德华 SAPIEN 3 瓣膜的流入道。（**b**）在瓣膜植入前，沿着瓣环平面放置多条垫片缝线，以最优化瓣膜对位。（**c**）主刀控制瓣膜定位和释放以确保瓣膜植入在房室交界区的正确位置。（**d**）缝线收紧后行后扩张以优化瓣膜的展开和对位（来源：Fabien Praz，Isaac George.）

刀控制定位以确保瓣膜植入后最佳的房室比例（80% 在心室，20% 在心房）（图 30.2c），以及后扩张（图 30.2d）。但上述步骤的实现应权衡是否会过度延长十字钳夹时间。

此外，最近的 2 篇报道描述了“加长领技术（extended collar technique）”[16，20]。这项技术通过模仿那些专门的经导管二尖瓣置换装置的设计，将一个由聚四氟乙烯或心包补片材料制作的环套缝在瓣膜装置的流入道的瓣架上。然后，将与左心房组织相连的环形缝合线固定在环套的内缘，并在靠近植入瓣膜的位置系紧，以确保瓣膜装置正确地定位于瓣环水平。在瓣架与心房贴合不佳的区域，可以增加额外的心房与瓣架的缝合。这 2 篇报道中的病例均取得了较好的手术效果。

30.5　手术入路

虽然大部分报道的病例采取了胸骨正中切口[17，19]，但也有一些报道的病例采取了胸右前外侧切口[21]。虽然胸右前外侧切口对手术操作有着更高的要求，但可以减少手术创伤。这一点对于合并慢性肺病的患者尤为重要。在另一方面，这类切口不合适需要同时行主动脉瓣置换术、冠状动脉搭桥术或室间隔心肌切除术的患者。当选择此类切口时，体外循环是通过股动静脉置管进行，其血流方向与常规采取胸骨正中切口的体外循环的方向相反。目前这类心脏不停搏术式的报告较少。此外，此类切口术式在术中可通过造影将瓣膜正确地定位于钙化的二尖瓣瓣环上[21]。

30.6　早期结果

有两篇关于应用早期技术的病例系列报道，分别纳入了 4 名[17]和 6 名[21]患者。第一篇病例系列报道了一例患者在手术室即观察到左心室流出道梗阻，但这例患者在瓣膜置换前，未行二尖瓣前叶切除术。在观察到左心室流出道梗阻后，此病例通过经主动脉切除部分二尖瓣后，使左心室流出道压力梯度恢复正常。该病例报道的另一例患者提前完成了室间隔心肌切除术以防止左心室流出道梗阻[17]。第二个病例报道强调了瓣周漏、后续溶血以及可能的瓣膜栓塞风险。此外，入选患者的合并症增加了潜在的手术风险。这些因素导致术后 30 天的死亡率高达 50%。

到目前为止，已发表的最新和最大样本的研究使用了毡条和垫片缝线的改良技术。这项改良技术几乎可以消除瓣周漏和瓣膜栓塞导致的手术失败。根据 MVARC 标准（Mitral Valve Academic Research Consortium criteria），这项改良技术达到了非常高的手术成功率（100%）。在出院时，患者的峰值二尖瓣跨瓣压差从 22±9 mmHg 下降到 9±3 mmHg（$P < 0.001$），平均二尖瓣跨瓣压差从 10±5 mmHg 下降到 4±2 mmHg（$P < 0.001$），同时大部分患者的身体功能得到了改善。然而，患者 30 天死亡率仍然超过 20%。这主要与患者的合并症有关，尤其是肾衰竭，以及仍需手术处理的主动脉瓣或三尖瓣疾病[10]。因此，选择合适的患者并制订综合手术策略（如同时或分阶段行 TAVR 手术），可能会改善这项新技术治疗的患者预后。

30.7 结论

开胸直接经心房入路的二尖瓣置换术适用于大部分因解剖结构不适合行经心尖或经房间隔入路的二尖瓣瓣环钙化患者。这种术式的其中一个主要优势是可以完整切除二尖瓣前叶，从而几乎消除左心室流出道梗阻的风险。而使用改良的术式（如缝合毡条），可以最大程度降低导致围手术期死亡的瓣周漏和瓣膜栓塞的发生率。然而，鉴于手术时机、合并症以及二尖瓣和左心室流出道解剖结构等因素，如何挑选最适合患者这个问题仍需进一步的研究。

参考文献

1 Carrel, T.P. and Weber, A. (2016). Selective, segmental decalcification: a safe alternative to extensive debridement of a severely calcified annulus during repair of mitral regurgitation. *Interact. Cardiovasc. Thorac. Surg.* 23 (4): 665–667.

2 Carpentier, A.F., Pellerin, M., Fuzellier, J.F., and Relland, J.Y. (1996). Extensive calcification of the mitral valve anulus: pathology and surgical management. *J. Thorac. Cardiovasc. Surg.* 111 (4): 718–729; discussion 29–30.

3 Feindel, C.M., Tufail, Z., David, T.E. et al. (2003). Mitral valve surgery in patients with extensive calcification of the mitral annulus. *J. Thorac. Cardiovasc. Surg.* 126 (3): 777–782.

4 Wehman, B., Dawood, M., Ghoreishi, M. et al. (2015). Surgical management of caseous calcification of the mitral annulus. *Ann. Thorac. Surg.* 99 (6): 2231–2233.

5 Fong, L.S., McLaughlin, A.J., Okiwelu, N.L. et al. (2017). Surgical management of caseous calcification of the mitral annulus. *Ann. Thorac. Surg.* 104 (3): e291–e293.

6 Carrel, T.W.P., Reineke, S., Simon, R. et al. (2012). Worldwide first surgical implantation of a transcatheter valved stent in mitral position. *Cardiovasc. Med.* 15 (6): 202–205.

7 Babaliaros, V.C., Greenbaum, A.B., Khan, J.M. et al. (2017). Intentional percutaneous laceration of the anterior mitral leaflet to prevent outflow obstruction during transcatheter mitral valve replacement: first-in-human experience. *JACC Cardiovasc. Interv.* 10 (8): 798–809.

8 Sayah, N., Urena, M., Brochet, E., and Himbert, D. (2017). Alcohol septal ablation preceding transcatheter valve implantation to prevent left ventricular outflow tract obstruction. *EuroIntervention* 13 (17): 2012–2013.

9 Guerrero, M., Wang, D.D., Himbert, D. et al. (2017). Short-term results of alcohol septal ablation as a bail-out strategy to treat severe left ventricular outflow tract obstruction after transcatheter mitral valve replacement in patients with severe mitral annular calcification. *Catheter. Cardiovasc. Interv.* 90 (7): 1220–1226.

10 Praz, F., Khalique, O.K., Lee, R. et al. (2018). Transatrial implantation of a transcatheter heart valve for severe mitral annular calcification. *J. Thorac. Cardiovasc. Surg.* 156 (1): 132–142.

11 Nishimura, R.A., Otto, C.M., Bonow, R.O. et al. (2014). AHA/ACC guideline for the management of patients with valvular heart disease: a report of the American College of Cardiology/American Heart Association task force on practice guidelines. *J. Thorac. Cardiovasc. Surg.* 148 (1): e1–e132.

12 Baumgartner, H., Hung, J., Bermejo, J. et al. (2009). Echocardiographic assessment of valve stenosis: EAE/ASE recommendations for clinical practice. *J. Am. Soc. Echocardiogr.* 22 (1): 1–23; quiz 101–2.

13 Vahanian, A., Alfieri, O., Andreotti, F. et al. (2012). Guidelines on the management of valvular heart disease (version 2012): the joint task force on the management of valvular heart disease of the European Society of Cardiology (ESC) and the European Association for Cardio-Thoracic Surgery (EACTS). *Eur. J. Cardiothorac. Surg.* 42 (4): S1–S44.

14 Blanke, P., Dvir, D., Cheung, A. et al. (2014). A simplified D-shaped model of the mitral annulus to facilitate CT-based sizing before transcatheter mitral valve implantation. *J. Cardiovasc. Comput. Tomogr.* 8 (6): 459–467.

15 Wang, D.D., Eng, M.H., Greenbaum, A.B. et al. (2017). Validating a prediction modeling tool for left ventricular outflow tract (LVOT) obstruction after transcatheter mitral valve replacement (TMVR). *Catheter. Cardiovasc. Interv.* 92 (2): 379–387.

16 Ghosh-Dastidar, M. and Bapat, V. (2017). Transcatheter valve implantation in mitral annular calcification during open surgery: extended collar technique. *Ann. Thorac. Surg.* 104 (3): e303–e305.

17 Langhammer, B., Huber, C., Windecker, S., and Carrel, T. (2017). Surgical antegrade transcatheter mitral valve implantation for symptomatic mitral valve disease and heavily calcified annulus. *Eur. J. Cardiothorac. Surg.* 51 (2): 382–384.

18 El Sabbagh, A., Eleid, M.F., Foley, T.A. et al. (2017). Direct transatrial implantation of balloon-expandable valve for mitral stenosis with severe annular calcifications: early experience and lessons learned. *Eur. J. Cardiothorac. Surg.* 53 (1): 162–169.

19 Lee, R., Fukuhara, S., George, I., and Borger, M.A. (2016). Mitral valve replacement with a transcatheter valve in the setting of severe mitral annular calcification. *J. Thorac. Cardiovasc. Surg.* 151 (3): e47–e49.

20 Astarci, P., Glineur, D., De Kerchove, L., and El Khoury, G. (2013). Transcatheter valve used in a bailout technique during complicated open mitral valve surgery. *Interact. Cardiovasc. Thorac. Surg.* 17 (4): 745–747.

21 El Sabbagh, A., Eleid, M.F., Foley, T.A. et al. (2018). Direct transatrial implantation of balloon-expandable valve for mitral stenosis with severe annular calcifications: early experience and lessons learned. *Eur. J. Cardiothorac. Surg.* 53 (1): 162–169.

第 31 章

经导管介入封堵二尖瓣瓣周漏

Tilak K. R. Pasala，Vladimir Jelnin，Carlos E. Ruiz
戴晗怡　朱齐丰　译　刘先宝　审校

31.1　引言

经导管介入封堵术是公认的瓣周漏（perivalvular leakage，PVL）安全有效的一线治疗方法。日新月异的医疗技术、不断累积的手术经验以及先进的成像技术都在为经导管介入治疗助力，甚至有超越外科手术之势[1]。值得一提的是，因 PVL 而再次行二尖瓣外科手术会显著增加患病率和死亡率[2]。另一方面，目前经导管介入封堵术存在一定的局限性，主要包括缺乏文献支持、术者的意愿、经验的缺乏以及无专用的器械。

31.2　患病率和临床表现

二尖瓣 PVL 的真实患病率目前尚不清楚。实际上，PVL 因研究间的异质性往往被严重低估，主要的原因包括包括成像的方式、术后瓣膜评估的时间以及量化标准等方面的差异。考虑到以上局限性，外科二尖瓣术后 PVL 的总体患病率仍有 7% ～ 17%，高于主动脉瓣术后 PVL 的患病率（5% ～ 18%）[3-5]。经导管二尖瓣置换术（TMVR，transcatheter mitral valve replacement）治疗自体二尖瓣疾病的数据非常有限，但早期结果显示中度及以上 PVL 的发生率较低（1.3%）[6]。然而，在重度二尖瓣瓣环钙化（mitral annulus calcification，MAC）行 TMVR 的患者（n = 115）中，PVL ≥ 3 级的发生率高达 5%[7]。PVL 在瓣膜前外侧和后内侧的位置比较常见。其中，3/4 的患者术后 PVL 发生在瓣膜置换术后的第 1 年。晚期 PVL 的发生可能与亚急性细菌性心内膜炎（subacute bacterial endocarditis，SBE）相关的缝线撕脱和（或）环状钙化的清除有关[8]。PVL 的其他危险因素包括瓣环钙化、心内膜炎、炎症反应、瓣膜组织脆性增加、类固醇激素的使用、多次瓣膜置换、连续缝合线以及机械瓣（机械瓣 PVL 发生率高于生物瓣）。

PVL 本身大多没有症状，患者的主诉主要是由于继发于 PVL 的心力衰竭和（或）机械性溶血，感染性心内膜炎相关主诉较少见[8]。剪切力引起的溶血性贫血可导致严重的并发症，包括贫血相关症状、频繁输血、铁超载、肾功能不全和生活质量差。

31.3　二尖瓣 PVL 评估

二尖瓣 PVL 的全面评估应包括早期识别、严重程度分级、分析解剖学结构、评估对生理和临床预后的影响。美国心脏病学会 / 美国心脏协会（American College of Cardiology/American Heart Association，ACC/AHA）心脏瓣膜病指南和瓣周漏学术研究协会（Paravalvular Leak Academic Research Consortium，PVLARC）建议，在二尖瓣手术后 1 ～ 6 个月内进行超声心动图评估以早期识别 PVL 并评估手术后的基线效果[9-10]。全面收集临床病史和体格检查非常重要，包括既往手术、瓣膜类型 / 尺寸、心内膜炎病史、纽约心脏协会（New York Heart Association，NYHA）心功能分级、胸外科医师协会评分、虚弱评估、输血需求等详细信息。症状性 PVL 则需更详尽地评估。实验室检测应包括溶血、B 型利尿钠肽（B-type natriuretic protein，BNP）和 N 末端前脑钠肽（N-terminal pro-B-type natriuretic peptide，NT-proBNP）的检测。此外，高分子量 von Willebrand 因子（vW 因子）等生物标志物有望成为二尖瓣置换术后 PVL 的预测和预后指标[11]。

31.3.1　严重度分级

超声心动图是评估 PVL 严重程度的首选检查。虽然经食管超声心动图（transesophageal echocardiography，TEE）优于经胸超声心动图（transthoracic echocardiography，TTE），但它需要清醒镇静/全身麻醉，会给患者造成一定的不适。各种定性/半定性和定量多普勒参数也可用于评估PVL严重程度。此外，人工瓣膜的结构和功能、左心房和左心室的大小和功能以及肺动脉压力是严重度分级的重要参数。用于对反流进行分级的参数和原理也可用于PVL的评估。PVLARC建议采用五级的分级体系来评估瓣周漏的严重程度，就像传统的三级分级体系（轻度、中度、重度）一样，使超声心动图参数与临床常用的术语保持一致，并有助于术者和超声心动图医师之间的沟通[10]。评估二尖瓣PVL的超声心动图标准详见表31.1。

31.3.2 二尖瓣PVL的复杂性

如图31.1中所示，二尖瓣PVL相关的解剖学因素非常复杂。PVL可能大小各异，但多个PVL通常发生于钙化部位，这些PVL被缝线中断。PVL漏口形态可以是成角的、新月形的、波形的，在既往有心内膜炎史的患者中，PVL是左心房和左心室连接处复杂动脉瘤/假性动脉瘤（pseudoaneurysm，PA）的一部分（图31.1d）。金属瓣膜可能会阻碍导管的输送，因此导管的一侧为刚性的（图31.1f）。此外，先前放置的封堵器会改变PVL解剖结构，重新封堵之前可能需重新成像或取出封堵器。

PVL的血流动力学评估应包括评估左心房的顺应性。即使是少量的反流也能显著增加左房压力，尤其当左房顺应性下降时。PVL可引起右心压力升高，可通过右心导管进行有创评估。尽管能通过有创评估直接测量左心房压力或左心房与左心室压差，但实际工作中应用较少。

31.3.3 辅助成像

心脏计算机断层扫描（computed tomography angiography，CTA）和心脏磁共振（cardiac magnetic resonance，CMR）成像能弥补了超声心动图评估PVL的局限性。CTA比超声具有更高的空间分辨率，可以检测钙化、瓣膜功能、撕裂、假性动脉瘤形成、PVL漏口形态等（图31.1）[12]。更重要的是，它对于评估PVL的位置、定位术中穿过漏口的最佳透视角度及制订手术策略等都是非常重要的。因此，建议所有拟行PVL封堵术的患者都要行术前CTA检查。局限性主要是需要造影剂和电离辐射的风险。CMR可用于评估人工瓣膜功能和血流动力学，通过相位对比法测量和稳态自由进动序列可区分组织中的血液，从而量化评估反流体积和反流分数[12-14]。对于既往有感染性心内膜炎病史或疑似感染性心内膜炎的患者，需排除活动性感染，在感染部位植入封

表31.1 人工二尖瓣PVL的超声诊断标准

	轻度	重度
主要标准		
缝合环的活动	正常	往往异常
反流特征	反流较窄，偶见多发，近端反流无汇聚	反流较宽，多发，可见近端反流汇聚
周长范围（%）	＜10	≥30
次要标准		
左心室大小	正常	中度/重度扩大
缩流颈宽度（mm）（彩色多普勒）	≤4	≥6
频谱多普勒	不完整/微弱的	密集的
压差减半时间（ms）	＞500	＜200
舒张期血流逆转	无/很少	全舒张期血流逆转（舒张末期流速＞20～30 cm/s）
定量标准		
反流容积（ml/搏）	＜30	≥60
反流分数（%）	＜30	≥50
有效反流口面积	＜0.1	≥0.3

来源：Ruiz et al.[10]

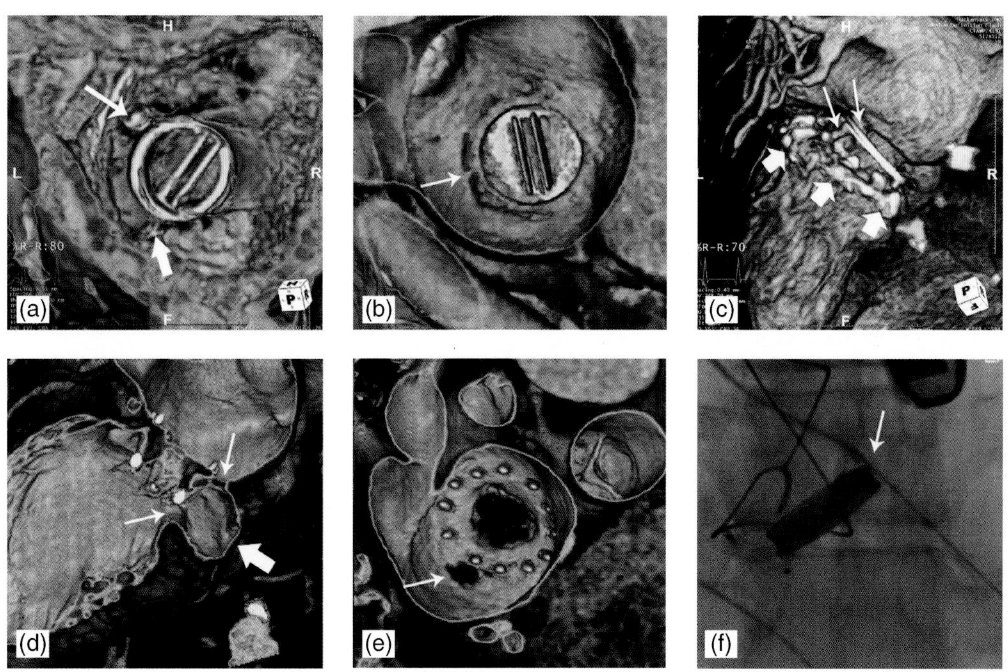

• **图 31.1**　二尖瓣 PVL 的复杂性。图（**a**）显示了钙化二尖瓣瓣环中机械瓣周围的多个 PVL。可见先前植入的 AMPLATZER Vascular Plug Ⅱ（AVP Ⅱ）封堵器及其周围的残余漏（小箭头）。钙化环处可见多个 PVL（大箭头）。（**b**）缝合线将一个新月形 PVL 分为两个 PVL（小箭头）。（**c**）瓣膜成形环（两个小箭头）和广泛的二尖瓣瓣环钙化（大箭头）周围复杂的 PVL。（**d**）左心室假性动脉瘤（大箭头）有两个连接颈（小箭头），一个连接左心室，另一个连接左心房并形成一个较大的 PVL。（**e**）从左房侧观察可见较大的 PVL。（**f**）尽管导丝能成功穿过漏口，但 PVL 反流束太靠近金属环会阻碍输送鞘的推入（箭头）（来源：Tilak K. R. Pasala，Vladimir Jelnin，Carlos E. Ruiz.）

堵器是不推荐的。除了血培养，白细胞单光子发射断层扫描-计算机断层扫描（white blood cell single-photon emission CT，WBC SPECT/CT）和 18F-氟代脱氧葡萄糖正电子发射断层扫描-计算机断层扫描（^{18}F-fluorodeoxyglucose positron emission tomography/CT，F-FDG PET/CT）可用于排除人工瓣膜感染[15]。但对于近期接受瓣膜置换的患者应谨慎评估，因为手术区域的红肿组织常表现为高代谢活性，可能较难与活动性感染区分。我们建议在 6 ～ 8 周内对上述患者进行复查，其中代谢活性相对较低的部位提示该部位的炎症反应已转变为活动性感染。

31.4　干预时机

根据最新的 ACC/AHA 指南，瓣膜植入术后 PVL 合并顽固性溶血或 NYHA 心功能分级Ⅲ/Ⅳ级的患者，若为外科手术高危且解剖结构适合经导管介入治疗，推荐在有经验的中心行经导管瓣周漏封堵术（Ⅱa）[9]。然而，对于中度有症状的 PVL、重度无症状的 PVL 和无溶血的 PVL 患者的具体介入时间尚不清楚。这些患者预后较差，也许能从早期干预中获益。引起显著血液动力学紊乱伴有症状的 PVL（表 31.1），除非存在禁忌证，否则行 PVL 封堵术也是合理的[16]。存在活动性感染、人工二尖瓣脱垂或大面积断裂（＞ 1/4）或心脏内血栓的情况下，应避免行经导管介入封堵术。实际上，经导管介入治疗的并发症发生率比再次外科手术低。因此，除了经导管介入禁忌或失败的情况，都应首选经导管介入治疗。

31.5　术前计划

二尖瓣 PVL 封堵术的术前规划主要包括 TEE 和 CTA 的多模态成像。除此之外，介入心脏病学专家、心脏外科医生、超声心动图医师和 CT 影像专家构成的多学科团队能够提高手术的安全性和成功率。

31.5.1　定位

二尖瓣 PVL 的定位是一个棘手的问题。因此，需要通用的命名方法用来描述具体的 PVL 位置。通过 3D TEE 或 CTA 重建二尖瓣图像，类似于心脏外科医生从上往下俯视左心房的“钟面法”用于具体定位（图 31.2a，b）。12 点代表于二尖瓣-主动脉瓣连接的中心，其余的数字以顺时针的方式表示。如图31.2a 所示，PVL 位于 6 点和 7 点之间。一些术者用解剖结构来描述 PVL 位置，如前后外内。这种命名法的优点之一是，在左前斜足位的 X 线透视下，二尖瓣方向与解剖位置是一致的，与 3D TEE 的钟面法的视野左右相反[17]。融合成像（下文详述）可以弥补一些不足。建议操作人员熟悉以上方法以利于团队成员的沟通。

31.5.2 虚拟成像

二尖瓣 PVL 的虚拟成像可通过特定的后期处理软件实现（图 31.2d，HeartNavigator，Philips Healthcare，Best，The Netherlands）。首先，需采集高质量的心电门控多排螺旋 CT 图像。然后利用后期处理软件手动调整自动分割构建的三维模型（图 31.2d,e）。可以在三维模型上进行虚拟成像，模拟各种器械的植入，有助于预测器械的尺寸 / 数目以及与相邻结构的接合情况。此外，可以通过与 X 线透视融合，建立从皮肤穿刺部位到 PVL 位置的经心尖入路的圆柱形安全路径，以避免损伤肺和左前降支（图 31.2e 和 31.3c）。

31.6 瓣周漏治疗器械

表 31.2 所示为治疗二尖瓣 PVL 的各种封堵器的特征。Amplatzer 系列的封堵器是目前主流的瓣周漏治疗器械。我们最常使用的 AMPLATZER 血管封堵器Ⅱ（St. Jude Medical，St. Paul，MN）具有能够与 PVL 契合的大网盘。我们建议使用多个较小的封堵器，而不是单个较大的封堵器，否则会增加瓣膜瓣叶阻塞、PVL 增加、残余漏较多等风险。使用多个小型的封堵器可能更适合常见的瓣周漏漏口形态并能降低瓣膜阻塞的风险。Occlutech PLD（Paravalvular Leak Device，Occlutech GmbH.，Jena，Germany）是专为 PVL 设计的，具有长方形或正方形两种形态设计，其双圆盘之间的腰部为宽的椭圆形或窄的圆柱形。尽管椭圆形 AVP Ⅲ和 Occlutech 瓣周漏封堵器很可能与新月形 PVL 契合良好，但在美国尚未获得认证。这些器械的初步研究结果提示前景良好[18-20]。

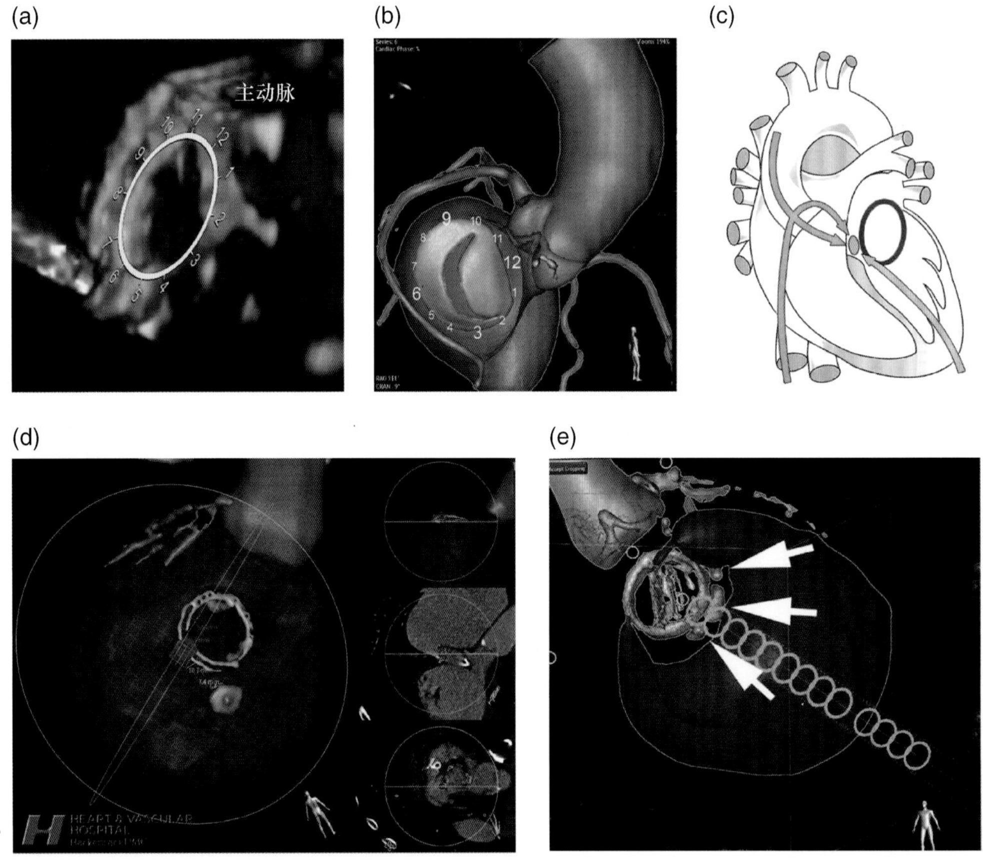

• **图 31.2** 二尖瓣 PVL 封堵术的术前规划。(**a**) 和 (**b**) 3D TEE 和 CTA 重建图像上以“钟面法”表示 PVL 位置。(**a**) 3D TEE 展示了位于 6 点和 7 点之间的 PVL。(**c**) 二尖瓣 PVL 封堵术的不同入路。(**d**) 使用 CTA 成像对心脏进行三维重建，使得 PVL 位置可视化并植入“虚拟”器械。(**e**) 从心尖到多个 PVL 位置的圆柱形安全路径（来源：Tilak K. R. Pasala，Vladimir Jelnin，Carlos E. Ruiz.）

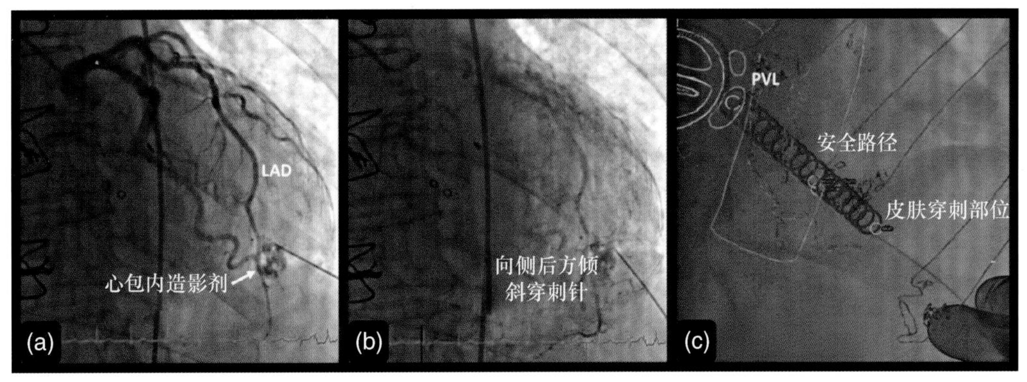

• **图 31.3**　X 线透视指导经心尖途径的手术过程。(**a**) 在超声引导下插入带有造影剂注射器的微穿刺针。心包部位可见造影显影，同时进行左前降支（LAD）造影。(**b**) 穿刺针向侧后方倾斜以避开 LAD，并指向瓣周漏（PVL）。(**c**) CTA- 透视融合成像。从皮肤穿刺部位到 PVL 的圆柱形安全路径与透视相融合。穿刺针在安全路径内向前推进以免损伤 LAD 及肺，可以改变投照角度以确认针头行进于安全路径内（来源：Tilak K. R. Pasala，Vladimir Jelnin，Carlos E. Ruiz.）

表 31.2　**用于 PVL 封堵的器械**

产品名称	制造商	材料	输送系统	认证	构造
AMPLATZER 血管封堵器	St. Jude Medical	镍钛合金	4 ～ 6 Fr	美国食品药品监督管理局（FDA）(2005)	
AMPLATZER 血管封堵器 Ⅱ	St. Jude Medical	镍钛合金	5 ～ 9 Fr	美国 FDA 和欧盟 CE 认证（2007）	
AMPLATZER 血管封堵器 Ⅲ	St. Jude Medical	镍钛合金	6 ～ 9 Fr	欧盟 CE 认证（2008）	
AMPLATZER 血管封堵器 Ⅳ	St. Jude Medical	镍钛合金	5 Fr	美国 FDA（2012）	
AMPLATZER 动脉导管封堵器	St. Jude Medical	镍钛合金，聚酯纤维织物	5 ～ 7 Fr	美国 FDA（2003）	
AMPLATZER 房间隔封堵器	St. Jude Medical	镍钛合金，聚酯纤维织物	6 ～ 12 Fr	美国 FDA（2001）	
AMPLATZER 室间隔肌部封堵器	St. Jude Medical	镍钛合金，聚酯纤维织物	5 ～ 6 Fr	美国三类医疗器械 FDA 认证（PMA）（2007）	
瓣周漏封堵器	Occlutech Holding, Switzerland	氧化钛涂层的镍钛合金，PET 阻流膜	6 ～ 10 Fr	欧盟 CE 认证（2014）	

31.6.1 经导管介入手术

在手术过程中，术者应注意一些重要的注意事项。由于长期使用 TEE 指导，推荐全身麻醉。介入医生、心超医生以及其他导管室工作人员之间的沟通应当精简。建议购买导管室耳机以便更好地沟通。应严格执行辐射安全原则，减少患者和术者的辐射暴露。降低透视帧率（至 7.5 帧 / 秒）可减少长时间手术或双平面透视中的辐射。应在手中监测抗凝效果。

31.6.2 手术指导

熟悉并整合术中各种成像技术是很重要的，其中透视和三维 TEE 是主要成像模式。手术过程中的导管和导线可以在“3D 缩放模式”中实现可视化，该模式能放大术者所关注的手术区域，但时间分辨率较低。也可应用心腔内超声心动图，其优点是能够在患者清醒镇静的状态下指导瓣周漏封堵手术[23]。融合成像技术（图 31.3、31.4 和 31.7）对指导手术具有极大优势，可显著缩短手术时长并改善患者的预后[24-25]（框 31.1）。

31.6.3 入路

入路的选择取决于 PVL 的位置、解剖学结构及术者经验。仅有初步经验的术者和心脏中心应在熟悉经房间隔路径之后再尝试其他的备选入路。大多数二尖瓣 PVL 封堵可以通过房间隔途径，而在有经验的中心也可安全地施行经心尖途径 PVL 封堵术，经心尖途径的适用范围包括：位于内侧的 PVL，既往房间隔修复史，房间隔存在器械及需要通过经心尖途径建立支撑轨道（图 31.3）[24, 26]。在 CTA-造影融合成像（图 31.5a）的指导下，可以最大限度地减少经心尖途径相关的并发症[24]。经心尖途径 PVL 封堵术可在瓣周漏口内植入 SURGIFLO（Ethicon，Inc.，Somerville，NJ）后植入 AVP Ⅱ 血管封堵器（8 mm 血管封堵器选择 6 Fr 的鞘）[24, 27]。逆行主动脉入路也是一种选择。在 TEE 辅助下直接经心房入路，在右侧胸廓做小切口来进行二尖瓣 PVL 封堵，但该方法较少应用[28]。

31.6.4 手术技术

31.6.4.1 穿过 PVL

导管的选择取决于手术入路。推荐使用长度为 0.035 英寸（约 0.089 cm）的亲水性交换导丝（GLIDEWIRE，Terumo Medical Corp.，Somerset，NJ）。根据 PVL 的大小、形态和位置，选择导丝的材

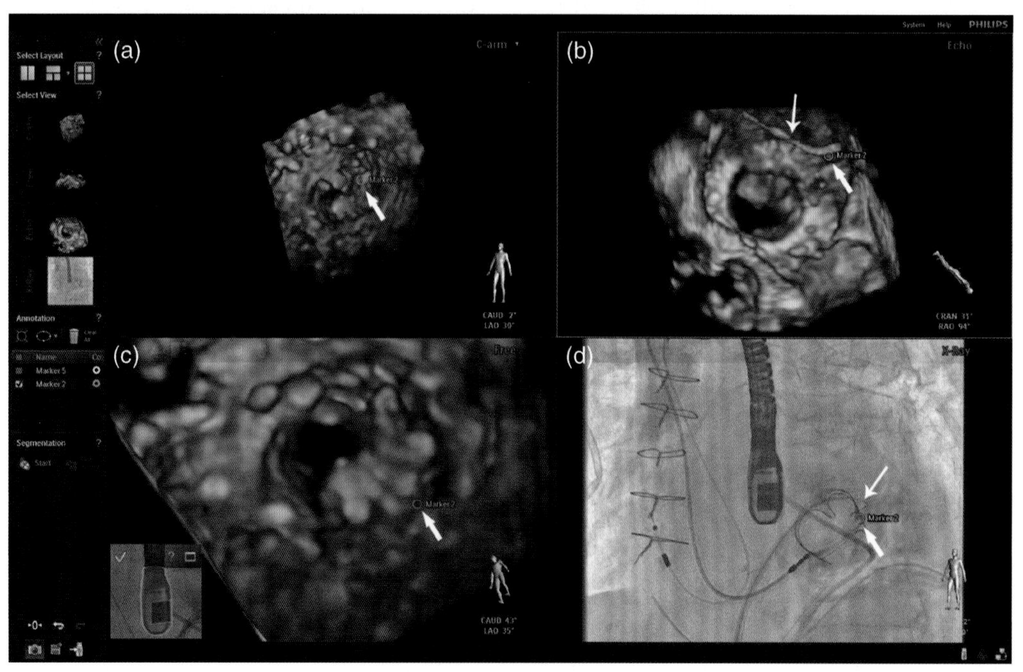

• **图 31.4** 超声-透视融合成像软件（EchoNavigator，Philips Healthcare，Best，The Netherlands）指导二尖瓣 PVL 经房间隔途径的手术过程。（**a**）TEE 检查探头所在部位的三维视图。在 PVL 处做一个标记（箭头）。（**b**）标准三维缩放视图显示成角的超滑导丝（细箭头）向标记的 PVL（粗箭头）推进。（**c**）通过各种方式（如切割平面、360° 旋转等）调整三维图像。TEE 探头呈绿色提示图像融合成功。（**d**）透视图像显示 TEE 与透视实时融合。3D TEE 上 PVL 位置的标记会自动与透视图像同步。成角的超滑导丝带有可伸缩的同轴系统，正向前穿过 PVL（来源：Tilak K. R. Pasala，Vladimir Jelnin，Carlos E. Ruiz.）

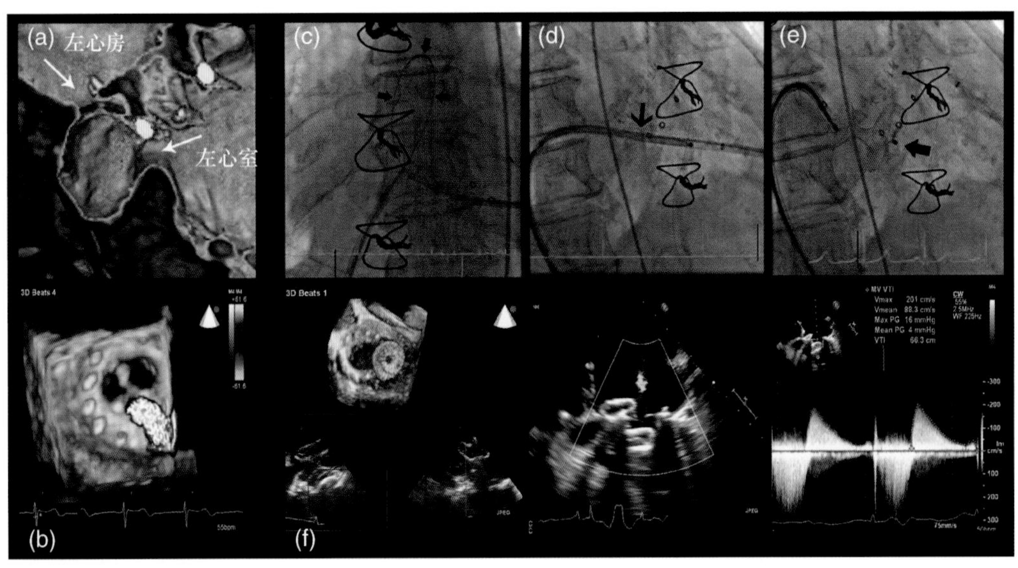

• **图 31.5**　经房间隔-经心尖途径用于封堵较大二尖瓣 PVL 的动静脉环路。该图显示了动静脉环路用于封堵伴有假性动脉瘤（PA）的较大二尖瓣 PVL。（**a**）伴有左心房-左心室 PA 的复杂 PVL（箭头）。（**b**）3D TEE 显示的来自左心房的反流束。（**c**）超滑导丝（黑色箭头）经心尖途径穿过 PVL，由经房间隔送入的圈套器捕捉建立动静脉导丝环路。（**d**）9 Fr 的输送鞘带有一个拉伸的 20 mm AMPLATZER 房间隔封堵器（atrial septal occluder，ASO）装置（黑色箭头）。（**e**）ASO 的左侧盘（黑色箭头）位于 PA 颈部左心室侧，右侧盘位于 PA 颈部左心房侧，用于封堵 PVL。（**f**）TEE 显示器械成功释放后只有微量二尖瓣 PVL，无明显二尖瓣狭窄（来源：Tilak K. R. Pasala，Vladimir Jelnin，Carlos E. Ruiz.）

质及成角。在经房间隔顺行途径中，可在 8 Fr Mullins 鞘内同轴输送 5 Fr Judkins Right（JR）导管和成角超滑导丝，用于穿过 PVL。可调弯导管，如 Agilis 可调弯导引鞘管（St. Jude Medical，Maple Grove，Minnesota）虽然会增加手术成本，但能保证很好的同轴性和引导效果。虽然在 X 线透视和 TEE 引导下也可穿过 PVL，但使用融合成像技术有助于在 PVL 的三维空间定位并缩短手术时间（图 31.4）。对于偏向内侧的 PVL，可以使用 Judkins Left（JL）导管。逆行经心尖途径与反流束的方向一致（图 31.7），因此更适合内侧和后部 PVL。

将 0.018 英寸（约 0.046 cm）成角的不锈钢芯指引导丝，如 Cope Mandril Wire（Cook Medical，Bloomington，IN）通过微穿刺针推入体内，如果不成功，则通过猪尾巴导管（Berenstein，AngioDynamics，Latham，NY）推入。该方法的优点在于可将 6 Fr 亲水鞘管（GLIDESHEATH™ Introducer Sheath，Terumo Medical Corporation，Somerset，NJ）直接沿着导丝进入左心房，从而节省了一个手术步骤。通过逆行经心尖途径可以封堵偏外侧的 PVL。在左心室侧弯曲的导管（如 AL1 或 Simmons 导管）用于支撑。

31.6.4.2　导管和器械输送

在可伸缩的同轴系统中，通常使用较小的 4 Fr 或 5 Fr 导管穿过 PVL，再将 Mullins 鞘管输送到左心室。通常钙化和波形 PVL 会使导管较难向前输送。可以通过以下操作来解决该问题：①将导管拉直对准 PVL 漏口；②使用加硬导丝（如 Amplatz Extra Stiff 导丝或 Amplatz Super Stiff 导丝，Cook Medical，Bloomington，IN）；③使用扭转、推送和抗扭曲性能更好的编织鞘管，如 Flexor® Shuttle® 指引导管（Cook Medical，Bloomington，IN）或 AMPLATZER TorqVue™ 45° 及 180° 可调弯输送系统（St. Jude Medical，St. Paul，MN）；④获取更多的导丝支撑力；⑤使用 6 ～ 8 mm 的外周球囊轻轻扩开 PVL 漏口。

在导管推进过程中获得导丝强有力的支撑非常重要，可以通过以下方式实现：①将超滑导丝在左心室内塑形弯曲（图 31.6a）；②增加输送距离（本例中输送至降主动脉），在 PVL 处为导丝提供支撑力（用于导管推进），还可防止导丝意外拔出；③可以用圈套器在升主动脉（顺行途径）或左心房（逆行途径）捕捉超滑导丝来建立经 PVL 的动静脉导丝环路（图 31.5）。经 JR4 指引导管中送入 18 ～ 30 mm En Snare®（Merit Medical，UT）圈套器或鹅颈圈套器。动静脉导丝环路能为导管推进和器械输送提供强有力的支撑。但是如果动静脉导丝的张力过大，会损伤相邻的结构，如二尖瓣瓣叶、腱索、主动脉瓣等，因此操作需要小心谨慎。

31.6.4.3 器械释放

一旦鞘管进入左心室，则需要根据PVL的尺寸和形状选择器械（单个或者多个）。对于新月形PVL，我们更倾向于植入多个封堵器（图31.6）。导管难以通过PVL可能不仅是由于漏口较小，还可能是由于存在钙化、缝合线和金属人工瓣膜。如果PVL漏口较大，建议植入多个较小尺寸的封堵器（如两个8 mm AVP Ⅱ封堵器），而不是单个较大尺寸的器械（≥ 10 mm AVP Ⅱ封堵器）。其原因如下：①两个8 mm AVP Ⅱ血管封堵器仅需单个6 Fr输送系统（图31.6b）；② PVL通常为新月形，两个较小尺寸的封堵器可能更贴合PVL漏口；③较大尺寸的封堵器可能会影响人工瓣膜瓣叶功能；④较大尺寸的封堵器对邻近组织和缝线有较大径向力，会使PVL增加。

AVP Ⅱ封堵器的主体应定位在漏口最窄处。封堵器的主体会在PVL漏口受压，可以在X线透视和TEE指导下明确（图31.6d,e）。在应用于小动脉瘤样漏道或短漏道时，装置可能会完全展开，此时应考虑换用更大的封堵器或者植入多个封堵器。最重要的是，应特别注意避免人工瓣膜功能障碍。对于双瓣叶的机械瓣，X线透视是很好的筛选工具（图31.6d,e），而术后多层螺旋CTA具有较高敏感性。TEE主要用于评估生物瓣膜功能[29-30]。

先前已描述了用于释放多个器械的各种技术。在不影响跨PVL导丝的操控性的情况下，可使用两个输送鞘同时释放或使用锚线技术顺序释放多个器械[17, 31]。然而，前者需要更大、更多的输送鞘，后者不适用于有间断缝合线的情况。我们更倾向于在6 Fr输送鞘中同时释放最多2个8 mm AVP Ⅱ封

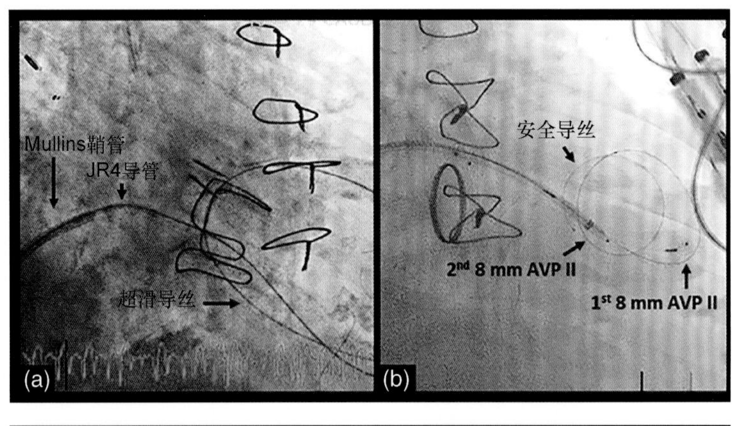

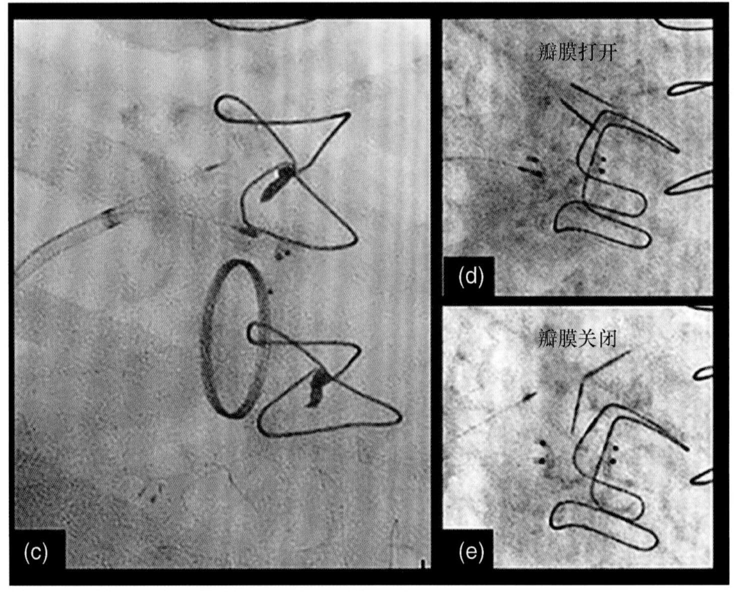

• **图31.6** 同时释放多个封堵器。(**a**) 8 Fr Mullins鞘管、5 Fr JR4诊断导管和0.035英寸超滑导丝组成的伸缩式同轴导管系统。超滑导丝在左心室内被圈套器捕捉，能够为推进输送鞘管提供额外支撑。(**b**) 同时释放两个8 mm的AVP Ⅱ封堵器。第一个器械外置在左心室中，然后经6 Fr输送鞘输送另一个器械。在器械外置于左心室内之前或之后，0.025英寸安全导丝也可在同一输送鞘内输送。(**c**) 在X线透视及TEE指导下确认封堵位置满意后撤出导丝，再释放封堵器。(**d**) 和 (**e**) 显示封堵器没有影响机械瓣膜的功能。同时，AVP Ⅱ装置的体部被压缩在PVL通道内（来源：Tilak K. R. Pasala，Vladimir Jelnin，Carlos E. Ruiz.）

堵器（图 31.6b）。这可以通过以下方法实现：经相同的 6 Fr 输送鞘，将 0.025 英寸（约 0.064 cm）的 TORAYGUIDE™ 导丝（Toray Industries，New York，NY）作为安全导丝，将器械逐个输送至左心室。如果需要植入更多封堵器且无法经 6 Fr 输送鞘送入，可以通过 4 Fr NAVICROSS® 支持导管（Terumo Medical Corporation，Somerset，NJ）释放最大达 8 mm 的 AVP Ⅳ封堵器。上述技术可以用于散在分布或被缝线中断的多个 PVL，然而，我们建议使用成功率较高的 Hopscotch 技术（图 31.7）[32]。

释放 PVL 封堵器时安全导丝的重要性毋庸置疑。拉动输送鞘或器械时可能会使封堵器移位而需要重复操作。安全导丝能使器械重新置入而无须重新穿 PVL。此外，在安全导丝就位的情况下，器械释放后即刻检查人工瓣膜功能（图 31.6d，e）。如果效果不满意，可以取出器械，并可以沿着安全导丝重新推入输送鞘。

31.6.4.4 Hopscotch 技术

Hopscotch 技术可用于封堵多个 PVL（图 31.7）[32]。在安全导丝就位的情况下，第一枚封堵器从 PVL 漏口的一端穿过，以标准方式置于 PVL 漏口先不释放。回撤鞘管，使超滑导丝和（或）成角导管穿过相邻的 PVL 漏口并在 TEE 上确认。然后释放第一枚封堵器，并撤回安全导丝。然后输送鞘管自动“跳跃”到相邻的 PVL 并推入后重复上述步骤，分别释放其他器械。

31.7 手术并发症

二尖瓣 PVL 封堵术后可能会因为残余漏需要再次手术。总体上，并发症的发生率较低，因合并症和入路不同而略有差异（表 31.3）[33-35]。

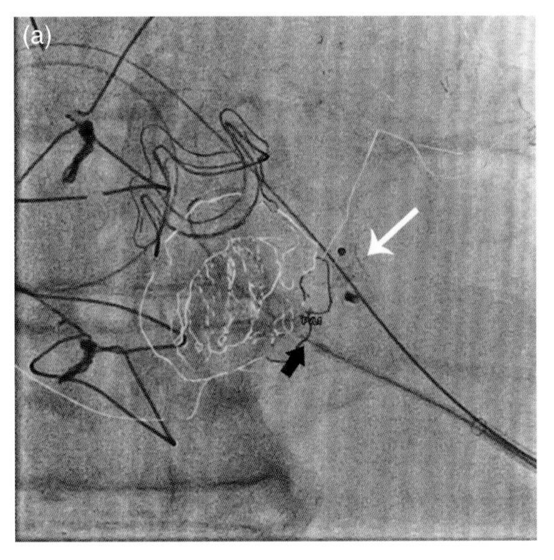

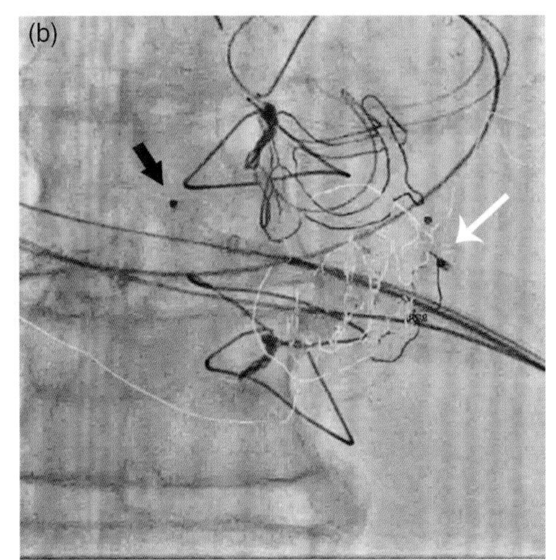

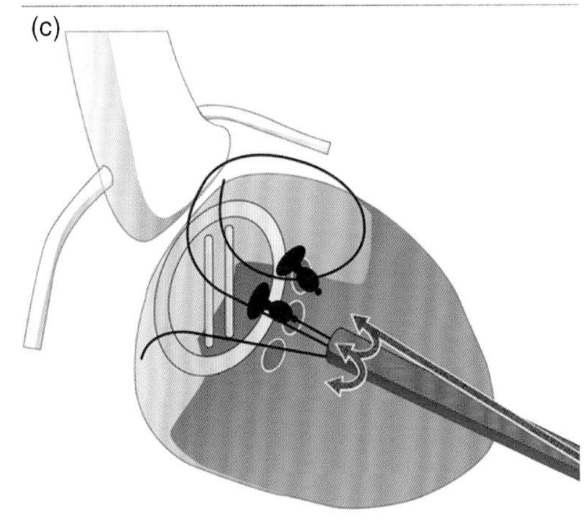

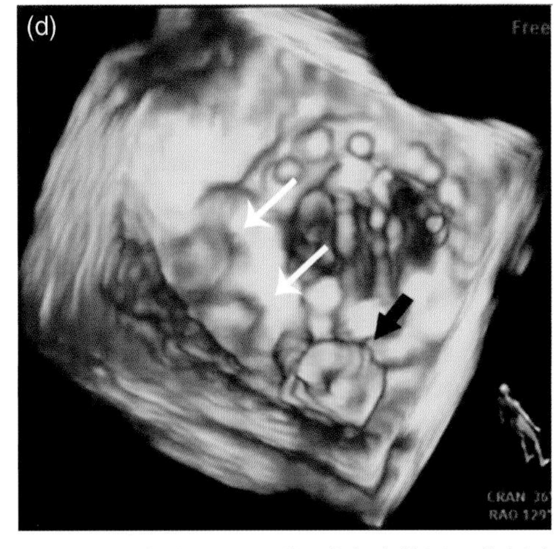

• **图 31.7** Hopscotch 技术通过逆行经心尖途径用于封堵多个 PVL。（**a**）和（**b**）CTA- 透视融合成像用于指导穿过 PVL 的步骤。（**a**）在 PVL 簇最外侧漏口（白色箭头）处释放 AVP Ⅱ装置。留置一根安全导丝后撤回导管，超滑导丝及支撑微导管穿过相邻 PVL。（**b**）一旦确认成功穿过第二个 PVL，安全导丝即可从第一个 PVL 撤回，使鞘管“跳越”到下一个 PVL。第二个封堵器（黑色箭头）即被释放在第二个 PVL 中。（**c**）Hopscotch 技术示意图。（**d**）3D TEE 显示连续多个封堵器的释放（来源：Tilak K. R. Pasala，Vladimir Jelnin，Carlos E. Ruiz.）

31.8 随访

溶血检查和经胸超声心动图（TTE）是随访的常规项目。PVLARC 建议在术后基线 TTE 检查后每年复查 TTE 和溶血检查[10]。残余漏是常见的并发症，与预后不良相关[31]。二尖瓣 PVL 封堵术后的溶血发生率高于主动脉瓣[36]。感染型心内膜炎在术后早期及晚期都可发生。封堵术后再发 PVL 二次手术是可行的且成功率高[37]。如果怀疑感染或溶血加重，可经皮取出封堵器，但并非所有患者都需要取出，有时可以先尝试使用抗生素策略。栓塞也可能发生，多见于下肢，但很少引起卒中。

31.9 未来

经导管二尖瓣 PVL 封堵术有着广阔的发展前景，越来越多的中心正在开展该手术。不管是更新迭代的器械、先进的成像技术，还是进一步的研究，都在推动经导管介入治疗的发展。相较于外科 PVL 封堵术，经导管二尖瓣 PVL 封堵术的效果需要进一步的临床试验来证实，但随机对照试验可能在现实世界难以开展[10]。另一方面，TMVR 尚处于起步阶段，TMVR 后的 PVL 治疗仍存在很多顾虑，具体包括器械体积大、二尖瓣瓣环多平面下的不对称性、关闭时左心室压力高、锚定复杂以及主动脉瓣和 LVOT 的相互作用。

31.10 总结

目前对于二尖瓣 PVL 的认识仍严重不足，但因其重要的临床意义需格外重视。经导管封堵术是二尖瓣 PVL 的一线治疗策略，目前越来越有应用前景。使用先进的成像技术进行详尽的术前分析和手术规划，可以提高手术成功率并降低并发症的风险。

声明

Tilak K. R. Pasala：无。

Vladimir Jelnin：Philips 教育基金。

Carlos E. Ruiz：Philips 教育基金和 Abbott 教育基金。

表 31.3 PVL 封堵的并发症

并发症	百分比
器械栓塞	4%
心脏穿孔	0 ~ 4%
死亡	1.7% ~ 2%
血管并发症	0.9% ~ 2%
缺血性卒中	1.7%
因器械移位而急诊手术	0.9%
颅内出血	0.9%
脓毒症	0.9%
冠状动脉狭窄	—

框 31.1 经导管二尖瓣 PVL 封堵术的核心原则

1）二尖瓣 PVL 封堵入路的选择取决于位置、大小、邻近结构和术者经验。在可行的情况下首选经房间隔顺行入路进行二尖瓣 PVL 封堵术。
2）推入超滑导丝（成角或直头取决于漏口形状、轨迹和位置）穿过 PVL，最好带有伸缩同轴系统。具有足够硬度的超滑导丝或加硬导丝有助于导管或输送系统穿过漏口。
3）导丝在心腔内弯曲或建立动静脉导丝环路以获得足够的支撑力，以促进输送系统在弯行和钙化的轨道上向前推进。
4）在穿过漏口释放封堵器之前，用辅助安全导丝固定封堵器并释放输送系统的张力。
5）在透视和 TEE 上确认人工瓣膜的功能后再撤回安全导丝并释放装置

参考文献

1 Wells, J.A., Condado, J.F., Kamioka, N. et al. (2017). Outcomes after paravalvular leak closure: transcatheter versus surgical approaches. *J. Am. Coll. Cardiol. Intv.* 10: 500–507.

2 Taramasso, M., Maisano, F., Denti, P. et al. (2015). Surgical treatment of paravalvular leak: long-term results in a single-center experience (up to 14 years). *J. Thorac. Cardiovasc. Surg.* 149: 1270–1275.

3 Davila-Roman, V.G., Waggoner, A.D., Kennard, E.D. et al. (2004). Prevalence and severity of paravalvular regurgitation in the artificial valve endocarditis reduction trial (AVERT) echocardiography study. *J. Am. Coll. Cardiol.* 44: 1467–1472.

4 Hammermeister, K., Sethi, G.K., Henderson, W.G. et al. (2000). Outcomes 15 years after valve replacement with a mechanical versus a bioprosthetic valve: final report of the veterans affairs randomized trial. *J. Am. Coll. Cardiol.* 36: 1152–1158.

5 Ionescu, A., Fraser, A.G., and Butchart, E.G. (2003). Prevalence and clinical significance of incidental paraprosthetic valvar regurgitation: a prospective study using transoesophageal echocardiography. *Heart* 89: 1316–1321.

6 Regueiro, A., Granada, J.F., Dagenais, F., and Rodes-Cabau, J. (2017). Transcatheter mitral valve replacement: insights from early clinical experience and future challenges. *J. Am. Coll. Cardiol.* 69: 2175–2192.

7 Guerrero, M., Urena, M., Himbert, D. et al. (2018). 1-year outcomes of transcatheter mitral valve replacement in patients with severe mitral annular calcification. *J. Am. Coll. Cardiol.* 71: 1841–1853.

8 Kliger, C., Eiros, R., Isasti, G. et al. (2013). Review of surgical prosthetic paravalvular leaks: diagnosis and catheter-based closure. *Eur. Heart J.* 34: 638–649.

9 Nishimura, R.A., Otto, C.M., Bonow, R.O. et al. (2014). AHA/ACC guideline for the management of patients with Valvular Heart Disease: a report of the American College of Cardiology/American Heart Association task force on practice guidelines. *Circulation* 129: e521–e643.

10 Ruiz, C.E., Hahn, R.T., Berrebi, A. et al. (2017). Clinical trial principles and endpoint definitions for paravalvular leaks in surgical prosthesis: an expert statement. *J. Am. Coll. Cardiol.* 69: 2067–2087.

11 Gragnano, F., Crisci, M., Bigazzi, M.C. et al. (2018). Von Willebrand factor as a novel player in Valvular heart disease: from bench to valve replacement. *Angiology* 69: 103–112.

12 Sucha, D., Symersky, P., Tanis, W. et al. (2015). Multimodality imaging assessment of prosthetic heart valves. *Circ. Cardiovasc. Imaging* 8: e003703.

13 Dulce, M.C., Mostbeck, G.H., O'Sullivan, M. et al. (1992). Severity of aortic regurgitation: interstudy reproducibility of measurements with velocity-encoded cine MR imaging. *Radiology* 185: 235–240.

14 Fujita, N., Chazouilleres, A.F., Hartiala, J.J. et al. (1994). Quantification of mitral regurgitation by velocity-encoded cine nuclear magnetic resonance imaging. *J. Am. Coll. Cardiol.* 23: 951–958.

15 Habib, G., Lancellotti, P., Antunes, M.J. et al. (2015). ESC guidelines for the management of infective endocarditis: the task force for the Management of Infective Endocarditis of the European Society of Cardiology (ESC). Endorsed by: European Association for Cardio-Thoracic Surgery (EACTS), the European Association of Nuclear Medicine (EANM). *Eur. Heart J.* 36: 3075–3128.

16 Eleid, M.F., Cabalka, A.K., Malouf, J.F. et al. (2015). Techniques and outcomes for the treatment of paravalvular leak. *Circ. Cardiovasc. Interv.* 8: e001945.

17 Rihal, C.S., Sorajja, P., Booker, J.D. et al. (2012). Principles of percutaneous paravalvular leak closure. *J. Am. Coll. Cardiol. Intv.* 5: 121–130.

18 Smolka, G., Pysz, P., Kozlowski, M. et al. (2016). Transcatheter closure of paravalvular leaks using a paravalvular leak device – a prospective polish registry. *Postepy Kardiol Interwencyjnej.* 12: 128–134.

19 Pestrichella, V., Pignatelli, A., Alemanni, R. et al. (2016). Transcatheter simultaneous double-transapical access for paravalvular mitral leak closure using the Occlutech PLD. *J. Invasive Cardiol.* 28: E66–E68.

20 Nietlispach, F., Johnson, M., Moss, R.R. et al. (2010). Transcatheter closure of paravalvular defects using a purpose-specific occluder. *J. Am. Coll. Cardiol. Intv.* 3: 759–765.

21 Vegas, A. and Meineri, M. (2010). Core review: three-dimensional transesophageal echocardiography is a major advance for intraoperative clinical management of patients undergoing cardiac surgery: a core review. *Anesth. Analg.* 110: 1548–1573.

22 Lang, R.M., Badano, L.P., Tsang, W. et al. (2012). EAE/ASE recommendations for image acquisition and display using three-dimensional echocardiography. *Eur. Heart J. Cardiovasc. Imaging* 13: 1–46.

23 Ruparelia, N., Cao, J., Newton, J.D. et al. (2018). Paravalvular leak closure under intracardiac echocardiographic guidance. *Catheter. Cardiovasc. Interv.* 91: 958–965.

24 Kliger, C., Jelnin, V., Sharma, S. et al. (2014). CT angiography-fluoroscopy fusion imaging for percutaneous transapical access. *J. Am. Coll. Cardiol. Img.* 7: 169–177.

25 Pasala, T.K.R., Jelnin, V., Kronzon, I., and Ruiz, C.E. (2017). Fusion imaging for paravalvular leak closure. In: Transcatheter Paravalvular Leak Closure (ed. G. Smolka). Singapore: Springer.

26 Smolka, G., Pysz, P., Jasinski, M. et al. (2013). Transapical closure of mitral paravalvular leaks with use of amplatzer vascular plug III. *J. Invasive Cardiol.* 25: 497–501.

27 Jelnin, V., Dudiy, Y., Einhorn, B.N. et al. (2011). Clinical experience with percutaneous left ventricular transapical access for interventions in structural heart defects a safe access and secure exit. *JACC Cardiovasc. Interv.* 4: 868–874.

28 Hongxin, L., Wenbin, G., Zhang, H.-Z. et al. (2018). Peratrial device closure of different locations of mitral paravalvular leaks. *Ann. Thorac. Surg.* 105: 1710–1716.

29 de Aguiar Filho, G.B., Guimarães, G.G., de Toledo, L.M.G. et al. (2012). Percutaneous closure of mitral paravalvular leak guided by three-dimensional transesophageal echocardiography. *Rev. Bras. Cardiol. Invasiva* 20: 213–218.

30 Faletra, F.F., Pozzoli, A., Agricola, E. et al. (2018). Echocardiographic-fluoroscopic fusion imaging for transcatheter mitral valve repair guidance. *Eur. Heart J. Cardiovasc. Imag.* 19: 715–726.

31 Sorajja, P. (2016). Mitral paravalvular leak closure. *Interv. Cardiol. Clin.* 5: 45–54.

32 Ruiz, C.E., Chi-Hion, L., Vladimir, J. et al. (2017). Hopscotch technique: a novel method for percutaneous closure of paravalvular leaks. *Catheter. Cardiovasc. Interv.* 89: 944–950.

33 Cruz-Gonzalez, I., Rama-Merchan, J.C., Rodriguez-Collado, J. et al. (2017). Transcatheter closure of paravalvular leaks: state of the art. *Neth. Heart J.* 25: 116–124.

34 Alkhouli, M., Rihal, C.S., Zack, C.J. et al. (2017). Transcatheter and surgical management of mitral paravalvular leak: long-term outcomes. *J. Am. Coll. Cardiol. Intv.* 10: 1946–1956.

35 Ruiz, C.E., Jelnin, V., Kronzon, I. et al. (2011). Clinical outcomes in patients undergoing percutaneous closure of periprosthetic paravalvular leaks. *J. Am. Coll. Cardiol.* 58: 2210–2217.

36 Smolka, G., Pysz, P., Ochala, A. et al. (2017). Transcatheter paravalvular leak closure and hemolysis – a prospective registry. *Arch. Med. Sci.* 13: 575–584.

37 Al-Hijji, M.A., Alkhouli, M., Sarraf, M. et al. (2017). Characteristics and outcomes of re-do percutaneous paravalvular leak closure. *Catheter. Cardiovasc. Interv.* 90: 680–689.

第 32 章

医源性房间隔缺损的管理：封堵，还是保守？

Christina Tan，James M. McCabe

朱钢杰　范嘉祺　译　刘先宝　审校

32.1　引言

很多经导管二尖瓣置换术（transcatheter mitral valve replacements，TMVR）采用的是经静脉房间隔穿刺入路。这将导致术后遗留医源性房间隔缺损（iatrogenic atrial septal defect，iASD）。目前，医源性房间隔缺损的自然病程与临床意义尚不明确。左心术后心脏负荷情况、心房顺应性以及整体的血流动力学都发生了改变，术后缺损的解剖结构差异较大，因此医源性房间隔缺损的影响难以推断。经导管二尖瓣置换术后产生的房间隔缺损与上述情况相近。经导管二尖瓣置换术通常需要 10 ～ 14 mm 球囊行房间隔造口，以确保瓣膜装置的输送。因此，其产生的房间隔缺损较其他只需要导管通过房间隔的手术产生的裂缝样缺损更大且形状各异（图 32.1）。因此，这一章旨在总结医源性房间隔缺损相关的血流动力学及临床管理的内容。

32.2　血流动力学和医源性房间隔缺损

医源性房间隔缺损相关的血流动力学改变与心房顺应性、心室舒张功能以及肺动脉高压等情况相关。目前上市的经导管二尖瓣置换器械的要求包括：患者有明显的二尖瓣瓣环钙化，或者瓣膜器械需锚定于瓣环成形术后的环内或置换术后的瓣膜假体内。接受经导管二尖瓣置换术的患者多为二尖瓣狭窄或者混合性二尖瓣疾病。这部分患者通常合并有肺动脉高压（虽然通常肺血管阻力不高）和明显心房扩大。因此，二尖瓣置换术后有可能改善心房的顺应性。由于患者一般年龄较大，常合并舒张功能障碍。这导致二尖瓣狭窄或反流患者在 TMVR 术后前负荷可能增加。一种情况是 TMVR 术后左心房压力（也伴随肺动脉压）明显下降，这时封堵医源性房间隔缺损对血流动力学的影响微乎其微。另一种情况是患者合并明显的舒张功能障碍，术后仍会有较高的左心房压。这时，医源性房间隔缺损扮演着“减压阀”的作用，可能减轻患者心力衰竭症状。目前，这种“减压阀”的装置已经在临床试验阶段，即在心房间植入一个单向阀进行减压分流，治疗射血分数保留的心力衰竭患者[1-2]。在先天性心脏病患者中，我们通常采取球囊封堵缺损 5 min 后，测定左心室舒张末期压力和肺毛细血管楔压。如果在球囊封堵期间，左心室舒张末期压力和肺毛细血管楔压明显升高，那么房间隔缺损不能进行封堵治疗，或者考虑使用有孔的封堵装置。但是这种血流动力学改变是否短暂发生还是永久维持，目前仍不清楚。通常来说，房间隔缺损如果有明显的右向左分流，则需要封堵治疗来预防缺氧。大部分因经房间隔介入治疗导致的医源性房间隔缺损患者的肺血管阻力是正常的。但值得注意的是，先天性心脏病伴发的未经治疗的肺动脉高压，如果肺动脉血管阻力＞ 6 Wood 单位，则不建议封堵房间隔缺损。

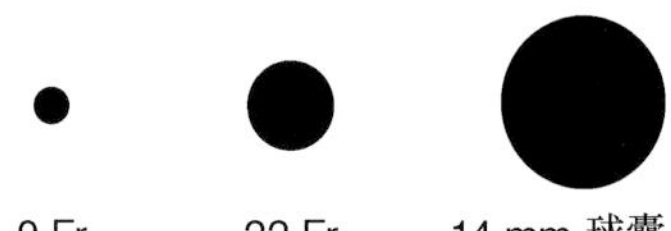

● **图 32.1**　9 Fr、22 Fr 以及 14 mm 房间隔造口球囊尺寸的比较

32.3　医源性房间隔缺损的发生率和持续时间

虽然目前关于 TMVR 术后遗留的医源性房间隔缺损的自然病程和持续时间的文献报道很少，但其他介入治疗遗留的医源性房间隔缺损的发生率和自然病史的证据较多。这些经房间隔的介入治疗包括二尖瓣球囊成形术（8 F），左心耳封堵（WATCHMAN 房间隔鞘为 12 F），TandemHeart 机械循环支持（21 F），

Mitraclip 经皮二尖瓣修复（22 F）[3-6]。

传统的二尖瓣球囊成形术使用的是 1 个或者 2 个球囊，需要 8 F 或者 9 F 的鞘管。根据先前的文献报道，通过术后 24 h 内的血氧检测方法发现，早期医源性房间隔缺损的发生率为 10% ～ 25%[4]，手术 6 个月后这些缺损全部自行闭合。Cequier 等[4]发现，通过更敏感的检测方法（比如有创方法检测的 Qp/Qs ＞ 1），术后 62%（42/76）的患者存在残余分流，35% 的患者 Qp/Qs ≥ 1.2。术后 6 个月，仍有 48% 的患者有医源性房间隔缺损。

使用 WATCHMAN 装置（房间隔鞘外径为 14 F）行左心耳封堵的患者中，术后即刻通过 TEE 评估的医源性房间隔缺损的发生率为 87%，且大部分为左向右分流[5]。随后 PROTECT AF 研究的事后分析发现，持续性医源性房间隔缺损的发生率在 6 个月时下降为 11%，1 年仅为 7%。这项研究发现，持续性医源性房间隔缺损的唯一相关因素为左心房压升高（医源性房间隔缺损 *vs.* 无医源性房间隔缺损，17.0±6.4 mmHg *vs.* 13.4±4.7 mmHg）。更重要的是，该研究分析发现，1 年的卒中 / 栓塞事件与医源性房间隔缺损无关[5]。

TandemHeart 经皮体外循环系统需在房间隔造口以放置 21 F 左心房鞘管。这部分患者群体通常处于严重的心源性休克症状。因此，我们很难知道这些患者医源性房间隔缺损的持续情况。这一人群术后的心内分流情况可能更为严重。在一篇病例报道中[6]，患者撤除左心房鞘管后，因右向左分流出现了严重的低氧血症，随后通过封堵成功纠正了低氧血症。此外，还有在置入左心室辅助装置的患者中行卵圆孔未闭（patent foramen ovale, PFO）封堵治疗的病例[7-9]。

Mitraclip 经导管二尖瓣修复系统需行房间隔穿刺以推进 22 F 可调弯鞘管进入左心房。Schueler 等发表了目前为止最大样本的病例报道，该研究发现 66 例病例中术后 6 个月医源性房间隔缺损的发生率为 50%（经食管超声心动图评估），医源性房间隔缺损的预测因子包括更大的右心室直径和更长的手术时间（82.4±39.7 min *vs.* 68.9±45.5 min）。医源性房间隔缺损的患者在左心室射血分数保持不变的情况下，左心室舒张末期容积和收缩末期容积均有下降。

早期的医源性房间隔缺损往往不易被察觉。大部分的患者在短期内能被很好地耐受医源性房间隔缺损。但也有一些报道发现医源性房间隔缺损会导致心力衰竭恶化以及持续的低氧血症。这些患者在封堵后症状马上缓解（通常在封堵术后的 24 h 之内）[6, 11-12]。目前尚不清楚封堵是否存在长期获益。Schueler 等在 Mitraclip 术后 6 个月通过给患者行经食管超声心动图评估发现，相较于遗留医源性房间隔缺损的患者，未遗留医源性房间隔缺损患者的肺动脉收缩压更低[10]。此外，Mitraclip 术后，医源性房间隔缺损的患者右心房更大、左心房更小。而缺损自发闭合的患者则未发现左右心房大小的变化。与缺损自发闭合的患者相比，持续性医源性房间隔缺损患者的 6 min 步行试验行走距离更短，NT-ProBNP 水平更高，死亡率更高（6 个月死亡率：16.6% *vs.* 3.3%，$P = 0.05$）[10]。当然，这些结果存在基线健康状况的混杂因素影响。

32.4 医源性房间隔缺损的评估

利用经食管超声心动图评估房间隔缺损，已经在先天性心脏病的文献中有所报道[13]。目前，大部分的二尖瓣介入治疗是通过术中经食管超声心动图引导，经食管超声心动图对于评估房间隔缺损具有更高的分辨率和更好的视角。先天性房间隔缺损患者的缺损形状会随心动周期变化，在收缩末期缺损达到最大。同样，医源性房间隔缺损的尺寸可在食管中段的短轴和长轴切面下测量心动周期中的最大值。彩色多普勒超声用于评估穿过房间隔的血流的方向和程度。

在 Mitraclip 患者随访中，Saitoh 等发现房间隔缺损的形状通常是椭圆形的，且个体差异很大[14]。3D 经食管超声心动图评估医源性房间隔缺损的平均长轴直径为 1.0±0.24 cm，短轴直径为 0.51±0.22 cm，半均面积为 0.40±0.24 cm^2。2D 经食管超声心动图测得的尺寸明显小于 3D 经食管超声心动图（平均长轴长度 0.54±0.17 cm，平均面积 0.25±0.15 cm^2）。椭圆形的缺损形状可能提示 22 F（0.73 cm）鞘管穿过房间隔时造成了撕裂（缺损的长轴大于鞘管直径，而短轴小于鞘管直径）。有意思的是，在 1 个月随访时，两例最小的医源性房间隔缺损（总共 11 例）发生了自发性闭合，这提示是否发生自发性闭合可能与缺损的大小有关。

有创的血流动力学检查可有助于临床决策，但目前这方面的研究较少。在一项纳入 28 例 Mitraclip 患者的研究中，术后即刻的有创左心房压从术前的 17±8 mmHg 下降到 15±8 mmHg[15]。与先天性房间隔缺损一样，医源性房间隔缺损也可以通过有创的方法测量 Qp/Qs 分流分数，但目前尚不清楚 Qp/Qs 的阈值是否同样适用于医源性房间隔缺损。

32.5 封堵装置

目前批准用于房间隔缺损的装置包括：Amplatzer 封堵器、CardioSEAL/STARFlex 封堵器、GORE CARDIOFORM 封堵器和 ButtonSeal Centering on Demand 装置。

GORE CARDIOFORM 封堵器已获美国 FDA 批准用于房间隔和卵圆孔未闭的封堵[16-17]。它由覆盖亲水涂层——聚四氟乙烯的镍钛合金框架组成，通过操作导管进行输送、定位、置入，以及回收（如有需要），置入后最终形成一个双盘状结构。该装置有 15 mm、20 mm、25 mm 和 30 mm 4 种型号，其中 15 mm 只在美国之外地区可用（该型号可用于 17 mm 以下缺损的封堵，需要用 10 ～ 12 F 输送鞘）。当导丝通过房间隔缺损后，封堵装置定位于合适的位置，在确认封堵装置的锁环锁住所有的三个锁孔后释放。2017 年 9 月 GORE CARDIOFORM ASSURED 试验登记完成，2018 年 3 月美国 FDA 批准其用于房间隔缺损的封堵[18]。

Amplatzer 封堵器（Abbot Vascular）是一种自膨胀、中心自定位以及可完全回收和重新定位的装置，由镍钛合金和涤纶织物制成。该装置呈双盘状，双盘之间以 3 ～ 4 mm 长的“腰”相连，“腰”的大小与缺损的大小匹配。左心房侧的圆盘比“腰”大 12 ～ 16 mm，而右心房侧的圆盘比“腰”大 8 ～ 12 mm。该装置的型号范围从 4 mm 到 38 mm，相应的输送鞘为 7 ～ 12 F。2001 年，该装置被批准用于治疗先天性房间隔缺损；2016 年，RESPECT 试验完成后，该装置的更小型号被批准用于治疗卵圆孔未闭[19-21]。

在美国，还有一些装置因停产或其他原因目前已不在临床使用，包括 CardioSEAL 和 STARFlex 封堵器（NMT Medical，Boston，MA，已停产）[22]，ButtonSeal Centering on Demand（Custom Pediatric Medical Devices，Amarillo，TX，已停产）[23]，以及 ULTRASEPT、ATRIASEPT 和 INTRASEPT ASD 装置（Cardia，Burnsville，MN）[24]。

32.6 房间隔缺损的封堵手术

通过经食管超声心动图确定封堵器型号后，再通过导丝将输送系统推送至左心房。封堵器通过输送系统送至左心房后出鞘。然后回撤整个系统，使左心房侧的圆盘轻轻地与缺损的左侧面贴。通过经食管超声心动图评估穿过缺损的彩色血流的情况以确定封堵器尺寸是否合适。接下来缓慢回撤输送鞘至右心房内，释放右心房侧的圆盘。再通过造影和超声分别评估缺损两侧的封堵器情况；轻轻推拉以评估装置的稳固程度。最后，再用超声评估残余分流的情况[25-26]。

对于后期行封堵手术的患者，使用“J”形或者软导丝从右心房穿过缺损到左心房，再送至左上肺静脉。用多功能导管分别测量左心房和右心房的压力。如考虑经胸或经食管超声测得的缺损尺寸不可靠，可使用球囊再次测量缺损尺寸。更换硬导丝至肺静脉，送入相应尺寸的 Amplatzer 高顺应性球囊至缺损处，缓慢扩张使缺损卡住球囊直至“腰征”的出现。彩色多普勒超声用于评估分流情况。球囊可继续缓慢扩张直至分流完全消失。最后，用超声以及造影测量球囊腰部的尺寸作为缺损的大小。单纯 X 线透视下测量的缺损尺寸可能会比真实的缺损大 30% 左右，这会增加房间隔撕裂的风险。在球囊扩张过程中，需密切监测血流动力学变化，因为前负荷变化会导致左心房压、左心室舒张末期压力、心输出量和肺动脉压力改变[13]。

32.7 临床管理

对于经房间隔二尖瓣介入治疗术后遗留的房间隔缺损，是否需要封堵以及何时封堵的问题目前仍有不少争议。现有的研究提示 Mitraclip 术后 6 个月，医源性房间隔缺损的发生率仍较高，约为 50%[10，27]。对于这部分患者，医源性房间隔缺损与术后更高的全因死亡、更差的心功能、更高的收缩期肺动脉压和更大的左心室容积有关。但另一方面，医源性房间隔也有利于左心房压的下降[15]。另外，原发性二尖瓣关闭不全与接受 TMVR 的原发性二尖瓣狭窄患者相比，二者的心房顺应性和生理学机制差异较大。因此，不能想当然地将 Mitraclip 的经验外推至其他二尖瓣疾病患者的情况。

持续性医源性房间隔缺损的危险因素包括患者的基线健康状况、手术时间、术中穿房间隔鞘的移动情况、分流的方向、低氧血症以及术中经食管超声心动图测得的穿房间隔鞘管回撤后的房缺大小[10，14]（图 32.2）。虽然目前尚缺乏明确的证据提示哪些患

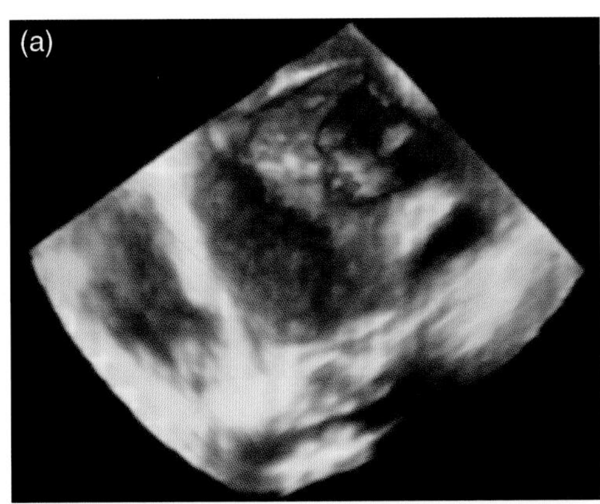

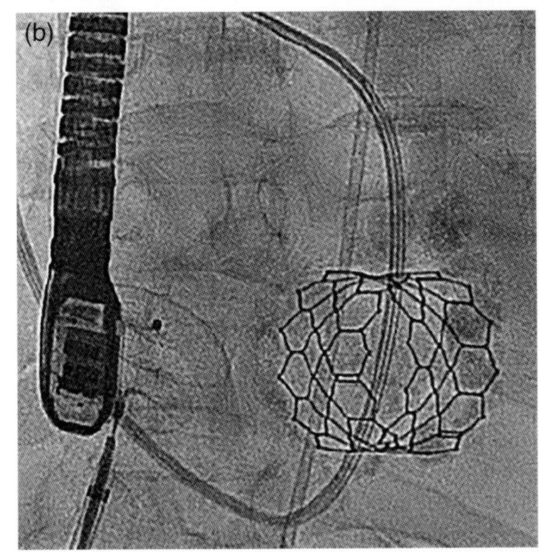

• **图 32.2** （**a**）14 mm 房间隔造口球囊 Atlas 造成的巨大医源性房间隔缺损。（**b**）随后用 20 mm Amplatzer 房间隔封堵器进行了封堵治疗（来源：TEE image courtesy of Dr. Burkhard Mackensen，University of Washington.）

者可以从封堵术中获益，但是左心室射血分数下降和（或）右心室功能不全的患者更不易耐受医源性房间隔缺损导致的血流动力学改变。另一方面，相较于严重的慢性二尖瓣关闭不全，因二尖瓣狭窄而接受经房间隔 TMVR 治疗引起的房间隔缺损发病机制完全不同。因此，对于二尖瓣狭窄患者，经导管二尖瓣置换术后左心房压下降带来的获益可能超过房间隔缺损造成的危害。当然，这一点还仅仅是猜测。

大部分医源性房间隔缺损在二尖瓣介入治疗术后即刻（早期）接受了封堵治疗（图 32.3）。虽然持续性房间隔缺损的相关因素尚不十分清楚，但在未行封堵治疗的医源性房间隔缺损患者中，术后 1 ～ 6 个月内的心脏超声随访可以及早发现持续性医源性房间隔缺损。如果患者出现了右心功能下降（经食管超声心动图评估）、不能解释的心力衰竭恶化和低氧血症，那么这些患者应考虑后期的封堵治疗。尽管缺乏相关的数据支持，但若患者存在左向右分流的情况，术后心功能或者心内充盈压改善，那么可考虑继续观察。近期，单中心的 MITHRAS 试验将 80 例 Mitraclip 术后 30 天仍遗留医源性房间隔缺损的患者随机分成成 2 组——封堵治疗和保守治疗[28]。结果发现两组间的主要终点——6 min 步行试验以及一系列次要终点未见明显差异。总体来说，上述结果支持持续性医源性房间隔缺损行保守治疗。但是需要注意的是，这些患者可持续耐受医源性房间隔缺损 30 天，且在 Mitraclip 术中未行房间隔球囊造口。

在我们的中心，Mitraclip 术后的医源性房间隔缺损不常规行封堵治疗，而 TMVR 术后的医源性房间隔缺损有时会行即刻封堵治疗，主要原因在于 TMVR 术中的房间隔造口产生的医源性房间隔缺损较大。还有一些外科手术禁忌的经导管二尖瓣置换术［二尖瓣瓣环钙化、外科修复成形环（valve in ring）］后的患者也接受了封堵治疗。医源性房间隔缺损封堵术给再次二尖瓣介入治疗带来了挑战。这也是医源性房间隔缺损不行封堵治疗的重要原因。当然，如有需要，封堵术后的患者仍可以再次接受经房间隔介入治疗。我们为本章节发起的一次非正式投票的结果显示，大部分中心在患者没有明显低氧血症的情况下不常规在 TMVR 术后行医源性房间隔缺损封堵治疗。二尖瓣介入治疗临床实践模式的差异性导致了目前仍缺乏这方面的临床证据。

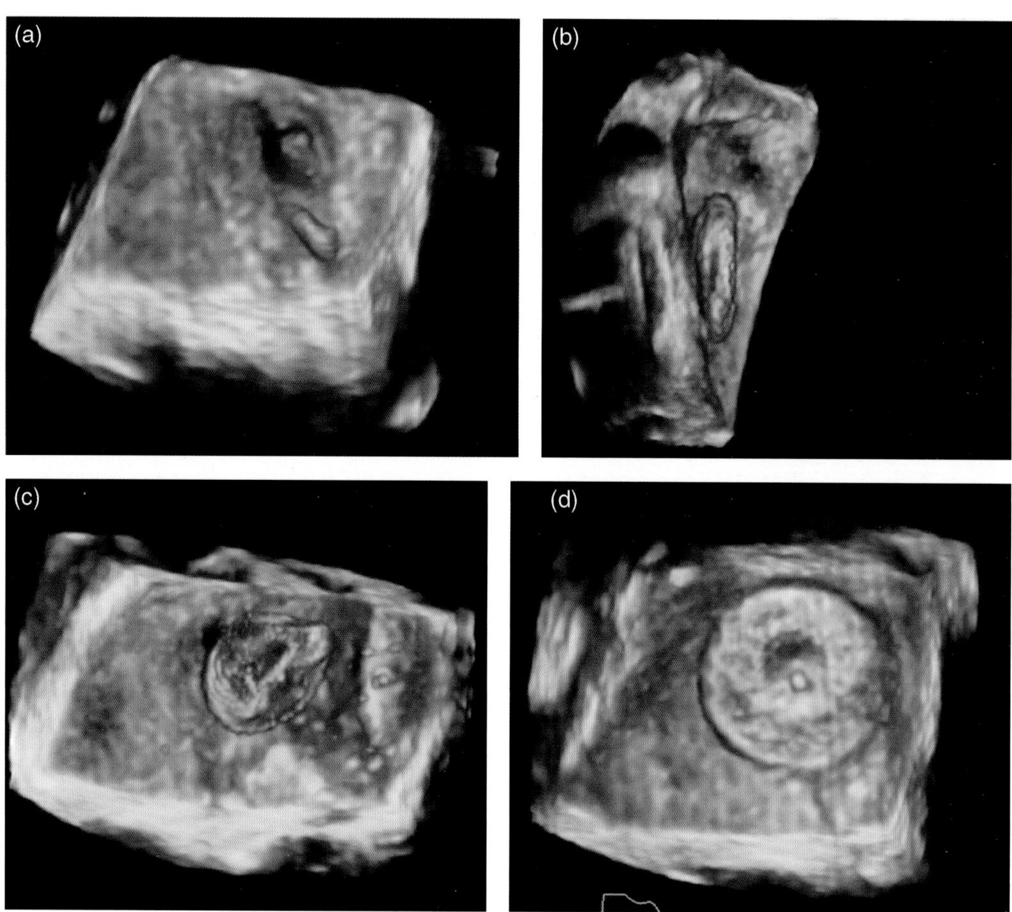

• **图 32.3** 3D 经食管超声心动图显示房间隔造口术后造成的裂隙样缺损，使用 14 mm Z-med 球囊和 16 mm Amplatzer 房间隔封堵器进行封堵。(**a**) 0.035 "J" 形导丝通过医源性房间隔缺损。(**b**) 和 (**c**) 封堵器左侧圆盘的侧面和正面视图。(**d**) 封堵器到位后左心房侧视图（来源：TEE images courtesy of Dr. Burkhard Mackensen，University of Washington.）

参考文献

1 Hasenfuß, G., Hayward, C., Burkhoff, D. et al. (2016). A transcatheter intracardiac shunt device for heart failure with preserved ejection fraction (REDUCE LAP-HF): a multicentre, open-label, single-arm, phase 1 trial. *Lancet* 387 (10025): 1298–1304. https://doi.org/10.1016/S0140-6736(16)00704-2.

2 Feldman, T., Mauri, L., Kahwash, R. et al. (2018). Transcatheter interatrial shunt device for the treatment of heart failure with preserved ejection fraction (REDUCE LAP-HF I [reduce elevated left atrial pressure in patients with heart failure]). *Circulation* 137 (4): 364. LP-375. http://circ.ahajournals.org/content/137/4/364.abstract.

3 Cequier, A., Bonan, R., Serra, A. et al. (1990). Left-to-right atrial shunting after percutaneous mitral valvuloplasty. *Circulation* 81 (4): 1190–1197. https://doi.org/10.1161/01.cir.81.4.1190.

4 Mcginty, P.M., Smith, T.W., and Rogers, J.H. (2011). Transseptal left heart catheterization and the incidence of persistent iatrogenic atrial septal defects. *J. Interv. Cardiol.* 24 (3): 254–263. https://doi.org/10.1111/j.1540-8183.2011.00630.x.

5 Singh, S.M., Douglas, P.S., and Reddy, V.Y. (2011). The incidence and long-term clinical outcome of iatrogenic atrial septal defects secondary to transseptal catheterization with a 12F transseptal sheath. *Circ. Arrhythm. Electrophysiol.* 4 (2): 166–171. https://doi.org/10.1161/CIRCEP.110.959015.

6 Sur, J.P., Pagani, F.D., and Moscucci, M. (2009). Percutaneous closure of an iatrogenic atrial septal defect. *Catheter. Cardiovasc. Interv.* 73 (2): 267–271. https://doi.org/10.1002/ccd.21768.

7 Srinivas, C.V., Collins, N., Borger, M.A. et al. (2007). Hypoxemia complicating LVAD insertion: novel application of the Amplatzer PFO occlusion device. *J. Card. Surg.* 22 (2): 156–158. https://doi.org/10.1111/j.1540-8191.2007.00370.x.

8 Kapur, N.K., Conte, J.V., and Resar, J.R. (2007). Percutaneous closure of patent foramen ovale for refractory hypoxemia after HeartMate II left ventricular assist device placement. *J. Invasive Cardiol.* 19 (9): E268–E270.

9 Kavarana, M.N., Rahman, F.A., Recto, M.R., and Dowling, R.D. (2005). Transcatheter closure of patent foramen ovale after left ventricular assist device implantation: intraoperative decision making. *J. Heart Lung Transplant.* 24 (9): 5–6. https://doi.org/10.1016/j.healun.2005.02.007.

10 Schueler, R., Öztürk, C., Wedekind, J.A. et al. (2015). Persistence of iatrogenic atrial septal defect after interventional mitral valve repair with the MitraClip system: a note of caution. *JACC Cardiovasc. Interv.* 8 (3): 450–459. https://doi.org/10.1016/j.jcin.2014.10.024.

11 Sirker, A., Hyde, J., and Hildick-Smith, D. (2006). Refractory hypoxemia after mitral valve surgery: an unusual cause and its successful percutaneous treatment. *J Invasive Cardiol* 18 (2): E86–E88.

12 Huntgeburth, M., Müller-Ehmsen, J., Baldus, S., and Rudolph, V. (2013). Postinterventional iatrogenic atrial septal defect with hemodynamically relevant left-to-right and right-to-left shunt as a complication of successful percutaneous mitral valve repair with the MitraClip. *Int. J. Cardiol.* 168 (1): e3–e5. https://doi.org/10.1016/j.ijcard.2013.05.018.

13 Vasquez, A.F. and Lasala, J.M. (2013). Atrial septal defect closure. *Cardiol. Clin.* 31 (3): 385–400. https://doi.org/10.1016/j.ccl.2013.05.003.

14 Saitoh, T., Izumo, M., Furugen, A. et al. (2012). Echocardiographic evaluation of iatrogenic atrial septal defect after catheter-based mitral valve clip insertion. *Am. J. Cardiol.* 109 (12): 1787–1791. https://doi.org/10.1016/j.amjcard.2012.02.023.

15 Hoffmann, R., Altiok, E., Reith, S. et al. (2014). Functional effect of new atrial septal defect after percutaneous mitral valve repair using the MitraClip device. *Am. J. Cardiol.* 113 (7): 1228–1233. https://doi.org/10.1016/j.amjcard.2013.12.035.

16 Jones, T.K., Latson, L.A., Zahn, E. et al. (2007). Results of the U.S. multicenter pivotal study of the HELEX Septal Occluder for percutaneous closure of Secundum atrial Septal defects. *J. Am. Coll. Cardiol.* 49 (22): 2215–2221. https://doi.org/10.1016/j.jacc.2006.11.053.

17 Søndergaard, L., Kasner, S.E., Rhodes, J.F. et al. (2017). Patent foramen Ovale closure or antiplatelet therapy for cryptogenic stroke. *N. Engl. J. Med.* 377 (11): 1033–1042. https://doi.org/10.1056/NEJMoa1707404.

18 Ibrahim N. FDA Approval Letter. https://www.fda.gov/medicaldevices/productsandmedicalprocedures/deviceapprovalsandclearances/recently-approveddevices/ucm604786.htm.

19 Saver, J.L., Carroll, J.D., Thaler, D.E. et al. (2017). Long-term outcomes of patent foramen Ovale closure or medical therapy after stroke. *N. Engl. J. Med.* 377 (11): 1022–1032. https://doi.org/10.1056/NEJMoa1610057.

20 Everett, A.D., Jennings, J., Sibinga, E. et al. (2009). Community use of the Amplatzer atrial septal defect occluder: results of the multicenter MAGIC atrial septal defect study. *Pediatr. Cardiol.* 30 (3): 240–247. https://doi.org/10.1007/s00246-008-9325-x.

21 Masura, J., Gavora, P., Formanek, A., and Hijazi, Z.M. (1997). Transcatheter closure of secundum atrial septal defects using the new self-centering Amplatzer septal occluder: initial human experience. *Cathet. Cardiovasc. Diagn.* 42 (4): 388–393. https://doi.org/10.1002/(SICI)1097-0304(199712)42:4<388::AID-CCD7>3.0.CO;2-7.

22 Nugent, A.W., Britt, A., Gauvreau, K. et al. (2006). Device closure rates of simple atrial Septal defects optimized by the STARFlex device. *J. Am. Coll. Cardiol.* 48 (3): 538–544. https://doi.org/10.1016/j.jacc.2006.03.049.

23 Syamasundar Rao, P., Berger, F., Rey, C. et al. (2000). Results of transvenous occlusion of secundum atrial septal defects with the fourth generation buttoned device: comparison with first, second and third generation devices. *J. Am. Coll. Cardiol.* 36 (2): 583–592. https://doi.org/10.1016/S0735-1097(00)00725-7.

24 Goy, J.J., Stauffer, J.C., Yusoff, Z. et al. (2006). Percutaneous closure of atrial septal defect type ostium secundum using the new intrasept occluder: initial experience. *Catheter. Cardiovasc. Interv.* 67 (2): 265–267. https://doi.org/10.1002/ccd.20607.

25 Cooke, J.C., Gelman, J.S., and Harper, R.W. (2001). Echocardiologists' role in the deployment of the Amplatzer atrial Septal Occluder device in adults. *J. Am. Soc. Echocardiogr.* 14 (6): 588–594. https://doi.org/10.1067/mje.2001.113364.

26 Boccalandro, F., Baptista, E., Muench, A. et al. (2004). Comparison of intracardiac echocardiography versus transesophageal echocardiography guidance for percutaneous transcatheter closure of atrial septal defect. *Am. J. Cardiol.* 93 (4): 437–440. https://doi.org/10.1016/j.amjcard.2003.10.037.

27 Smith, T., McGinty, P., Bommer, W. et al. (2012). Prevalence and echocardiographic features of iatrogenic atrial septal defect after catheter-based mitral valve repair with the MitraClip system. *Catheter. Cardiovasc. Interv.* 80 (4): 678–685. https://doi.org/10.1002/ccd.23485.

28 Lurz P, Unterhuber M, Rommel KP, et al. Closure of Iatrongenic Atrial Septal Defect Following Transcatheter Mitral Valve Repair: the Randomized MITHRAS Trial. Circulation. 2020; Epub ahead a print. https://doi.org/10.1161/CIRCULATIONAHA.120.051989

第 33 章

经导管二尖瓣介入治疗的抗血栓策略

Yuefeng Chen，Ron Waksman

胡王兴　朱齐丰　译　刘先宝　审校

33.1　引言

在过去的 30 年里，经导管瓣膜介入治疗技术蓬勃发展，已成为有明显血流动力学改变的心脏瓣膜患者的治疗选择之一。特别是对于有外科手术高危或不愿意接受外科手术干预的人群，经导管瓣膜介入治疗已是替代之选。鉴于二尖瓣结构的复杂性，经导管二尖瓣介入技术发展滞后于经导管主动脉瓣介入技术。然而，目前二尖瓣领域的经导管介入技术业已从二尖瓣狭窄发展到二尖瓣反流（MR）的治疗以及二尖瓣生物瓣置换。MR 的介入主要包括 MitraClip 钳夹术、经皮二尖瓣瓣环成形装置或心尖栓系装置。经导管二尖瓣置换术（TMVR）包括使用经房间隔或经心尖入路将生物瓣膜置于自体二尖瓣位置。目前 TMVR 已被广泛用于治疗外科生物瓣膜的退行性病变（瓣中瓣手术）、外科瓣环成形术后的瓣膜功能障碍（环中瓣手术）以及钙化和非钙化的自体二尖瓣功能障碍。介入操作和异物置入都会增加血栓栓塞和出血相关并发症的风险，因此，抗栓策略已成为该领域的一个重要问题。

33.2　MitraClip 系统

MitraClip 系统（Abbott Vascular，Santa Clara，CA）的设计灵感源自 Alfieri 的缘对缘修复技术，夹子由两个聚酯纤维覆盖的钴铬金属臂组成，长约 8 mm，宽约 4 mm，用于捕捉和夹合二尖瓣的两个瓣叶[1]。该系统经由房间隔穿刺进行输送。对于 MitraClip 术前、术中和术后的抗血小板和抗凝治疗，目前尚无统一的管理标准。

33.2.1　介入术前

已在服用阿司匹林和其他抗血小板药物的患者通常在术前无需停用阿司匹林。对于服用口服抗凝剂的患者通常会建议停药，以最大限度地减少手术过程中的出血并发症。在 COAPT 试验中，华法林在手术前至少停用 3 天，确保国际标准化比率（INR）不超过 1.7；达比加群或凝血因子 Xa 抑制剂需停用足够长的时间以确保术前患者凝血功能恢复正常[2]。美国胸科医师学会（ACCP）抗血栓治疗和预防血栓指南可作为参考，以确定是否需要使用普通肝素（UFH）或低分子肝素（LMWH）来进行桥接（表 33.1）[3-4]。对于既往植入机械瓣膜、心房颤动或静脉血栓栓塞患者，若评估血栓栓塞风险为高危，建议在抗凝治疗中断期间桥接抗凝治疗；若评估血栓栓塞风险为低危，则不建议桥接抗凝治疗；而对于血栓栓塞风险评估为中等风险的人群，应结合患者实际情况而定[4-5]。如果用肝素进行桥接，应在手术前暂停。静脉普通肝素应于术前至少 4 h 停用，皮下低分子肝素应在术前至少 8 h 停用[2]。

33.2.2　介入术中

手术应在有效抗凝的情况下进行，通常是静脉注射普通肝素。在房间隔穿刺前置入腹股沟鞘后给予 2000 ～ 3000 U 的普通肝素，或房间隔穿刺前不注射肝素，穿刺后给予总量为 70 ～ 100 U/kg 的肝素。在第一次注射肝素后 15 min 检测活化凝血时间（ACT），然后每隔 30 min 检查一次。最佳的抗凝数值尚不确定，但通常建议维持 ACT 在 250 ～ 300 s[6]。目前，还没有应用比伐芦定和低分子肝素等其他抗凝剂的临床经验。

33.2.3　介入术后

阿司匹林和氯吡格雷通常在手术后使用，但不同中心方案各不相同。在 EVEREST（血管内瓣膜缘对缘修复）Ⅰ和 EVEREST Ⅱ试验中，抗血栓方案为在 MitraClip 术后每日服用阿司匹林 325 mg，持续 6 个

表 33.1　围手术期桥接抗凝的风险分层

风险类别	心脏机械瓣膜	心房颤动	静脉血栓形成
高风险（每年动脉血栓风险 > 10% 或者每月静脉血栓风险 > 10%）	笼形球状或倾斜盘状主动脉瓣，近期（6 个月内）脑卒中或者短暂性脑缺血发作	CHA_2DS_2-VASc 评分 ≥ 5 分，近期（3 个月内）脑卒中或者短暂性脑缺血发作，风湿性心脏瓣膜病	近期（3 个月内）静脉血栓栓塞，严重的血栓形成（如蛋白 C、蛋白 S 或抗凝血酶缺乏，抗磷脂抗体，多种异常）
中等风险（每年动脉血栓风险 4% ～ 10% 或者每月静脉血栓风险 4% ～ 10%）	双叶主动脉瓣合并一个或多个危险因素：心房颤动、既往脑卒中或短暂性脑缺血发作、高血压、糖尿病、充血性心力衰竭、年龄 > 75 岁	CHA_2DS_2-VASc 评分 3 或 4 分	过去 3 ～ 12 个月内的静脉血栓栓塞（如凝血因子 leiden 杂合子或凝血酶原基因突变），复发的静脉血栓栓塞，肿瘤活跃（治疗 6 个月内或姑息性治疗）
低风险（每年动脉血栓风险 4% 或者每月静脉血栓风险 2%）	无心房颤动和无其他卒中危险因素的双叶主动脉瓣置换术	CHA_2DS_2-VASc 评分 0 ～ 2 分（假设既往无脑卒中或短暂性脑缺血发作）	既往静脉血栓栓塞史 > 12 个月，且无其他危险因素

月，同时每日服用氯吡格雷 75 mg，持续 30 天[7-8]。在 COAPT 试验中，建议在手术前 6 ～ 24 h 内或手术后立即服用负荷量的氯吡格雷（≥ 300 mg）。即使患者每天在家或在医院服用氯吡格雷，只要在 24 h 内未达到负荷量，也可以考虑给予氯吡格雷的负荷量。阿司匹林可以在手术前或手术后立即给予负荷剂量 325 mg。术后建议患者每天服用 75 mg 氯吡格雷或 81 mg 阿司匹林，或同时服用这两种药物，持续 6 个月或更长时间[2]。有些中心推荐在 3 个月内每天服用阿司匹林 100 mg，在 4 周内每天服用氯吡格雷 75 mg[9]，或者在没有预先抗栓治疗的情况下，术后应立即服用 300 mg 阿司匹林和 300 mg 氯吡格雷，而后每天服用阿司匹林 75 mg，持续 6 个月，每天服用氯吡格雷 75 mg，持续 1 个月[6]。

阿司匹林和氯吡格雷预负荷的益处目前尚不明确。虽然氯吡格雷抗血小板作用不充分的发生率在 MitraClip 治疗的患者中非常高，但在这些患者中，缺血并发症很少发生，相较而言出血并发症更常见，抗血小板作用不足的发生率与临床并发症之间无明确相关性[10]。其他 P2Y12 抑制剂，如替格瑞洛和普拉格雷在 MitraClip 治疗的患者中的使用尚无充足的证据。尽管美国心脏协会（AHA）/ 美国心脏病学会（ACC）的瓣膜病患者管理指南建议二尖瓣手术后前 3 个月使用维生素 K 拮抗剂（vitamin K antagonist，VKA）抗凝，达到 INR 目标值 2.5（Ⅱa 类）[11]，但目前 MitraClip 疗法本身并非独立的抗凝适应证。如果患者有使用华法林等 VKA 或口服抗凝剂（DOAC）的其他适应证，可以继续抗凝而无需加用阿司匹林或氯吡格雷，除非存在其他抗血小板治疗的适应证[2]。

33.2.4　栓塞和出血风险

在考虑开始抗栓治疗时，应始终评估血栓栓塞和出血风险。CHA_2DS_2-VASc 和 HAS-BLED 评分系统是否适用于 MitraClip 患者尚不明确。在 EVEREST Ⅱ 试验中，接受 MitraClip 治疗的患者术后 30 天和 12 个月的脑卒中发生率分别为 2.6% 和 3.4%，需要输注不低于 2 个单位的血液治疗的出血发生率在 30 天和 12 个月的随访中分别为 13.4% 和 22.5%[12]。在最新的关于 MitraClip 的注册研究中，术后 30 天脑卒中发生率为 0.7% ～ 1.3%，在 12 个月为 1.1%，发生出血并发症需要输血的比率已明显降低，在 30 天为 1.3% ～ 3.9%，在 12 个月为 4.8%[13-14]。在 COAPT 研究中，术后 30 天脑卒中的发生率时为 0.7%，在 2 年随访时为 4.4%。2 年的卒中发生率与对照组（5.1%）相似[2]。

目前已有两个 MitraClip 术后血栓形成的病例报道。第一例无心房颤动病史的患者在术后第 5 天发现左心房内有大量血栓形成，因此建议在术后强制抗凝至少 1 个月[15]。第二例患者既往有心房颤动病史，尽管接受双重抗血小板治疗（dual antiplatelet therapy，DAPT），但在手术后 3 周，MitraClip 夹子上出现血栓形成，导致心源性脑卒中[16]。还有一个病例发现在二尖瓣植入过程中有血栓形成，提示二尖瓣反流的急剧减少和左心房内血流动力学的改变可能是血栓形成的原因之一[17]。

MitraClip 是通过房间隔穿刺，在房间隔处放置

22 Fr 的导管进行后续操作的，这会造成相对较大的医源性房间隔缺损，大部分缺损在术后 1 个月后仍保持开放[18]。这是否会导致更多的反常栓塞事件仍有待进一步研究。

33.3 经导管二尖瓣置换

TMVR 最初是用来治疗外科二尖瓣置换术后瓣膜退行性变的患者，当时采用的瓣膜还是经导管球扩式主动脉瓣。但目前已有一些专门设计用于二尖瓣置换的器械，例如 Fortis 瓣膜（Edwards Lifesciences，Irvine，California）、Tendyne 人工生物二尖瓣系统（Tendyne Holdings，Roseville，Minnesota）、CardiAQ-EVOQUE 经导管二尖瓣系统（（Edwards Lifesciences，Irvine，California）、Tiara 系统（Neovasc，Inc.，Richmond，British Columbia，Canada）和 Intrepid 系统（Medtronic，Minneapolis，Minnesota）。经导管瓣膜通常由安装在镍钛合金支架上的牛或猪心包瓣组成。瓣膜植入方式通常为心尖入路或经房间隔入路。目前对于 TMVR 的抗栓策略尚无充足的临床随机对照试验证据。在新发表的指南和共识中也没有专门针对这方面的具体建议。

33.3.1 操作前

TMVR 术前抗血栓治疗的管理可参照前文二尖瓣修复术的内容。

33.3.2 操作过程中

TMVR 术中一般采用静脉肝素抗凝以确保全身充分的抗凝，经房间隔和经心尖部路径使用肝素总量为 70 U/kg，经心房的复合术式则需 300 U/kg[19]，同时需要监测 ACT，并维持 ACT ＞ 300 s[20]。

33.3.3 操作后

TMVR 术后管理的关键在于合理的抗血栓治疗策略以平衡出血和血栓栓塞的并发症风险。大部分协会提出的抗栓指南和建议大多数都适用于外科手术，目前 TMVR 术后的抗栓经验仅源自 300 例 TMVR 治疗患者。尽管有人主张 TMVR 手术需要更积极的抗凝治疗，但笔者认为使用经皮途径与外科途径抗栓策略应该类似。不同协会关于外科生物瓣二尖瓣置换术的抗栓方案有略有不同。2012 年 ACCP 抗血栓治疗和预防血栓指南（第 9 版）推荐二尖瓣植入生物瓣膜患者前 3 个月使用 VKA 治疗（目标 INR 2.5，范围 2.0 ～ 3.0）（2C 级）；对于正常窦性心律的生物瓣膜患者，术后 3 个月后口服阿司匹林治疗（2C 级）；对于正常窦性心律二尖瓣修复术的患者，前 3 个月的抗血小板治疗优于 VKA 治疗（2C 级）[21]。2017/2014 年 AHA/ACC 瓣膜病患者管理指南建议所有植入生物主动脉瓣或二尖瓣的患者每天服用 75 ～ 100 mg 阿司匹林，对于外科二尖瓣瓣膜置换术后低出血风险的患者同时建议在术后 3 ～ 6 个月内服用 VKA，INR 目标值为 2.5（Ⅱa 类）[11, 22]。2017 年欧洲心脏病学会 / 欧洲心胸外科协会瓣膜病管理指南建议，对于有其他抗凝指征［如心房颤动、静脉血栓栓塞、高凝状态或严重受损的左心室功能障碍（射血分数＜ 35%）］的外科或经导管置入生物瓣的患者，建议终身口服抗凝治疗（Ⅰ类）；二尖瓣或三尖瓣生物瓣置换术后前 3 个月使用 VKA 口服抗凝（Ⅱa 类）；二尖瓣或三尖瓣修复术后前 3 个月使用 VKA 口服抗凝（Ⅱa 类）[23]。

目前尚无关于应用普通肝素或低分子肝素进行早期桥接（TMVR 术后 0 ～ 5 天，在抗血小板治疗或 VKA 治疗启动前）治疗的研究。许多中心沿用了外科手术的抗栓建议。不同中心会采用的抗凝和抗血小板治疗各有差别。

在没有并发症的情况下，一些中心会在房间隔路径术后 2 h 后、经心尖路径或混合术式术后 6 h 后重新开始治疗水平的肝素抗凝。此外，患者会在术前接受每天 75 mg 阿司匹林治疗。在没有禁忌证的情况下，患者出院后至少在前 3 个月接受 VKA 治疗，目标 INR 范围为 2 ～ 3，同时每天服用 75 mg 阿司匹林。此后，如果患者没有其他需要长期抗凝治疗的适应证，则停止服用 VKA。在停止 VKA 治疗前，可以进行经食管超声心动图（TEE）检查以确认无瓣叶血栓形成。对于有瓣叶血栓形成的患者，应长期服用 VKA[19-20]。也有中心提出术后使用 VKA 至少 3 ～ 6 个月，目标 INR 为 2.5 ～ 3.5，同时需长期单一抗血小板治疗，每天 75 ～ 100 mg 阿司匹林或 75 mg 氯吡格雷[24-25]。

部分中心则建议从 TMVR 术后第 1 天即开始启动 DAPT ＋ VKA 的三联疗法，持续至少 3 个月，然后改用血小板单抗加 VKA 的二联疗法[26]。

有报告提出使用 VKA 抗凝治疗 6 个月，然后使用 DAPT 方案。另有报道称，经导管植入后，抗凝治疗优于 DAPT[27]。

目前尚不清楚使用 VKA 抗凝是否能保证在不增

加出血风险的情况下减少血栓事件。抗凝治疗的持续时间仍然存在争议，但终生或长期抗凝对 TMVR 患者可能是有益的[27]。DOAC、普拉格雷和替格瑞洛在 TMVR 术后的疗效目前仍然很不清楚，但有报道称在从 VKA 转换为 DOAC 时有瓣叶血栓形成，这表明 DOAC 可能不适合 TMVR 后的患者[28]。

33.3.4　血栓栓塞和出血风险

生物瓣膜的血栓形成与内皮化过程、瓣膜特征、瓣膜位置、血流动力学、血小板活化、凝血级联反应等因素有关[29]。内皮是凝血和抗凝途径的重要调节剂。完整的内皮具有抗血小板、抗凝和纤溶功能[30]。由于新植入的生物瓣和支撑结构尚未内皮化，这会增加血栓栓塞的风险，特别是在植入后的前 3 个月[29, 31]。接受二尖瓣置换的患者即使接受抗凝治疗，在术后前 10 天和 11 ～ 90 天内血栓栓塞率也较高，这可能与该人群左心房增大和心房颤动的高发生率有关[31]。

目前 TMVR 术后抗血栓栓塞风险的经验来仅源自一些小型研究。早期报道显示，在接受血小板单抗治疗出院的患者中，TMVR 瓣叶血栓的发生率为 20% ～ 29%[32-33]。也有研究发现，在接受 TMVR 手术后接受 DAPT 的患者中，3.6% ～ 23% 有瓣叶血栓形成，但在接受华法林或 DOAC 的患者中，没有发现瓣叶血栓形成，这提示了 TMVR 后口服抗凝治疗的必要性[34-35]。然而，抗凝的目标水平和持续时间尚不清楚。在接受口服华法林抗凝和抗血小板治疗的患者中，尽管进行了抗凝治疗，但术后早期仍有 2% ～ 8.8% 发生了瓣叶血栓形成。虽然瓣叶血栓形成在术后早期更为常见，但在停用口服抗凝药物后长达 2 年的 TMVR 术后患者中也可观察到晚期血栓的形成[19-20, 36-37]。这些结果表明，TMVR 患者可能需要长期抗凝并维持较高水平的 INR 目标值。

TMVR 瓣膜在设计和结构上与外科二尖瓣不同，但 TMVR 瓣膜是否比外科置换瓣膜更易发生血栓形成目前尚不清楚。当 TMVR 应用于不同的适应证时，瓣叶血栓形成的风险是否不同亦不明确。经导管瓣膜的位置比传统外科置换的二尖瓣位置更偏心房侧。这可能会导致 LVOT 的血流冲刷更严重[38]。此外，在瓣膜支架和人工瓣膜之间存在低流量区域，这有可能促进血栓的形成[33]。因此，TMVR 所有类型的瓣膜在二尖瓣位置均具有较高的瓣叶血栓的终生风险。

TMVR 瓣叶血栓形成可能伴随瓣膜功能障碍和心力衰竭，但无症状瓣叶血栓形成也不少见，这表明瓣叶血栓形成在这 TMVR 人群中可能更常见，延长抗凝治疗可能是合理的。经胸超声心动图监测有助于发现瓣叶血栓形成。一项研究表明，超声心动图上瓣膜支架区域内的彩色多普勒血流稀少可以作为瓣叶受限和可能的血栓形成的证据[39]。需要联合 TEE 和 CT 来确认瓣叶血栓形成。有些情况下，血栓可能仅表现为瓣叶增厚或跨瓣压差增加，但 TEE 和 CT 在这些患者长期随访中的作用仍有待确定[19, 37, 40-41]。

目前对于 TMVR 瓣叶血栓的治疗仍存在争议。对于在抗血小板治疗中出现瓣叶血栓的患者，可以启动抗凝治疗[33, 40, 42]。对于停用抗凝或低剂量抗凝后出现瓣叶血栓的患者，可以恢复或加强抗凝治疗[19, 37, 41]。对于有症状的严重的人工瓣膜狭窄患者，已有溶栓治疗的相关报道。目前的几种方案大多为低剂量、慢速滴注（而非推注）组织纤维蛋白溶酶原激活物（t-PA）[43]。对于近期 TMVR 瓣叶血栓形成且血栓负荷较低的患者，相较于大剂量或快速输注链激酶或 t-PA，低剂量、慢速滴注的方案被证明是安全有效的，且并发症和死亡率较低[38, 43-44]。

接受 TMVR 手术的患者通常有严重的二尖瓣疾病和其他内科合并症，出血和脑卒中并发症的风险很高。随访 30 天时的大出血和卒中的发生率分别高达 8% 和 5.6%[19, 34-35, 41, 45]。据报道，接受环内瓣膜成形术的 TMVR 患者有更高的危及生命的大出血风险[35]。

33.4　合并心房颤动的患者

在接受二尖瓣介入治疗的患者中心房颤动的患病率很高，这类患者通常需要长期抗凝[2, 12-13, 19]。在放置 MitraClip 后，心房颤动患者的最佳抗栓方案目前尚不明确。对于出血和血栓栓塞事件风险增加的患者，在一次介入中同时置入 MitraClip 和 WATCHMAN 封堵器是可行、安全和有效的。联合治疗后的抗栓方案是每天服用 100 mg 阿司匹林和 75 mg 氯吡格雷，持续 3 个月，3 个月后再单独服用阿司匹林[46-48]。当然这些初步结果都需要在大型随机研究和长期随访中获得进一步验证。

瓣膜性心房颤动患者按照目前指南的建议应接受 VKA 抗凝治疗。但是，对于这类患者的处理常常非常棘手。一项研究表明，在欧洲的日常临床实践中，对于瓣膜性心房颤动的诊断标准存在明显的差异，对于这些患者，瓣膜性心房颤动的定义不同，抗血栓治疗方案也不同。对于伴有心脏瓣膜病的心房颤动患者，如何使用 DOAC 预防卒中尤是如此，当然这类患者不包括人工机械瓣膜或严重二尖瓣狭窄[49]。TMVR 术后，心房颤动患者一般应被认为是瓣膜性心房颤动，治疗上应使用 VKA 加阿司匹林治疗。不过，目前还没有证据支持这一策略，目标 INR 的水平仍有待确定。

33.5 其他二尖瓣介入治疗的抗血栓治疗

目前，对于其他二尖瓣介入治疗，如经皮植入二尖瓣成形术装置和心尖栓系装置仍没有一致的抗血栓方案。具体的抗栓策略或许可以参考 MitraClip 术的经验。

33.6 总结

接受经导管二尖瓣介入治疗的患者的抗血栓方案目前还缺乏来自大型随机对照试验的证据。在这种情况下，抗血小板和抗凝治疗的选择、有效性和持续时间仍然是尚待研究的问题。常用方案包括负荷量的阿司匹林（325 mg）和氯吡格雷（300 mg），然后在 MitraClip 术后每天服用 75 ～ 100 mg 的阿司匹林，持续 3 ～ 6 个月，以及每天服用 75 mg 的氯吡格雷，持续 1 个月。或者 TMVR 术后口服华法林，目标 INR 为 2.5 ～ 3.5，疗程 3 ～ 6 个月，以及需要长期每日服用 75 mg 阿司匹林（图 33.1）。

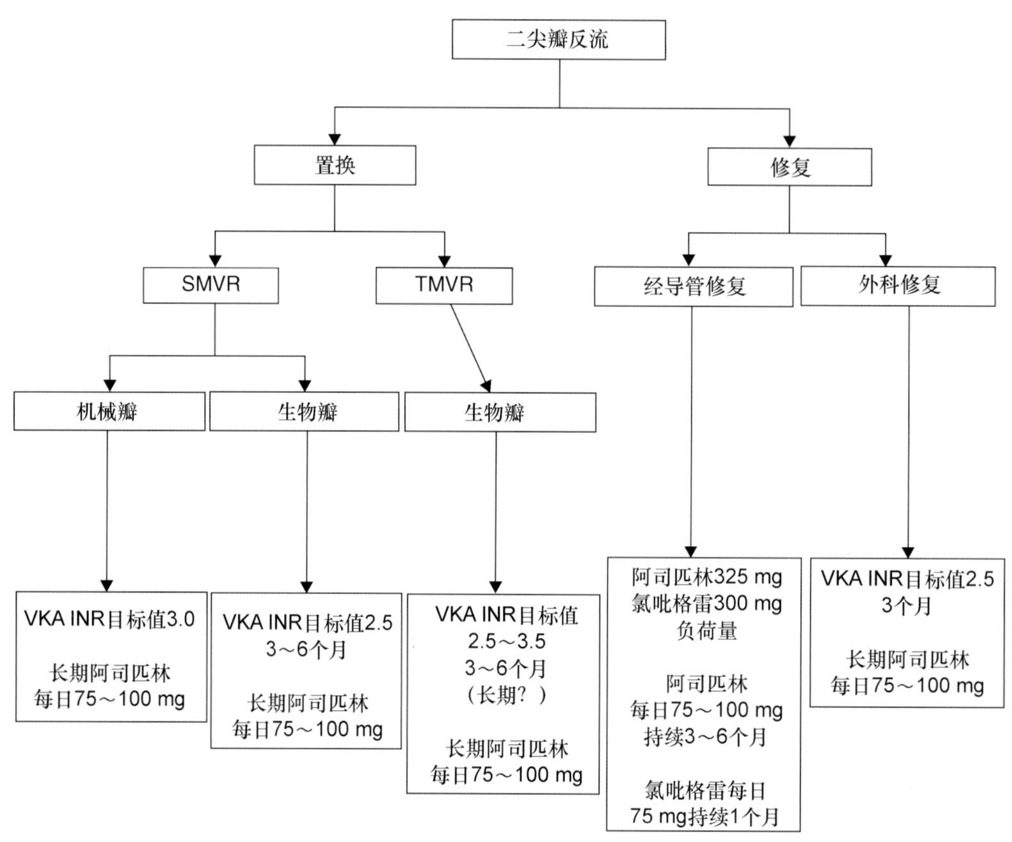

• **图 33.1** 二尖瓣介入术后抗血栓治疗。SMVR，外科二尖瓣置换术；TMVR，经导管二尖瓣置换术

参考文献

1 Doshi, J.V., Agrawal, S., Garg, J. et al. (2014). Percutaneous mitral heart valve repair – MitraClip. *Cardiol. Rev.* 22 (6): 289–296.

2 Stone, G.W., Lindenfeld, J., Abraham, W.T. et al. (2018). Transcatheter mitral-valve repair in patients with heart failure. *N. Engl. J. Med.* 379 (24): 2307–2318.

3 Alsidawi, S. and Effat, M. (2014). Peri-procedural management of anti-platelets and anticoagulation in patients undergoing MitraClip procedure. *J. Thromb. Thrombolysis* 38 (3): 416–419.

4 Douketis, J.D., Spyropoulos, A.C., Spencer, F.A. et al. (2012). Perioperative management of antithrombotic therapy: antithrombotic therapy and prevention of thrombosis, 9th ed: American College of Chest Physicians Evidence-Based Clinical Practice Guidelines. *Chest* 141 (2 Suppl): e326S–e350S.

5 Spyropoulos, A.C. and Douketis, J.D. (2012). How I treat anticoagulated patients undergoing an elective procedure or surgery.

Blood 120 (15): 2954–2962.
6 Alegria-Barrero, E., Chan, P.H., Paulo, M. et al. (2012). Edge-to-edge percutaneous repair of severe mitral regurgitation – state-of-the-art for Mitraclip(R) implantation. *Circ. J.* 76 (4): 801–808.
7 Feldman, T., Wasserman, H.S., Herrmann, H.C. et al. (2005). Percutaneous mitral valve repair using the edge-to-edge technique: six-month results of the EVEREST Phase I Clinical Trial. *J. Am. Coll. Cardiol.* 46 (11): 2134–2140.
8 Mauri, L., Garg, P., Massaro, J.M. et al. (2010). The EVEREST II trial: design and rationale for a randomized study of the evalve mitraclip system compared with mitral valve surgery for mitral regurgitation. *Am. Heart J.* 160 (1): 23–29.
9 Franzen, O., Baldus, S., Rudolph, V. et al. (2010). Acute outcomes of MitraClip therapy for mitral regurgitation in high-surgical-risk patients: emphasis on adverse valve morphology and severe left ventricular dysfunction. *Eur. Heart J.* 31 (11): 1373–1381.
10 Polzin, A., Afzal, S., Balzer, J. et al. (2016). Platelet reactivity in MitraClip patients. *Vascul. Pharmacol.* 77: 54–59.
11 Nishimura, R.A., Otto, C.M., Bonow, R.O. et al. (2014). AHA/ACC guideline for the management of patients with valvular heart disease: executive summary: a report of the American College of Cardiology/American Heart Association task force on practice guidelines. *J. Am. Coll. Cardiol.* 63 (22): 2438–2488.
12 Glower, D.D., Kar, S., Trento, A. et al. (2014). Percutaneous mitral valve repair for mitral regurgitation in high-risk patients: results of the EVEREST II study. *J. Am. Coll. Cardiol.* 64 (2): 172–181.
13 Maisano, F., Franzen, O., Baldus, S. et al. (2013). Percutaneous mitral valve interventions in the real world: early and 1-year results from the ACCESS-EU, a prospective, multicenter, nonrandomized post-approval study of the MitraClip therapy in Europe. *J. Am. Coll. Cardiol.* 62 (12): 1052–1061.
14 Attizzani, G.F., Ohno, Y., Capodanno, D. et al. (2015). Extended use of percutaneous edge-to-edge mitral valve repair beyond EVEREST (endovascular valve edge-to-edge repair) criteria: 30-day and 12-month clinical and echocardiographic outcomes from the GRASP (getting reduction of mitral insufficiency by percutaneous clip implantation) registry. *JACC Cardiovasc. Interv.* 8 (1 Pt A): 74–82.
15 Bekeredjian, R., Mereles, D., Pleger, S. et al. (2011). Large atrial thrombus formation after MitraClip implantation: is anticoagulation mandatory? *J. Heart Valve Dis.* 20 (2): 146–148.
16 Hamm, K., Barth, S., Diegeler, A., and Kerber, S. (2013). Stroke and thrombus formation appending to the MitraClip: what is the appropriate anticoagulation regimen? *J. Heart Valve Dis.* 22 (5): 713–715.
17 Glatthaar, A., Seizer, P., Patzelt, J. et al. (2018). Formation of a left atrial thrombus during percutaneous mitral valve edge-to-edge repair induced by acute reduction of mitral regurgitation. *J. Cardiol. Cases* 17 (1): 33–35.
18 Saitoh, T., Izumo, M., Furugen, A. et al. (2012). Echocardiographic evaluation of iatrogenic atrial septal defect after catheter-based mitral valve clip insertion. *Am. J. Cardiol.* 109 (12): 1787–1791.
19 Urena, M., Brochet, E., Lecomte, M. et al. (2018). Clinical and haemodynamic outcomes of balloon-expandable transcatheter mitral valve implantation: a 7-year experience. *Eur. Heart J.* 39 (28): 2679–2689.
20 Eleid, M.F., Whisenant, B.K., Cabalka, A.K. et al. (2017). Early outcomes of percutaneous Transvenous Transseptal Transcatheter valve implantation in failed bioprosthetic mitral valves, ring Annuloplasty, and severe mitral annular calcification. *JACC Cardiovasc. Interv.* 10 (19): 1932–1942.
21 Whitlock, R.P., Sun, J.C., Fremes, S.E. et al. (2012). Antithrombotic and thrombolytic therapy for valvular disease: antithrombotic therapy and prevention of thrombosis, 9th ed: American College of Chest Physicians Evidence-Based Clinical Practice Guidelines. *Chest* 141 (2 Suppl): e576S–e600S.
22 Nishimura, R.A., Otto, C.M., Bonow, R.O. et al. (2017). AHA/ACC focused update of the 2014 AHA/ACC guideline for the Management of Patients with Valvular Heart Disease: a report of the American College of Cardiology/American Heart Association Task Force on Clinical Practice Guidelines. *J. Am. Coll. Cardiol.* 70 (2): 252–289.
23 Baumgartner, H., Falk, V., Bax, J.J. et al. (2017). 2017 ESC/EACTS guidelines for the management of valvular heart disease. *Eur. Heart J.* 38 (36): 2739–2791.
24 Dahle, G., Helle-Valle, T., Beitnes, J.O. et al. (2019). Single-Centre first experience with transapical transcatheter mitral valve replacement with an apical tether: factors influencing screening outcomes. *Interact. Cardiovasc. Thorac. Surg.* 28: 695–703.
25 Bapat, V., Rajagopal, V., Meduri, C. et al. (2018). Early experience with new Transcatheter mitral valve replacement. *J. Am. Coll. Cardiol.* 71 (1): 12–21.
26 Bapat, V., Buellesfeld, L., Peterson, M.D. et al. (2014). Transcatheter mitral valve implantation (TMVI) using the Edwards FORTIS device. *EuroIntervention* 10 (Suppl U): U120–U128.
27 Hudec, V., Bena, M., Artemiou, P. et al. (2017). Reversible thrombotic mitral valve stenosis after transcatheter mitral valve replacement (TMVR): is life-long anticoagulation therapy necessary? *J. Card. Surg.* 32 (3): 190–192.
28 Dahle, G., Rein, K.A., and Fiane, A.E. (2017). Single Centre experience with transapical transcatheter mitral valve implantation. *Interact. Cardiovasc. Thorac. Surg.* 25 (2): 177–184.
29 Carnicelli, A.P., O'Gara, P.T., and Giugliano, R.P. (2016). Anticoagulation after heart valve replacement or Transcatheter valve implantation. *Am. J. Cardiol.* 118 (9): 1419–1426.
30 Achneck, H.E., Sileshi, B., Parikh, A. et al. (2010). Pathophysiology of bleeding and clotting in the cardiac surgery patient: from vascular endothelium to circulatory assist device surface. *Circulation* 122 (20): 2068–2077.
31 Heras, M., Chesebro, J.H., Fuster, V. et al. (1995). High risk of thromboemboli early after bioprosthetic cardiac valve replacement. *J. Am. Coll. Cardiol.* 25 (5): 1111–1119.
32 Whisenant, B., Jones, K., Miller, D. et al. (2015). Thrombosis following mitral and tricuspid valve-in-valve replacement. *J. Thorac. Cardiovasc. Surg.* 149 (3): e26–e29.
33 Wilbring, M., Alexiou, K., Tugtekin, S.M. et al. (2014). Pushing the limits-further evolutions of transcatheter valve procedures in the mitral position, including valve-in-valve, valve-in-ring, and valve-in-native-ring. *J. Thorac. Cardiovasc. Surg.* 147 (1): 210–219.
34 Eng, M.H., Greenbaum, A., Wang, D.D. et al. (2017). Thrombotic valvular dysfunction with transcatheter mitral interventions for postsurgical failures. *Catheter. Cardiovasc. Interv.* 90 (2): 321–328.
35 Yoon, S.H., Whisenant, B.K., Bleiziffer, S. et al. (2017). Transcatheter mitral valve replacement for degenerated bioprosthetic valves and failed Annuloplasty rings. *J. Am. Coll. Cardiol.* 70 (9): 1121–1131.
36 Baldizon, I., Espinoza, A., Kuntze, T., and Girdauskas, E. (2016). Early transcatheter valve dysfunction after transapical mitral valve-in-valve implantation. *Interact. Cardiovasc. Thorac. Surg.* 22 (4): 501–503.
37 Capretti, G., Urena, M., Himbert, D. et al. (2016). Valve thrombosis after Transcatheter mitral valve replacement. *J. Am. Coll. Cardiol.* 68 (16): 1814–1815.
38 Roosen, J., Haemers, P., Verhamme, P. et al. (2017). Low-dose and slow-infusion thrombolysis for prosthetic valve thrombosis after a Transcatheter valve in the mitral position. *JACC Cardiovasc. Interv.* 10 (7): 738–739.
39 Marcoff, L., Koulogiannis, K.P., Aldaia, L. et al. (2017). Color paucity as a marker of Transcatheter valve thrombosis. *JACC Cardiovasc. Imaging* 10 (1): 78–81.
40 Quick, S., Speiser, U., Strasser, R.H., and Ibrahim, K. (2014). First bioprosthesis thrombosis after transcatheter mitral valve-in-valve implantation: diagnosis and treatment. *J. Am. Coll. Cardiol.* 63 (18): e49.
41 Muller, D.W.M., Farivar, R.S., Jansz, P. et al.

(2017). Transcatheter mitral valve replacement for patients with symptomatic mitral regurgitation: a global feasibility trial. *J. Am. Coll. Cardiol.* 69 (4): 381–391.

42 Beneduce, A., Capogrosso, C., Stella, S. et al. (2018). Subclinical leaflet thrombosis after Transcatheter mitral valve-in-ring implantation. *JACC Cardiovasc. Interv.* 11 (13): e105–e106.

43 Ozkan, M., Gunduz, S., Biteker, M. et al. (2013). Comparison of different TEE-guided thrombolytic regimens for prosthetic valve thrombosis: the TROIA trial. *JACC Cardiovasc. Imaging* 6 (2): 206–216.

44 Akhras, N., Al Sergani, H., Al Buraiki, J. et al. (2016). Thrombolytic therapy as the management of mitral transcatheter valve-in-valve implantation early thrombosis. *Heart Lung Circ.* 25 (5): e65–e68.

45 Guerrero, M., Dvir, D., Himbert, D. et al. (2016). Transcatheter mitral valve replacement in native mitral valve disease with severe mitral annular calcification: results from the first multicenter global registry. *JACC Cardiovasc. Interv.* 9 (13): 1361–1371.

46 Schade, A., Kerber, S., and Hamm, K. (2014). Two in a single procedure: combined approach for MitraClip implantation and left atrial appendage occlusion using the watchman device. *J. Invasive Cardiol.* 26 (3): E32–E34.

47 Francisco, A.R.G., Infante de Oliveira, E., Nobre Menezes, M. et al. (2017). Combined MitraClip implantation and left atrial appendage occlusion using the watchman device: a case series from a referral center. *Rev. Port. Cardiol.* 36 (7–8): 525–532.

48 Cacela, D. (2017). Combined MitraClip implantation and left atrial appendage occlusion – "because it's there" revisited? *Rev. Port. Cardiol.* 36 (7–8): 533–534.

49 Potpara, T.S., Lip, G.Y., Larsen, T.B. et al. (2016). Stroke prevention strategies in patients with atrial fibrillation and heart valve abnormalities: perceptions of 'valvular' atrial fibrillation: results of the European heart rhythm association survey. *Europace* 18 (10): 1593–1598.